U0691180

国家临床执业助理医师资格考试
最后冲刺5套卷及精析

刘　钊◎编著

考点全覆盖
考题命中90%
每年按新大纲编写

信昭昭 过医考
独家秘笈

表格理解　图形记忆　口诀背诵

考点贯通

执业医师

北京航空航天大学出版社
BEIHANG UNIVERSITY PRESS

内 容 简 介

本书是刘钊老师(笔名:昭昭老师)集多年对国家临床执业助理医师资格考试辅导的经验和总结的命题规律,严格按照《国家临床执业助理医师资格考试大纲》编写的5套冲刺试卷及精析。每套冲刺试卷都包括生物化学、生理学、病理学、药理学、医学心理学、医学伦理学、医学统计学、预防医学、卫生法规、内科学、传染病与皮肤性病学、神经病学、外科学、妇产科学、儿科学和实践综合的试题。每套冲刺试卷分为两个单元,每个单元有150道试题,共计300道试题。

本书特点之一:按照昭昭老师提示时间节点进行考前冲刺训练,命中率高。

本书特点之二:昭昭老师考前将对其中50道重点试题进行视频讲解。

本书特点之三:考前15天左右,将赠送昭昭老师考前点题视频。

本书适合参加国家临床执业助理医师资格考试的考生练习备考使用。

图书在版编目(CIP)数据

国家临床执业助理医师资格考试最后冲刺5套卷及精析 / 刘钊编著. -- 北京 : 北京航空航天大学出版社, 2021.12

ISBN 978 - 7 - 5124 - 3652 - 7

Ⅰ.①国… Ⅱ.①刘… Ⅲ.①临床医学—资格考试—自学参考资料 Ⅳ.①R4

中国版本图书馆 CIP 数据核字(2021)第 242608 号

国家临床执业助理医师资格考试最后冲刺5套卷及精析
刘 钊 编著
责任编辑 寿亚荷

*

北京航空航天大学出版社出版发行

北京市海淀区学院路 37 号(邮编 100191) http://www.buaapress.com.cn
发行部电话:(010)82317024 传真:(010)82328026
读者信箱:bhpress@263.net 邮购电话:(010)82316936
保定市中画美凯印刷有限公司印装 各地书店经销

*

开本:787×1 092 1/16 印张:18.75 字数:634 千字
2021 年 12 月第 1 版 2021 年 12 月第 1 次印刷
ISBN 978 - 7 - 5124 - 3652 - 7 定价:59.00 元

前　　言

刘钊老师(笔名:昭昭老师)是全国医学培训行业的顶级名师,近 10 年来累计助力数十万名考生顺利拿到国家临床执业医师资格证书。经过对近几年执业及助理医师资格考试的分析及总结,考生会发现考试难度在逐年提高,而通过率在逐年下降。这体现了国家对医疗队伍建设的要求在逐步提高,意味着考生不可再抱有不练就真功夫而仅依靠技巧和临考突击来通关的侥幸心理。昭昭老师提醒考生,执业及助理医师资格考试的新时代已经来临,只有一步一个脚印地把基础打牢,才能顺利取得证书。昭昭老师在知识点的传授过程中除了对考试通关技巧进行总结外,更注重基本功的学习及做题思路的培养,使考生既能知其然,又能知其所以然,在理解的基础上记忆,打下牢固的基础,真正掌握知识点。只有心中有物,才能从容应对越来越灵活的考题。

本书是昭昭老师严格按照《国家临床执业助理医师资格考试大纲》的最新要求,根据 10 余年行业辅导经验编写而成的。曾经使用过昭昭老师历年医考图书的考生在往年考试中惊讶地发现:考点命中之多出乎意料!

昭昭老师建议,当考生通过本书检验备考效果不是很满意时,可以尽快学习最新版《国家临床执业及助理医师资格考试笔试核心考点背诵版》。书中,昭昭老师将不容易记忆的考点编成顺口溜和口诀,帮助大家牢记;还可结合最新版《国家临床执业及助理医师资格考试题眼狂背》,通过对题眼的背诵训练,做到看到题眼即可快速选出正确答案,从而收到临阵磨枪、事半功倍的效果。

推荐考生参考如下复习计划:

基础阶段	笔试重难点精析＋精选真题考点精析＋背诵版	精选真题考点笔试重难点打基础;背诵版精简考点,加深记忆;分析研究真题,把握做题思路
提高阶段	进阶重难题 3000 例＋背诵版	首轮复习后,通过重难题检验复习效果,结合背诵版巩固知识点
冲刺阶段	题眼狂背＋背诵版＋最后冲刺 5 套卷	结合题眼狂背和背诵版快速抓住题干中的题眼,选择正确答案,高效得分;最后冲刺 5 套卷为把握出题方向而命制,全真模拟,为考试热身

推荐考生按如下安排做冲刺试卷：

试 卷	做题时间	做题前的要求	得分情况
冲刺试卷一	考前5周	完成"笔试重难点精析"的学习	
冲刺试卷二	考前4周	完成"精选真题考点精析"的学习	
冲刺试卷三	考前3周	完成"进阶重难题3000例"的学习	
冲刺试卷四	考前2周	完成"核心考点背诵版"的学习	
冲刺试卷五	考前1周	完成"题眼狂背"的学习	

考生在做冲刺试卷时，请严格按照考试时间要求完成，把做每套试卷当作一次考试，以检验前期学习的效果，考后更要归纳总结，以收到事半功倍的效果。

最后，祝愿考生顺利通过今年的执业医师资格考试！昭昭老师与你"医"路同行！

昭昭老师

目　录

试题部分

参考答案及精析部分

参考答案速查表

试题部分

国家临床执业助理医师资格考试
最后冲刺5套卷及精析(卷一)

第一单元

> **A1型选择题(1～50题)**
> 每一道题下面有 A、B、C、D、E 五个备选答案,请从中选择一个最佳答案,并在答题卡上将相应题号相应字母所属的方框涂黑。

1. 急性心肌梗死发病后 10 天血清检查仍可能高于正常的指标是
   A. 天门冬酸氨基转移酶
   B. 肌酸磷酸激酶同工酶(CK－MB)
   C. 肌钙蛋白 I
   D. 乳酸脱氢酶
   E. 肌钙蛋白 T

2. 下列属于精神分析疗法的是
   A. 系统脱敏　　　　　　　　B. 前提控制　　　　　　　　C. 自由联想
   D. 森田疗法　　　　　　　　E. 催眠疗法

3. 黄疸患者合并肿大而无触痛的胆囊时,最可能是下列哪项?
   A. 肝癌　　　　　　　　　　B. 慢性胆囊炎、胆囊积水　　C. 胆囊颈部结石嵌顿
   D. 中下段胆管癌　　　　　　E. 胆总管下段结石

4. 下列属于《传染病防治法》规定的乙类传染病的是
   A. 鼠疫　　　　　　　　　　B. 流行性感冒　　　　　　　C. 人感染高致病性禽流感
   D. 鼠疫、霍乱　　　　　　　E. 霍乱

5. 卵巢上皮性癌相关的肿瘤标志物是
   A. AFP　　　　　　　　　　B. CA125　　　　　　　　　 C. PSA
   D. HCG　　　　　　　　　　E. CA19－9

6. "横看成岭侧成峰,远近高低各不同"形象地说明了知觉的
   A. 多元性　　　　　　　　　B. 整体性　　　　　　　　　C. 恒常性
   D. 理解性　　　　　　　　　E. 选择性

7. 3 个月小儿的身高、头围约是
   A. 55cm、38cm　　　　　　　B. 60cm、40cm　　　　　　　C. 65cm、42cm
   D. 70cm、44cm　　　　　　　E. 75cm、46cm

8. 提高医德修养的根本途径是
   A. 不断地学习医德理论知识
   B. 创造一个良好的医德修养氛围
   C. 向医德高尚的医务人员学习
   D. 坚持在医疗卫生保健实践中加强自身修养
   E. 坚持马克思主义理论

9. 如果对医疗事故技术鉴定委员会所作的结论不服,病员及其家属和医疗单位在接到结论之日起,可以申请重新鉴定的期限要求是
   A. 24 小时内　　　　　　　　B. 48 小时内　　　　　　　　C. 15 日内

D. 30 日内   E. 2 个月内

10. "想吃糖，又怕胖"。这种动机冲突是
   A. 双趋冲突   B. 双避冲突   C. 趋避冲突
   D. 双重趋避冲突   E. 以上都不是

11. 月经量多，且月经周期紊乱，无痛经，应首先考虑
   A. 子宫肌瘤   B. 子宫颈癌   C. 无排卵性功能失调性子宫出血
   D. 子宫内膜癌   E. 宫颈息肉

12. 长期缺乏维生素 A 引起的疾病是
   A. 坏血病   B. 夜盲症   C. 缺铁性贫血
   D. 脚气病   E. 佝偻病

13. 某医师拟比较四组人群血型分布（A、B、AB 和 O 型）的差别，适宜的统计分析方法为
   A. U 检验   B. 回归分析   C. 秩和检验
   D. χ 检验   E. t 检验

14. 妊娠期间 HCG 分泌量达高峰的时间是
   A. 妊娠 4～7 周   B. 妊娠 8～10 周   C. 妊娠 11～14 周
   D. 妊娠 15～19 周   E. 妊娠 20～22 周

15. 慢性病防治的基本原则不包括
   A. 高危人群为主   B. 三级预防并重   C. 生命全程预防
   D. 以社区和家庭为基础   E. 以健康教育和健康促进为主要手段

16. 有关结肠癌的描述，正确的是
   A. 溃疡型癌多见于右半结肠，一般预后良好
   B. 肿块型癌多发生在乙状结肠，易引发肠梗阻
   C. 肿块型癌多发生在升结肠，易引发肠梗阻
   D. 浸润型癌多发生在左半结肠，易引起肠腔狭窄
   E. 患者血清 CEA 均增高

17. 建立医患关系的原则是
   A. 疾病性质和病人年龄   B. 疾病性质和病人人格特征   C. 病程和病人的经济状况
   D. 病人的文化程度和情绪反应   E. 病人的社会地位和经济状况

18. 贲门周围血管离断术需离断的血管中不包括
   A. 胃冠状静脉   B. 胃短静脉   C. 胃网膜右静脉
   D. 胃后静脉   E. 左膈下静脉

19. 在指定区域内禁止吸烟的政策、法规属于控烟的
   A. 健康教育策略   B. 政策改变策略   C. 大众媒体策略
   D. 减少被动吸烟策略   E. 社区行动策略

20. 卵巢动脉来自
   A. 腹主动脉   B. 肾动脉   C. 髂内动脉
   D. 髂外动脉   E. 髂总动脉

21. 最先提出"不伤害原则"的西方医学家是
   A. 希波克拉底   B. 桑德斯   C. 维萨里
   D. 白求恩   E. 马克思

22. 某学校有 200 名学生，近一周内有 30 名学生相继出现发热、手心、脚心出疹子、口腔有溃疡等症状，经诊断均为手足口病。提示该病流行强度为
   A. 聚集   B. 散发   C. 流行
   D. 大流行   E. 暴发

23. 老年急性阑尾炎的临床特征是
   A. 阑尾容易缺血、坏死   B. 常有寒战、高热   C. 腹痛、恶心明显
   D. 右下腹压痛明显   E. 显著腹肌紧张

24. 某医师在未取得合法医师资格证书后,擅自从事婚前医学检查、产前诊断,虽然卫生部门制止,但仍不改正,并实施终止妊娠手术,依据规定,给予
    A. 罚款　　　　　　　　B. 吊销其执业证书　　　　　C. 没收非法财物
    D. 没收违法所得　　　　E. 刑事处罚

25. 属于婴儿期计划免疫,且接种时间正确的是
    A. 脊髓灰质炎疫苗 2 个月以上　　B. 卡介苗 2～3 个月　　　C. 麻疹疫苗 4～5 个月
    D. 牛痘 6～8 个月　　　　　　　　E. 乙型脑炎疫苗 9～10 个月

26. 对传染病患者或疑似传染病患者污染的场所和物品,医疗保健机构应当及时采取
    A. 封闭场所并销毁物品　　　　B. 强制隔离治疗　　　　C. 必要的卫生处理
    D. 报告上级卫生行政机关处理　　E. 提请卫生防疫部门处理

27. 关于心身疾病,下列的提法中错误的是
    A. 属于心理生理障碍
    B. 心理治疗以森田疗法最为合适
    C. 主要累及受自主神经支配的系统或器官
    D. 由情绪因素引起,以躯体症状为主要表现
    E. 症状的波动与心理因素特别是情绪因素密切相关

28. 无排卵性功能失调性子宫出血患者诊断性刮宫的病理结果,不会出现的是
    A. 分泌期与增生期内膜并存　　　B. 萎缩型子宫内膜　　　C. 增生期子宫内膜
    D. 子宫内膜单纯型增生　　　　　E. 子宫内膜复杂型增生

29. 心理护理的主要目标是
    A. 明确患者的人生目标　　　B. 消除不良的情绪反应　　　C. 树立良好的道德观念
    D. 提高患者的智力水平　　　E. 改善患者的躯体症状

30. 进行甲乙两地 2017 年 5 种类型病毒性肝炎发病率的比较,宜采用
    A. 直方图　　　　　　　B. 直条图　　　　　　　C. 线图
    D. 圆形图　　　　　　　E. 散点图

31. 关于人体实验的国际性著名文件是
    A.《夏威夷宣言》　　　　B.《赫尔辛基宣言》　　　C.《希波克拉底誓言》
    D.《纽约宣言》　　　　　E.《悉尼宣言》

32. 对能够反映总人群中某种基本流行状况的有代表性的特定人群进行监测,这属于
    A. 常规报告　　　　　　B. 被动监测　　　　　　C. 哨点监测
    D. 医院为基础的监测　　E. 主动监测

33. 不属于肝硬化腹水形成原因的是
    A. 门静脉压力增高　　　　B. 低蛋白血症　　　　C. 醛固酮灭活减少
    D. 抗利尿激素灭活减少　　E. 雌激素灭活减少

34. 预防医学研究的主要内容是
    A. 人群的健康状况
    B. 环境因素的生物学效应
    C. 改善生活和生产环境,增进人群健康
    D. 人类疾病的预防措施
    E. 人群中疾病发生发展的规律和影响健康的各种因素

35. 在下述各项中,不符合有利原则的是
    A. 医务人员的行动与解除患者的疾苦有关
    B. 医务人员的行动使患者受益而可能给别的患者带来损害
    C. 医务人员的行动使患者受益而会给家庭带来一定的经济负担
    D. 医务人员的行动可能解除患者的痛苦
    E. 受患者或家庭条件的限制,医务人员选择的诊治手段不是最佳的

36. 月经周期规则,末次月经第 1 天是 2016 年 4 月 18 日,推算预产期应是 2017 年

A. 1月22日　　　　　　　B. 1月23日　　　　　　C. 1月24日
D. 1月25日　　　　　　　E. 1月27日

37. 在疾病三级预防中,做好早期发现、早期诊断、早期治疗的"三早"预防工作在
A. 第一级预防　　　　　　B. 第二级预防　　　　　　C. 第三级预防
D. 第一级预防和第二级预防　　E. 第二级预防和第三级预防

38. 婴幼儿易患呼吸道感染性疾病,其主要原因是
A. 腹式呼吸　　　　　　　B. 呼吸表浅　　　　　　C. 呼吸频率快
D. 呼吸道黏膜缺少 SIgA　　E. 鼻腔短小,黏膜血管丰富

39. 对社区诊断描述正确的是
A. 个体水平上的疾病判断
B. 依据的是症状、体征和实验室检查结果
C. 理论基础是临床专业知识
D. 通常采用的是流行病学方法
E. 一种在疾病发生后的诊断

40. 某新生儿室发现多名发热流涕、口唇发绀患儿,体检均发现心动过速、心音低钝,心电图呈心肌炎表现,患儿最可能感染的是下列哪项疾病?
A. 柯萨奇病毒　　　　　　B. 麻疹病毒　　　　　　C. 单纯疱疹病毒
D. 腺病毒　　　　　　　　E. 流感病毒

41. 开展医院内感染的预防关键是一级预防,与一级预防有关的措施是
A. 对院内感染的病人开展合理治疗　B. 开展院内感染发病率监测
C. 建立健全院内感染的规章制度　　D. 提高早期诊断院内感染的能力
E. 对感染病人采用流行病学调查追踪感染来源

42. 唐氏综合征患儿染色体核型标准型为
A. 47,XXX　　　　　　　B. 47,XX,+21　　　　　C. 45,XX,-14,-21,+t(14q21q)
D. 46,XX,-14,+t(14q21q)　E. 46,XX,-21,+t(21q21q)

43. 克罗恩病的最常见并发症是
A. 中毒性休克　　　　　　B. 结肠大出血　　　　　C. 肠梗阻
D. 急性肠穿孔　　　　　　E. 腹泻

44. 衡量某疾病的原因归因于暴露某危险因素程度的最好指标是
A. 归因危险度百分比　　　B. 人群归因危险度　　　C. 归因危险度
D. 人群归因危险度百分比　E. 相对危险度

45. 对出血坏死型胰腺炎最具诊断价值的是下列哪项?
A. 血脂肪酶增高　　　　　B. 血淀粉酶增高　　　　C. 血钙降低
D. 血胆红素增高　　　　　E. B超检查胰腺增大

46. 判断中骨盆狭窄的重要径线是
A. 骶耻外径　　　　　　　B. 髂棘间径　　　　　　C. 髂嵴间径
D. 坐骨结节间径　　　　　E. 坐骨切迹宽度

47. 《执业医师法》明确规定,医师在执业过程中应当履行的职责是
A. 以患者为中心,实行人道主义精神　B. 防病治病,救死扶伤
C. 遵守职业道德,保护患者隐私　　　D. 树立敬业精神,尽职尽责为患者服务
E. 防病治病,救死扶伤,保护人民健康

48. 发生传染病流行时,县级以上地方政府有权在本行政区域内
A. 调集各级各类医疗、防疫人员参加疫情控制工作
B. 封锁跨省、自治区、直辖市的疫区
C. 封锁甲类或按甲类传染病管理的传染病疫区
D. 停工、停业、停课
E. 宣布疫区

49. 医务工作者崇高的职业道德境界体现在下列哪项中
　　A. 与医学研究无关　　　　　　B. 治疗疾病的活动中　　　　　C. 认识疾病、治疗疾病的活动中
　　D. 家庭生活中　　　　　　　　E. 自己的业务水平中

50. 用于描述变异程度的指标是
　　A. 总体均数　　　　　　　　　B. 样本均数　　　　　　　　　C. 中位数
　　D. 标准差　　　　　　　　　　E. 标准误

A2 型选择题（51～90 题）

每一道题都是以一个小案例出现的，每一道题下面有 A、B、C、D、E 五个备选答案，请从中选择一个最佳答案，并在答题卡上将相应题号相应字母所属的方框涂黑。

---

51. 10 岁女孩，发热 10 天伴胸痛，热型不定，刺激性咳嗽明显。查体：T39℃，双肺散在干啰音。胸片：左肺下野淡薄片状阴影。该患儿最可能的诊断是
　　A. 金黄色葡萄球菌肺炎　　　　B. 肺炎链球菌肺炎　　　　　　C. 肺炎支原体肺炎
　　D. 呼吸道合胞病毒性肺炎　　　E. 腺病毒性肝炎

52. 29 岁女性，孕 31 周，双下肢水肿 20 天，既往无特殊病史。查体：血压 150/90mmHg，尿蛋白定量 2.0g/24h，本例最有可能诊断是
　　A. 轻度子痫前期　　　　　　　B. 中度子痫前期　　　　　　　C. 子痫
　　D. 先兆子痫　　　　　　　　　E. 妊娠合并肾炎

53. 女，46 岁。阵发性腹痛 7 天，伴呕吐 3 天入院，无发热。体格检查：腹膨隆，见肠型、肠鸣音亢进，有气过水声，腹部平片见有多个液平、阶梯状，可能的诊断是
　　A. 高位小肠梗阻　　　　　　　B. 低位小肠梗阻　　　　　　　C. 结肠梗阻
　　D. 坏死性小肠炎　　　　　　　E. 结肠癌

54. 女性，52 岁。阵发性胸痛 2 周，每次发作持续 10 分钟左右，运动可诱发，近 2 周胸痛发作频率增加，休息时亦可发作，有陈旧心肌梗死病史，该患者暂时不宜做的检查是
　　A. 心电图　　　　　　　　　　B. 超声心动图　　　　　　　　C. 动态心电图
　　D. 冠状动脉造影　　　　　　　E. 心电图负荷试验

55. 42 岁妇女，因阴部有块物脱出就诊。妇科检查见部分宫体与宫颈外露于阴道口，宫颈较长。对患者最恰当的处理应是
　　A. 经腹子宫全切除术　　　　　B. Manchester 手术　　　　　　C. 阴道纵隔形成术
　　D. 阴道前后壁修补术　　　　　E. 阴道子宫全切除及阴道前后壁修补术

56. 1 岁女婴，面色苍黄、毛发稀疏、易怒少哭。查体：体温正常。神清，不会扶站，四肢抖动，踝阵挛，巴氏征（＋）。该患儿可能的疾病是
　　A. 先天愚型　　　　　　　　　B. 先天性甲状腺功能减低症　　C. 癫痫小发作
　　D. 病毒性脑膜炎　　　　　　　E. 巨幼细胞性贫血

57. 7 个月婴儿，医院出生，按时完成计划免疫和预防接种。其接种的疫苗不应包括
　　A. 卡介苗　　　　　　　　　　B. 乙肝疫苗　　　　　　　　　C. 百白破三联针
　　D. 脊髓灰质炎减毒糖丸活疫苗　E. 麻疹减毒活疫苗

58. 初孕妇，26 岁。妊娠 38 周，骨盆外测量：骶耻外径 19.5cm，髂棘间径 25cm，髂嵴间径 28cm，坐骨棘间径 8cm，坐骨结节间径 6.5cm。该孕妇的骨盆应诊断是
　　A. 均小骨盆　　　　　　　　　B. 漏斗型骨盆　　　　　　　　C. 扁平骨盆
　　D. 类人猿型骨盆　　　　　　　E. 佝偻病性扁平骨盆

59. 30 岁经产妇，停经 10 周，下腹阵发性剧烈疼痛 8 小时伴多量阴道流血，超过月经量，检查宫口开大近 2cm。应采取的恰当的治疗是
　　A. 肌注黄体酮　　　　　　　　B. 静脉滴注止血药物　　　　　C. 肌注硫酸镁

D. 口服硫酸舒喘灵　　　　　　E. 行负压吸宫术

60. 患儿刘某,因发热 3 日到县医院就诊,门诊接诊医生张某检查后发现刘某的颊黏膜上有考氏斑,拟诊断为麻疹。张某遂嘱患儿刘某的家长带刘某去市传染病医院就诊。按照传染病防治法的规定,张某应当
  A. 请上级医生会诊,确诊后再转诊
  B. 请上级医生会诊,确诊后隔离治疗
  C. 向医院领导报告,确诊后由防疫部门进行转送隔离
  D. 向医院领导报告,确诊后对刘某就地进行隔离
  E. 在规定时间内,向当地防疫机构报告

61. 男婴,3 个月,足月分娩。现体重 5kg,一般每天给予 8% 糖牛奶喂养,现另需水分的量是
  A. 200mL　　　　　　B. 250mL　　　　　　C. 300mL
  D. 350mL　　　　　　E. 400mL

62. 男性,68 岁。近 5 年来血压升高,血压最高为 160/110mmHg,尿常规(一),眼底有动静脉交叉压迫现象,心脏 X 线检查提示左心室增大,应考虑诊断为
  A. 急进性高血压　　　　　B. 高血压病 2 期　　　　　C. 高血压病 3 期
  D. 高血压危象　　　　　　E. 高血压脑病

63. 老年女性,绝经 10 年,近 1 周白带带血丝。妇科检查:宫颈中度糜烂,子宫后倾,稍小。双侧附件未见异常,宫颈刮片细胞学检查巴氏三级。该患者绝经后最可能的出血原因是
  A. 宫颈糜烂　　　　　　B. 子宫颈癌　　　　　　C. 绒毛膜癌
  D. 子宫内膜癌　　　　　E. 侵蚀性葡萄胎

64. 男性,56 岁。乙型肝炎病史三十余年。3 小时前进食烧饼后突然出现呕血,量约 1000mL。查体未发现全身皮肤、黏膜黄染和腹水,如果该患者需要接受急诊手术,最佳手术方式是
  A. 经颈静脉肝内门体分流术　　　B. 非选择性门体分流术　　　C. 选择性门体分流术
  D. 贲门周围血管离断术　　　　　E. 脾切除术

65. 女性,52 岁。胸痛、反酸、胃灼热、嗳气 3 个月,胃镜检查食管黏膜未见明显异常,最有助于明确诊断的检查是
  A. 手术活检　　　　　　B. C13 尿素呼气试验　　　　　C. 24 小时胃食管 pH 监测
  D. 腹部 B 超　　　　　　E. 24 小时心电监测

66. 女性,42 岁。上腹部疼痛反复发作 4 年,近 6 天出现腹胀、呕吐。经 X 线钡餐检查诊断为十二指肠溃疡伴幽门梗阻。最适宜的手术方式是
  A. 毕 I 式胃大部切除术　　　B. 毕 II 式胃大部切除术　　　C. 全胃切除
  D. 迷走神经干切断术　　　　E. 选择性胃迷走神经切断术

67. 女性,38 岁。阵发性心悸 4 年,发作时按摩颈动脉窦心悸可突然终止。发作时心电图示:心室率 180 次/分,逆行 P 波,QRS 波群形态与时限正常。该患者最可能的诊断是
  A. 心房颤动　　　　　　B. 窦性心动过速　　　　　C. 室颤
  D. 阵发性室性心动过速　　　E. 阵发性室上性心动过速

68. 25 岁初产妇,测坐骨结节间径 7.5cm,为判断其能否自然分娩,此时还应测量
  A. 耻骨弓角度　　　　　　B. 对角径　　　　　　C. 坐骨棘间径
  D. 出口前矢状径　　　　　E. 出口后矢状径

69. 1 岁小儿,发热 3 天,体温 39~40℃,家长一直服用中药治疗,今日热退,发现患儿出现皮疹,遂就诊。查体:一般情况好,咽部充血,耳后淋巴结肿大,红色斑丘疹以颈及躯干多见。未见其他异常。该患儿最可能的诊断是
  A. 麻疹　　　　　　B. 风疹　　　　　　C. 水痘
  D. 猩红热　　　　　E. 幼儿急疹

70. 5 岁患儿,高热 10 小时,伴头痛,频繁呕吐,腹泻 3 次为稀水样便。查体:T39℃,血压 60/40mmHg,精神萎靡,全身散在大小不等瘀斑,心肺未见异常。CSF 检查:细胞数为 $15000×10^6/L$,蛋白微量,葡萄糖 2.2mmol/L。该患儿可能的诊断是

A. 中毒型细菌性痢疾　　　　　B. 败血症伴感染性休克　　　　C. 化脓性脑膜炎
D. 流行性脑脊髓膜炎　　　　　E. 流行性乙型脑炎

71. 初产妇，28 岁。妊娠 43 周，临产后 5 小时。胎头高浮，胎心 140 次/分，宫口开大 2cm。6 小时后自然破膜，立即听胎心，减慢至 80 次/分。本例应首先考虑的是
　　A. 脐带脱垂　　　　　　　　　B. 胎盘功能不良　　　　　　　C. 宫体包裹胎体
　　D. 脐带缠绕胎儿颈部　　　　　E. 胎头受压，脑血流量一时性减少

72. 表示某地 2015 年 5 种不同类型病毒性肝炎发病人数占病毒性肝炎发病总人数的比重，宜采用
　　A. 直方图　　　　　　　　　　B. 直条图　　　　　　　　　　C. 线图
　　D. 圆形图　　　　　　　　　　E. 散点图

73. 女，23 岁。停经 79 天，早起恶心呕吐、厌油腻 30 天，尿频 1 周。平素月经规律。最可能的诊断是
　　A. 妊娠剧吐　　　　　　　　　B. 急性胃炎　　　　　　　　　C. 病毒性肝炎
　　D. 肾盂肾炎　　　　　　　　　E. 早孕反应

74. 男性，44 岁。因气促 3 周就诊。查体颈静脉怒张，血压 90/75mmHg，心界向两侧扩大，心率 120 次/分，律齐，心音遥远，肝肋下 3 指，移动性浊音（一）。最可能的诊断为
　　A. 冠心病　　　　　　　　　　B. 肝硬化　　　　　　　　　　C. 急性纤维蛋白性心包炎
　　D. 急性渗出性心包炎　　　　　E. 肺部感染

75. 女孩，16 岁。下腹疼、坠胀不适 6 个月。月经规律，末次月经 23 天前，B 超检查显示子宫大小正常，右侧附件区有一囊实性肿物 8cm×8cm×6cm，边界清，血清 AFP475μg/L。最可能的诊断是
　　A. 卵巢卵黄囊瘤　　　　　　　B. 卵巢无性细胞瘤　　　　　　C. 卵巢畸胎瘤
　　D. 卵巢浆液性囊腺瘤　　　　　E. 卵巢颗粒细胞瘤

76. 女性，30 岁。产后 3 天。下腹疼痛 2 天，发热 1 天，阴道分泌物无异味，子宫增大，既往有子宫肌瘤史。首先考虑的诊断是
　　A. 肌瘤玻璃样变　　　　　　　B. 肌瘤恶性变　　　　　　　　C. 肌瘤囊性变
　　D. 产褥感染　　　　　　　　　E. 肌瘤红色变

77. 52 岁女性，绝经 5 年。近半年反复阴道流血 3 次，量中等。平时白带少许。最可能的诊断是
　　A. 子宫内膜炎　　　　　　　　B. 子宫内膜癌　　　　　　　　C. 子宫颈癌
　　D. 输卵管癌　　　　　　　　　E. 老年性阴道炎

78. 女性，50 岁。右下肢疼痛 5 年。让其抬高右下肢 80°，1 分钟后下肢皮肤苍白，再让其下肢垂于床沿，大约 1 分钟后下肢皮肤颜色方恢复正常。该检查结果提示
　　A. Buerger 试验阳性
　　B. 下肢静脉通畅度(Trendelenburg)试验阳性
　　C. 大隐静脉瓣膜和小腿交通支静脉瓣膜功能(Pratt)试验阳性
　　D. Perthes 试验阳性
　　E. Lasegue 试验阳性

79. 56 岁妇女，绝经 8 年，阴道淋漓流血半个月。妇科检查：右附件区扪及手拳大肿物，阴道脱落细胞提示雌激素高度影响。该患者最可能的诊断是
　　A. 纤维瘤　　　　　　　　　　B. 黏液性囊腺瘤　　　　　　　C. 良性囊性畸胎瘤
　　D. 浆液性囊腺瘤　　　　　　　E. 卵泡膜细胞瘤

80. 女孩，5 岁。面容特殊，眼距宽，鼻梁平，舌厚肥大，面部臃肿，皮肤粗糙，头发干稀，智力低下，身高 80cm。腕部 X 线检查显示一枚骨化中心。最可能的诊断是
　　A. 先天愚型　　　　　　　　　B. 先天性甲状腺功能减低症　　C. 粘多糖病
　　D. 苯丙酮尿症　　　　　　　　E. 软骨发育不良

81. 男，55 岁。呕血、黑便 2 天。乙肝病史 18 年。查体：P112 次/分，RP85/55mmHg。可见蜘蛛痣、肝掌，结膜苍白，巩膜黄染。腹膨隆，腹壁静脉曲张，肝肋下未触及，脾肋下 1cm，质软，移动性浊音（十）。该患者呕血、黑便最可能的原因是
　　A. 应激性溃疡　　　　　　　　B. 溃疡型胃癌　　　　　　　　C. 食管胃底静脉曲张破裂
　　D. 急性胃炎　　　　　　　　　E. 慢性胃溃疡癌变

82. 32 岁经产妇,人工流产术后半年,术后一直避孕。断续阴道流血,量不多。尿妊娠试验阳性,查子宫大、质软。胸片见两肺中下部有多处散在棉絮团影。患者最可能的诊断是
    A. 吸宫不全　　　　　　　　B. 葡萄胎　　　　　　　　C. 侵蚀性葡萄胎
    D. 绒毛膜癌　　　　　　　　E. 胎盘部位滋养细胞肿瘤

83. 女,27 岁。肛门周围胀痛,伴畏寒、发热 3 天。检查:肛门周围皮肤发红,压痛明显。最可能的诊断是
    A. 肛门旁皮下脓肿　　　　　B. 肛窦炎　　　　　　　　C. 混合痔
    D. 内痔　　　　　　　　　　E. 肛瘘

84. 5 月龄男婴,近 1 个月烦躁、多汗、夜惊不安。查体:头发稀疏,心、肺检查未见异常,不能独坐。就诊过程中突然发生两眼上窜、面色青紫、四肢抽动。紧急处理首选
    A. 10%葡萄糖酸钙 10mL 稀释 1 倍静脉缓慢推注
    B. 维生素 D330 万 U 肌注
    C. 苯巴比妥钠 40mg 肌注
    D. 10%葡萄糖液 15mL 静脉注射
    E. 20%甘露醇 20mL 静脉注射

85. 男,42 岁。饮酒后持续性上腹部疼痛 8 小时,向腰背部放射,伴恶心、呕吐,吐后上腹痛不减轻,排尿无异常。入院查体:体温 37.5℃,脉搏 92 次/分,血压 120/80mmHg,痛苦病容,心肺检查未见明显异常,腹平软,上腹部偏左压痛,无肌紧张和反跳痛,肝脾肋下未触及,Murphy 征阴性,移动性浊音阴性,肝肾区无叩痛,肠鸣音 1～2 次/分。该患者最可能的诊断为
    A. 急性胰腺炎　　　　　　　B. 急性胆囊炎　　　　　　C. 消化性溃疡
    D. 肠梗阻　　　　　　　　　E. 肾结石

86. 女性,38 岁。患慢性肝炎 8 年,要求给予避孕指导。最适合的避孕措施是
    A. 皮下埋植避孕　　　　　　B. 阴茎套避孕　　　　　　C. 口服短效避孕药
    D. 安全期避孕　　　　　　　E. 长效避孕针

87. 女,25 岁。因间断右下腹隐痛伴腹泻 5 个月来诊,进餐可诱发腹痛伴便意,排便后腹痛可缓解。每日排糊样便 2～4 次,无黏液脓血便。伴乏力、盗汗。查体:右下腹压痛,无反跳痛,未见明显包块。X线下消化道造影检查发现盲肠环形龛影,升结肠短缩。胸片见左上肺结节钙化灶。该患者最可能的临床诊断为
    A. 克罗恩病　　　　　　　　B. 肠结核　　　　　　　　C. 结肠癌
    D. 慢性细菌性痢疾　　　　　E. 溃疡性结肠炎

88. 男,32 岁。胃溃疡穿孔行胃大部切除术后 4 天,出现右上腹钝痛及发热,最高体温 38.6℃。腹部线透视见右侧膈肌升高,随呼吸活动受限,肋膈角模糊。最可能的诊断是
    A. 胃排空障碍　　　　　　　B. 膈下脓肿　　　　　　　C. 急性细菌性肝脓肿
    D. 吻合口漏　　　　　　　　E. 急性胆囊炎

89. 33 岁,女性。产后 8 个月,月经周期缩短,妇科检查无异常。基础体温曲线呈双向型,考虑其月经紊乱为
    A. 早期妊娠　　　　　　　　B. 无排卵型功血　　　　　C. 黄体功能不足
    D. 子宫内膜不规则脱落　　　E. 不能确定诊断

90. 女,41 岁。低热、乏力、盗汗伴腹泻、腹痛 3 个月。体格检查:右下腹有压痛和轻反跳痛,X 线钡餐检查发现回盲部有"跳跃征",最可能的诊断是
    A. 肠结核　　　　　　　　　B. 克罗恩病　　　　　　　C. 结肠癌
    D. 阿米巴肠炎　　　　　　　E. 结肠炎

A3/A4 型选择题(91～130 题)

以下提供若干案例,每个案例下设若干个考题。每一道题下面都有 A、B、C、D、E 五个备选答案,请从中选择一个最佳答案,并在答题卡上将相应题号相应字母所属的方框涂黑。

(91～93题)共用题干

女性,45岁。右上腹胀痛3个月,肝肋下3cm,脾肋下2cm,移动浊音阳性,HBsAg阳性,B超检查见肝右叶有一直径4cm占位病变。

91. 该患者最可能的诊断是
- A. 肝癌
- B. 肝硬化
- C. 肝血管瘤
- D. 细菌性肝脓肿
- E. 肝包虫病

92. 最合适的实验室检查是
- A. AFP
- B. r-GT
- C. 血培养
- D. 包虫囊液皮试
- E. 血清胆红素测定

93. 对该患者最有确诊意义的检查是
- A. B超
- B. 腹部CT
- C. X线检查
- D. 肝功能检查
- E. 肝穿刺活检

(94～96题)共用题干

女,51岁。因腹胀,低热1周住院,尿量减少。既往有长期饮酒史。体格检查:肝掌阳性,面部多个蜘蛛痣,腹部膨隆,全腹轻压痛,肝肋下2cm,质地韧,脾肋下4cm。移动性浊音阳性。血清ALT 80U/L,白蛋白26g/L,总胆红素34.8μmol/L。

94. 首先考虑到诊断是
- A. 肝硬化并发肝肾综合征
- B. 肝硬化并发自发性腹膜炎
- C. 肝硬化并发原发性肝癌
- D. 急性肝衰竭
- E. 酒精性肝炎

95. 若患者腹水检查发现血性腹水,首先考虑到诊断是
- A. 肝硬化并发肝肾综合征
- B. 肝硬化并发自发性腹膜炎
- C. 肝硬化并发原发性肝癌
- D. 急性肝衰竭
- E. 酒精性肝炎

96. 若该患者术前一天不慎摔倒,出现剧烈上腹痛、腹胀、全身大汗,皮肤发绀湿冷,心率120次/分,血压90/60mmHg。最可能的诊断是
- A. 感染性休克
- B. 心源休克
- C. 门静脉急性血栓形成
- D. 过敏性休克
- E. 出血性休克

(97～98题)共用题干

男,55岁。无痛进行性黄疸3个月余,大便灰白,皮肤瘙痒,体重明显减轻。查体:皮肤及巩膜黄染,肝肋下1cm,可触及肿大胆囊,右上腹略压痛,无反跳痛,CEA正常。

97. 该患者最可能的诊断是
- A. 慢性胆囊炎
- B. 胆囊癌
- C. 原发性肝癌
- D. 中、下段胆管癌
- E. 肝外胆管结石

98. 首选影像学检查方法是
- A. ERCP
- B. CT
- C. B超
- D. MRI
- E. PCT

(99～100题)共用题干

男性,65岁。饮酒后不能自行排尿4小时急诊住院,体检见耻骨上有包块,有轻压痛。

99. 该患者最可能的病因是
- A. 前列腺增生
- B. 尿道狭窄
- C. 膀胱肿瘤
- D. 尿道结石
- E. 神经性膀胱

100. 要确诊病因,最简便的影像学检查是
- A. CT
- B. MRI
- C. B超
- D. KUB
- E. 膀胱造影检查

(101～103题)共用题干

男,38岁。烧伤后2小时入院。疼痛剧烈,感口渴。面色苍白,心率150次/分,BP 80/

60mmHg,头颈部、躯干部布满大小不等水疱,可见潮红创面。两上肢呈焦黄色,无水疱。

101. 该患者的烧伤总面积估计为
    A. 7×9%　　　　B. 6×9%　　　　C. 5×9%
    D. 4×9%　　　　E. 3×9%

102. 该患者Ⅲ度烧伤面积为
    A. 1×9%　　　　B. 2×9%　　　　C. 3×9%
    D. 4×9%　　　　E. 5×9%

103. 其中Ⅲ度创面的处理原则是
    A. 休克期常规切痂　　B. 开始补液后2小时内切痂　　C. 休克期过后半周内切痂
    D. 争取复苏平稳,据情尽早切痂　　E. 常规分次切痂

(104～105题)共用题干
    女,30岁。现妊娠25周,近2周来自觉胎动停止,腹部不再增大。来门诊检查。宫底平脐,未闻及胎心,复查B超未见胎心搏动和胎动。

104. 临床诊断是
    A. 过期流产　　　　B. 习惯性流产　　　　C. 死胎
    D. 死产　　　　　　E. 葡萄胎

105. 对于该患者必须做的实验室检查是
    A. 白细胞计数分类　　B. 血糖检测　　　　C. 凝血功能检查
    D. 肝功能检查　　　　E. 肾功能检查

(106～107题)共用题干
    小儿,5岁。智能运动发育落后,两眼内侧距离宽,鼻梁低平,双眼外侧上斜,经常伸舌,通贯手。

106. 其最可能的诊断为
    A. 先天性甲状腺功能低下　　B. 21-三体综合征　　C. 苯丙酮尿症
    D. 18-三体综合征　　　　　　E. 粘多糖病

107. 为确定诊断,需做下述哪项检查?
    A. 血清TSH、T_3、T_4测定　　B. 尿三氯化铁试验　　C. 染色体核型分析
    D. 骨龄测定　　　　　　　　　　E. 尿蝶呤分析

(108～110题)共用题干
    女,27岁。发热、头晕、视物模糊1周。血常规示HB 60g/L,WBC $15×10^9$/L,分类中可见原始细胞。

108. 本患者骨髓涂片中早幼粒细胞占0.60,应诊断为哪型急性非淋巴细胞白血病?
    A. M_1型　　　　B. M_2型　　　　C. M_3型
    D. M_4型　　　　E. M_5型

109. 对诊断最有价值的检查是
    A. 脑脊液幼稚细胞检查　　B. 骨髓细胞形态学检查　　C. 骨髓细胞染色体检查
    D. 血涂片碱性磷酸酶染色　　E. 骨髓细胞化学染色检查

110. 首选诱导缓解治疗为
    A. 长春新碱+泼尼松　　B. 环磷酰胺+泼尼松　　C. 柔红霉素+阿糖胞苷
    D. 三尖杉碱+阿糖胞苷　　E. 全反式维A酸

(111～113题)共用题干
    女,28岁,已婚。因消瘦、乏力、多食、心悸3个月就诊。近2年应用口服避孕药。

111. 下述哪项体征最有诊断意义?
    A. 心动过速　　　　B. 双手震颤　　　　C. 双眼裂增宽
    D. 皮肤潮润　　　　E. 甲状腺Ⅱ肿大,双上极可闻及血管杂音

112. 哪项检查对患者最有意义？
    A. TT_3、TT_4、TSH 测定　　　　B. FT_3、FT_4、sTSH 测定　　　　C. 甲状腺吸碘率测定
    D. TSH 受体抗体测定　　　　E. TGAb、TPOAb 测定

113. 当临床及实验室检查确诊为 Graves 病后，本例患者应选择的治疗为
    A. 丙硫氧嘧啶治疗　　　　　　B. 甲巯咪唑治疗
    C. 丙硫氧嘧啶治疗＋普萘洛尔治疗　D. 过氯酸钾治疗　　　　E. 碳酸钾治疗

(114~115 题共用题干)
    男孩，5 岁。摔倒时左手撑地，即出现左肘部疼痛、肿胀，桡动脉搏动减弱，局部检查明显压痛，有骨摩擦音，肘前方可扪到骨折断端。

114. 最可能的诊断是
    A. 桡骨头半脱位　　　　　　B. 桡骨头骨折　　　　　　C. 肱骨髁上骨折
    D. 肱骨干骨折　　　　　　　E. 尺骨鹰嘴骨折

115. 伤后有垂腕表现，可能是
    A. 腕损伤　　　　　　　　　B. 缺血性肌挛缩　　　　　C. 桡神经损伤
    D. 尺神经损伤　　　　　　　E. 正中神经损伤

(116~118 题)共用题干
    女，2 岁。自幼牛乳喂养，未按要求添加辅食，有时腹泻，逐渐消瘦。体检：身高 80cm，体重 7kg，皮下脂肪减少，腹壁皮下脂肪厚度＜0.4cm，皮肤干燥、苍白，肌张力明显减低，肌肉松弛，脉搏缓慢，心音较低钝。

116. 此患儿目前最可能的主要诊断应是
    A. 营养性缺铁性贫血　　　　B. 先天性甲状腺功能减低症　C. 营养不良
    D. 婴幼儿腹泻　　　　　　　E. 心功能不全

117. 假设此患儿清晨突然面色苍白、神志不清、体温不升、呼吸暂停。首先应考虑最可能的原因是
    A. 急性心力衰竭
    B. 低钾血症引起的呼吸肌麻痹
    C. 重度脱水伴休克
    D. 低钙血症引起的喉痉挛
    E. 自发性低血糖

118. 该情况下，除立即给氧外，首先应采取的紧急抢救措施为
    A. 给予呼吸兴奋剂　　　　　B. 输液纠正脱水　　　　　C. 立即测血糖，静注高渗葡萄糖
    D. 立即测血钙，补充钙剂　　E. 立即给强心剂治疗

(119~120 题)共用题干
    女，47 岁。放置带尾丝的宫内避孕器 10 年，平时月经规律，近半年月经量增多，最近两周白带特别多，灰白色稀水样，伴有异臭味就诊，外阴无瘙痒。

119. 最可能的诊断是
    A. 子宫内膜炎　　　　　　　B. 急性宫颈炎　　　　　　C. 沙眼衣原体感染
    D. 细菌性阴道病　　　　　　E. 淋球菌感染

120. 为明确诊断，应进一步做哪项简单可靠的辅助检查？
    A. 阴道分泌物悬滴检查找线索细胞　B. 阴道分泌物细菌培养　C. 宫颈细胞学检查
    D. 免疫学诊断　　　　　　　E. 取环并诊断性刮宫

(121~123 题)共用题干
    25 岁初孕妇，妊娠 29 周，今晨产前检查时发现血压 144/92mmHg，尿蛋白阴性。

121. 此时最适宜的处理应是
    A. 轻工作一周后复查　　　　B. 2 周后复查　　　　　　C. 一个月后复查
    D. 有头痛等症状及时复查　　E. 出现下肢水肿时复查

122. 再次复查时结果同前，此时最适宜的处理应是
    A. 卧床休息　　　　　　B. 左侧卧位休息　　　　　C. 静脉滴注缩宫素
    D. 静注冬眠合剂　　　　E. 口服利尿剂

123. 经过治疗，孕妇血压降至正常，妊娠末期最恰当的医嘱是
    A. 加强营养，适当锻炼　　B. 密切观察血压变化　　　C. 胎心监护仪定期监测胎心
    D. B型超声检查定期监护　E. 定期作羊水振荡试验

(124～125题)共用题干
　　　　男，45岁。因发热、头痛、呕吐8天入院。体检：面颈部潮红，双腋下少许出血点。尿常规：蛋白(＋＋＋)，红细胞5～12/HP。血常规：WBC 23.0×10⁹/L，异型淋巴细胞0.12，PLT 48×10⁹/L。

124. 该患者的诊断可能为
    A. 流行性脑脊髓膜炎　　B. 斑疹伤寒　　　　　　　C. 流行性出血热
    D. 钩端螺旋体病　　　　E. 败血症

125. 住院两天后，患者热退但症状加重，出血点增加，四肢厥冷，脉搏细弱，血压 80/60mmHg。此时对该患者的治疗原则是
    A. 以扩容为主　　　　　B. 以应用血管活性药物为主　C. 以应用激素为主
    D. 以纠正酸中毒为主　　E. 以输入胶体液为主

(126～127题)共用题干
　　　　男，28岁。平素健康。受凉后，突发寒战、高热、头痛。第3天出现右侧胸痛、咳嗽、咳痰，胸片示右上肺大片实变影。

126. 最可能诊断为
    A. 大叶性肺炎　　　　　B. 胸膜增厚　　　　　　　C. 肺脓肿
    D. 肺结核　　　　　　　E. 肺梗死

127. 体检不会出现的体征是
    A. 右上肺语颤增强　　　B. 右上肺叩诊浊音　　　　C. 气管向左侧偏移
    D. 急性病容　　　　　　E. 脉率增快

(128～130题)共用题干
　　　　女，38岁。发热、面色苍白伴牙龈出血2周入院。入院次日起出现皮肤多处片状瘀斑、血尿。血红蛋白80g/L，白细胞2.0×10⁹/L，血小板50×10⁹/L，血浆纤维蛋白原0.8。骨髓检查：有核细胞增生极度活跃，细胞浆颗粒粗大的早幼粒细胞占85%。

128. 出血的原因是
    A. 异常早幼粒细胞浸润血管壁　B. 血沉增加　　　　　C. 血小板减少伴功能异常
    D. 凝血因子Ⅲ缺乏　　　　　　E. DIC

129. 首选的治疗方案应为
    A. 小剂量阿糖胞苷　　　　　B. 柔红霉素加阿糖胞苷　　C. 紫杉醇方案
    D. 高三尖杉酯碱加阿糖胞苷　E. 全反式维甲酸＋肝素

130. 获得完全缓解后的治疗策略是
    A. 化疗与全反式维甲酸交替治疗　B. 单用全反式维甲酸维持治疗　C. 定期联合化疗
    D. 中剂量阿糖胞苷强化治疗　　　E. 观察

B1型选择题(131～150题)

以下提供若干组考题，每组考题共用在考题前列出的A、B、C、D、E五个备选答案。请从中选择一个与问题关系最密切的答案，并在答题卡上将相应题号相应字母所属的方框涂黑，每个备选答案可能被选择一次、多次或者不被选择。

(131～132 题)共用选项

A. 新生儿期   B. 幼年期   C. 青春期

D. 性成熟期   E. 更年期

131. 从月经初潮至生殖器官逐渐发育成熟的时期称为

132. 卵巢功能成熟并有性激素分泌及周期性排卵的时期称为

(133～134 题)共用选项

A. 阴道脱落细胞以低层小圆形细胞为主

B. 子宫内膜呈部分增生期、部分分泌期变化

C. 宫颈黏液清稀透亮,拉丝长,看到羊齿状结晶

D. 子宫内膜呈增生期变化,无分泌期变化

E. 诊断性刮宫病理为子宫内膜不典型增生

133. 支持无排卵性功血的是

134. 支持有排卵性功血的是

(135～136 题)共用选项

A. 骨髓细胞内可见 Auer 小体

B. 中性粒细胞碱性磷酸酶积分增高

C. Ph 染色体阳性

D. 糖原染色阳性

E. 非特异性酯酶(+),阳性可被氟化钠抑制

135. 慢性粒细胞白血病

136. 类白血病反应

(137～138 题)共用选项

A. 体格矮小,四肢及指(趾)粗短,骨龄落后,智力低下

B. 身材稍矮,长骨骨骺软骨带增宽呈毛刷状,夜啼多汗,智力正常

C. 体格矮小,体态匀称,骨龄落后,智力正常

D. 体格矮小,骨干骺端增宽,四肢粗短,智力正常

E. 体格矮小,指(趾)粗短,肝脾肿大,智力低下

137. 呆小病的临床表现为

138. 佝偻病的临床表现为

(139～140 题)共用选项

A. 内分泌功能亢进   B. 内分泌功能减退   C. 内分泌功能正常

D. 激素受体不敏感   E. 下丘脑-垂体-靶腺轴的反馈抑制所致功能减退

139. 甲状腺功能亢进症是

140. 地方性甲状腺肿是

(141～142 题)共用选项

A. 晨僵   B. 休息痛   C. 侏儒

D. 驼背   E. 高热

141. 类风湿性关节炎可表现为

142. 强直性脊柱炎可表现为

(143～144 题)共用选项

A. 阿托品   B. 解磷定   C. 贝美格

D. 尼可刹米   E. 甘露醇

143. 解除有机磷中毒时烟碱样毒性作用,首选

144. 解除有机磷中毒时毒蕈碱样毒性作用,首选

（145～146 题）共用选项

    A. 阵发性咳嗽   B. 喘息反复发作   C. 犬声样咳嗽

    D. 喘憋明显   E. 清晨发作性咳嗽,痰少

145. 婴幼儿咳嗽变异性哮喘的表现是

146. 婴幼儿支气管哮喘的表现是

（147～148 题）共用选项

    A. 排便可加重肛门疼痛,伴大便带鲜血

    B. 肛周肿痛伴发热

    C. 反复发作的肛周红肿、疼痛,窦道外口流出脓性分泌物

    D. 肛门疼痛,伴有局部暗紫色肿块

    E. 排便时出血、无痛

147. 肛裂

148. 直肠周围脓肿

（149～150 题）共用选项

    A. 疝囊高位结扎术   B. Bassini 法修补术   C. Halsted 法修补术

    D. McVay 法修补术   E. Ferguson 法修补术

149. 股疝最常用的修补方法是

150. 绞窄性斜疝局部有感染者合理的手术方式是

第二单元

A1 型选择题(1～72 题)

每一道题下面有 A、B、C、D、E 五个备选答案,请从中选择一个最佳答案,并在答题卡上将相应题号相应字母所属的方框涂黑。

---

1. 下述哪项是恶性肿瘤最具特征的变化
   - A. 出血、坏死
   - B. 浸润
   - C. 转移
   - D. 细胞多形性
   - E. 生长迅速

2. 下列属于不可再生的细胞是
   - A. 神经细胞
   - B. 表皮细胞
   - C. 胃肠道上皮
   - D. 肝细胞
   - E. 骨骼组织

3. 下列选项中,不属于结核结节成分的是
   - A. 成纤维细胞
   - B. 类上皮细胞
   - C. 异物巨细胞
   - D. 淋巴细胞
   - E. Langhans 细胞

4. 在病例对照研究中,病例的选择最好是
   - A. 新发病例
   - B. 现患病例
   - C. 死亡病例
   - D. 现患病例和死亡病例
   - E. 新病例与现患病例

5. 水俣病是由于长期摄入
   - A. 受真菌毒素污染严重的食物
   - B. 受甲基汞污染的鱼、贝类
   - C. 含铅较高的饮水
   - D. 含砸较低的粮食
   - E. 受镉污染的稻米

6. 下列选项中,属于肉芽肿性炎的疾病是
   - A. 梅毒
   - B. 阿米巴病
   - C. 痢疾
   - D. 白喉
   - E. 淋病

7. 当患者发作剧烈胸痛时,下列哪项检查结果正常,可排除急性冠脉综合征的诊断
   - A. CK - MB
   - B. 肌钙蛋白
   - C. 超声心动图
   - D. 18 导联体表心电图
   - E. X 线胸片

8. 支气管哮喘的肺功能异常,主要表现在
   - A. 肺活量减少
   - B. 最大通气量增加
   - C. 第一秒钟用力呼气容积减少
   - D. 弥散量下降
   - E. 功能残气减少

9. 下列关于支气管扩张常见临床特点的叙述,错误的是
   - A. 反复咯血
   - B. 咳大量脓痰
   - C. 病变部位固定湿啰音
   - D. 胸部 X 线平片多无异常表现
   - E. 胸部 CT 多表现为支气管壁增厚,管腔呈囊、柱状扩张

10. 下列哪项是二尖瓣狭窄伴心房颤动患者最常见的并发症?
    - A. 心绞痛
    - B. 肺栓塞
    - C. 心包填塞
    - D. 心力衰竭
    - E. 感染性心内膜炎

11. 注射青霉素过敏引起的过敏性休克是
    - A. 副作用
    - B. 停药反应
    - C. 应激效应
    - D. 毒性反应
    - E. 变态反应

12. 关于苯二氮䓬类的叙述,下列各项中错误的是
    - A. 具有镇静、催眠、抗焦虑作用
    - B. 可缩短睡眠诱导时间
    - C. 首选用于治疗癫痫持续状态
    - D. 增强 GABA 能神经传递和突触抑制
    - E. 较大量易引起全身麻醉

13. 小发作的首选药物是
    - A. 苯妥英钠
    - B. 乙琥胺
    - C. 苯巴比妥
    - D. 丙戊酸钠
    - E. 卡马西平

14. CO 抑制呼吸链的部位是
    A. 复合体Ⅰ
    B. 复合体Ⅱ
    C. 复合体Ⅲ
    D. 复合体Ⅳ
    E. ATP 合成酶

15. 炎症最常见的原因是
    A. 物理性因子
    B. 化学性因子
    C. 免疫反应
    D. 生物性因子
    E. 机械性因子

16. 由下蹲位突然立起时发生晕厥的主要原因是
    A. 静脉回心血量减少
    B. 循环血量减少
    C. 外周阻力增加
    D. 心率突然减慢
    E. 呼吸加快

17. 对队受体有选择性激动作用的平喘药是
    A. 茶碱
    B. 肾上腺素
    C. 沙丁胺醇
    D. 异丙托溴铵
    E. 异丙肾上腺素

18. 高血压时,细动脉硬化的病理改变是
    A. 动脉壁纤维化
    B. 动脉壁黏液样变性
    C. 动脉壁玻璃样变性
    D. 动脉壁纤维素样坏死
    E. 动脉壁脂质沉着

19. 下述哪种是原位癌
    A. 小肝癌
    B. 胃黏膜内癌
    C. 大肠黏膜下癌
    D. 早期食管癌
    E. 乳腺导管内癌

20. 下列病原体中,对青霉素 G 最敏感的是
    A. 钩端螺旋体
    B. 立克次体
    C. 衣原体
    D. 支原体
    E. 真菌

21. 当 γ 运动神经元的传出冲动增加时,可使
    A. 肌梭传入冲动减少
    B. 运动神经元传出冲动减少
    C. 牵张反射加强
    D. 梭外肌收缩
    E. 梭内肌舒张

22. 流行病学的研究对象是
    A. 个体
    B. 人群
    C. 患者
    D. 健康人
    E. 病原携带者

23. 下列物质中,属于体内脂肪酸合成主要原料的是
    A. NADPH 和乙酰 CoA
    B. NADH 和乙酰 CoA
    C. 甘油和丙二酰 CoA
    D. ATP 和乙酰乙酸
    E. CO_2 和 3 -磷酸甘油

24. 体内转运一碳单位的载体是
    A. 叶酸
    B. 生物素
    C. 维生素 B_{12}
    D. 四氢叶酸
    E. S-腺苷蛋氨酸

25. 世界上第一个将安乐死合法化的国家是
    A. 荷兰
    B. 美国
    C. 比利时
    D. 丹麦
    E. 澳大利亚

26. 扩张型心肌病患者的最主要的临床表现是
    A. 心力衰竭
    B. 室性心律失常
    C. 呼吸道感染
    D. 晕厥
    E. 房室传导阻滞

27. 下列选项中,不符合病毒性心肌炎体征的是
    A. 第一心音增强
    B. 心律失常
    C. 肺部啰音
    D. 颈静脉怒张
    E. 心率增快与体温升高不相符

28. 大隐静脉曲张伴有深静脉阻塞者应采用
    A. 大隐静脉高位结扎术
    B. 高位结扎加曲张静脉切除术
    C. 5%鱼肝油酸钠注射治疗
    D. 下肢筋膜下静脉交通支结扎术
    E. 非手术治疗

29. 慢性肺心病最常见的心律失常是
    A. 房性心动过速
    B. 心房颤动
    C. 房室传导阻滞

    D. 室性心动过速   E. 室性期前收缩

30. 要判断肺结核有无传染性，下列选项中最可靠的依据是
    A. 反复咯血   B. 痰中找到结核杆菌   C. PPD试验呈阳性反应
    D. X线胸片可见钙化点和空洞   E. 明显的低热、乏力等结核中毒症状

31. 毛果芸香碱对眼睛的作用是
    A. 瞳孔缩小，升高眼内压，调节痉挛
    B. 瞳孔缩小，降低眼内压，调节痉挛
    C. 瞳孔扩大，升高眼内压，调节麻搏
    D. 瞳孔扩大，降低眼内压，调节麻痹
    E. 瞳孔缩小，降低眼内压，调节麻痹

32. 下列药物中可用于房室传导阻滞的是
    A. 毛果芸香碱   B. 肾上腺素   C. 阿托品
    D. 普萘洛尔   E. 新斯的明

33. 《传染病防治法》规定的丙类传染病有
    A. 流行性感冒   B. 鼠疫   C. 艾滋病
    D. 风疹   E. 霍乱

34. 能准确测定肾小球滤过率的物质是
    A. 菊粉   B. 尿素   C. 肌酐
    D. 葡萄糖   E. 碘锐特

35. 属于苯烷胺类选择性钙离子通道阻滞药的是
    A. 硝苯地平   B. 维拉帕米   C. 地尔硫草
    D. 哌克昔林   E. 氟桂利嗪

36. 《传染病防治法》规定，国家对传染病实行的方针与管理办法是
    A. 预防为主，防治结合，统一管理
    B. 预防为主，防治结合，分类管理
    C. 预防为主，防治结合，划区管理
    D. 预防为主，防治结合，分片管理
    E. 预防为主，防治结合，层级管理

37. 运动神经纤维末梢释放ACh属于
    A. 单纯扩散   B. 易化扩散   C. 主动转运
    D. 出胞作用   E. 入胞作用

38. 下面哪项因素会使人群易感性降低？
    A. 传染病流行后
    B. 新生儿增加
    C. 易感人口迁入
    D. 免疫人口免疫力自然消退
    E. 免疫人口死亡

39. 环境污染物按其性质可以分为
    A. 工业性、农业性和医源性污染
    B. 生产性、生活性和交通性污染
    C. 化学性、物理性和生物性污染
    D. 生活性、实验性和医源性污染
    E. 农业性、生物性和化学性污染

40. 通常所说的血型是指
    A. 红细胞上受体的类型
    B. 红细胞表面特异凝集素的类型
    C. 红细胞表面特异凝集原的类型

D. 血浆中特异凝集素的类型

E. 血浆中特异凝集原的类型

41. 能使冠状动脉血流量增多的因素是

    A. 主动脉舒张压降低   B. 外周阻力减小   C. 心室舒张期延长

    D. 心室收缩期延长   E. 心率增加

42. 预防医学的工作模式为

    A. 环境-人类   F. 环境-疾病   C. 环境-健康

    D. 环境-患者-健康   E. 环境-人群-健康

43. 临床预防服务的服务提供者主要是

    A. 临床医生   B. 健康管理师   C. 护士

    D. 疾控人员   E. 志愿工作者

44. 吸气性呼吸困难常见于

    A. 大量胸腔积液   B. 急性喉头水肿   C. 支气管哮喘

    D. 重症肺结核   E. 弥漫性肺间质纤维化

45. 肝-颈静脉回流征阳性,常见于

    A. 左心衰竭   B. 肺气肿   C. 大量腹水

    D. 缩窄性心包炎   E. 三尖瓣关闭不全

46. 医疗机构取得麻醉药品、第一类精神药品的购用印鉴卡,应当具备的条件之一是

    A. 有专职的药品管理人员

    B. 有获得特殊药品处方资格的执业医师

    C. 有专门的药品储存设施

    D. 有获得麻醉药品和第一类精神药品处方资格的执业医师

    E. 有保证麻醉药品和精神药品安全储存的设施和管理制度

47. 直接参与葡萄糖合成糖原的核苷酸是

    A. ADP   B. UTP   C. TTP

    D. CTP   E. GTP

48. 知觉是对客观事物哪种属性的反映

    A. 个别   B. 整体   C. 本质

    D. 主要   E. 特定

49. 以下关于转诊的理解不正确的是

    A. 医疗机构可根据患者的病情决定是否需要转诊,患者可自主决定是否需要转诊

    B. 如患者坚持转诊,而医疗机构认为不宜,患者应签署转诊申请书

    C. 医疗条件不足,医疗机构必须积极履行转诊义务

    D. 如医疗机构对危重患者缺乏治疗条件,不必作任何处理而应立即转诊

    E. 患者要求转诊,不需要医疗机构负责人批准

50. 下列药物中,抗菌谱最广的是

    A. 四环素类   B. 头孢菌素类   C. 青霉素类

    D. 氨基苷类   E. 大环内酯类

51. 稳定蛋白质分子中 α-螺旋和 β-折叠的化学键是

    A. 肽键   B. 二硫键   C. 盐键

    D. 氢键   E. 疏水作用

52. 统计学中所说的样本是指

    A. 从总体中随意抽取的部分观察单位

    B. 按研究者的需要选取有意义的部分观察单位

    C. 特别从总体中选择的典型部分观察单位

    D. 从总体中随机抽取有代表性的部分观察单位

    E. 在限定时间内按先后顺序得到的部分观察单位

53. COPD 病理生理改变的标志是
  A. 气体交换异常   B. 黏液高分泌   C. 肺动脉高压
  D. 肺过度充气   E. 呼气气流受限

54. 慢性支气管炎并发肺气肿时,最早出现的病理生理改变是
  A. 时间肺活量降低   B. 生理无效腔气量增大   C. 通气血流比例失调
  D. 残气占肺总量百分比增加   E. 低氧血症

55. 人体的主要散热部位是
  A. 皮肤   B. 呼吸道   C. 泌尿道
  D. 消化道   E. 肺

56. 防止疟疾复发和传播的药物是
  A. 氯喹   B. 奎宁   C. 甲氟喹
  D. 伯氨喹   E. 青蒿素

57. 稀有核苷酸存在于下列哪一类核酸中
  A. rRNA   B. mRNA   C. tRNA
  D. 核仁 DNA   E. 线粒体 DNA

58. 肝糖原合成中葡萄糖的载体是
  A. CDP   B. ADP   C. UDP
  D. GDP   E. CoA

59. 肺心病时最常见的心脏改变是
  A. 右心房肥大   B. 左心房肥大   C. 右心室肥大
  D. 左心室肥大   E. 右心室＋左心室肥大

60. 哪种细菌性肺炎极少并发肺脓肿、空洞?
  A. 金黄色葡萄球菌肺炎   B. 链球菌肺炎   C. 克雷白杆菌肺炎
  D. 铜绿假单胞菌肺炎   E. 肺炎球菌肺炎

61. 心绞痛发作时常出现
  A. 体温升高   B. 血沉增快   C. 血清心肌酶谱增高
  D. 动脉血压增高   E. 心率减慢

62. 主动脉瓣反流时心尖部可存在
  A. Graham-Stell 杂音   B. Austin-Flint 杂音   C. Duroziez 征
  D. Musset 征   E. Traube 征

63. 感染性心内膜炎不具有下列哪项临床表现
  A. 皮肤黏膜瘀点   B. 环形红斑   C. 脾大
  D. 贫血   E. 杵状指

64. 下列哪项不符合肺脓肿的 X 线检查表现?
  A. 可见多房性脓腔
  B. 急性期的脓腔内壁可光整
  C. 早期为大片浓密模糊浸润阴影
  D. 可出现在数个肺段或分布在两侧肺野
  E. 治疗后,先脓腔缩小,后周围炎症消失

65. 下列关于脊髓炎的叙述,错误的是
  A. 散在发病,多见于青少年 B. 病前可有上呼吸道感染症状 C. 可先有病灶相应部位的背痛
  D. 急性发生脊髓横贯损害症状 E. 早期一般不出现脊髓休克现象

66. 下列哪种疾病不是慢性呼吸衰竭的病因
  A. 重度肺结核   B. 肺间质纤维化   C. 肺尘埃沉着病
  D. 胸廓畸形   E. 严重感染

67. 关于尖锐湿疣,以下哪项叙述是不正确的?
  A. 是由人乳头瘤病毒感染引起的一种皮肤恶性赘生物

B. 又称为生殖器抚性病疣
C. 主要通过性接触传染
D. 是我国目前常见的性传播疾病之一
E. 其长期感染与女性宫颈癌的发生有关

68. 判断心脏骤停迅速简便的方法是
    A. 触摸大动脉搏动是否存在　　B. 测量有无血压　　C. 作心电图检查有无心电活动
    D. 看瞳孔是否散大　　E. 看呼吸是否存在

69. 关于高血压药物治疗的选择，下列哪项不正确？
    A. 无并发症局血压患者利尿剂—利尿剂
    B. 轻中度高血压伴周围血管病者—β—受体拮抗剂
    C. 伴糖尿病并有微量蛋白尿者—ACEI
    D. 伴有妊娠者—钙通道阻滞剂
    E. 伴有痛风者—ARB(血管紧张素 II 受体拮抗剂)

70. 人格形成的标志是
    A. 自我意识的确立　　B. 社会化程度　　C. 社会角色认同
    D. 自我意识的确立和社会化　　E. 自我意识确立和社会角色认同

71. 应激的概念可理解为
    A. 外界刺激和环境要求
    B. 对外界刺激和环境要求的反应
    C. 对环境不适应或适应的反应
    D. 在对环境要求与应付能力评估后的状态
    E. 内外刺激因素

72. "向心性肥胖"时特殊体形呈现为圆脸,厚背、躯干发胖而四肢消瘦,常常提示
    A. 胰岛素分泌不足　　B. 生长激素分泌过多　　C. 甲状腺激素分泌过多
    D. 胰高血糖素分泌过多　　E. 肾上腺糖皮质激素分泌过多

A2 型选择题（73～115 题）

每一道题都是以一个小案例出现的,每一道题下面都有 A、B、C、D、E 五个备选答案,请从中选择一个最佳答案,并在答题卡上将相应题号相应字母所属的方框涂黑。

73. 男,80岁。因观看足球比赛突然晕倒而入院治疗。查体发现左侧上、下肢瘫痪,腱反射亢进,左侧眼裂以下面瘫,伸舌时舌尖偏向左侧。左半身深、浅感觉消失。双眼左侧半视野缺失,瞳孔对光反射存在。考虑病变的部位在
    A. 左侧中央前、后回　　B. 右侧中央前回　　C. 左侧内囊
    D. 右侧内囊　　E. 双侧内囊

74. 男,36岁。患伤寒经治疗后体温渐降,但未降至正常,此后体温再次升高,血培养阳性,属于
    A. 复发　　B. 再燃　　C. 重复感染
    D. 混合感染　　E. 继发感染

75. 女,36岁。农民,9月份因发热、头痛、呕吐 3 天入院。体检:面颈部潮红,双腋下少许出血点。尿常规:蛋白(＋＋＋),红细胞 3～10 个/HP。血常规:WBC 23.0×10⁹/L,异型淋巴细胞10％,PLT 48×10⁹/L,该患者的诊断可能为
    A. 流行性脑脊髓膜炎　　B. 斑疹伤寒　　C. 肾病综合征
    D. 钩端螺旋体病　　E. 肺部感染

76. 男性,73岁。重度吸烟史。家属发现患者呼之不应,半小时急送医院。有 COPD 病史 30 余年。查体:血压 150/50mmHg,浅昏迷状,球结膜水肿。双肺可闻及干、湿啰音,A₂<P₂。下肢水肿。为明确诊断首选的检查是

　　A. 动脉血气分析　　　　　B. 胸部 X 线片　　　　　C. 心脏超声波

　　D. 动态心电图　　　　　　E. PET

77. 男性,30 岁。反复发作性干咳伴胸闷 2 年,多于春季发作,无发热、咯血及夜间阵发性呼吸困难。多次胸片检查无异常,常用抗生素治疗效果不明显。无高血压病史。全身体检无阳性体征。为明确诊断首选的检查是

　　A. 胸部 CT　　　　　　　B. 心脏超声波　　　　　C. 支气管激发试验

　　D. 动脉血气分析　　　　　E. 血常规

78. 男,15 岁。发热 3 天伴食欲缺乏 1 天急诊。检查:血压 114/70mmHg,左脚趾甲沟部红肿破溃,血白细胞计数为 $20×10^9/L$,中性粒细胞为 89%。初步诊断是

　　A. 左趾甲沟炎　　　　　　B. 左趾坏疽　　　　　　C. 左侧小腿丹毒

　　D. 左小腿蜂窝织炎　　　　E. 坏疽

79. 9 岁女童。午餐时突发神志丧失,手中持碗失落,碗打碎后即醒。脑电图示 3HZ/秒棘慢波规律性和对称性发放。最可能的诊断是

　　A. 癫痫复杂部分发作　　　B. 癫痫部分性发作　　　C. 杰克逊(Jackson)癫痫

　　D. 癫痫失神发作　　　　　E. 一过性脑缺血

80. 女性,66 岁。胆结石术后 8 天突发呼吸困难 2 小时,有 COPD 史 20 余年。查体:血压 110/80mmHg,端坐呼吸,烦躁不安,大汗,口唇发绀,双肺可闻及少量干、湿啰音,心率 130 次/分。该患者呼吸困难最可能的原因是并发

　　A. 急性呼吸窘迫综合征　　B. 继发肺部感染　　　　C. 急性左心衰竭

　　D. 自发性气胸　　　　　　E. 左心衰

81. 女性,35 岁。颈前区肿块 10 年,近年来易出汗、心悸,渐感呼吸困难。体检:晨起心率 104 次/分,BP120/60mmHg;无突眼,甲状腺Ⅲ度肿大,结节状,心电图示:窦性心律不齐。初步诊断最可能是

　　A. 原发性甲亢　　　　　　B. 单纯性甲状腺肿　　　C. 继发性甲亢

　　D. 桥本甲状腺炎　　　　　E. 亚急性甲状腺炎

82. 40 岁,男性,经理。送来急诊,自述 1 小时前突然感到气紧、胸闷、心悸、头晕、出汗、认为生命垂危,要求紧急处理。近 1 个月来,这种情况发生过 3 次,每次持续约 0.5～1 小时,发病间隙期一切正常,发病与饮食无明显关系。最大可能的诊断是

　　A. 癔症发作　　　　　　　B. 低血钾症　　　　　　C. 惊恐发作

　　D. 心肌梗死　　　　　　　E. 内脏性癫痫

83. 女性,36 岁。发热、腰痛、尿频、尿急 1 个月,近 4 天全身关节酸痛、尿频、尿急加重。体检:体温 39.5℃,白细胞 $13×10^9/L$,中性粒细胞 86%,尿培养大肠杆菌阳性,诊断为大肠杆菌性尿路感染,应首选

　　A. 青霉素　　　　　　　　B. 庆大霉素　　　　　　C. 灰黄霉素

　　D. 头孢曲松　　　　　　　E. 林可霉素

84. 女性,37 岁。发热,气短 10 天,伴明显刺激性咳嗽、咽痛、头痛。白细胞增高。胸片呈双下肺点片状浸润影。最有可能的诊断为

　　A. 肺炎链球菌肺炎　　　　B. 葡萄球菌肺炎　　　　C. 肺结核

　　D. 支原体肺炎　　　　　　E. 肺孢子菌肺炎

85. 女,28 岁。平时性格拘谨认真,3 个月前开始见到刀具就担心会持刀伤害家人和自己,为此不敢去厨房做家务,明知这种想法不合理,但无法控制自己,深感苦恼。最可能诊断是

　　A. 恐惧症　　　　　　　　B. 癔症　　　　　　　　C. 强迫症

　　D. 精神障碍　　　　　　　E. 心理疾病

86. 男,19 岁。发热伴颈部淋巴结进行性无痛性肿大 3 个月,最高体温 38.7℃。血常规:WBC $8.0×10^9/$ L,N 0.70,L 0.30。骨髓细胞学检查未见异常,淋巴结活检可见里-斯(R-S)细胞。最可能的诊断为

　　A. 霍奇金病　　　　　　　B. 淋巴结转移癌　　　　C. 非霍奇金淋巴瘤

　　D. 急性淋巴细胞白血病　　E. 急性粒细胞白血病

87. 男性,25 岁。昨日进食海鲜,今日开始畏寒、发热、腹痛,以左下腹痛为重,腹泻伴明显里急后重,大便

8 次,初为稀便,继之为黏液脓血便。此病例的诊断为

    A. 急性轻型细菌性痢疾   B. 急性普通型细菌性痢疾   C. 中毒型细菌性痢疾

    D. 疟疾   E. 急性肠炎

88. 地震现场,一工人左腰及下肢被倒塌之砖墙压住,震后 7 小时救出,5 小时后送抵医院。诉口渴,尿少,呈暗红色。检查:脉搏 120 次/分,血压 95/70mmHg,左下肢明显肿胀,皮肤有散在瘀血斑及水疱,足背动脉搏动较健侧弱,趾端凉,无骨折征。诊断首先考虑

    A. 感染性休克   B. 肾挫伤   C. 左下肢挫伤

    D. 骨折   E. 挤压伤综合征

89. 男,18 岁。高三学生。既往学习成绩一贯优良,品德良好。据父母反映该生近半年来,可能因为学习任务太重,高考压力太大,出现学习成绩明显下降,且变得孤僻不与人交往,对父母态度既冷漠又粗暴,失眠,有时自语自笑。精神检查时,该学生回答问题语词单调,对上述表现回答说压力太大,脑子变得空白,听不进老师讲课,记忆力变差,回答时面无表情。该学生最可能的诊断是

    A. 焦虑症   B. 抑郁症   C. 精神分裂症

    D. 神经衰弱   E. 应激相关障碍

90. 男,20 岁。3 日来出现皮肤紫癜,以下肢为主,两侧对称,颜色鲜红,高出皮肤表面,伴有关节及腹痛,应诊断为

    A. 血小板减少性紫癜   B. 过敏性紫癜   C. 急性白血病

    D. 急性关节炎   E. 急腹症

91. 男,60 岁。患肝炎已 10 余年,因无力、食欲缺乏、腹胀 20 天诊断为肝炎后肝硬化(失代偿期)入院。肝功能试验显著异常,其中白蛋白降低,球蛋白增高,白蛋白/球蛋白比率倒置。为治疗低蛋白血症,首选的血液制品是

    A. 全血   B. 新鲜冰冻血浆   C. 普通冰冻血浆

    D. 红细胞   E. 白蛋白

92. 女性,32 岁。于 7 月份突然发病,表现为发冷、寒战、高热、大汗,而后缓解,隔日发作 1 次已 2 周,血涂片查到疟原虫。经氯喹抗疟治疗后症状迅速缓解,为防止复发,应采用的药物是

    A. 奎宁   B. 乙胺嘧啶   C. 甲硝唑

    D. 青蒿素   E. 伯氨喹

93. 男性,25 岁,吸烟患者。因低热、咳嗽 3 个月,痰中带血 2 周来院门诊。查体:体温 37.5℃,双侧颈后可触及多个可活动淋巴结,右上肺可闻及支气管肺泡音。胸片示右上肺云雾状阴影。最可能的诊断是

    A. 原发性肺结核   B. 血行播散型肺结核   C. 浸润型肺结核

    D. 支气管肺癌   E. 支原体肺炎

94. 男,25 岁。乏力、消瘦、腹胀 2 个月。查体:心肺未见异常,肝肋下 1cm,脾肋下 8cm。实验室检查:Hb138g/L,WBC $96×10^9$/L,PLT $385×10^9$/L。分子生物血检查可见 bcr/abl 融合基因。该患者的诊断可能是

    A. 急性粒细胞白血病   B. 慢性淋巴细胞白血病   C. 慢性粒细胞白血病

    D. 肝硬化、门静脉高压症   E. 急性淋巴细胞白血病

95. 女性,32 岁。1 型糖尿病患者,出现恶心,厌食 3 天,神志不清 2 小时,查体而色潮红,呼吸深快,意识障碍,诊断方面最可能是

    A. 糖尿病酮症酸中毒   B. 糖尿病高渗性昏迷   C. 乳酸性酸中毒

    D. 糖尿病合并尿毒症酸中毒   E. 肺部感染

96. 男,25 岁。体检时发现 HBsAg、抗- HBC、抗- HBc 阳性,判断是否有传染性还应作的检查是

    A. 肝功能   B. HBV - DNA   C. HBcAg

    D. 肝脏 B 超   E. 肝脏穿刺

97. 女性,66 岁。左侧胸痛伴呼吸困难 2 天。疼痛呈持续性锐痛,咳嗽时加剧,无放射痛、发热。查体:血压 110/80mmHg,呼吸急促,口唇发绀,双肺未闻及干湿啰音,P_2 亢进,各瓣膜区未闻及杂音,左下肢水肿。胸痛最可能的原因是

A. 气胸　　　　　　　　　　B. 肺炎　　　　　　　　　　C. 肺梗死

D. 心绞痛　　　　　　　　　E. 肺癌

98. 72 岁妇女,在地上滑倒,造成股骨近端骨折,下列骨折类型预后最差的是

A. 头下型　　　　　　　　　B. 经颈型　　　　　　　　　C. 基底型

D. 粗隆间　　　　　　　　　E. 粗隆下

99. 女性,40 岁。腹胀呕吐已半年,多于午后发作,吐出隔夜食物,吐量较大,吐后舒服,由于长期呕吐除脱水外,还会造成

A. 低氯、高钾性碱中毒　　　B. 低氯、低钾性碱中毒　　　C. 低氯、高钾性酸中毒

D. 低氯、低钾性酸中毒　　　E. 低氯、低钾血症

100. 男性,38 岁。与其父吵架后服敌敌畏 60mL,30 分钟后被家人送到医院,神志清楚,治疗过程口最重要的措施是

A. 静脉注射地西泮　　　　　B. 抗生素　　　　　　　　　C. 应用解磷定

D. 应用水合氯醛　　　　　　E. 彻底洗胃

101. 捡查类风湿因子抗"O"均阴性,血沉 28/小时,HLA - B27 阳性,骶髂关节 X 线片提示:左侧间隙狭窄,边缘不整,可见骨破坏。最可能诊断是

A. 化脓性关节炎　　　　　　B. 骨关节炎　　　　　　　　C. 骨结核

D. 类风湿关节炎　　　　　　E. 强直性脊柱炎

102. 男性,55 岁。因咳嗽、胸闷、气短 2 周收入住院。查体:体温 37.6℃,呼吸 24 次/分,口唇发绀,左锁骨上可触及一花生米大的淋巴结,质硬、固定、无压痛,气管向左侧移位,右肺叩诊呈浊音、语颤明显减弱、呼吸音消失。胸液常规示蛋白含量 35g/L,WBC $8.5×10^8$/L,N 20%,L 80%,细胞学见大量淋巴细胞。LDH 800U/L,PPD(+)。最可能的诊断是

A. 右侧大叶性肺炎　　　　　B. 右侧结核性胸膜炎　　　　C. 右侧恶性胸腔积液

D. 肺炎　　　　　　　　　　E. 右侧漏出性胸腔积液

103. 支气管哮喘患者,持续发作约 26 小时,大汗淋漓,发绀,端坐呼吸,双肺肺气肿征,有散在哮鸣声。首选的治疗是

A. 山莨菪碱(654 - 2)静脉注射

B. 补液＋氨茶碱＋β2 受体激动剂

C. 沙丁胺醇气雾剂吸入＋溴化异丙托品吸入

D. 色甘酸钠吸入＋糖皮质激素

E. 补液＋糖皮质激素＋氨茶碱

104. 女性,8 岁。左髋部肿痛,跛行,伴低热、盗汗、食欲缺乏 2 周。查体:体温 37.6℃,左髋部活动受限,Thomas 征阳性。髋关节 X 线片见关节间隙略窄,边缘性骨破坏。其诊断首先应考虑为

A. 急性骨髓炎　　　　　　　B. 髋关节结核　　　　　　　C. 股骨头坏死

D. 骨性关节炎　　　　　　　E. 风湿性关节炎

105. 男性,56 岁,急性胰腺炎胆囊造瘘,胰腺引流术后,禁食、胃肠减压、输液及积极抗感染治疗,吸入高浓度纯氧。动脉血气分析:pH7.48,PaO_2 53mmHg,$PaCO_2$ 34mmHg。胸片显示双肺广泛大片状阴影,心电图示窦性心动过速。可能的诊断是

A. 术后肺不张　　　　　　　B. 急性心力衰竭　　　　　　C. 急性呼吸窘迫综合征

D. 肺梗死　　　　　　　　　E. 肺癌

106. 男性,24 岁。平素喜欢踢足球,近 1 周右小腿上端前侧疼痛。查体:右小腿上端前侧隆起,皮肤无红肿发热及静脉怒张,压痛明显。X 线片示胫骨结节骨骺增大、致密。应首先考虑的诊断是胫骨结节

A. 撕脱骨折　　　　　　　　B. 骨肿瘤　　　　　　　　　C. 骨结核

D. 骨软骨瘤　　　　　　　　E. 骨软骨病

107. 男,28 岁。因急性一氧化碳中毒入院,治疗 1 周后症状消失出院。2 个月后突然出现意识障碍。既往无高血压及脑血管病病史。最可能的诊断是

A. 脑出血　　　　　　　　　B. 脑梗死　　　　　　　　　C. 肝性脑病

D. 中毒迟发脑病　　　　　　E. 中间综合征

108. 男性,33 岁。不慎被铡草机皮带绞伤左手,拇指骨折,皮肤及软组织损伤严重,对其治疗正确的做法是
    A. 清创应不迟于伤后 24 小时　　B. 清创无需应用止血带　　C. 清创按从浅层到深层进行
    D. 骨折可以暂不处理　　E. 清创应不迟于伤后 12 小时

109. 女性,32 岁。发热、多关节疼痛、双侧胸腔积液、尿蛋白(＋)半年,实验室检查发现 ANA(＋),抗 SSA(＋),抗 Sm(＋)。最可能的诊断是
    A. 原发性干燥综合征　　B. 系统性红斑狼疮　　C. 原发性血管炎
    D. 类风湿关节炎　　E. 肾盂肾炎

110. 6 岁男孩,摔倒时左手撑地,即出现左肘部疼痛、肿胀,桡动脉搏动减弱。最可能的诊断是
    A. 桡骨头半脱位　　B. 桡骨头骨折　　C. 肱骨髁上骨折
    D. 锁骨骨折　　E. 尺骨鹰嘴骨折

111. 女性,65 岁,确诊 2 型糖尿病 2 年,予合理饮食和运动治疗并口服二甲双胍 500mg,每日 3 次。查体:身高 173cm,体重 78kg,血压 130/90mmHg,心、肺和腹部检查未见异常。复查空腹血糖 5.2mmol/L,三餐后 2 小时血糖分别为 11.4mmol/L、13.1mmol/L 和 12.6mmol/L,下一步最合理的治疗是
    A. 禁食　　B. 改用胰岛素　　C. 改用磺脲类降血糖药
    D. 加用磺脲类降血糖药　　E. 加用 α-葡萄糖苷酶抑制剂

112. 中年女性,鼻及牙龈出血 1 周,皮肤淤斑。血红蛋白 65g/L,白细胞 13.0×10^{12}/L,血小板 5×10^9/L。骨髓增生活跃,幼稚细胞占 80%,胞浆有大小不等颗粒及成堆棒状小体,过氧化物酶染色强阳性。诊断考虑
    A. 急性单核细胞白血病　　B. 急性淋巴细胞白血病　　C. 失血性贫血
    D. 慢性粒细胞白血病　　E. M_3 型白血病

113. 男,46 岁,头痛、头晕 2 年,2 周来加重伴心悸、乏力、鼻出血及牙龈出血来诊。查体:血压 170/110mmHg,皮肤黏膜苍白,Hb 65g/L,PLT 148×10^9/L,尿蛋白(＋＋＋),尿红细胞 3～5/HP,BUN 38mmol/L,Scr 887umol/L,Ccr10 mL/min,肾脏 B 超左肾 $8.9cm \times 4.6cm \times 4.1cm$,右肾 $8.7cm \times 4.4cm \times 4.1cm$,双肾皮质变薄。该患者诊断可能为
    A. 急性肾衰竭　　B. 慢性肾衰竭氮质血症期　　C. 慢性肾衰竭尿毒症期
    D. 轻度高血压脑病　　E. 急进性肾小球肾炎

114. 女性,40 岁,左乳头刺痒,伴乳晕发红、糜烂 4 个月,查体双侧腋窝无肿大淋巴结,乳头分泌物涂片细胞学检查见癌细胞。该患者癌变的类型是
    A. 乳头湿疹样癌　　B. 顶泌汗腺样癌　　C. 鳞状细胞癌
    D. 黏液细胞癌　　E. 小细胞癌

115. 患者,男,28 岁。感冒 2 周后出现双下肢近端无力。查体:双上肢肌力 3 级,双下肢肌力 3 级,四肢腱反射消失,手套袜子样痛觉减退,双腓肠肌压痛阳性。其原因最可能是
    A. 急性脊髓炎　　B. 脊髓压迫症　　C. 周期性麻痹
    D. 急性肌炎　　E. 急性炎症性脱髓鞘性多发性神经病

A3/A4 型选择题(116～128 题)

以下提供若干案例,每个案例下设若干个考题。每一道题下面都有 A、B、C、D、E 五个备选答案,请从中选择一个最佳答案,并在答题卡上将相应题号相应字母所属的方框涂黑。

(116～118 题)共用题干

女,36 岁。发现心悸、盗汗、易怒 2 年,伴有饮食量增加、消瘦。查体:BP110/80mmHg,重度突眼,甲状腺弥漫性肿大,深入胸骨后上纵隔内,心率 116 次/分。测血 T_3、T_4 值高于参考值上限一倍。

116. 该患者诊断是

A. Graves 病   B. 高功能腺瘤   C. 结节性甲状腺肿
D. 甲状腺囊肿   E. 慢性淋巴细胞性甲状腺炎

117. 该患者术前最适合的药物准备是
  A. 丙硫氧嘧啶   B. 碘剂   C. 抗甲状腺药＋碘剂
  D. 抗甲状腺药＋普萘洛尔 E. 控制血压

118. 该患者行双侧甲状腺次全切除术,术后第 2 天发生四肢抽搐。有效的处理方法应是
  A. 口服钙剂   B. 10%葡萄糖酸钙静脉点滴 C. 口服镇静剂
  D. 口服碘剂   E. 气管切开防窒息

(119～120 题)共用题干
  32 岁,女性。因发热、右侧胸痛、咳嗽 2 天入院。3 天来每日体温最低为 39.2℃,最高为 39.8℃。入院后查体体温 39.5℃,右锁骨下可闻及支气管呼吸音。

119. 该患者最可能的诊断是
  A. 肺结核   B. 肺癌   C. 胸膜炎
  D. 大叶性肺炎   E. 卡氏囊虫肺炎

120. 该患者右上肺叩诊音可能出现
  A. 清音   B. 浊音   C. 实音
  D. 鼓音   E. 过清音

(121～123 题)共用题干
  男性,72 岁,吸烟患者。反复咳嗽、咳痰、气促 20 余年,胸闷、心悸 1 年,加重伴发热 1 周,昏睡 3 小时入院。入院后查 BP140/90mmHg,嗜睡状,呼之能应,瞳孔等大等圆,对光反射存在,口唇发绀,双肺可闻及干、湿啰音,心率 120 次/分,期前收缩 3 次/分,下肢凹陷性水肿。

121. 该患者最可能的诊断是
  A. 冠状动脉硬化性心脏病 B. 慢性肺源性心脏病 C. 风湿性心脏病
  D. 原发性心肌病   E. 高血压心脏病

122. 假设上述诊断成立补充体检时还可出现的最主要体征是
  A. 心音强弱快慢不等
  B. 心界向左下扩大
  C. 心界向左、右两侧扩大
  D. 肺动脉瓣区第二心音亢进
  E. 心尖区可闻及 3/6 级粗糙吹风样全收缩期杂音

123. 假设上述诊断成立,其出现昏睡最可能的原因是
  A. 代谢性碱中毒   B. 中毒性脑病   C. 肺性脑病
  D. 脑梗死   E. 脑出血

(124～125 题)共用题干
  男,46 岁。体检发现血压升高 6 个月。查体:血压 150/100mmHg,心率 86 次/分,律齐。实验室检查:血肌酐 96mmol/L,血尿酸 500umol/L。

124. 该患者控制血压的目标值是血压低于
  A. 130/80mmHg   B. 120/70mmHg   C. 140/90mmHg
  D. 130/90mmHg   E. 140/80mmHg

125. 该患者不宜选用的降压药是
  A. 血管紧张素 II 受体拮抗剂 B. 噻嗪类利尿剂 C. 钙通道阻滞剂
  D. 血管紧张素转换酶抑制剂 E. β受体拮抗剂

(126～128 题)共用题干
  女性,30 岁。停经 43 天,1 小时前突感下腹部疼痛,伴肛门坠胀感,体格检查:皮肤苍白,腹肌略紧张,下腹压痛,阴道后穹隆饱满,有压痛。

126. 本例最有可能诊断是
 A. 输卵管妊娠　　　　B. 急性输卵管炎　　　　C. 急性肠炎
 D. 肠结核　　　　　　E. 急性阑尾炎

127. 首选辅助检查是
 A. 血常规　　　　　　B. 粪常规　　　　　　　C. 阴道后穹隆穿刺
 D. B型超声　　　　　E. 尿妊娠试验

128. 本例最恰当的处理是
 A. 观察2天　　　　　B. 抗休克治疗　　　　　C. 抗生素治疗
 D. 剖腹探查术　　　　E. 中医治疗

B1 型选择题(129～150 题)

以下提供若干组考题,每组考题共用在考题前列出的 A、B、C、D、E 五个备选答案。请从中选择一个与问题关系最密切的答案,并在答题卡上将相应题号相应字母所属的方框涂黑,每个备选答案可能被选择一次、多次或者不被选择。

(129～130 题)共用选项
 A. 腺癌　　　　　　　B. 鳞状细胞癌　　　　　C. 印戒细胞癌
 D. 黏液腺癌　　　　　E. 小细胞未分化癌

129. 胃癌大多是

130. 食管癌大多是

(131～132 题)共用选项
 A. 中和胃酸　　　　　B. 促进胃排空　　　　　C. 抑制胃酸分泌
 D. 黏膜保护作用　　　E. 阻断促胃液素受体

131. 奥美拉唑的主要作用是

132. 雷尼替丁的主要作用是

(133～134 题)共用选项
 A. 病死数合计/患者合计×100%
 B. 各科病死数/各科患者数×100%
 C. 各科病死数/总人口数×100%
 D. 各科患者数/患者总数×100%
 E. 各科病死数/病死总数×100%

133. 各科病死率为

134. 各科患者构成比为

(135～136 题)共用选项
 A. 应激的行为反应　　B. 应激的情绪反应　　　C. 应激的生理反应
 D. 应激的防御反应　　E. 逃避

135. 一个家庭关系紧张的人,尽可能缩短在家逗留的时间,变成一个"工作迷",这一现象是

136. 一位外科手术前的患者,坐卧不安,眉头紧锁,小动作多,这一现象是

(137～138 题)共用选项
 A. 漏出液　　　　　　B. 渗出液　　　　　　　C. 脓性胸液
 D. 血性胸液　　　　　E. 乳糜性胸液

137. 充血性心力衰竭所产生的胸腔积液为

138. 系统性红斑狼疮所产生的胸腔积液为

(139～140 题)共用选项
 A. 开放性气胸　　　　B. 闭合性气胸　　　　　C. 进行性血气胸

D. 张力性气胸　　　　　　　E. 急性脓胸

139. 上述疾病中,急需手术探查的是

140. 上述疾病中,可引起纵隔扑动的是

(141～142 题)共用选项

A. 接触传播　　　　　　B. 虫媒传播　　　　　　C. 血液传播

D. 呼吸道传播　　　　　E. 消化道传播

141. 戊型肝炎的主要传播途径是

142. 丙型肝炎的主要传播途径是

(143～144 题)共用选项

A. 思维奔逸　　　　　　B. 思维迟缓　　　　　　C. 思维贫乏

D. 思维中断　　　　　　E. 思维散漫

143. 患者的言谈缺乏主题,很难让人理解他的用意

144. 患者谈话言语单调,概念数量减少

(145～146 题)共用选项

A. 奇脉　　　　　　　　B. 腹水　　　　　　　　C. 肝脏肿大

D. 心界扩大　　　　　　E. 血压增高

145. 扩张型心肌病与心包积液的主要鉴别点是

146. 渗出性心包炎与缩窄性心包炎的主要鉴别点是

(147～148 题)共用选项

A. 亚铁血红蛋白　　　　B. 烟酰胺　　　　　　　C. 磷酸吡哆醛

D. 黄素腺嘌呤　　　　　E. 辅酶 A

147. 氨基转移酶(即转氨酶)的辅基含

148. 乳酸脱氢酶的辅酶含

(149～150 题)共用选项

A. 饮大量清水　　　　　B. 静脉滴注大量生理盐水　　　C. 饮大量生理盐水

D. 静脉滴注甘露醇　　　E. 静脉滴注肾素

149. 上述措施中,可引起渗透性利尿的是

150. 上述措施中,可引起水利尿的是

国家临床执业助理医师资格考试
最后冲刺5套卷及精析(卷二)

第一单元

A1 型选择题(1~68 题)

每一道题下面有 A、B、C、D、E 五个备选答案,请从中选择一个最佳答案,并在答题卡上将相应题号相应字母所属的方框涂黑。

---

1. 关于孕激素的生理作用,正确的是
   A. 促使并维持女性第二性征的出现
   B. 使子宫内膜发生分泌期变化
   C. 使子宫内膜发生增殖期变化
   D. 促进子宫收缩
   E. 降低血浆低密度脂蛋白含量

2. 不发生周期性变化的组织是
   A. 阴道黏膜上皮　　　　B. 卵巢生发上皮　　　　C. 输卵管黏膜
   D. 子宫内膜　　　　　　E. 宫颈黏膜

3. 阵发性室上性心动过速的根治措施是
   A. 直流电复律　　　　　B. 经食道超速起搏　　　　C. 口服长效 β 受体拮抗剂
   D. 口服长效维拉帕米　　E. 射频消融术

4. 预防医学的特点不包括
   A. 着重于疾病预防　　　B. 研究对象包括个体和群体　C. 着重于个体治疗
   D. 以环境、人群为研究重点　E. 研究方法上注重微观和宏观结合

5. 均数为 0、标准差为 1 的分布是
   A. 正态分布　　　　　　B. 标准正态分布　　　　C. 负偏态分布
   D. 正偏态分布　　　　　E. 标准差分布

6. 符合小儿生长发育规律的是
   A. 生长发育是量先增加后有质的变化
   B. 各系统发育的速度不一致
   C. 生长发育没有一定的规律
   D. 小儿体格的发育青春期最快
   E. 体格发育有绝对的正常值

7. "前有狼,后有虎"。这种动机冲突是
   A. 双趋冲突　　　　　　B. 双避冲突　　　　　　C. 趋避冲突
   D. 双重趋避冲突　　　　E. 以上都不是

8. 医师在执业活动中享有的权利是
   A. 遵守法律、法规,遵守技术操作规定
   B. 关心、爱护、尊重患者
   C. 努力钻研业务,提高业务水平
   D. 依法获得酬劳
   E. 宣传保健知识,对患者进行保健教育

9. "夫医者,非仁爱之士不可托也;非聪明理达不可任也;非廉洁淳良不可信也。"此语出自中国哪位哲学家?
   A. 晋代杨泉　　　　　　　　　B. 唐代孙思邈　　　　　　　　C. 宋代林逋
   D. 明代陈实功　　　　　　　　E. 唐代柳宗元

10. 关于滴虫性阴道炎叙述错误的是
    A. 阴道分泌物常为稀薄液体或黄绿色脓性分泌物
    B. 潜伏期为 4～28 日
    C. 主要症状是阴道分泌物增多及外阴瘙痒
    D. 主要治疗药物为红霉素
    E. 传播方式有直接传播或间接传播

11. A 型行为类型的人好发
    A. 原发性高血压　　　　　　　B. 冠心病　　　　　　　　　　C. 哮喘
    D. 癌症　　　　　　　　　　　E. 消化性溃疡

12. 下列哪一项构成医疗事故的主观方面?
    A. 疏忽大意的过失
    B. 违反卫生法规和诊疗护理规范、常规的责任过失
    C. 故意违反操作规程
    D. 技术水平欠缺的技术过失
    E. 无意识的错误

13. 不按规定使用麻醉药品、精神药物,情节严重的,由卫生行政部门给予的处罚是
    A. 暂停执业活动 3～6 个月　　　B. 暂停执业活动 6 个月～1 年　　C. 给予行政处分
    D. 吊销医师执业证书　　　　　　E. 追究刑事责任

14. 一位亚急性感染性心内膜炎患者,血培养为草绿色链球菌,首选的治疗药物是
    A. 氨苄西林加庆大霉素　　　　　B. 青霉素加链霉素　　　　　　C. 头孢氨苄
    D. 万古霉素　　　　　　　　　　E. 红霉素

15. 下列哪项不是社区诊断的基本内容?
    A. 确定社区的主要卫生问题　　　B. 确定社区的主要危险因素　　C. 找出社区的高危人群
    D. 了解社区资源　　　　　　　　E. 社区卫生人才的培养

16. 对职业人群进行医学监护的内容不包括
    A. 定期体检　　　　　　　　　　B. 就业前体检　　　　　　　　C. 职业有害因素监测
    D. 离岗或转岗时体检　　　　　　E. 职业病的健康筛检

17. 属于行为疗法的是
    A. 自由联想　　　　　　　　　　B. 森田疗法　　　　　　　　　C. 询者中心疗法
    D. 系统脱敏疗法　　　　　　　　E. 认知疗法

18. 对同一组对象进行几次测量,所得结果的一致程度,叫测验的
    A. 信度　　　　　　　　　　　　B. 效度　　　　　　　　　　　C. 标准化程度
    D. 真实性　　　　　　　　　　　E. 常模

19. 不协调性子宫收缩乏力时,首选药物为
    A. 静脉滴注哌苯达嗪　　　　　　B. 肌内注射杜冷丁　　　　　　C. 静脉滴注硫酸镁
    D. 快速静滴甘露醇　　　　　　　E. 静脉推注氯丙嗪

20. 健康咨询的 5A 模式的第一步是
    A. 咨询者对咨询对象的诊断　　　B. 咨询对象倾诉自己的感受　　C. 咨询者评估咨询对象的问题
    D. 咨询者明确咨询目标　　　　　E. 咨询者制定咨询方案

21. 衡量人群中在短时间内新发病例的频率,采用的指标为
    A. 罹患率　　　　　　　　　　　B. 发病率　　　　　　　　　　C. 患病率
    D. 感染率　　　　　　　　　　　E. 发病比

22. 枕先露时,通过产道最小径线是指

A. 枕颏径   B. 枕额径   C. 枕下前囟径
D. 枕顶径   E. 双顶径

23. 引起心输出量减少的因素是
     A. 妊娠   B. 运动   C. 焦虑
     D. 甲状腺功能减退   E. 贫血

24. 在抽样研究中,当样本例数逐渐增多时
     A. 标准差逐渐减小   B. 标准差逐渐加大   C. 标准差趋近于 0
     D. 标准误逐渐减小   E. 标准误逐渐加大

25. 十二指肠溃疡易发生穿孔的部位是十二指肠
     A. 球部后壁   B. 球部前壁   C. 水平部后壁
     D. 升部前壁   E. 降部后壁

26. 小儿 10 个月,维生素 D 缺乏性佝偻病激期。其可出现的骨骼改变是
     A. 颅骨软化   B. 肋骨串珠   C. 方颅
     D. 鸡胸   E. 肋膈沟

27. 11 个月小儿未接种过卡介苗,结核菌素试验结果呈阳性表示:
     A. 近 2 周感染结核杆菌
     B. 受过结核感染,不一定有活动结核
     C. 体内有活动结核
     D. 体内已有免疫力,不会再感染结核
     E. 对结核无免疫力,需立即接种卡介苗

28. 中心静脉压高、血压低,提示
     A. 血容量不足
     B. 容量血管过度收缩
     C. 心功能不全或血容量相对过多
     D. 心功能不全,血容量正常
     E. 心功能不全或血容量不足

29. 治疗不稳定型心绞痛不恰当的措施是
     A. 口服阿托伐他汀   B. 皮下注射低分子肝素   C. 静脉滴注硝酸异山梨酯
     D. 口服阿司匹林   E. 静脉滴注尿激酶

30. 关于动脉粥样硬化,叙述正确的是
     A. 主要累及小动脉   B. 基本病变是动脉中膜的脂质沉积   C. HDL 促进其形成
     D. 女性比男性多发   E. 多合并有高血压、高脂血症、糖尿病

31. 医疗机构发现发生或者可能发生传染病暴发流行时,应当
     A. 在 1 小时内向所在地县级人民政府卫生行政主管部门报告
     B. 在 2 小时内向所在地县级人民政府卫生行政主管部门报告
     C. 在 4 小时内向所在地县级人民政府卫生行政主管部门报告
     D. 在 6 小时内向所在地县级人民政府卫生行政主管部门报告
     E. 在 10 小时内向所在地县级人民政府卫生行政主管部门报告

32. 主要应采取第一级预防措施的疾病是
     A. 职业病   B. 冠心病   C. 糖尿病
     D. 阑尾炎   E. 病因不明,难以觉察预料的疾病

33. 能体现人体实验知情同意原则的是
     A. 人体实验不需要伦理委员会审查通过
     B. 人体实验时使用对照和双盲法
     C. 以健康人或患者作为人体实验的受试对象
     D. 参与人体实验的受试者只有得到商家的允许后,中途才可以退出实验
     E. 弱势人群若参加人体实验,需要监护人签字同意

34. 下列各项中不属于医学伦理学的研究任务的是
    A. 确定符合时代要求的医德原则和规范
    B. 反映社会对医学职业道德的需要
    C. 直接提高医务人员的医疗技术
    D. 为医学的发展导向
    E. 为符合道德的医学行为辩护

35. 总体率95％可信区间的意义是
    A. 95％的正常值在此范围
    B. 95％的样本率在此范围
    C. 95％的总体率在此范围
    D. 总体率在此范围内的可能性为95％
    E. 样本率在此范围内的可能性为95％

36. 下列各种引流管,不正确的处理是
    A. 要注意观察各种引流管是否通畅
    B. 仔细记录引流液的色泽和容量
    C. 留置胆管内的T形管可在术后1周拔除
    D. 胃肠功能恢复后可将胃肠减压管除去
    E. 腹腔烟卷引流一般在术后24～72小时拔除

37. 临终关怀的根本目的在于
    A. 节约卫生资源   B. 提高临终患者的生存质量   C. 减轻社会负担
    D. 防止患者自杀   E. 缩短患者的生命时限

38. 对从事传染病预防、医疗、科研的人员以及现场处理疫情的人员,为了保障其健康,他们所在单位应当根据国家规定采取
    A. 防治措施和强制治疗措施   B. 防治措施和强制隔离措施   C. 防治措施和医疗保健措施
    D. 防治措施和追踪调查措施   E. 防治措施和紧急控制措施

39. 急性心梗第3周出现发热和心包摩擦音,血沉30mm/h,血白细胞6.0×10^9/L,中性粒细胞55％,可能是
    A. 急性心梗的反应性心包炎   B. 心脏破裂   C. 急性心梗后综合征
    D. 伴发病毒性心包炎   E. 肺炎

40. 胃小弯最低点弯度明显折转处是
    A. 幽门   B. 贲门切迹   C 贲门
    D. 中间沟   E. 角切迹

41. 检查胎儿成熟度最常用的方法是
    A. 检测羊水中淀粉酶值
    B. 检测羊水中肌酐值
    C. 检测羊水中胆红素类物质
    D. 检测羊水中卵磷脂/鞘磷脂比值
    E. B型超声检查胎儿双顶径值

42. 新生儿寒冷损伤综合征的病理生理中,不正确的是
    A. 血流较丰富   B. 体内能量储存少   C. 皮肤面积相对较大
    D. 棕色脂肪含量较多   E. 体温调节中枢发育不成熟

43. 室间隔缺损的先天性心脏病的主要杂音是
    A. 第2肋间Ⅱ级柔和的收缩期杂音
    B. 第4肋间Ⅱ级柔和的舒张期杂音
    C. 第2肋间Ⅱ级柔和的舒张期杂音
    D. 第4肋间Ⅳ级粗糙的收缩期杂音
    E. 第4肋间Ⅳ级粗糙的舒张期杂音

44. 用雄激素治疗再生障碍性贫血，下列选项中错误的是
    A. 雄激素可刺激骨髓造血
    B. 对慢性再障疗效较好
    C. 对重型再障无效
    D. 在用药 1 个月后生效
    E. 目前常用的是司坦唑醇(康力龙)

45. 目前我国孕产妇死亡的首位原因是
    A. 妊娠局血压综合征
    B. 产褥感染
    C. 产后出血
    D. 妊娠合并心脏病
    E. 妊娠合并病毒性肝炎

46. 女婴，5 个月。今晨突然面肌、口角及眼角抽动约半分钟，抽后精神好，不发热，不吐。冬季出生，混合喂养，未加辅食。查体：体重 7kg，会笑，前囟平，有枕秃，双侧巴氏征阳性。最可能的诊断及进一步检查是
    A. 败血症，做血培养
    B. 癫痫，做脑电图
    C. 中枢神经系统感染，做腰穿
    D. 维生素 D 缺乏性手足抽搐症，查血钙
    E. 低血糖，查血糖

47. 溃疡性结肠炎腹痛的规律是
    A. 腹痛-便意-便后缓解
    B. 腹痛-进餐-缓解
    C. 腹痛-便意-便后加剧
    D. 腹痛多遍及全腹
    E. 腹痛-活动-缓解

48. 急性持续性腹痛，阵发性加剧并伴休克，最大可能是
    A. 输尿管结石肾绞痛
    B. 绞窄性肠梗阻
    C. 急性阑尾炎
    D. 溃疡病急性发作
    E. 急性胆囊炎

49. 下列哪项叙述不符合小儿急性阑尾炎的临床特点？
    A. 有右下腹明显压痛和肌紧张的典型体征
    B. 病情发展快且较重，早期即出现高热、呕吐等症状
    C. 穿孔率可达 30%
    D. 并发症和死亡率较高
    E. 治疗原则是早期手术

50. 对结核性腹膜炎最有确诊价值的检查是
    A. 血沉
    B. 结肠镜检查
    C. 结核菌素试验
    D. 腹水检查
    E. 腹腔镜检查＋腹膜活检

51. 目前国内最常见的细菌性痢疾病原菌是
    A. 福氏痢疾杆菌
    B. 宋氏痢疾杆菌
    C. 鲍氏痢疾杆菌
    D. 舒氏痢疾杆菌
    E. 志贺痢杆菌

52. 符合小儿中度等渗性脱水的是
    A. 失水量占体重的 6%，血清钠 155mmoL/L
    B. 失水量占体重的 3%，血清钠 135mmoL/L
    C. 失水量占体重的 7%，血清钠 120mmoL/L
    D. 失水量占体重的 8%，血清钠 140mmoL/L
    E. 失水量占体重的 11%，血清钠 140mmoL/L

53. 肛裂"三联征"是指
    A. 内痔，外痔，肛裂
    B. 肛裂，内痔，前哨痔
    C. 内痔，外痔，前哨痔
    D. 肛裂，前哨痔，齿状线上乳头肥大
    E. 肛裂，前哨痔，外痔

54. 有关支原体肺炎的描述，不正确的是
    A. 刺激性干咳为突出表现
    B. 肺部体征不明显
    C. 易形成肺大疱
    D. X 线为间质性肺炎或支气管肺炎改变
    E. 婴幼儿以喘憋和呼吸困难较突出

55. 甲状腺次全切除术后，患者出现手足抽搐发作时，最便捷而有效的治疗是
    A. 静脉注射 10% 葡萄糖酸钙或氯化钙 10～20mL
    B. 口服葡萄糖酸钙或乳酸钙 2～4g
    C. 口服维生素 D 35 万～100 万 U
    D. 口服双氢速甾醇油剂
    E. 停食肉类、乳品和蛋类食品

56. 急性化脓性腹膜炎时的腹部标志性体征是
    A. 腹式呼吸减弱或消失　　　　　B. 腹部压痛、腹肌紧张和反跳痛　　C. 腹胀
    D. 肠鸣音减弱或消失　　　　　　E. 移动性浊音阳性

57. 乳腺囊性增生病的主要处理措施是
    A. 服药　　　　　　　　　　　　B. 手术　　　　　　　　　　　　C. 定期复查
    D. 激素治疗　　　　　　　　　　E. 理疗

58. 有机磷中毒时应用阿托品，下列哪项是错误的？
    A. 用量应根据病情适当使用
    B. 达到阿托品化后减少阿托品的剂量或停用
    C. 与胆碱酯酶复活剂合用时，阿托品的剂量应减少
    D. 重度中毒时应静脉给药
    E. 当出现阿托品中毒时应立即间隔给药

59. 小儿骨髓外造血的器官是
    A. 卵巢　　　　　　　　　　　　B. 胆囊　　　　　　　　　　　　C. 脾脏
    D. 淋巴管　　　　　　　　　　　E. 盲肠

60. 术前常规禁食的主要目的是
    A. 避免胃膨胀而妨碍手术　　　　B. 防止围术期的呕吐及误吸　　　C. 防止术后腹胀
    D. 防止术后肠麻搏　　　　　　　E. 防止术后应激性溃疡

61. 施行肠外营养最严重的并发症是
    A. 气胸　　　　　　　　　　　　B. 空气栓塞　　　　　　　　　　C. 导管性脓毒症
    D. 血清电解质紊乱　　　　　　　E. 低血糖及高血糖

62. 下列关于胎儿在宫内的姿势的描述，正确的是
    A. 胎儿位置与能否顺利分娩无直接关系
    B. 胎体纵轴与母体纵轴垂直者称纵产式
    C. 纵产式的胎先露为头先露
    D. 胎先露的指示点与母体骨盆的关系称为胎方位
    E. 头露的指示点为枕骨和囟门

63. 了解胎儿成熟度最常用的检查项目是
    A. 检测羊水中卵磷脂/鞘磷脂比值
    B. 检测羊水中肌酐值
    C. 检测羊水中胆红素类物质
    D. 检测羊水中淀粉酶值
    E. B型超声检查胎儿双顶径值

64. 有关全身性感染致病菌的描述正确的是
    A. 革兰阳性球菌感染多出现低温、低白细胞、低血压
    B. 厌氧菌感染多为一般细菌感染后的二重感染
    C. 革兰阳性球菌感染多为克雷伯杆菌
    D. 革兰阴性杆菌感染多数抗生素均可杀菌和消除内毒素
    E. 革兰阳性球菌感染倾向于血液播散，形成转移性脓肿

65. 大面积烧伤早期发生的休克，多为
    A. 神经源性休克　　　　　　　　B. 心源性休克　　　　　　　　　C. 低血容量性休克
    D. 过敏性休克　　　　　　　　　E. 感染性休克

66. 先天性甲状腺功能减低症的临床特征是
    A. 骨龄落后于年龄，上部量大于下部量，智力低
    B. 骨干骺端增宽、呈毛刷状，睡眠不安，食欲差
    C. 体态均匀矮小，智力正常
    D. 体格矮小，长骨短，指趾粗，智力正常

　　E. 四肢短小，长骨短粗，干骺端增宽，智力正常

67. 破伤风的平均潜伏期为
　　A. 1 天　　　　　　　　　B. 2~5 天　　　　　　　　　C. 6~12 天
　　D. 11~15 天　　　　　　　E. 16~30 天

68. 腹部大手术后，早期出现肺功能不全的最常见原因是
　　A. 胃内容误吸　　　　　　B. 支气管痉挛　　　　　　　C. 肺不张
　　D. 气胸　　　　　　　　　E. 肺水肿

A2 型选择题(69~107 题)

每一道题是以一个小案例出现的，每一道题下面有 A、B、C、D、E 五个备选答案，请从中选择一个最佳答案，并在答题卡上将相应题号相应字母所属的方框涂黑。

---

69. 男性，55 岁。咳嗽、咳痰 10 年，活动时气短 2 年，慢性支气管炎、肺气肿诊断明确，因病情加重伴呼吸困难、发绀入院，未予吸氧。下列血气结果与之相符的是
　　A. PaO_2 降低，$PaCO_2$ 升高　　B. PaO_2 正常，$PaCO_2$ 升高　　C. PaO_2 升高，$PaCO_2$ 正常
　　D. PaO_2 升高，$PaCO_2$ 升高　　E. PaO_2 正常，$PaCO_2$ 降低

70. 贾某感觉工作劳累，欲休假 1 个月，但单位不予批准，贾某找到在县医院工作的陈某，执业医师陈某给贾某开出了"病毒性心肌炎，需在家休息 1 个月"的诊断证明。对于陈某的行为，县卫生局可给予
　　A. 调离医师岗位　　　　　　B. 行政或纪律处分　　　　　　C. 吊销其医师执业证书
　　D. 警告或责令其暂停执业活动 3~6 个月，并接受培训和继续教育
　　E. 警告或责令其暂停执业活动 6 个月至 1 年

71. 某地区欲找出对患者生命威胁最大的疾病，以便制定防治对策，需要计算和评价的统计指标为
　　A. 某病的患病率　　　　　　B. 某病的发病率　　　　　　C. 某病的死亡率
　　D. 某病的病死率　　　　　　E. 某病的患病构成比

72. 男，68 岁。昨夜突然晕厥，急诊心电图提示：P 波规则，79 次/分；QRS 波群形态和时限正常，节律规则，42 次/分；P 波与 QRS 波群互不相关，诊断为
　　A. 窦性心动过缓　　　　　　B. 窦房传导阻滞　　　　　　C. 第二度Ⅰ型房室传导阻滞
　　D. 第二度Ⅱ型房室传导阻滞　　E. 第三度房室传导阻滞

73. 在对一名强迫症病人的治疗中，医生鼓励病人回忆从童年起所遭受的精神创伤与挫折，帮助他重新认识，建立起现实性的健康心理，这种疗法属于
　　A. 催眠治疗　　　　　　　　B. 系统脱敏　　　　　　　　C. 自我调节
　　D. 自由联想　　　　　　　　E. 厌恶疗法

74. 男性，20 岁。右胸撞伤后疼痛，呼吸 20 次/分，脉搏 85 次/分，胸廓挤压征阳性，胸片右肺压缩 5%，最恰当的处理是
　　A. 胸膜腔穿刺抽气　　　　　B. 胸腔闭式引流　　　　　　C. 镇痛观察
　　D. 输液　　　　　　　　　　E. 吸氧

75. 某地区欲找出对病人的生命威胁最大的疾病，以便制定防治对策，需要计算和评价的统计指标为
　　A. 某病病死率　　　　　　　B. 某病患病率　　　　　　　C. 某病死亡率
　　D. 某病患病构成比　　　　　E. 某病发病率

76. 一位 65 岁的老年人，患有心脏病，日常活动能力测定表明该老人能自己照顾自己，但不能独立生活，请问他最不可能需要的照顾是
　　A. 备餐　　　　　　　　　　B. 康复　　　　　　　　　　C. 协助自我保健
　　D. 医疗卫生服务　　　　　　E. 住护理院

77. 男性，60 岁。2 年来劳累后心慌、气短，并常出现夜间阵发性呼吸困难，不能平卧，发作时咳较多白色泡沫样痰。查体：心律齐，心率 120 次/分，双肺可闻哮鸣音，肺底可闻湿性啰音。诊断应首先考虑为
　　A. 支气管哮喘　　　　　　　B. 类癌综合征　　　　　　　C. 心源性哮喘

D. COPD 晚期　　　　　　　E. 自发性气胸

78. 男,55岁。胃溃疡病史5年。近1个月来症状加重,2小时前餐后突发上腹部剧痛,并扩散至全腹,诊断为胃溃疡穿孔。最佳的治疗方法是
A. 非手术治疗　　　　　B. 穿孔修补术　　　　　C. 全胃切除术
D. 胃大部切除术　　　　E. 穿孔修补加选择性迷走神经切断术

79. 何某因意外事故受伤被同事送到医院抢救,何某被送到医院时已昏迷,此时何某急需输血治疗但其家人还未赶到医院,对何某输血时采取的以下措施是符合临床输血技术规范的
A. 报何某所在单位同意、备案,并记入病历
B. 在何某家人赶到同意后再输血
C. 报医院主管领导同意、备案,并记入病历
D. 报经治医师所在科室主任同意、备案,并记入病历
E. 由何某同事同意并签字、备案,并记入病历

80. 一位急性肺脓肿患者,经内科治疗4个月,症状无明显改善,但仍有3cm大小脓腔未闭合,进一步治疗应考虑
A. 气管内给药　　　　　B. 继续用抗生素　　　　C. 体位引流
D. 祛痰　　　　　　　　E. 外科手术

81. 男,32岁。咳嗽1月余,伴低热、痰中带血10天,胸片示:右肺上叶尖段炎症,伴有空洞形成。最可能的诊断是
A. 肺脓肿　　　　　　　B. 浸润型肺结核　　　　C. 支气管扩张
D. 癌性空洞伴感染　　　E. 金黄色葡萄球菌肺炎

82. 男性,18岁。半年来出现间断性黑矇、晕厥,多在活动时发作,无胸痛及夜间阵发性呼吸困难。查体:无颈静脉怒张,心界不大,心律整齐,胸骨左缘3~4肋间3/6级收缩期杂音,下蹲位减弱,肝脏不大,下肢不肿。患者的初步诊断是
A. 风湿性主动脉瓣狭窄　　B. 肥厚梗阻型心肌病　　C. 陈旧性心肌梗死
D. 室间隔缺损　　　　　　E. 二尖瓣脱垂

83. 杨某,学生,入院后每日总站在床前向同宿舍的病友说:"我听到同桌说我偷他钢笔了,他诬陷我,还和别的同学议论我,说我作风不好。"此症状是
A. 幻听　　　　　　　　B. 错觉　　　　　　　　C. 联想障碍
D. 感觉障碍　　　　　　E. 情感障碍

84. 女性,75岁。原有肺心病,受凉后加重,咳脓性痰,伴发热、烦躁、呼吸困难,入院前3小时神志模糊,嗜睡。查体:明显发绀,昏迷,BP100/60mmHg,无病理反射,可能的并发症是
A. 脑血管意外　　　　　B. DIC　　　　　　　　C. 肺性脑病
D. 休克　　　　　　　　E. 消化道出血

85. 男,25岁。阑尾炎穿孔腹膜炎24小时,下列处置最关键的是
A. 补液、纠正水、电解质紊乱　　B. 输血　　　　　C. 应用大量有效抗生素
D. 禁食、水,胃肠减压　　　　　E. 急诊手术

86. 男,40岁。高热、腹痛48小时,血压90/70mmHg,神志清楚,面色苍白,四肢湿冷,全腹压痛,肠鸣音消失,诊断为
A. 出血性休克　　　　　B. 感染性休克　　　　　C. 创伤性休克
D. 心源性休克　　　　　E. 过敏性休克

87. 女性,23岁。反复发作性咳嗽、喘息11年,再发加重3小时。查体见意识模糊,口唇发绀,双肺呼吸音明显减低,未闻及干湿啰音,心率130次/分,最可能的诊断是
A. 喘息性支气管炎　　　B. 原发性支气管肺癌　　C. 支气管哮喘
D. 支原体肺炎　　　　　E. 急性左心衰竭

88. 男性,30岁因左上腹肿块进行性肿大就诊。体检:肝肋下2cm,脾肋下4cm,血红蛋白140g/L,白细胞120×10⁹/L,血小板200×10⁹/L,最可能的诊断
A. 骨髓纤维化　　　　　B. 类白血病反应　　　　C. 肝硬化脾功能亢进

D. 急性粒细胞白血病   E. 慢性粒细胞白血病

89. 32 岁，女性。近两周来持续低热、皮肤苍白，且有散在出血点。以前曾有肝炎病史血常规示：血红蛋白 65g/L，红细胞 $2.3×10^{12}$/L，白细胞 $1.3×10^9$/L，分类：中性 0.18，淋巴 0.76，单核 0.03，网织红细胞0.001。骨髓涂片：红系、粒系、巨核系均显著减少，淋巴 0.74。该病最可能的诊断是
 A. 慢性白血病   B. 粒细胞缺乏症   C. 肝炎后再生障碍性贫血
 D. 脾功能亢进   E. ITP

90. 女，16 岁。心慌，多汗，手颤 2 个月。无明显突眼，甲状腺Ⅰ度弥漫性肿大。血游离 T_3、T_4 增高，TSH 降低，肝、肾功能正常，血 WBC $6.8×10^9$/L。诊断为甲亢。既往无甲亢病史。治疗应选择
 A. 核素 ^{131}I 治疗   B. 甲状腺部分切除术   C. 抗甲状腺药物治疗
 D. 抗甲状腺药物治疗后手术治疗 E. 抗甲状腺药物治疗后核素 ^{131}I 治疗

91. 女性，18 岁。近 3 天来双下肢出现紫癜，两侧对称，颜色鲜红，高出皮肤表面，伴腹痛及关节痛，最可能诊断是
 A. 急性白血病   B. 急性关节炎   C. 特发性血小板减少性紫癜
 D. 过敏性紫癜   E. 血友病

92. 男性，25 岁。诊断为风心病，重度二尖瓣狭窄，突发心悸、呼吸困难，咳粉红色泡沫痰。查体：BP90/70mmHg，端坐呼吸，双肺满布湿啰音，心率 150 次/分，第一心音强弱不等，节律不规整，给予西地兰 0.4mg 静注，其目的是
 A. 纠正房颤   B. 减慢心室率   C. 减慢窦率
 D. 降低心室自律性   E. 增加心肌收缩力

93. 男性，50 岁。因十二指肠溃疡急性穿孔行胃大部切除术，毕Ⅱ式，术后第 6 天突然出现上腹部剧烈疼痛，局部压痛、肌紧张及反跳痛，继而发热 38.2℃，应首先考虑
 A. 十二指肠残端破裂   B. 近端空肠段梗阻   C. 急性肠梗阻
 D. 急性胰腺炎   E. 急性胆囊炎

94. 女性，55 岁。因便血 1 个月就诊，直肠镜检查发现距肛缘 5cm 的直肠前壁有 2cm×3cm 肿物，经病理检查为直肠乳头状腺癌，应选择的治疗为
 A. 姑息乙状结肠造瘘术   B. 经肛局部切除术   C. 经腹会阴联合直肠癌根治术
 D. 经腹直肠癌切除术，骶前吻合术 E. 保留肛门，直肠癌切除，腹壁造瘘

95. 男，43 岁。5 年前曾患肝炎，腹胀 2 个月，加重 1 周。体检：面色黧黑，颈部见散在分布的蜘蛛痣，蛙状腹，腹围 100cm，移动性浊音（＋），肝肋下 2cm 质地硬，脾肋下 4cm。拟诊肝硬化伴腹水。下述治疗措施哪项不妥
 A. 低盐饮食
 B. 限制进水量，每日约给 1000mL 左右
 C. 强化利尿，致每周体重减轻 2～3kg
 D. 间歇输注血浆或白蛋白
 E. 利尿效果不佳时做腹水浓缩回输

96. 男，68 岁。近 2 周来多饮，多尿，食欲减退，精神差，软弱无力。今晨被发现神志不清而就诊。血压 80/60mmHg，血糖 38.1mmol/L，尿糖（＋＋＋＋），尿酮体（±）。最可能的诊断是
 A. 脑出血   B. 脑血栓形成   C. 糖尿病酮症酸中毒昏迷
 D. 高渗性非酮症性糖尿病昏迷 E. 乳酸性酸中毒昏迷

97. 男，40 岁。10 年前发现乙型肝炎表面抗原阳性，未规律诊治。近日食欲下降，穿刺可见假小叶。正确的诊断是
 A.肝癌   B. 慢性乙型肝炎   C.肝结核
 D. 肝淋巴瘤   E.乙肝肝硬化

98. 女，32 岁。蛋白尿 2 年，尿少 1 周入院，全身凹陷性水肿，血压正常，血白蛋白 11g/L，肾功能正常，尿蛋白 10g/24h，诊断肾病综合征。哪项处理不当
 A. 卧床休息   B. 低盐、正常蛋白饮食   C. 静脉输注白蛋白
 D. 肾上腺皮质激素首选   E. 利尿剂消肿

99. 25 岁女性患者,工人。一月前由于工作失误受到领导当众批评,患者感到委屈,觉得脸上无光,渐出现情绪低落、言语减少、动作迟缓、失眠、早醒、脑子笨,少与人交往,认为同事会看不起她,在背后议论她。近三天来,患者突然不语、不动、不食,口水潴留。此患者最可能的诊断是

 A. 抑郁症   B. 反应性精神病   C. 癔症性精神病

 D. 分裂情感性精神病   E. 精神分裂症

100. 女,28 岁。煤气中毒 1 天后转送医院,神志不清,瞳孔等大,光反应弱,体温、血压正常,心脏听诊无异常,两肺呼吸音粗,腹部(一),腱反射存在,病理反射(+),血常规无异常。抢救措施中,最重要的应为

 A. 甘露醇输注   B. 地塞米松输注   C. 高压氧治疗

 D. 高能量补液   E. 保护脑细胞

101. 女性,30 岁。因婚姻问题出现情绪低落,对生活失去信心,同时不能很好照顾家庭,伴失眠,继而出现消极情绪而求医,诊断为抑郁症,下面哪些症状不全为患者所有

 A. 兴趣缺乏   B. 言语动作迟缓   C. 自责和厌世感

 D. 睡眠障碍   E. 思维散漫

102. 男性,25 岁。劳累后心悸、气短 5 年,有四肢关节疼痛病史。查体:两颧紫红色,口唇轻度紫绀,听诊心尖区闻及舒张期隆隆样杂音,胸骨左缘第 3~4 肋间可闻及二尖瓣开放拍击音,P_2 亢进、分裂。最有可能的诊断为

 A. 风心病,二尖瓣狭窄   B. 风心病,二尖瓣关闭不全   C. 风心病,主动脉瓣狭窄

 D. 风心病,主动脉瓣关闭不全   E. 扩张型心肌病

103. 男性,34 岁。3 周前发热、咳嗽、流涕,持续 2 周自愈。近 2 周心悸、气短。否认心脏病史。查体:体温36.2℃,血压 110/65mmHg,心界不大。血清 CK-MB 水平增高。心电图示窦性心律,心率103 次/分,P-R 间期 0.21 秒,余未见异常。最可能的诊断是

 A. 急性心肌梗死   B. 急性心包炎   C. 心绞痛

 D. 肥厚型心肌病   E. 病毒性心肌炎

104. 女,56 岁,阴道脱出肿物 10 天。平卧屏气用力后检查,宫颈脱出阴道口,宫体仍在阴道内。根据我国的标准,该患者子宫脱垂的分度是

 A. Ⅲ度   B. Ⅱ度轻型   C. Ⅰ度轻型   D. Ⅱ度重型   E. Ⅰ度重型

105. 28 岁女性,原发不育,月经减少 4 个月,诊断性刮宫未发现异常。妇科检查:子宫稍小、活动欠佳,双侧可触及不规则包块、质硬。最可能的疾病是

 A. 月经失调   B. 慢性盆腔炎   C. 卵巢肿瘤

 D. 输卵管结核   E. 子宫内膜异位症

106. 男,56 岁,机关干部。患胃溃疡多年,本次因胃出血入院,手术治疗后,病情平稳。此时,医患关系模式为

 A. 共同参与型   B. 指导-合作型   C. 被动-主动型

 D. 主动-主动型   E. 主动-被动型

107. 女,32 岁。药物流产后 3 天,高热伴右下腹痛 2 天。妇检:脓性白带,宫颈举痛,宫体如妊娠 6 周,右附件有明显压痛。该患者最可能的诊断是

 A. 急性阑尾   B. 宫外孕   C. 急性盆腔炎

 D. 卵巢巧克力囊肿破裂   E. 以上都不是

A3/A4 型选择题(108~137 题)

以下提供若干案例,每个案例下设若干个考题。请根据答案所提供的信息,在每一道题下面都有 A、B、C、D、E 五个备选答案,请从中选择一个最佳答案,并在答题卡上将相应题号相应字母所属的方框涂黑。

（108～111题）共用题干

女性，76岁。陈旧性广泛前壁心肌梗死6年，活动后胸闷、心悸、气短3年，近2周出现夜间阵发性呼吸困难。体检：端坐呼吸，血压160/90mmHg，脉搏120次/分。P_2亢进，心脏各瓣膜区未闻及杂音。双肺底可闻及细湿啰音，双肺散在哮鸣音。腹平软，肝脾肋下未触及，双下肢无水肿。空腹血糖4.2mmol/L。心电图：V_1～V_6导联ST段压低0.05～0.1mV。血清肌钙蛋白正常。

108. 该患者目前最可能的诊断是
    A. 气道梗阻   B. 肺动脉栓塞   C. 心绞痛
    D. 急性心肌梗死   E. 急性左心衰竭

109. 该患者暂不宜立即使用下列哪种药物
    A. 西地兰   B. 卡维地洛   C. 硝普钠
    D. 硝酸甘油   E. 速尿

110. 该患者心功能分级为
    A. Killip分级Ⅱ级   B. Killip分级Ⅲ级   C. Killip分级Ⅳ级
    D. NYHA分级Ⅲ级   E. NYHA分级Ⅳ级

111. 该患者血压控制目标至少是
    A. 160/90mmHg   B. 150/90mmHg   C. 140/90mmHg
    D. 130/90mmHg   E. 100/70mmHg

（112～113题）共用题干

女性，42岁。上腹疼痛8小时。伴发热，体温38.5℃，频繁呕吐。查体发现上腹部肌紧张，压痛，无移动性浊音。血白细胞$15×10^9$/L，X线检查：膈下未见游离气体。

112. 为明确诊断，急需检查的项目是
    A. 血淀粉酶   B. 血常规   C. 血清脂肪酶
    D. 尿淀粉酶   E. AFP

113. 该患者最可能的诊断是
    A. 急性心肌梗死   B. 急性胰腺炎   C. 胆石症
    D. 胃溃疡穿孔   E. 直肠癌

（114～115题）共用题干

女，28岁，间断性下腹痛4年余。大便2～3次/日，稀便，无脓血，便后下腹痛。粪常规检查未见细胞，便潜血试验阴性。查体：无异常发现。

114. 该患者可能的诊断是
    A. 溃疡性结肠炎   B. 克罗恩病   C. 肠结核
    D. 肠易激综合征   E. 慢性细菌性痢疾

115. 最适合的药物治疗为
    A. 糖皮质激素   B. 匹维溴铵   C. 柳氮磺砒啶
    D. 硫唑嘌呤   E. 喹诺酮药物

（116～118题）共用题干

女性，46岁。4周来反复胸痛，发作与劳累及情绪有关，休息可以缓解。4小时前出现持续性疼痛，进行性加剧，并气促，不能平卧，血压110/70mmHg，心率130次/分，律齐，心尖部可闻及3/6级收缩期杂音，双肺散在哮鸣音及湿性啰音。

116. 根据上述临床表现，该患者的诊断最可能是
    A. 风心病二尖瓣关闭不全   B. 扩张型心肌病   C. 支气管哮喘
    D. 肺部感染   E. 急性心肌梗死并发左心衰竭

117. 首选检查为
    A. X线胸片   B. 心电图   C. 超声心动图
    D. 造影   E. 心肌核素扫描

118. 首选治疗方案应为
    A. β受体阻滞剂预防室性心律失常   B. 抗生素控制感染   C. 洋地黄类药物

D. 肾上腺皮质激素减轻支气管痉挛　　　　E. 吗啡和利尿剂

(119～120 题)共用题干

初产妇,28 岁。孕 40 周,肛查宫口 8cm,先露 0。胎膜未破,头先露,宫缩时子宫体部不变硬,持续时间 30 秒,间隔 5 分钟,胎心 136 次/分,B 型超声示胎儿双顶径为 9.0cm。

119. 出现以上情况最可能的是
　　A. 胎儿畸形　　　　　　　　　B. 胎儿过大　　　　　　　　　C. 子宫收缩乏力
　　D. 骨盆狭窄　　　　　　　　　E. 子宫收缩极性异常

120. 此病例最合适的处理是
　　A. 人工破膜　　　　　　　　　B. 立即剖宫产　　　　　　　　C. 静脉点滴催产素 5U
　　D. 肌注杜冷丁 100mg　　　　　E. 观察 1 小时后再决定

(121～122 题)共用题干

女,59 岁。呕血 6 小时入院。查体:P120 次/分,BP80/55mmHg。神志不清,营养状况差。巩膜明显黄染,腹壁可见静脉曲张,肝肋下可触及,质地较硬,边缘较钝,脾肋下 6cm,移动性浊音阳性,肠鸣音弱。

121. 呕血最可能的原因是
　　A. 胆石症所致胆道出血　　　　B. 消化性溃疡出血　　　　　　C. 食管胃底曲张静脉破裂
　　D. 晚期胃癌出血　　　　　　　E. 肝脏出血

122. 首选的检查是
　　A. 腹部 X 线片　　　　　　　　B. 腹部 B 型超声　　　　　　　C. 上消化道钡餐造影
　　D. 腹腔动脉造影　　　　　　　E. 腹部 CT

(123～125 题)共用题干

男,45 岁。呕吐、腹泻两天,意识模糊、烦躁不安半天急诊入院。查体:BP110/70mmHg,神志恍惚,巩膜中度黄染,颈部可见数枚蜘蛛痣,心肺未见异常,腹软,肝肋下未触及,脾肋下 3cm,双上肢散在出血点,Hb90g/L,WBC 3.2×10⁹/L。血糖 7.0mmol/L,尿糖(＋),尿酮(－),尿镜检(－)。

123. 最可能的诊断是
　　A. 肝性脑病　　　　　　　　　B. 糖尿病酮症酸中毒　　　　　C. 高渗性非酮症糖尿病昏迷
　　D. 尿毒症　　　　　　　　　　E. 肾衰

124. 确诊最有价值的辅助检查是
　　A. 血气分析　　　　　　　　　B. 腹部 CT　　　　　　　　　　C. 血常规
　　D. 肝功能　　　　　　　　　　E. 血氨

125. 对此患者的治疗,下列各项中不正确的是
　　A. 禁食蛋白质　　　　　　　　B. 口服乳果糖　　　　　　　　C. 静滴精氨酸
　　D. 肥皂水灌肠　　　　　　　　E. 补充支链氨基酸

(126～127 题)共用题干

经产妇,62 岁。绝经 12 年,阴道反复流血 4 个月就诊。既往高血压病、糖尿病病史。查体:肥胖,一般情况好,血压 150/105mmHg。妇科检查:阴道少许血液,宫颈光滑,子宫正常大,双附件正常

126. 该患者最可能的诊断是
　　A. 老年性阴道炎　　　　　　　B. 子宫内膜息肉　　　　　　　C. 老年性子宫内膜炎
　　D. 子宫颈癌　　　　　　　　　E. 子宫内膜癌

127. 为明确诊断,下一步应进行的检查是
　　A. 宫腔镜检查　　　　　　　　B. 宫腔涂片细胞学检查　　　　C. 宫颈活检
　　D. 宫颈管细胞学检查　　　　　E. 子宫分段诊刮活检

(128～130 题)共用题干

29 岁初孕妇,妊娠 39 周,近半月头痛、眼花,今晨出现剧烈头痛并呕吐来院就诊。

128. 最有参考价值的病史是
　　A. 有高血压家族史　　　　　　B. 既往血压正常　　　　　　　C. 既往尤头痛史

D. 有患病毒性肝炎史　　　　　　E. 有颈椎病病史

129. 与慢性肾炎相鉴别,最有意义的检查结果是
　　A. 肌酐值增高　　　　　　B. 尿素氮值增高　　　　　　C. 尿酸值增高
　　D. 尿蛋白值增高　　　　　E. 肌酸值增高

130. 听诊胎心 180 次/分,此时正确的处理措施应足
　　A. 对症处理　　　　　　　　B. 立即静脉滴注催产索　　　C. 静脉滴注硫酸镁
　　D. 立即行剖宫产术　　　　　E. 静脉快速滴注甘露醇

(131～133 题)共用题干
　　女,50 岁。腹痛,反酸 10 年。2 周来症状加重,并出现夜间痛,进食能部分缓解。

131. 诊断首先考虑
　　A. 胃癌　　　　　　　　　　B. 肠易激综合征　　　　　　C. 慢性胃炎
　　D. 十二指肠球部溃疡　　　　E. 胃溃疡并幽门梗阻

132. 最有助于明确诊断的检查是
　　A. 胃液分析　　　　　　　　B. 胃肠钡餐　　　　　　　　C. 胃镜
　　D. 结肠镜　　　　　　　　　E. MRI

133. 最佳的治疗方案是
　　A. 手术治疗　　　　　　　　B. 单纯抗生素　　　　　　　C. 胃黏膜保护剂＋铋剂
　　D. 质子泵抑制剂＋抗生素＋铋剂　　E. 质子泵抑制剂

(134～135 题)共用题干
　　男婴,7 个月。腹泻 3 天,大便 10 余次/日。嗜睡,口干,精神萎靡,皮肤干燥、弹性较差,眼窝及前囟明显凹陷,哭时泪少,尿量少。血钠 132mmol/L,血钾 4mmol/L。

134. 该患儿脱水程度和脱水性质为
　　A. 轻度等渗脱水　　　　　　B. 中度低渗脱水　　　　　　C. 中度等渗脱水
　　D. 中度高渗脱水　　　　　　E. 重度高渗脱水

135. 该患儿第 1 天需要补充的液体是
　　A. 1:4 含钠液　　　　　　　B. 2:3:1 含钠液　　　　　　C. ORS 含钠液
　　D. 1.4%碳酸氢钠　　　　　　E. 2:6:1 含钠液

(136～137 题)共用题干
　　已婚妇女,36 岁。2 年前曾人工流产并行绝育术,近 3 个月阴道不规则流血,妇科检查:子宫稍大、双附件区未查异常,尿 HCG(＋),胸片见右肺有 1cm 直径的两个阴影,边缘模糊。

136. 该患者可能的诊断是
　　A. 侵蚀性葡萄胎　　　　　　B. 不全流产　　　　　　　　C. 月经失调
　　D. 异位妊娠　　　　　　　　E. 绒毛膜癌

137. 首选的治疗方法为
　　A. 刮宫术　　　　　　　　　B. 子宫全切术　　　　　　　C. 腹腔镜检查
　　D. 化学药物治疗　　　　　　E. 后穹隆穿刺术

B1 型选择题(138～150 题)

以下提供若干组考题,每组考题共用在考题前列出的 A、B、C、D、E 五个备选答案。请从中选择一个与问题关系最密切的答案,并在答题卡上将相应题号相应字母所属的方框涂黑,每个备选答案可能被选择一次、多次或者不被选择。

(138～140 题)共用选项
A. 使阴道上皮细胞增生角化
B. 使阴道上皮细胞脱落加快
C. 促进阴毛与腋毛的生长
D. 能直接控制卵巢的周期性变化

E. 停经及泌乳
138. 孕激素的作用是
139. 雌激素的作用是
140. 泌乳素的作用是

（141～142 题）共用选项
A. 从规律宫缩开始,经 16 小时宫口扩张至 2cm
B. 初产妇宫口开全 2 小时尚未分娩
C. 宫口在开至 5cm 后,2 小时仍 5cm
D. 8 小时前宫口扩张 3cm,现宫口尚未开全
E. 宫口开全已 1 小时,胎头下降无进展
141. 第二产程停滞指
142. 第二产程延长指

（143～144 题）共用选项
A. 代谢性酸中毒
B. 代谢性碱中毒
C. 呼吸性酸中毒
D. 呼吸性碱中毒
E. 代谢性酸中毒合并代谢性碱中毒
143. 短期内输库存血,患者容易发生的酸碱平衡紊乱是
144. 幽门梗阻的患者最常发生的酸碱平衡紊乱是

（145～146 题）共用选项
A. B 细胞胰岛素分泌不足
B. 以胰岛素抵抗为主伴胰岛素分泌不足
C. 常染色体显性遗传
D. 胰岛素作用遗传性缺陷
E. 线粒体基因突变
145. MODY 的发病是由于
146. 2 型糖尿病的发病是由于

（147～148 题）共用选项
A. 多见于老年,膝关节病变常见,疼痛与关节活动关系密切
B. 好发于青壮年,发病部位多为骶髂关节、脊柱及髋、膝关节,无化脓及死骨形成
C. 各年龄组均有发病,儿童多见,病变多位于腰椎,且常有椎间盘受累,有低热、消瘦等全身症状
D. 多发于女性,手足等小关节先受累,关节发病有对称性
E. 多见于中老年,病变先侵袭椎弓根,后累及椎体,椎间盘较少受累
147. 脊柱结核的临床表现是
148. 转移癌的临床表现是

（149～150 题）共用选项
A. 乳腺内有多发胀痛、质韧之肿块
B. 乳房红肿胀痛,内有触痛伴波动感的肿块
C. 乳腺内有单发、光滑、活动度大的肿物
D. 乳腺内有单发、质硬、活动度差的肿物
E. 乳腺内有单发囊性结节
149. 最可能是乳腺纤维腺瘤的是
150. 最可能是乳腺癌的是

第二单元

1. 急性炎症局部组织变红的主要原因是
   A. 炎症灶内炎细胞浸润　　　　B. 肉芽组织增生　　　　C. 血管扩张,血流加快
   D. 炎症灶内血栓形成　　　　E. 组织间隙水肿

2. 干酪样坏死是一种特殊的
   A. 液化性坏死　　　　B. 湿性坏疽　　　　C. 干性坏疽
   D. 气性坏疽　　　　E. 凝固性坏死

3. 血管壁玻璃样变性常见于
   A. 恶性高血压病的细动脉　　　　B. 良性高血压病的细动脉　　　　C. 动脉粥样硬化的纤维斑块
   D. 肾梗死硬化的肾动脉　　　　E. 慢性肾炎时纤维化的肾小球

4. 破伤风最早出现典型的肌肉强烈收缩的是
   A. 咬肌　　　　B. 面肌　　　　C. 颈项肌
   D. 背阔肌　　　　E. 四肢肌

5. 有关腹股沟斜疝的临床表现,错误的是
   A. 可进入阴囊　　　　B. 可有浅环扩大　　　　C. 容易嵌顿
   D. 发病约占腹外疝的 90%　　　　E. 压迫深环不能阻止疝内容物突出

6. 腹部外伤合并失血性休克,主要处理原则为
   A. 快速补充液体
   B. 给予大量止血药物
   C. 主要以输血治疗为主,以补足血容量
   D. 在积极抗休克治疗的同时手术探查止血
   E. 应用大量抗生素控制感染

7. 微血栓的主要成分是
   A. 红细胞　　　　B. 血小板　　　　C. 血小板梁
   D. 白细胞　　　　E. 纤维素

8. 血压 170/100mmHg 伴心肌梗死患者应诊断为高血压病
   A. 2级(低危)　　　　B. 2级(中危)　　　　C. 2级(高危)
   D. 2级(很高危)　　　　E. 3级(很高危)

9. 高压灭菌后的物品一般可保留
   A. 4天　　　　B. 一周　　　　C. 二周
   D. 三周　　　　E. 一个月

10. 直接引起心脏容量负荷加重的疾病为
    A. 主动脉瓣狭窄　　　　B. 主动脉瓣关闭不全　　　　C. 肺动脉瓣狭窄
    D. 高血压　　　　E. 肺动脉高压

11. 下述各项不符合肺心病的体征是
    A. 肝颈静脉回流征阳性　　　　B. 颈静脉怒张　　　　C. 剑突下心脏搏动增强
    D. 肺动脉瓣区第二心音亢进　　　　E. 心脏浊音界向左下扩大

12. 体温恒定地维持在 39~40℃以上,达数天或数周,24 小时内体温波动范围不超过 1℃,这种热型称为
    A. 弛张热　　　　B. 稽留热　　　　C. 波状热

D. 间歇热   E. 回归热

13. 重度二尖瓣狭窄伴明显肺动脉高压时,可以出现的杂音是
     A. Austin-Flint 杂音   B. Graham-Steell 杂音   C. Durozier 征
     D. Oliver 征   E. DeMusset 征

14. 关于原发性肺结核,下列正确的是
     A. 极少发生血行播散
     B. 好发于双肺锁骨上下
     C. 多发生明显结核中毒症状
     D. 肺门或纵隔淋巴结结核较原发综合征更为常见
     E. 原发灶及淋巴结不会发生干酪坏死

15. 治疗流行性脑脊髓膜炎首选药物是
     A. 利福平   B. 环丙沙星   C. 磺胺嘧啶
     D. 庆大霉素   E. 红霉素

16. 产生水肿的主要因素不包括
     A. 水、钠潴留   B. 毛细血管滤过压升高   C. 毛细血管通透忙增高
     D. 血浆胶体渗透压增高   E. 淋巴回流受阻

17. 我国人民咯血的最常见原因是
     A. 支气管扩张   B. 肺癌   C. 肺结核
     D. 二尖瓣狭窄   E. 慢性支气管炎

18. 急性胰腺炎临床表现错误的是
     A. 上腹部可触及肿块   B. 腹痛向腰背部放射   C. 腹部可有压痛、反跳痛
     D. 腹部体征与病理轻重相平行   E. 腹部体征腹痛轻重相平行

19. 缩窄性心包炎最常见的临床表现是
     A. 血沉增快   B. 微热,盗汗   C. 胸前区疼痛,干咳
     D. 颈静脉怒张,肝大,腹水   E. 呼吸困难,心浊音界扩大

20. 风心病联合瓣膜病最常侵犯的瓣膜是
     A. 二尖瓣及三尖瓣   B. 主动脉瓣及肺动脉瓣   C. 二尖瓣及肺动脉瓣
     D. 三尖瓣及肺动脉瓣   E. 二尖瓣及主动脉瓣

21. 肝-颈静脉回流征阳性,常见于
     A. 肺气肿   B. 左心衰竭   C. 右心衰竭
     D. 大量腹水   E. 三尖瓣关闭不全

22. 下列方法用于治疗窦性心动过缓,除了
     A. 喘定   B. 氨茶碱   C. 阿托品
     D. 异丙肾上腺素   E. 人工起搏器

23. 确诊消化性溃疡出血最可靠的方法是
     A. 胃液分析   B. 询问病史   C. 钡餐透视
     D. 便隐血试验   E. 早期胃镜检查

24. 胃溃疡的好发部位是
     A. 胃底部   B. 胃窦大弯侧   C. 胃窦小弯侧
     D. 胃体小弯侧   E. 小弯胃角附近

25. 治疗消化性溃疡疗效最好的抑酸药是
     A. 丙谷胺   B. 洛赛克   C. 哌吡氮平
     D. 法莫替丁   E. 米索前列醇

26. 医师亲自接产后,医疗机构可以出具的证明文件是
     A. 出生证明书   B. 死亡证明书   C. 健康证明书
     D. 医疗鉴定结论   E. 死亡报告书

27. 有机磷中毒引起的毒蕈碱样症状是

  A. 流涎   B. 休克   C. 血压升高

  D. 肌束颤动   E. 瞳孔增大

28. 麻醉中的手术病人输入几十毫升血后即出现手术区渗血和低血压,应考虑

  A. 溶血反应   B. 出血倾向   C. 变态反应

  D. 过敏反应   E. 细菌污染反应

29. 诊断右心衰竭时,最可靠的体征是

  A. 胸水   B. 腹水   C. 下肢水肿

  D. 肝肿大   E. 肝颈静脉回流征阳性

30. 以下哪项为老年人高血压的最主要的特点?

  A. 血压波动明显   B. 以纯收缩压升高为多见   C. 多属轻中型,恶性者罕见

  D. 周围血浆肾素活性降低   E. 大部分系动脉粥样硬化导致动脉弹性减退

31. 硫脲类抗甲状腺药可引起的严重不良反应是

  A. 粘液性水肿   B. 心动过缓   C. 粒细胞缺乏症

  D. 低蛋白血症   E. 再生障碍性贫血

32. 等渗性脱水患者,大量输入生理盐水治疗可导致

  A. 高钾血症   B. 低钾血症   C. 高氯血症

  D. 高钙血症   E. 低氯血症

33. 幽门梗阻所致持续呕吐可造成

  A. 低氯高钾性碱中毒   B. 缺钾性酸中毒   C. 低氯低钾性酸中毒

  D. 低氯高钠性碱中毒   E. 低氯低钾性碱中毒

34. 深Ⅱ度烧伤的临床表现,下列错误的是

  A. 有时可见细小栓塞的血管网   B. 创面多有水疱   C. 创面痛觉迟钝

  D. 如无感染、创面3~4周愈合   E. 愈合后多有增生性瘢痕

35. 女,73岁。今晨家属发现不能唤醒送来急诊。既往:2型糖尿病病史21年,格列美脲4mg qd治疗;高血压病史20年,硝苯地平缓释片30mg qd治疗;3年前发现颈动脉狭窄(75%)。查体:T36.2℃,P106次/分,R26次/分,BP146/70mmHg,皮肤湿冷。患者应首先进行的检查是

  A. 头颅CT   B. 心肌酶谱   C. 快速血糖测定

  D. 电解质测定   E. 心电图

36. 下列烧伤急救原则中,正确的是

  A. 凡有呼吸道烧伤,一律作气管切开

  B. 凡有烧伤者,一律用哌替啶止痛

  C. 热液烫伤者,不能用较干净冷水浸泡

  D. 应就地给予清创

  E. 立即消除烧伤原因

37. 对甲亢患者判断病情程度和治疗效果的重要标志是

  A. 甲状腺肿大程度   B. 患者情绪   C. 有无双手颤动

  D. 心率和脉压   E. 基础代谢率

38. 尿毒症心血管系统表现中不常见的是

  A. 高血压   B. 心内膜炎   C. 心力衰竭

  D. 心律紊乱   E. 心包炎

39. 抗利尿激素在下列哪一部位合成

  A. 腺垂体   B. 神经垂体   C. 垂体柄

  D. 下丘脑   E. 肾

40. 下列哪项不是乳腺癌的临床表现

  A. 乳头溢液   B. 周期性乳房胀痛   C. 乳房肿块

  D. 腋淋巴结肿大   E. 乳头内陷

41. 胰头癌最主要的首发症状是

A. 呕血、黑粪　　　　　　　　B. 黄疸　　　　　　　　　C. 发热

D. 消瘦乏力　　　　　　　　　E. 腹痛、腹部不适

42. 无尿期后如出现多尿期,24 小时尿量增加至

  A. 200mL 以上　　　　　　　B. 250mL 以上　　　　　C. 300mL 以上

  D. 350mL 以上　　　　　　　E. 400mL 以上

43. 急性腹痛发病一周后,对胰腺炎较具有诊断价值的检查为

  A. 白细胞计数及分类　　　　　B. 血清淀粉酶　　　　　C. 空腹血糖测定

  D. 血清脂肪酶　　　　　　　　E. X 线腹部平片

44. 导致肾盂肾炎常见的致病菌为

  A. 克雷白杆菌　　　　　　　　B. 大肠埃希菌　　　　　C. 变形杆菌

  D. 葡萄球菌　　　　　　　　　E. 粪链球菌

45. 关于手术后拆线时间,下列哪一项不正确?

  A. 四肢 10~12 天　　　　　　B. 下腹部 5~6 天　　　　C. 减张缝合 2 周

  D. 胸、上腹部 7~8 天　　　　E. 头、颈部 4~5 天

46. 破伤风患者的治疗原则是

  A. 预防和抢救休克　　　　　　B. 早期行气管切开术　　　C. 高压氧治疗

  D. 应用破伤风类毒素　　　　　E. 清除毒素来源,中和毒素,控制和解除痉挛

47. 下列哪一种疝是由内脏构成疝囊的一部分

  A. 脐疝　　　　　　　　　　　B. 腹股沟斜疝　　　　　　C. 腹股沟直疝

  D. 嵌顿性疝　　　　　　　　　E. 滑动性疝

48. 判断胃肠道破裂最有价值的发现是

  A. 腹膜刺激征　　　　　　　　B. 心率增快　　　　　　　C. 呕血

  D. 有气腹　　　　　　　　　　E. 腹胀

49. 子宫峡部形态学特征正确的是

  A. 为下宽上窄的三角形　　　　B. 下端为解剖学内口　　　C. 妊娠期变软不明显

  D. 非孕时长度为 1cm　　　　　E. 上端为不同黏膜交界处

50. 月经周期为 28 天且有排卵的妇女,于月经周期第 17 日刮宫,镜检子宫内膜应为

  A. 增生期中期　　　　　　　　B. 增生期晚期　　　　　　C. 分泌期早期

  D. 分泌期中期　　　　　　　　E. 分泌期晚期

51. 怀疑肛管直肠肿瘤,最简单而重要的检查是

  A. 直肠指诊　　　　　　　　　B. 乙状结肠镜检查　　　　C. 直肠镜检查

  D. X 线气钡灌肠　　　　　　　E. B 型超声检查

52. 子宫颈癌确诊的主要依据为

  A. 宫颈细胞学检查　　　　　　B. 阴道镜检查　　　　　　C. 盆腔检查

  D. 醋酸或碘试验　　　　　　　E. 宫颈活组织检查

53. 关于肾炎性肾病的临床表现,哪项是正确的?

  A. 多数患儿血压正常　　　　　B. 多为选择性蛋白尿　　　C. 血浆总蛋白浓度降低

  D. 血清 α2 球蛋白减少　　　　E. 可有持续性镜下血尿

54. 关于缺铁性贫血骨髓象的表现,哪项正确?

  A. 红细胞增生受到抑制　　　　B. 以早幼红细胞为主　　　C. 铁粒幼细胞减少,甚至消失

  D. 粒细胞与有核红细胞的比例显示粒细胞明显增高

  E. 巨核细胞数减少

55. 肾盂肾炎最主要的治疗措施是

  A. 多饮水或输液　　　　　　　B. 卧床休息　　　　　　　C. 应用糖皮质激素

  D. 应用抗生素　　　　　　　　E. 解痉镇痛

56. 下列精神分裂症的症状中,属于阳性症状的是

  A. 思维贫乏　　　　　　　　　B. 病理性象征性思维　　　C. 情感淡漠

D. 意志减退　　　　　　　E. 情感平淡

57. 可经多途径传播的病原体有
A. 脑膜炎奈瑟菌　　　　　B. 霍乱弧菌　　　　　C. 破伤风梭菌
D. 淋病奈瑟菌　　　　　　E. 结核分枝杆菌

58. 职业病诊断的首要条件是
A. 有明确的职业　　　　　B. 生产环境调查　　　　C. 特有的临床表现
D. 特异性生化检验　　　　E. 同工种工人患病情况

59. 前列腺增生所致急性尿潴留时，最常用的方法是
A. 服利尿药　　　　　　　B. 中药、针灸　　　　　C. 导尿
D. 耻骨上膀胱穿刺　　　　E. 耻骨上膀胱造瘘

60. 在下列方法中，属于精神分析治疗常用的是
A. 系统脱敏　　　　　　　B. 厌恶治疗　　　　　C. 患者中心
D. 催眠治疗　　　　　　　E. 自由联想

A2 型选择题（61～115 题）

每一道题是以一个小案例出现的，每一道题下面有 A、B、C、D、E 五个备选答案，请从中选择一个最佳答案，并在答题卡上将相应题号相应字母所属的方框涂黑。

61. 女性，40 岁。右膝内侧逐渐隆起伴隐痛半年。X 线片示：右胫骨干骺端有一破坏区，边缘呈膨胀性改变，中央有肥皂泡样阴影。诊断首先考虑
A. 骨软骨瘤　　　　　　　B. 骨巨细胞瘤　　　　　C. 骨肉瘤
D. 骨转移性癌　　　　　　E. 骨折

62. 女性，32 岁。感冒后 6 天出现颜面及双下肢水肿，尿少。血压 160/100mmHg，尿蛋白（＋＋），尿沉渣：红细胞（＋＋），Scr130μmol/L。2 周后少尿，BUN28mmol/L，Scr620μmol/L。哪种疾病可能性大？
A. 急性肾小球肾炎　　　　B. 急进性肾小球肾炎　　C. 慢性肾炎
D. 肾病综合征　　　　　　E. 红斑狼疮肾病

63. 某护士在给一位乙型肝炎病毒（HBV）携带者注射时，不慎被患者用过的针头刺伤手指。为预防乙型肝炎病毒感染，应首先采取的措施是
A. 注射乙型肝炎疫苗　　　B. 注射丙种球蛋白　　　C. 定期复查
D. 注射 HBIg　　　　　　E. 注射 α-干扰素

64. 女性，47 岁。头部外伤 6 小时，伤后有一过性意识障碍，2 小时后再次出现昏迷。检查左颞部头皮血肿，左瞳孔散大。CT 扫描显示左侧颞叶硬膜外血肿。颅内出血的来源是
A. 大脑前动脉　　　　　　B. 大脑中动脉　　　　　C. 脑膜中动脉
D. 颞浅动脉　　　　　　　E. 颈动脉

65. 男，58 岁。双下肢及颜面水肿 2 周，尿蛋白 8.8g/24h，肾活检病理诊断为膜性肾病，对其主要治疗应是
A. 强的松足量足疗程治疗　B. 强的松联合环磷酰胺治疗　C. 激素冲击治疗
D. 静脉输注白蛋白　　　　E. 口服血管紧张素转换酶抑制剂

66. 女，21 岁。干咳 2 个月伴不规则发热，体温 38.8℃，无咯血及关节、肌肉痛，先后多次静脉注射"头孢霉素"仍未见效，现停经天。查体：消瘦，双颈部可触及成串小淋巴结，活动，无压痛，右上肺可闻及少量湿啰音。胸片示右上肺大片密度不均阴影，有小空洞形成。该患者最可能的诊断是
A. 细菌性肺炎　　　　　　B. 支原体肺炎　　　　　C. 过敏性肺炎
D. 干酪性肺炎　　　　　　E. 肺脓肿

67. 男，46 岁。患十二指肠溃疡，择期经上腹正中切口行胃大部切除术，并置切口内乳胶片引流。一般拔除引流片的时间为
A. 术后 1～2 天　　　　　B. 术后 3～4 天　　　　C. 术后 5～6 天

D. 术后 7～8 天　　　　　　　　E. 2 周

68. 女,65 岁。间断咳嗽、咳痰 10 年,加重伴呼吸困难 2 天。血气分析:pH 7.35,PaO_2 56mmHg,$PaCO_2$ 46mmHg。给予该患者鼻导管吸氧治疗。如需使用的吸氧浓度为 27%,则其氧流量应调整为
    A. 1.0L/min　　　　　　　　　B. 1.5L/min　　　　　　　　C. 2.0L/min
    D. 2.5L/min　　　　　　　　　E. 3.0L/min

69. 男,24 岁。感冒 2 周后出现双下肢近端无力。查体:双上肢肌力Ⅲ级,双下肢肌力Ⅲ级,四肢腱反射消失,手套袜子样痛觉减退,双腓肠肌压痛阳性。诊断可能是
    A. 帕金森病　　　　　　　　　B. 脊髓压迫症　　　　　　　　C. 周期性麻痹
    D. 急性肌炎　　　　　　　　　E. 急性炎症性脱髓鞘性多发性神经病

70. 男,33 岁,农民,发热、头痛、恶心、呕吐 3 天。查体:T37.8℃,血压 60/40mmHg,脉搏细速,躯干有瘀点,双肾区叩击痛,检查血常规 WBC30×10^9/L,中性 0.80,异常淋巴细胞 0.10,血小板 50×10^9/L,尿蛋白(＋＋)。可诊断为
    A. 流行性脑脊髓膜炎　　　　　B. 败血症、感染性休克　　　　C. 流行性肾综合出血热
    D. 疟疾　　　　　　　　　　　E. 传染性单核细胞增多症

71. 男,45 岁。便血、面色苍白 3 个月。血常规:Hb 60g/L,MCV 72fL,MCHC 27%,WBC 8.0×10^9/L,Plt 138×10^9/L,网织红细胞 0.025。最可能出现的特有临床表现是
    A. 皮肤瘀斑　　　　　　　　　B. 匙状甲　　　　　　　　　　C. 酱油色尿
    D. 巩膜黄染　　　　　　　　　E. 肝、脾大

72. 男,35 岁,头部外伤后昏迷 1 小时,出现右侧肢体瘫痪,后逐渐好转。头颅 CT 示颅内有散在高密度影。应考虑为
    A. 脑内血肿　　　　　　　　　B. 急性硬脑膜外血肿　　　　　C. 急性硬脑膜下血肿
    D. 脑震荡　　　　　　　　　　E. 脑挫裂伤

73. 肾盂结石 1.2cm,IVP 右肾功能正常,轻度积水,输尿管通畅,首选的治疗方法是
    A. 中药排石　　　　　　　　　B. 消炎止痛　　　　　　　　　C. 手术取石
    D. 体外震波碎石　　　　　　　E. 肾切除

74. 男,40 岁。因急性粒细胞白血病入院。检查:四肢皮肤多处出血点和瘀斑,Plt 8×10^9/L。给予单采血小板输注。输注 4 小时后,患者出现胸闷、呼吸困难。急查胸部 X 线片可见弥漫性阴影。患者最可能发生的输血不良反应是
    A. 急性过敏反应　　　　　　　B. 急性溶血反应　　　　　　　C. 细菌性感染
    D. 循环超负荷　　　　　　　　E. 输血相关急性肺损伤

75. 女性,48 岁。Craves 病甲状腺次全切除术后 10 年。近 3 个月心慌、怕热、多汗、手颤抖,体重下降 6kg。血 TSH、FT_3、FT_4 检查证实甲亢复发,服甲巯咪唑 2 周后因严重药疹而停药。下一步治疗应
    A. 甲巯咪唑加抗过敏药物　　　B. 改用丙硫氧嘧啶　　　　　　C. 放疗
    D. 再次手术治疗　　　　　　　E. 用核素^{131}I 治疗

76. 女,29 岁。妊娠 10 周,6 日前出现双眼异物感,逐渐加重,病出现畏光、流泪,及多量黏液性分泌物。诊断为沙眼。下列用药正确的是哪项?
    A. 利福平　　　　　　　　　　B. 氯霉素　　　　　　　　　　C. 红霉素
    D. 四环素　　　　　　　　　　E. 链霉素

77. 女,67 岁。2 型糖尿病病史 20 年。二甲双胍 0.25g 及格列齐特 80mg,每日 3 次,糖尿病控制良好。近 2 月感乏力、体重下降 4～5kg。肠镜检查发现乙状结肠癌拟行手术治疗。围术期糖尿病处理是
    A. 停口服降糖药,减少饮食量　B. 改用长效胰岛素　　　　　　C. 改用短效胰岛素
    D. 胰岛素及胰岛素增敏剂联合治疗　E. 术后给予抗生素

78. 男,63 岁。因患慢性肾炎、慢性肾衰竭入院,准备做血液透析治疗。血红蛋白 40g/L,血肌酐 707μmol/L,血钾 7.6mmol/L。患者诉头晕、无力、心悸。为改善贫血症状需要输血,首选的血液制品是
    A. 全血　　　　　　　　　　　B. 浓缩红细胞　　　　　　　　C. 红细胞悬液
    D. 洗涤红细胞　　　　　　　　E. 去除白细胞的红细胞

79. 女,35岁。9年前分娩后出现无乳,闭经,食欲减退,怕冷,面色苍白,毛发脱落。最可能的诊断是
    A. 腺垂体功能减退症　　　　B. 原发性甲状腺功能减退症　　　C. 神经性畏食症
    D. 肾上腺皮质功能减退症　　E. 贫血

80. 男,26岁。农民。发热、头痛、眼痛3天,于12月15日入院。既往体健,家中有老鼠。查体:T38.5℃,P106次/分,R19次/分,BP85/50mmHg。球结膜充血、水肿,双腋下出血点。双肺听诊未见异常,心率106次/分,律齐,腹软,肝脾肋下触及,肾区叩击痛(+)。实验室检查:尿蛋白(+++),血白细胞14×10⁹/L,血小板67×10⁹/L,中性粒细胞60%,异型淋巴细胞12%,淋巴细胞28%。该患者最可能的诊断是
    A. 流行性感冒　　　　　　　B. 肾综合征出血热　　　　　　　C. 伤寒
    D. 钩端螺旋体病　　　　　　E. 流行性斑疹伤寒

81. 男,42岁。因外伤性股骨干骨折而入院,入院次日突然出现呼吸困难,继发昏迷、脾下出血,血压80/60mmHg,其诊断最可能是
    A. 继发感染　　　　　　　　B. 大血管破裂　　　　　　　　　C. 脂肪栓塞
    D. 骨筋膜室综合征　　　　　E. 骨髓炎

82. 16岁女性,中学生,外出旅游,夜间出室外解便时突感恐惧紧张,跑步回室途中,不慎跌倒,双手着地,站立起来时,发现双目失明。最可能的诊断是
    A. 恐怖性神经症　　　　　　B. 焦虑性神经症　　　　　　　　C. 疑病性神经症
    D. 癔症　　　　　　　　　　E. 帕金森病

83. 女,35岁。妊娠5个月。发现尿糖(+),口服葡萄糖耐量试验结果:空腹血糖6.6mmol/L,2小时血糖10.6mmol/L。既往无糖尿病病史。最可能的诊断是
    A. 肾性糖尿　　　　　　　　B. 糖尿病合并妊娠　　　　　　　C. 妊娠期糖尿病
    D. 继发性糖尿病　　　　　　E. 2型糖尿病

84. 女,30岁。左手示指末节皮下感染5天,伴剧烈跳痛,肿胀明显,需切开引流。正确的切口应是
    A. 经甲床切开　　　　　　　B. 经甲沟切开　　　　　　　　　C. 指末端鱼口状切口
    D. 指侧面纵切口　　　　　　E. 末节指腹横切口

85. 男,59岁。2型糖尿病12年。空腹血糖506mmol/L,餐后2小时血糖14.6mmol/L,糖化血红蛋白70%。3年前眼底检查可见微血管瘤和出血,近2个月来视力明显减退。眼底检查可见新生血管和玻璃体积血。目前糖尿病视网膜病变已进展为
    A. Ⅱ期　　　　　　　　　　B. Ⅲ期　　　　　　　　　　　　C. Ⅳ期
    D. Ⅴ期　　　　　　　　　　E. Ⅵ期

86. 女,32岁,工人。医生检查问:"你在想什么?"答:"详细讲就是细菌问题,细菌在我们脑子里有些冲动力,空气不大新鲜,也不奇怪,冻死苍蝇。"该患者的症状是
    A. 思维云集　　　　　　　　B. 音联意联　　　　　　　　　　C. 强制性思维
    D. 思维插入　　　　　　　　E. 思维破裂

87. 女性,66岁。下楼梯时跌倒,左髋部剧烈疼痛,不能活动。经X线片检查见左股骨颈骨折,但断端相互嵌插,无明显移位,测Pauwels角<30°,其最佳治疗方法是
    A. 切开复位内固定　　　　　B. 人工关节置换术　　　　　　　C. 给予间截骨术
    D. 观察　　　　　　　　　　E. 持续皮牵引6～8周

88. 男性,68岁。COPD病史。因畏寒、发热,伴咳嗽、气急3天就诊。住院后高热不退,气急、发绀明显,咳黏稠脓性血痰。X线胸片示右上叶大片密度增高的阴影,内有多个小透亮区,水平叶裂呈弧形下坠。最可能的诊断是
    A. 肺炎球菌肺炎　　　　　　B. 肺脓肿　　　　　　　　　　　C. 克雷伯杆菌肺炎
    D. 干酪性肺炎　　　　　　　E. 金黄色葡萄球菌肺炎

89. 男性,66岁。反复咳嗽、咳痰、喘息30年,加重5天。查体:桶状胸,双肺满布哮鸣音,血气分PaO256mmHg,PaCO255mmHg。此时该患者呼吸功能检查结果最可能的是
    A. VC正常、FEVl%正常、RV/TLC<40%
    B. VC降低、FEVl%正常、RV/TLC<40%

C. VC 降低、FEV1%增加、RV/TLC＞40%

D. VC 正常、FEV1%降低、RV/TLC＜40%

E. VC 降低、FEV1%降低、RV/TLC＞40%

90. 3 岁患儿上楼梯时，其父向上牵拉右上肢，患儿哭叫，诉肘部疼痛，不肯用右手取物。最可能的诊断是

A. 肘关节脱位　　　　　　　　B. 桡骨头骨折　　　　　　　　C. 桡骨头半脱位

D. 肌肉牵拉伤　　　　　　　　E. 尺骨鹰嘴撕脱骨折

91. 男，28 岁。右大腿清创缝合术后 6 天，发热，局部伤口红肿，范围较大，疼痛明显。伤口局部见稀薄脓液，淡红色，量多，无异味。最可能感染的致病菌是

A. 大肠埃希菌　　　　　　　　B. 金黄色葡萄球菌　　　　　　C. 溶血性链球菌

D. 无芽胞厌氧菌　　　　　　　E. 铜绿假单胞菌

92. 男，18 岁。急起四肢无力 3 天，二便正常。病前 1 周有"上感"史。查体：双眼闭合无力，双侧咽反射迟钝，四肢肌力 1～2 级，肌张力低，腱反射消失，无明显感觉障碍。最可能的诊断是

A. 多发性肌炎　　　　　　　　B. 重症肌无力　　　　　　　　C. 吉兰-巴雷综合征

D. 周期性瘫痪　　　　　　　　E. 急性脊髓炎

93. 某老年患者，右拇指掌指关节有疼痛及弹响 2 年余。检查时掌指关节掌侧可触及一结节，有压痛，伸屈拇指时可感到弹响发生于结节处。最可能的诊断是

A. 神经瘤　　　　　　　　　　B. 腱鞘囊肿　　　　　　　　　C. 滑囊炎

D. 陈旧性掌指关节脱位　　　　E. 狭窄性腱鞘炎

94. 患者，男性。车祸伤及头部，伤后出现左侧鼻唇沟变浅，鼻出血，左耳听力下降，左外耳道流出淡血性液体。诊断首先考虑

A. 颅前窝骨折　　　　　　　　B. 颅中窝骨折　　　　　　　　C. 颅后窝骨折

D. 左颞骨骨折　　　　　　　　E. 脑震荡

95. 女性，18 岁。低热、咳嗽 2 个月。查体：消瘦，右颈部可触及数个绿豆大小淋巴结、硬、活动、无压痛，右肺呼吸音稍减弱，胸片见右上钙化灶，右肺门淋巴结肿大，诊断：

A. 原发性肺结核　　　　　　　B. 肺癌　　　　　　　　　　　C. 血行播散型肺结核

D. 结核性渗出性胸膜炎　　　　E. 慢性纤维空洞型肺结核

96. 男，30 岁。体重 60kg。热力烧伤后 4 小时入院。查体：休克，Ⅰ°烧伤面积 10%，Ⅱ°烧伤面积 20%，Ⅲ°烧伤面积 30%。入院后 8 小时内补液总量最好是

A. 2000～2250mL　　　　　　B. 2300～2500mL　　　　　　C. 3000～3250mL

D. 3400～3500mL　　　　　　E. 3600～4000mL

97. 女，25 岁。双手关节肿胀、疼痛 2 个月，面部蝶形红斑、发热 1 周。血白细胞 2.1×10⁹/L，血红蛋白 90g/L，血小板 65×10⁹/L，尿蛋白（＋＋），红细胞（＋＋）。胸部 X 线片示双侧少量胸腔积液。对明确诊断最有价值的检查是

A. 手关节 X 线片　　　　　　　B. 骨髓穿刺　　　　　　　　　C. 胸腔穿刺

D. 肾穿刺活检　　　　　　　　E. 抗核抗体谱

98. 女性，48 岁。发热伴对称性多关节肿痛，晨僵 3 个月。ANA 低效价阳性，RF（＋），IgG 和补体升高。最可能的诊断是

A. 多肌炎　　　　　　　　　　B. 系统性红斑狼疮　　　　　　C. 类风湿关节炎

D. 干燥综合征　　　　　　　　E. 混合性结缔组织病

99. 男性，70 岁。因发热、咳嗽、胸闷、气短 2 周收入住院。查体：体温 37.5℃，呼吸 26 次/分，口唇发绀。双下肺叩诊呈浊音、语颤明显减弱、呼吸音消失。腹部隆起，叩诊移动性浊音（＋）。双侧胸液、腹水呈乳糜样，苏丹染色阴性。胸液、腹液常规均示渗出液，淋巴细胞为主，LDH1200U/L，CEA 明显增高。PPD（＋）。最可能的诊断是

A. 化脓性胸膜炎　　　　　　　B. 结核性胸膜炎　　　　　　　C. 乳糜样胸腔积液

D. 恶性胸腔积液　　　　　　　E. 肺炎

100. 男，25 岁，车祸外伤。患者呼吸困难，轻度发绀，右胸部皮下气肿，X 线胸片示右肺完全萎陷，纵隔向左侧偏移，右侧平膈肌水平可见液平面。正规处理是

A. 气管插管

B. 准备行手术探查

C. 伤口清创并行胸腔闭式引流

D. 用注射器穿刺排气

E. 继续观察

101. 女,60岁。被家人发现其昏迷在浴室中,浴室使用的是燃气热水器。查体:皮肤潮红,瞳孔正常大小,口唇樱桃红色。最可能的诊断是

A. 一氧化碳中毒　　　　　　B. 安眠药中毒　　　　　　C. 有机磷农药中毒

D. 乙醇中毒　　　　　　　　E. 阿托品中毒

102. 女性,54岁。左乳头刺痒,伴乳晕发红、糜烂3个月。查体双侧腋窝无肿大淋巴结,乳头分泌物涂片细胞学检查见癌细胞。该病人癌变的类型是

A. 乳头湿疹样癌　　　　　　B. 髓样癌　　　　　　　　C. 鳞状细胞癌

D. 黏液细胞癌　　　　　　　E. 大汗腺样癌

103. 女,46岁。右乳外上象限无痛性肿块,直径4cm,与皮肤轻度粘连,右腋下可触及一枚可推动淋巴结。诊断为乳腺癌。按TNM分期,应为

A. $T_1N_1M_0$　　　　　　　B. $T_1N_0M_0$　　　　　　C. $T_2N_1M_0$

D. $T_2N_0M_0$　　　　　　　E. $T_2N_0M_1$

104. 女性,69岁。左侧胸痛伴呼吸困难2天。疼痛呈持续性锐痛,咳嗽时加剧,无放射痛、发热。查体:血压110/80mmHg,呼吸急促,口唇发绀,双肺未闻及干湿啰音,P_2亢进,各瓣膜区未闻及杂音,左下肢水肿。胸痛最可能的原因是

A. 肺炎　　　　　　　　　　B. 气胸　　　　　　　　　C. 肺梗死

D. 胸膜炎　　　　　　　　　E. 肺癌

105. 男性,36岁。因反复干咳、咯血3个月、发热1周来院门诊。查体:体温39.2℃,消瘦,左上肺语颤增强、叩诊呈实音、呼吸音减弱。WBC7.8×10^9/L,PPD试验强阳性,X线胸片示左上肺大片云雾状、密度较低、边缘模糊的阴影。最可能的诊断是

A. 肺炎球菌肺炎　　　　　　B. 干酪性肺炎　　　　　　C. 支原体肺炎

D. 克雷白杆菌肺炎　　　　　E. 肺癌

106. 8岁男孩,突发寒战,体温39℃,右膝部疼痛剧烈,不敢活动,局部无明显肿胀。应首先考虑的是

A. 慢性骨髓炎　　　　　　　B. 化脓性关节炎　　　　　C. 类风湿性关节炎

D. 急性血源性骨髓炎　　　　E. 风湿性关节炎

107. 男,53岁。水肿9个月。查体:BP150/70mmHg。尿蛋白定量1.5g/d,尿红细胞20~30/HP,血白蛋白31g/L,血肌酐145μmol/L。临床诊断为

A. 急性肾小球肾炎　　　　　B. 慢性肾小球肾炎　　　　C. 急进性肾小球肾炎

D. 肾病综合征　　　　　　　E. 无症状性蛋白尿和(或)血尿

108. 女性,40岁。寒战、发热、腰痛伴尿频、尿急4天。体温39℃,心肺无异常。肝脾肋下未触及。两侧肋脊角有叩击痛。尿液检查:蛋白(一)。镜检红细胞2~5个/HP,白细胞10~15个/HP。诊断应首先考虑

A. 急性膀胱炎　　　　　　　B. 急性肾盂肾炎　　　　　C. 急性肾小球肾炎

D. 肾结核　　　　　　　　　E. 肾癌

109. 患者伤后出现单侧坐骨神经痛及腰痛,直腿抬高试验及加强试验阳性,脊柱侧弯,踝反射异常,足趾跖屈力减退。此时最可能的诊断是

A. $L_{1~2}$ 椎间盘突出　　　B. $L_{2~3}$ 椎间盘突出　　　C. $L_{3~4}$ 椎间盘突出

D. $L_{4~5}$ 椎间盘突出　　　E. $L_5~S_1$ 椎间盘突出

110. 男,46岁。烧伤患者,烧伤总面积35%,其中Ⅲ度烧伤面积10%。该患者属于烧伤的类型是

A. 轻度烧伤　　　　　　　　B. 中度烧伤　　　　　　　C. 重度烧伤

D. 特重烧伤　　　　　　　　E. 小面积烧伤

111. 男,32岁。被枪弹击伤上臂中段体。检:垂腕,各手指不能伸直,拇指、食指、中指背侧麻木,肘关节

屈伸活动正常。X线示:肱骨中段见1个弹头形状的金属异物,骨质未见断裂。其最可能的神经损伤是

  A. 桡神经   B. 正中神经   C. 尺神经

  D. 坐骨神经   E. 腋神经

112. 女,26岁。发热伴牙龈出血2周。查体:贫血貌,脾肋下3cm,胸骨压痛(+),血红蛋白70g/L,白细胞14.0×10⁹/L,血小板35×10⁹/L,骨髓增生明显活跃,原始细胞占0.62。为进一步诊断,应首选的检查是

  A. 染色体核型分析   B. 细胞化学染色   C. 血清铁测定

  D. 血细菌培养   E. 血沉

113. 男性,80岁。因脑梗死住院1个月,近2周出现高热咳嗽、咳血痰。查体:体温39.2℃,意识模糊,呼吸急促,口唇发绀,双肺散在湿啰音,血常规WBC20.2×10⁹/L,胸片:右肺大片状阴影,其中可见多个气囊腔,该患者最可能得的是

  A. 金黄色葡萄球菌肺炎   B. 肺炎链球菌肺炎   C. 肺炎支原体肺炎

  D. 干酪性肺炎   E. 绿脓杆菌肺炎

114. 女,40岁。洗衣时突发右侧肢体活动不灵。查体:意识清,失语,二尖瓣区可闻双期杂音,心房纤颤,右侧偏瘫,上肢重于下肢,右偏身痛觉减退。最可能的诊断是

  A. 脑血栓形成   B. 脑栓塞   C. 脑出血

  D. 蛛网膜下腔出血   E. 短暂性脑缺血发作

115. 男,43岁。慢性肾炎病史多年,近1年经常出现双下肢水肿,一直服双嘧达莫及氢氯噻嗪治疗。近1周感觉腹胀,双下肢无力,首先考虑的是

  A. 肾功能严重减退   B. 低钾血症   C. 高血压

  D. 酸中毒   E. 水中毒

A3/A4型选择题(116～136题)

以下提供若干案例,每个案例下设若干个考题。每一道题下面都有A、B、C、D、E五个备选答案,请从中选择一个最佳答案,并在答题卡上将相应题号相应字母所属的方框涂黑。

(116～117题)共用题干

女,32岁。左乳皮肤水肿、发红2个月,口服抗生素未见好转。查体:T37.0℃,左乳皮肤发红、水肿,呈"桔皮样",乳头内陷,乳房质地变硬,无触痛,未扪及肿块。左腋下扪及多个肿大淋巴结,质硬、融合、无触痛。血常规:WBC 8.0×10⁹/L,N0.67。

116. 首先应考虑的诊断是

  A. 炎性乳腺癌   B. 急性乳腺炎   C. 乳房后脓肿

  D. 乳汁淤积   E. 乳腺囊性增生症

117. 最佳治疗答案是

  A. 穿刺活检后行左乳房切除   B. 静脉应用广谱抗生素   C. 局部按摩

  D. 局部热敷、理疗   E. 穿刺活检后化疗

(118～119题)共用题干

男,60岁。胸闷、气促2周。查体:吸气时BP85/60mmHg,呼气时BP100/75mraHg,心尖搏动减弱,心界向两侧扩大,心率125次/分,律齐,心音低钝、遥远,心脏各瓣膜区未闻及杂音。

118. 与上述临床表现相符合的体征是

  A. DeMusset征   B. Ewart征   C. CorrigaⅡ征

  D. QuiⅡcke征   E. Traube征

119. 最有助于确诊的辅助检查是

  A. 胸部X线片   B. 动态血压监测   C. 心电图

  D. 超声心动图   E. 肺功能

（120～121 题）共用题干

女，35 岁。腹胀、腹部隐痛伴低热 3 个月。突发脐周绞痛 6 小时，呕吐数次，无排气、排便。

120. 最可能的诊断是
A. 消化性溃疡并幽门梗阻　　　　B. 慢性阑尾炎急性发作　　　　C. 结肠癌并肠穿孔
D. 结核性腹膜炎并肠梗阻　　　　E. 缺血性肠病并肠梗阻

121. 首选的检查是
A. 结肠镜检查　　　　B. 立位腹部 X 线平片　　　　C. 腹部 B 超
D. 腹部 CT　　　　E. 腹部 MRI

（122～124 题）共用题干

经产妇，31 岁。现妊娠 35 周。查体：BP120/80mmHg，宫底 35cm，胎心 131 次/分。空腹血糖 6.2mmol/L，尿糖（＋）。2 年前因妊娠 8 个月死胎行引产术。

122. 对该患者最有意义的辅助检查是
A. 血常规　　　　B. 尿常规　　　　C. 葡萄糖耐量试验
D. 尿雌三醇　　　　E. 血生化检查

123. 经控制饮食 2 周后，空腹血糖 6.1mmol/L，胎心 136 次/分，无应激试验无反应型。此时最恰当的措施是
A. 间断吸氧　　　　B. 自行胎动计数　　　　C. 左侧卧位
D. 立即终止妊娠　　　　E. 胎儿生物物理评分

124. 对该产妇分娩的新生儿，不必要的处理是
A. 按早产儿护理　　　　B. 检测血钙值　　　　C. 检测血糖值
D. 定时滴服葡萄糖液　　　　E. 加压吸氧

（125～127 题）共用题干

初孕妇，30 岁。妊娠 40 周，子痫前期。3 小时前突然腹痛伴阴道流血，色鲜红，量较多。查体：P116 次/分，BP100/80mmHg，胎位不清，胎心消失，宫颈管未消失，宫口未开大。

125. 该患者最可能的诊断是
A. 子宫破裂　　　　B. 先兆子宫破裂　　　　C. 胎盘早剥
D. 前置胎盘　　　　E. 早产

126. 此时最有价值的辅助检查是
A. 血常规、尿常规　　　　B. B 超检查　　　　C. 眼底检查
D. 凝血功能检查　　　　E. 胎盘功能测定

127. 此时最恰当的处理措施是
A. 纠正休克为主，死胎不急于引产　　　B. 立即扩张宫口、破膜，缩宫素引产
C. 纠正休克同时尽快剖宫产　　　D. 立即人工破膜，等待自然分娩
E. 静脉滴注缩宫素引产

（128～130 题）共用题干

女，73 岁。绝经 18 年，阴道反复流血 1 个月就诊。查体：肥胖，一般情况好，血压 150/100mmHg。妇科检查：阴道少许血液，宫颈光滑，子宫正常大，双附件正常。

128. 最可能的诊断是
A. 子宫颈癌　　　　B. 老年性子宫内膜炎　　　　C. 子宫内膜息肉
D. 老年性阴道炎　　　　E. 子宫内膜癌

129. 下列哪项是首选的辅助检查
A. 经阴道 B 超检查　　　　B. 阴道镜检查　　　　C. 阴道涂片细胞学检查
D. 腹腔镜检查　　　　E. 后穹隆穿刺检查

130. 确诊的最佳方法是
A. 宫腔涂片细胞学检查　　　　B. 宫颈管细胞学检查　　　　C. 宫颈活检
D. 宫腔镜检查　　　　E. 子宫分段诊刮

(131～133题)共用题干

4岁患儿,发热、头痛、呕吐3天,抽搐1次。入院查体:体温39℃,面色苍白,血常规示:白细胞22×10⁹/L,中性粒细胞占90%。

131. 该患儿最可能的诊断是
    A. 结核性脑膜炎　　　　B. 病毒性脑膜炎　　　　C. 化脓性脑膜炎
    D. 高热惊厥　　　　　　E. 癫痫

132. 体检中,最常见的体征是
    A. 瞳孔不等大,对光反射迟钝　　B. 深昏迷,呼吸不规则　　C. 单侧肢体肌张力增高
    D. 血压升高,皮肤有淤点、淤斑　　E. 颈有抵抗,神经系统检查异常

133. 为明确诊断,最为必要的检查是
    A. 血常规　　　　　　　B. 血培养　　　　　　　C. 头颅CT
    D. 脑脊液检查　　　　　E. 脑电图

(134～136题)共用题干

女,38岁。接触性出血半年。妇科检查:外阴、阴道无异常,宫颈轻度糜烂,触之易出血,子宫正常大小,宫旁组织及双侧附件未触及异常。

134. 首选的检查方法是
    A. 阴道镜检查　　　　　B. LEEP锥切术　　　　C. 宫颈活检
    D. 宫颈冷刀锥切术　　　E. 宫颈细胞学检查

135. 如检查结果为鳞状上皮内高度病变(HSIL),首选的处理方法是
    A. 阴道镜下活检　　　　B. 宫颈锥形切除术　　　C. 宫颈碘试验
    D. 分段诊刮术　　　　　E. 宫颈细胞学检查

136. 如为宫颈上皮内瘤变Ⅲ级,宜采取的处理方法是
    A. 子宫切除术　　　　　B. 放射治疗　　　　　　C. 化学治疗
    D. 宫颈锥形切除术　　　E. 随访观察

B1型选择题(137～150题)

以下提供若干组考题,每组考题共用在考题前列出的A、B、C、D、E五个备选答案。请从中选择一个与问题关系最密切的答案,并在答题卡上将相应题号相应字母所属的方框涂黑,每个备选答案可能被选择一次、多次或者不被选择。

(137～138题)共用选项
    A. 烧瓶状溃疡　　　　　B. 大小不等、形状不一的浅溃疡　　C. 环形溃疡
    D. 圆形或椭圆形溃疡　　E. 火山口状溃疡
137. 肠结核
138. 细菌性痢疾

(139～140题)共用选项
    A. 抑制细菌蛋白质合成　　B. 抑制细菌细胞壁合成　　C. 抑制细菌DNA合成
    D. 干扰细菌叶酸代谢　　　E. 影响细菌细胞膜通透性
139. 头孢菌素类药物的抗菌机制是
140. 氨基糖苷类药物的抗菌机制是

(141～142题)共用选项
    A. 多发性神经炎　　　　B. 毛囊角化症　　　　　C. 湿疹样皮炎
    D. 脂溢性皮炎　　　　　E. 脚气病
141. 维生素B₂缺乏可导致
142. 维生素A缺乏可导致

（143～144 题）共用选项

A. 甘油   B. 3-磷酸甘油   C. 3-磷酸甘油醛

D. 1.3-磷酸甘油酸   E. 2.3-二磷酸甘油酸

143. 属于脂肪动员的产物是

144. 属于脂肪组织中合成甘油三酯的原料是

（145～146 题）共用选项

A. 等于零   B. 等于肾小球滤过率   C. 等于每分钟肾脏的血浆流量

D. 大于 125mL/min   E. 小于 125mL/min

145. 某种物质经滤过后既不被重吸收,又不被分泌,则其血浆清除率

146. 某物质经滤过后,又全部被肾小管重吸收,则其血浆清除率

（147～148 题）共用选项

A. 角色行为缺如   B. 角色行为冲突   C. 角色行为减退

D. 角色行为强化   E. 角色行为异常

147. 期望继续享有患者角色所获得的利益,是患者角色的

148. 不把自己当患者,仍坚持带病工作是患者角色的

（149～150 题）共用选项

A. 椎-基底动脉血栓形成   B. 大脑前动脉血栓形成   C. 大脑中动脉血栓形成

D. 蛛网膜下腔出血   E. 小脑出血

149. 有眩晕、眼震、构音障碍、交叉性瘫痪,见于

150. 有偏瘫、同向性偏盲、偏身感觉障碍,见于

国家临床执业助理医师资格考试
最后冲刺 5 套卷及精析（卷三）

第一单元

A1 型选择题(1～77 题)

每一道题下面有 A、B、C、D、E 五个备选答案,请从中选择一个最佳答案,并在答题卡上将相应题号相应字母所属的方框涂黑。

---

1. 对干啰音的描述,不正确的是
   A. 音调较高　　　　　　　　B. 持续时间较长　　　　　　　C. 吸气时也可听到
   D. 呼气时更为明显　　　　　E. 部位较固定

2. 诊断支气管肺癌最可靠的依据是
   A. 病史、体征　　　　　　　B. 胸部 X 线检查　　　　　　　C. 胸部 CT 检查
   D. 放射性核素肺扫描　　　　E. 细胞学和病理组织学

3. 对风湿病具有诊断意义的病变是
   A. 淋巴细胞浸润　　　　　　B. 浆液渗出　　　　　　　　　C. Aschoff 小体
   D. 纤维素样坏死　　　　　　E. 粘液样变性

4. 诊断慢性肺源性心脏病的主要依据是
   A. 慢性支气管-肺疾病病史　B. 发绀、呼吸困难　　　　　　C. 肺动脉高压、右心室肥大
   D. 两肺干湿啰音　　　　　　E. 酸碱平衡失调

5. 槟榔肝是指肝脏发生了
   A. 硬化　　　　　　　　　　B. 慢性炎症　　　　　　　　　C. 脂肪沉积
   D. 慢性瘀血　　　　　　　　E. 亚急性红色(黄色)萎缩

6. 下列关于病历资料说法正确的是
   A. 医疗机构应按要求书写病历资料并由患者或其家属保管
   B. 因抢救急危患者,未及时书写病历的要在抢救结束后 12 小时内据实补记
   C. 医务人员书写病历时可以涂改
   D. 发生医疗事故争议时,可封存病历资料的复印件
   E. 病历资料不包括会诊意见

7. 申请输血时核准签字的是
   A. 经治医师　　　　　　　　B. 主治医师　　　　　　　　　C. 副主任医师
   D. 主任医师　　　　　　　　E. 科室负责人

8. 甲状腺癌的临床表现不包括
   A. 偶然发现甲状腺有一硬而不光滑肿块
   B. 近甲状腺峡部活动度大的肿块
   C. 一甲状腺肿块短期内迅速增大
   D. 甲状腺包块伴声嘶
   E. 甲状腺包块伴颈淋巴结肿大

9. 诊断冠心病的"金标准"是
   A. 心电图　　　　　　　　　B. 放射性核素　　　　　　　　C. 超声心动图
   D. 冠状动脉造影　　　　　　E. X 线检查

10. 变异性心绞痛的主要特点是
    A. 心绞痛发作时常可见 Q 波
    B. 常于劳累后发作
    C. 情绪激动是常见诱因
    D. 发作时 ST 段上移
    E. 发作时 ST 段明显下移

11. 导致急性心肌梗死患者早期(24 小时内)死亡的主要原因为
    A. 心力衰竭
    B. 心源性休克
    C. 心律失常
    D. 心脏破裂
    E. 肺栓塞

12. 确定肿瘤良恶性的依据是肿瘤的
    A. 大小
    B. 异型性
    C. 颜色
    D. 生长方式
    E. 硬度

13. 心室肌细胞动作电位的主要特征是
    A. 0 期除极迅速
    B. 1 期复极化快
    C. 有缓慢的 2 期平台
    D. 有快速的 3 期复极化
    E. 有 4 期自动除极

14. 肝细胞气球样变属于
    A. 水变性
    B. 脂肪变性
    C. 玻璃样变性
    D. 淀粉样变性
    E. 纤维素样变性

15. 既有较强平喘作用,又具有强心利尿作用,并可用于心源性哮喘的药物是
    A. 吗啡
    B. 氨茶碱
    C. 哌替啶
    D. 肾上腺素
    E. 特布他林

16. "比奈-西蒙量表"属于一种
    A. 智力测验
    B. 人格测验
    C. 画人测验
    D. 评定量表
    E. 投射测验

17. 关于胸膜腔负压生理意义的叙述,错误的是
    A. 保持肺的扩张状态
    B. 有利于静脉回流
    C. 维持正常肺通气
    D. 使中心静脉压升高
    E. 胸膜腔负压消失可导致肺塌陷

18. 机体内环境的稳态是指
    A. 细胞外液的物理、化学因素保持着动态平衡
    B. 细胞内液理化性质保持不变
    C. 细胞外液理化性质保持不变
    D. 细胞内液的化学成分相对恒定
    E. 细胞外液的化学成分相对恒定

19. 肾小管分泌 H^+ 的方式是通过
    A. H^+-K^+ 交换
    B. Na^+-K^+ 交换
    C. H^+-Na^+ 交换
    D. $H^+-NH_4^+$ 交换
    E. $K^+-NH_4^+$ 交换

20. 医患关系的性质是
    A. 医患关系是一般的契约关系
    B. 医患关系是纯粹的信托关系
    C. 医患关系是在信托关系基础上的契约关系
    D. 医患关系是信托关系就不是契约关系
    E. 医患关系是契约关系就不是信托关系

21. 心室肌的后负荷是指
    A. 心房压力
    B. 快速射血期心室内压
    C. 减慢射血期心室内压
    D. 等容收缩期初心室内压
    E. 大动脉血压

22. 肺通气的原动力来自
    A. 肺的节律性舒缩运动
    B. 肺的弹性和回缩力
    C. 呼吸肌的舒缩
    D. 肺内压的节律性变化
    E. 肺内压和胸内压之差

23. 机体保钠排钾的主要激素是
    A. 抗利尿激素
    B. 雌激素
    C. 醛固酮

D. 生长素   E. 糖皮质激素

24. 用硝酸甘油治疗心绞痛时,舌下含化给药的目的是
     A. 增加药物的吸收   B. 增加药物的分布   C. 避免药物被胃酸破坏
     D. 避免药物的首过消除   E. 减少药物的副作用

25. 阿司匹林引起胃肠道反应的主要原因是
     A. 直接抑制胃粘液分泌   B. 刺激延脑催吐化学感受区   C. 促使胃酸分泌增加
     D. 促使胃蛋白酶分泌增加   E. 抑制胃粘膜合成前列腺素

26. 一次大量饮清水后尿量增加的原因主要是
     A. 抗利尿激素分泌减少   B. 醛固酮分泌减少   C. 血浆胶体渗透压降低
     D. 有效滤过压增高   E. 肾血流量增多

27. 支气管哮喘急性发作患者。提示病情危重的情况是
     A. 三凹征   B. 双肺满布哮鸣音   C. 胸部 X 线片示肺充气过度
     D. 呼气峰流速(PEF)显著下降   E. $PaCO_2$ 增高

28. 属于慢性肉芽肿性炎的是
     A. 结核   B. 伤寒   C. 肠阿米巴病
     D. 慢性支气管炎   E. 慢性阑尾炎

29. 表面有多个瘢痕、体积固缩,但肾盂粘膜正常,应考虑是
     A. 慢性肾小球肾炎   B. 动脉粥样硬化性固缩肾   C. 高血压病性肾损害
     D. 良性高血压病肾损害   E. 慢性肾盂肾炎

30. 根据医疗事故处理条例的规定,医疗事故可分
     A. 二级三等   B. 三级九等   C. 四级
     D. 五级十等   E. 六级十二等

31. 在磷酸戊糖途径中,具有重要生理意义的两个代谢产物是
     A. 6-磷酸葡萄糖,6-磷酸葡萄糖酸内酯
     B. 6-磷酸葡萄糖酸,5-磷酸核酮糖
     C. 5-磷酸核糖,CO_2
     D. 5-磷酸核糖,NADPH+H^+
     E. 3-磷酸甘油醛,6-磷酸果糖

32. 下列化合物中不含高能磷酸键的是
     A. ATP   B. GDP   C. 磷酸肌酸
     D. 1,6-双磷酸果糖   E. 磷酸烯醇式丙酮酸

33. 关于慢性阻塞性肺疾病肺气肿的体征,下列不正确的是
     A. 呼气相延长,呼气相哮鸣音   B. 呼吸音减低   C. 心音遥远
     D. 胸膜摩擦音   E. 桶状胸

34. 导致肾盂肾炎常见的致病菌为
     A. 克雷白杆菌   B. 大肠埃希菌   C. 变形杆菌
     D. 葡萄球菌   E. 粪链球菌

35. 诊断慢性肺源性心脏病的主要依据是
     A. 慢性支气管炎、肺疾病病史   B. 发绀、呼吸困难   C. 肺动脉高压、右心室肥大
     D. 两肺干湿性啰音   E. 酸碱平衡失调

36. 消化性溃疡活动时,下列哪种说法是错误的?
     A. 疼痛可放射至背部
     B. 疼痛性质不一,常为持续性钝痛、灼痛、饥饿痛
     C. 疼痛可呈慢性、节律性、周期性特点
     D. 少数胃溃疡可癌变
     E. 并发大出血后,疼痛常加剧

37. 呼吸困难伴一侧胸痛见于

A. 心包积液 　　　　B. 阻塞性肺气肿 　　　　C. 肺栓塞
D. 肺间质纤维化 　　E. 支气管哮喘

38. 甲状腺功能亢进时,腹泻的主要发生机制是
    A. 肠蠕动增强 　　　B. 肠内容物渗透压增高 　　C. 肠腔内渗出物增加
    D. 肠液分泌增多 　　E. VIP 的作用

39. 抢救糖尿病酮症酸中毒应用碳酸氢钠的指征是
    A. 出现低钾血症 　　B. 常规应用 　　　　C. 血 pH<7.1
    D. 出现严重心律失常 　E. 合并严重感染

40. 胃黏膜上分泌胃泌素的细胞是
    A. 主细胞 　　　　　B. 壁细胞 　　　　C. D 细胞
    D. G 细胞 　　　　　E. 黏液细胞

41. 心源性哮喘与支气管哮喘不同点在于
    A. 慢性、阵发性、季节性发作史 　　B. 呼气性呼吸困难 　　C. 肺部听诊哮鸣音
    D. 心脏无特殊体征 　　E. 咯粉红色泡沫痰

42. 关于克雷白杆菌肺炎的胸部 X 线征象,下列各项中错误的是
    A. 可见大叶实变 　　B. 可见小叶实变 　　C. 阴影密度较肺炎球菌肺炎深
    D. 不易形成肺脓肿 　E. 叶间裂呈弧形下坠

43. 在下列各项中,不属于病人道德义务的是
    A. 尊重医务人员的劳动 　　B. 支付医疗费用 　　C. 不能对医生的诊断提出质疑
    D. 支持医学科研 　　E. 配合医学生实习

44. 伤寒的肠道病变主要发生在
    A. 回肠下段 　　　　B. 回盲部 　　　　C. 盲肠
    D. 乙状结肠 　　　　E. 直肠

45. 维系 DNA 两条链形成双螺旋的化学键是
    A. 磷酸二酯键 　　　B. N-C 糖苷键 　　C. 碱基间氢键
    D. 碱基内 C-C 键 　E. 戊糖内 C-C 键

46. 直肠息肉中癌变倾向最大的是
    A. 管状腺瘤 　　　　B. 绒毛状腺瘤 　　C. 增生性息肉
    D. 炎性息肉 　　　　E. 幼年性息肉

47. 慢性活动性胃炎的治疗应特别注意采用
    A. H2 受体拮抗剂 　　B. 胃黏膜保护剂 　　C. 抗幽门螺杆菌治疗
    D. 促胃肠动力剂 　　E. 质子泵抑制剂

48. 外科治疗门静脉高压症最主要的目的是
    A. 减轻肝性脑病 　　B. 纠正血小板减少 　　C. 预防腹水并发感染
    D. 防治食管、胃底静脉破裂出血 　　E. 治疗顽固性腹水

49. 肝昏迷病人清洁肠道时应禁用
    A. 肥皂水 　　　　　B. 25%硫酸镁 　　　C. 甘露醇
    D. 生理盐水加食醋 　E. 乳果糖加水

50. 上消化道出血最常见的原因是
    A. 胃癌 　　　　　　B. 消化性溃疡 　　　C. 胃粘膜脱垂
    D. 急性糜烂出血性胃炎 　E. 肝硬化食管胃底静脉曲张

51. 胎儿娩出后 7 分钟,阴道出血量约 100mL,首要的处理是
    A. 肌注缩宫素 　　　B. 缝合会阴伤口 　　C. 按摩子宫
    D. 快速娩出胎盘 　　E. 牵拉脐带

52. 在细胞膜蛋白质"帮助"下物质通过膜顺浓度梯度或电位梯度转运的方式是
    A. 出胞作用 　　　　B. 主动转运 　　　　C. 易化扩散
    D. 单纯扩散 　　　　E. 吞噬作用

53. 直肠癌手术能否保留肛门主要取决于
    A. 肿瘤离肛门缘的距离　　　　　　B. 患者的性别、年龄　　　　　C. 患者的胖瘦
    D. 肿瘤的大小　　　　　　　　　　E. 肿瘤占据直肠的周径比

54. 胎儿窘迫的主要诊断依据不包括
    A. 胎心率异常　　　　　　　　　　B. 胎动异常　　　　　　　　　C. 胎儿酸中毒
    D. 胎位异常　　　　　　　　　　　E. 胎粪污染羊水

55. 枕先露时胎儿窘迫的诊断依据是
    A. 破膜后羊水Ⅰ度污染　　　　　　B. 胎动减弱　　　　　　　　　C. 胎心监护见到早期减速
    D. 宫缩高峰时胎心 110 次/分　　　　E. 胎儿头皮血 pH 值为 7.18

56. 关于卵巢周期性变化的描述,错误的是
    A. 从青春期开始至绝经前,卵巢形态和功能会发生周期性变化
    B. 每一个月经周期中一般只有一个生长卵泡成熟
    C. 排卵发生在月经来潮后 14 天左右
    D. 排卵可在两侧卵巢轮流发生或持续于某一侧
    E. 黄体产生孕激素和雌激素,于排卵后 7～8 天达高峰

57. 白色稠厚呈凝乳块状白带主要见于
    A. 滴虫阴道炎　　　　　　　　　　B. 细菌性阴道病　　　　　　　C. 淋菌性阴道炎
    D. 萎缩性阴道炎　　　　　　　　　E. 外阴阴道假丝酵母菌病

58. 某社区人群吸烟率高达 60%,因此决定开展社区控烟工作。若请你提供建议,你建议他们控烟的最佳策略是
    A. 督促戒烟　　　　　　　　　　　B. 减少被动吸烟　　　　　　　C. 阻止新烟民产生
    D. 提高戒烟率＋减少被动吸烟　　　E. 提高戒烟率＋减少被动吸烟＋阻止新烟民产生

59. 食物中铁吸收率最高的是
    A. 动物血　　　　　　　　　　　　B. 鱼　　　　　　　　　　　　C. 蛋黄
    D. 大豆　　　　　　　　　　　　　E. 小麦

60. 不属于初级卫生保健服务的是
    A. 社区康复　　　　　　　　　　　B. 疾病预防和保健服务　　　　C. 基本治疗
    D. 专科治疗　　　　　　　　　　　E. 健康教育和健康促进

61. 毛果芸香碱的临床用途不包括
    A. 闭角型青光眼　　　　　　　　　B. 开角型青光眼　　　　　　　C. 虹膜炎
    D. 解救阿托品中毒　　　　　　　　E. 解救毒蕈类中毒

62. 支气管哮喘与心源性哮喘鉴别如有困难时忌用
    A. 特布他林　　　　　　　　　　　B. 氨茶碱　　　　　　　　　　C. 异丙嗪
    D. 泼尼松　　　　　　　　　　　　E. 吗啡

63. 在糖酵解和糖异生中均起作用的酶是
    A. 丙酮酸羧化酶　　　　　　　　　B. 磷酸甘油酸激酶　　　　　　C. 果糖二磷酸酶
    D. 丙酮酸激酶　　　　　　　　　　E. 葡糖激酶

64. 不属于变异指标的是
    A. 全距　　　　　　　　　　　　　B. 四分位数间距　　　　　　　C. 标准差
    D. 变异系数　　　　　　　　　　　E. 中位数

65. 糖皮质激素的作用是
    A. 增加外周组织对葡萄糖的利用
    B. 减少红细胞和淋巴细胞的数目
    C. 减弱脂肪酸的氧化,促进体内脂肪合成
    D. 促进 DNA 和蛋白质合成,使组织蛋白增多
    E. 增强机体抗伤害刺激的能力

66. 药物的副作用是指

A. 继发于治疗作用之后出现的一种不良后果

B. 用量过大或用药时间过长出现的有害作用

C. 治疗量时出现的与用药目的无关的作用

D. 与用药剂量无关的一种病理性免疫反应

E. 停药后血药浓度降至阈浓度以下时出现的生物效应

67. 解热镇痛作用强而抗炎作用很弱的药物是

    A. 阿司匹林   B. 布洛芬   C. 哌替啶

    D. 氢化可的松   E. 对乙酰氨基酚

68. 强心苷中毒所致的心律失常最常见的是

    A. 房性期前收缩   B. 室上性心动过速   C. 房室传导阻滞

    D. 室性期前收缩   E. 室性心动过速

69. 关于病毒性心肌炎体征的描述,不正确的是

    A. 第一心音增强   B. 心率增快与体温升高不相符   C. 可有舒张期奔马律

    D. 可有心包摩擦音   E. 心律失常多见

70. 急性前壁心肌梗死最常见的心律失常是

    A. 心房颤动   B. 预激综合征   C. 房室传导阻滞

    D. 室性早搏及室性心动过速   E. 非阵发性交界部心动过速

71. 某单位一周内发生伤寒病人 30 例,罹患率为 15%,试判断该疾病的发生属于

    A. 流行   B. 大流行   C. 散发

    D. 暴发   E. 局部流行

72. 心身疾病的治疗原则,不包括

    A. 药物缓解症状   B. 自我心理调节   C. 矫正不良习惯

    D. 不间断发泄   E. 心理护理

73. 医师在执业活动中享有的权利之一是

    A. 尊重患者隐私权   B. 爱岗敬业,努力工作   C. 宣传普及卫生保健工作

    D. 人格尊严,人身安全不受侵犯   E. 努力钻研业务,及时更新知识

74. 我国生活饮用水水质标准规定水中的细菌总数和总大肠菌群数不得超过

    A. 100 个/mL,3 个/L   B. 100 个/mL,5 个/L   C. 200 个/mL,5 个/L

    D. 200 个/mL,3 个/L   E. 300 个/mL,3 个/L

75. 食物中毒与其他急性疾病最本质的区别是

    A. 病人曾进食同一批某种食物   B. 集体暴发   C. 多以胃肠道症状为主

    D. 潜伏期短   E. 一般无传染性

76. 营养素是指

A. 无机盐和维生素等营养物质的总称

B. 富含蛋白质、脂肪等一类化合物

C. 是人类为维持生存和健康从外界摄取的食物

D. 蛋白质、脂肪、碳水化合物等机体需要的营养物质

E. 人体为维持生存和健康,促进生长发育和体力劳动所必需的来自外界以食物形式摄入的物质

77. 维系蛋白质分子中 α-螺旋的化学键是

    A. 离子键   B. 疏水键   C. 肽键

    D. 二硫键   E. 氢键

A2 型选择题 (78～108 题)

每一道题是以一个小案例出现的,每一道题下面有 A、B、C、D、E 五个备选答案,请从中选择一个最佳答案,并在答题卡上将相应题号相应字母所属的方框涂黑。

---

78. 女性,50岁。脐周痛12小时,扩散至全腹痛2小时,右侧腹部压痛,反跳痛,肌张,尤以右下腹为显著,结肠充气试验(+),腹部透视无异常,白细胞:20000/mL,中性87%,尿红细胞2～4/HP。应考虑
    A. 急性胰腺炎   B. 急性胆囊炎   C. 右侧输尿管结石
    D. 右侧输卵管妊娠破裂   E. 急性阑尾炎穿孔

79. 28岁男性。60kg,双上肢全部、躯干前后面Ⅱ度烧伤,第1个24小时补液总量应为
    A. 4000mL   B. 5000mL   C. 6000mL
    D. 8000mL   E. 9000mL

80. 男性,36岁。胸痛、反酸、胃灼热、嗳气,多于餐后加重3个月,胃镜检查食管黏膜未见明显异常,最有助于明确诊断的检查是
    A. 上消化道气钡双重造影   B. 13C尿素酶呼气试验   C. 24小时胃食管pH监测
    D. 24小时心电监测   E. 腹部B超

81. 男性,51岁。右上腹痛2年,有时低热。伴脓血便,体检:右肝增大。轻度压痛,X线右膈肌抬高,右胸腔积液较多,B超示:肝右叶巨大液平,放射性核素扫描占位性病变,首先考虑
    A. 肝癌   B. 阿米巴性肝脓肿   C. 细菌性肝脓肿
    D. 急性肝炎   E. 肝包囊虫病

82. 男性,25岁。左阴囊内肿块半年,时有挤压痛,无热,不影响活动,查:左阴囊肿大,触之睾丸上部有一鹅卵大小囊性肿块,牵拉睾丸可随之活动,挤压不变小,睾丸可触及正常大小。透光试验阳性,应诊断
    A. 睾丸鞘膜积液   B. 精索鞘膜积液   C. 交通性鞘膜积液
    D. 睾丸精索鞘膜积液   E. 左侧斜疝

83. 32岁,女性,G1P0。妊娠24周常规产前检查,50g葡萄糖负荷试验血糖8.0mmol/L,OGTT血糖两次异常,对该孕妇的孕产期指导及处理以下哪项正确?
    A. 妊娠期应每周检查一次糖化血红蛋白
    B. 应行B超仔细检查,除外胎儿畸形
    C. 立即给予胰岛素治疗,安全有效
    D. 通常不需要提前终止妊娠,剖宫产
    E. 产后不宜母乳喂养

84. 女性,50岁。血性白带1个月,妇科检查:阴道未受肿瘤侵犯,宫颈菜花样,宫体正常大小,宫旁明显增厚,未达盆腔,宫颈活检为鳞癌,其分期是
    A. Ⅰa期   B. Ⅰb期   C. Ⅱa期
    D. Ⅱb期   E. Ⅲa期

85. 5岁,女孩。诊断为先天性心脏病,体检发现胸骨左缘第2、3肋间有Ⅱ—Ⅲ/6收缩期吹风样杂音,肺动脉瓣区第二心音亢进,最可能诊断为
    A. 房间隔缺损   B. 室间隔缺损   C. 动脉导管未闭
    D. 艾森曼格综合征   E. 法洛四联症

86. 男孩,5岁。全身水肿2个月,经体检和实验室检查诊为"单纯型肾病综合征",给予泼尼松15mg/次,每日3次,连用四周,尿蛋白从(＋＋＋),降至(＋＋),水肿减轻,继续用原剂量2周,水肿进一步消退,尿蛋白(＋＋),再用原剂量2周,尿蛋白时而(＋)、时而(＋＋),此时激素疗效判断为
    A. 激素敏感   B. 激素耐药   C. 激素依赖
    D. 肾病复发   E. 肾病频复发

87. 17岁,男孩。因腹痛来院就诊。查:双下肢出现对称性成片状小出血点,尿常规发现血尿(＋＋＋),该患者最可能的诊断是
    A. 肾血管畸形   B. 肾下垂   C. 肾绞痛
    D. 急性肾盂肾炎   E. 肾型过敏性紫癜

88. 一个患有结节性甲状腺肿的患者在硬膜外麻醉下行双侧甲状腺大部切除术,术后当晚出现呼吸困难、烦躁、发绀,脉率130次/分,血压146/90mmHg,伤口敷料引流血少。最可能的原因是

A. 甲状腺危象　　　　　　　　B. 气管塌陷　　　　　　　　C. 喉头水肿

D. 切口内出血压迫　　　　　　E. 双侧喉返神经损伤

89. 30 岁,女性。妊娠 31 周,少量阴道流血,以往曾有 3 次早产史。主要处理应是

A. 抑制宫缩,促进胎儿肺成熟　　B. 氧气吸入,给予止血剂　　C. 注意休息,并给予镇静剂

D. 任其自然　　　　　　　　　E. 左侧卧位

90. 27 岁初孕妇。妊娠 35 周,头痛 6 天,经检查血压 160/110mmHg,治疗 3 天无显效。今晨 5 时突然出现剧烈腹痛。检查子宫板状硬,胎位扪不清,胎心消失。最可能的诊断是

A. 妊娠合并急性阑尾炎　　　　B. 胎盘早剥　　　　　　　　C. 前置胎盘

D. 先兆子宫破裂　　　　　　　E. 先兆早产

91. 男性,50 岁。上腹不适,食欲缺乏 3 个月。1 个月来出现黄疸进行性加重,有体重减轻,全身明显黄染,肝未触及,深吸气时可触到肿大胆囊底部,无触痛。化验血胆红素 15mg/dl,尿检胆红素阳性。最可能是

A. 肝炎　　　　　　　　　　　B. 胆石症　　　　　　　　　C. 胰头癌

D. 慢性胰腺炎　　　　　　　　E. 肝癌

92. 血液中各种成分的含量大多随贮存时间的延长而下降,只有下列哪一种例外?

A. 红细胞的活力　　　　　　　B. 钾离子浓度　　　　　　　C. pH

D. 血小板的活性　　　　　　　E. 红细胞携带氧的能力

93. 女,43 岁。腹痛、腹泻 7 个月。体检发现一肛瘘,结肠镜示回盲部铺路石样改变,最可能的诊断是

A. 肠结核　　　　　　　　　　B. 结肠癌　　　　　　　　　C. 细菌性痢疾

D. 克罗恩病　　　　　　　　　E. 溃疡性结肠炎

94. 男,10 个月。牛奶喂养,面色苍白 2 个月,烦躁,肝肋下 20cm,脾肋下刚及。血象:血红蛋白 80g/L,红细胞 $3.6×10^{12}$/L,网织红细胞 0.01,外周血涂片红细胞大小不等,中心淡染,初步诊断是

A. 营养性巨幼细胞贫血　　　　B. 地中海贫血　　　　　　　C. 维生素 B_6 缺乏性贫血

D. 再生障碍性贫血　　　　　　E. 营养性缺铁性贫血

95. 一患者车祸后 3 小时送至医院,诉咳嗽、胸部疼痛。查体:T36.51,P130 次/分,R30 次/分,BP90/60mmHg,神清,右胸部压痛明显。右肺呼吸音低,右下肢有骨折征。胸片示:右侧液气胸。创伤种类为

A. 穿透伤　　　　　　　　　　B. 盲管伤　　　　　　　　　C. 开放伤

D. 挤压伤　　　　　　　　　　E. 闭合伤

96. 女,43 岁。幽门梗阻行持续胃肠减压半月余,每日补 10% 葡萄糖 2500mL,5% 葡萄糖盐水 1000mL,10% 氯化钾 30mL。2 天前开始出现全腹膨胀,无压痛及反跳痛,肠鸣音消失,每日尿量 1500mL 左右,最可能的原因是

A. 低钾血症　　　　　　　　　B. 低钠血症　　　　　　　　C. 高钾血症

D. 局钠血症　　　　　　　　　E. 低钙血症

97. 男性,24 岁。外伤致肱骨中下 1/3 骨折,伴有桡神经损伤,临床上除骨折体征外,还可出现的体征是

A. 手指不能靠拢　　　　　　　B. 伸指、伸腕功能丧失　　　C. 屈指、屈腕功能丧失

D. 屈指、伸指功能丧失　　　　E. 伸腕功能存在,伸指功能丧失

98. 妊娠 50 天,行吸宫术后 2 周,阴道持续流血,量时多时少。妇科检查:宫口松,子宫如 40 天妊娠大小,较软,尿妊娠试验阳性,此时最可能的诊断为

A. 子宫复原不良　　　　　　　B. 侵蚀性葡萄胎　　　　　　C. 子宫内膜炎

D. 吸宫不全　　　　　　　　　E. 绒毛膜癌

99. 2 岁患儿,已诊断为"化脓性脑膜炎",曾用青霉素加氯霉素治疗 2 周,病情好转,体温正常。近 5 天又出现发热,抽搐。查体:前囟紧张。脑脊液检查示:外观清亮,白细胞 $12×10^5$/L,蛋白 450mg/L,氯化物 110mmol/L,糖 4.0mmol/L。应首先考虑的诊断是

A. 脑膜炎复发　　　　　　　　B. 硬脑膜下积液(脓)　　　　C. 脑水肿

D. 脑脓肿　　　　　　　　　　E. 脑膜炎后遗症

100. 男,63 岁。突发腹痛,停止排气排便 1 天。既往曾因十二指肠溃疡行胃大部切除术。查体:T37.8℃,
P100 次/分,BP100/80mmHg,全腹压痛,反跳痛(＋)。立即拍摄腹部 X 线平片见多发气液平面。
诊断性腹腔穿刺抽出血性液体。该患者下一步首选的处理是
   A. 立即肛管排气   B. 快速补液,扩容   C. 立即手术探查
   D. 全消化道 X 线钡剂造影   E. 严密观察病情 12 小时

101. 1 岁小儿,考虑存在先天性心脏病。血流动力学改变示左心房、右心房、肺循环、右心室血量增多,而
左心室、体循环血量减少。则该小儿先心病的类型为
   A. 房间隔缺损   B. 室间隔缺损   C. 动脉导管未闭
   D. 肺动脉狭窄   E. 法洛四联症

102. 男性,56 岁。4 个月前被自行车把撞伤上腹部,近 4 周来上腹隆起,进食后上腹胀满伴恶心、呕吐。
查体:上腹部扪及 18cm×12cm 囊性肿块,钡餐透视见横结肠下移。最可能的诊断是
   A. 胰腺囊腺瘤   B. 腹膜后血肿   C. 假性胰腺囊肿
   D. 结肠穿孔   E. 脾包膜下血肿

103. 25 岁初产妇,停经 40 日后出现阴道少量流血伴右下腹隐痛 3 天。今晨起床时突然右下腹剧痛来
院。检查:血压 90/60mmHg,面色苍白,下腹稍膨隆,右下腹压痛明显,肌紧张不明显,叩诊移动性
浊音(±)。妇科检查:子宫稍大稍软,右附件区触及有压痛包块。首先考虑的诊断应是
   A. 输卵管妊娠流产   B. 输卵管间质部妊娠破裂   C. 右侧卵巢肿瘤蒂扭转
   D. 急性输卵管炎   E. 急性阑尾炎

104. F 药厂销售代表和某医院多名医师约定,医师在处方时使用 F 药厂生产的药品,并按使用量的多少
给予提成。事情曝光以后,按《药品管理法》的规定,对 F 药厂可以作出行政处罚的部门是
   A. 药品监督管理部门   B. 工商行政管理部门   C. 公安部门
   D. 医疗保险部门   E. 卫生行政部门

105. 某镇卫生院 2 名医务人员违反《献血法》规定,将不符合国家规定标准的血液用于患者。由于患者
家属及时发现,经治医师采取果断措施,幸好未给受血者健康造成损害。根据《献血法》规定,当地
县卫生局应给予这 2 名医务人员的行政处罚是
   A. 责令改正   B. 暂停执业活动 6 个月以上 1 年以下
   C. 罚款 1 万元以下   D. 刑事拘留   E. 吊销其医师执业证书

106. 初产妇,28 岁。胎儿娩出后无阴道流血,胎盘娩出后阴道流血不断,时多时少,1 小时内阴道流血量
达 600mL,血压 80/50mmHg,脉搏 116 次/分。此时应采取的紧急措施是
   A. 手入宫腔探查   B. 静注缩宫素加强宫缩   C. 为宫颈裂伤,立即缝合
   D. 为阴道血肿,立即处理   E. 查凝血功能,输纤维蛋白原

107. 男性,45 岁。右上腹痛 2 天,伴恶心呕吐,今起疼痛阵发性加剧,伴畏寒发热。体检,T38℃,巩膜无
黄染,右上腹有压痛,诊断首先考虑
   A. 急性阑尾炎   B. 急性胆囊炎   C. 急性胰腺炎
   D. 胃十二指肠溃疡   E. 胆囊癌

108. 女,17 岁。鼻塞、流涕、咽痛、发热 1 天后出现肉眼血尿,伴颜面部水肿。BP140/100mmHg。尿蛋白
(＋＋＋)。为明确诊断,最有价值的进一步检查是
   A. 双肾 CT   B. 肾脏 B 超   C. 24 小时尿蛋白定量
   D. 肾活检   E. 尿沉渣镜检

A3/A4 型选择题(109～142 题)

以下提供若干案例,每个案例下设若干个考题。请根据答案所提供的信息,在每一道题下面都有 A、
B、C、D、E 五个备选答案,请从中选择一个最佳答案,并在答题卡上将相应题号相应字母所属的方框
涂黑。

(109~111 题)共用题干

27 岁已婚妇女,停经 77 日,阴道中等量流血 4 日伴发热。昨日阴道排出一块肉样组织,今晨突然大量阴道流血。查血压 80/60mmHg,体温 38.2℃,脉搏 116 次/分。子宫如近妊娠 2 个月大,有压痛,宫口通过一指松,阴道分泌物明显臭味。血白细胞总数 20.5×10⁹/L,Hb68g/L。

109. 应诊断本例为感染合并
    A. 先兆流产
    B. 难免流产
    C. 不全流产
    D. 稽留流产
    E. 完全流产

110. 对于该患者,除抗休克外,还需进行的紧急处理是
    A. 大量输液、输血
    B. 注射宫缩剂
    C. 抗生素大剂量静滴
    D. 钳夹出宫腔内妊娠物
    E. 立即进行彻底清宫

111. 自然流产最常见的原因可能是
    A. 孕妇患甲状腺功能低下
    B. 孕妇接触放射性物质
    C. 孕妇细胞免疫调节失调
    D. 母儿血型不合
    E. 遗传基因缺陷

(112~114 题)共用题干

男,54 岁。4 天前突发剑突下阵发性绞痛,向右肩部及背部放射,并伴寒战、高热,于诊所进行抗炎、解痉治疗。1 天前患者出现皮肤黏膜黄染,进行性加重。查体:T38.2℃,BP125/84mmHg,神志清,剑突下及右上腹深压痛,无反跳痛。血常规示 WBC15.1×10⁹/L,血清及尿胆红素升高。

112. 该患者最可能的诊断是
    A. 急性胰腺炎
    B. 急性胆囊炎
    C. 上消化道溃疡穿孔
    D. 急性梗阻性化脓性胆管炎
    E. 胆石症

113. 为明确该诊断应首选的检查方法是
    A. B 超
    B. CT
    C. PCT
    D. ERCP
    E. MRCP

114. 如该诊断明确,首选治疗方案是
    A. 腹腔镜胆囊切除术
    B. 溃疡穿孔修补术
    C. 胆总管切开取石加 T 管引流术
    D. 清除坏死组织,放置引流管
    E. 胃大部切除术

(115~116 题)共用题干

女性,43 岁。水肿,尿少,呕吐 3 个月,血压 180/120mmHg,尿蛋白(+++),红细胞 5~8 个/HP,白细胞 8~10 个/HP,颗粒管型 5~10 个/HP,BUN290mmol/L,Cr860μmol/L,血红细胞 12.8×10¹²/L,该患者诊断慢性肾炎、尿毒症合并泌尿系感染。

115. 该患者诊断慢性肾炎尿毒症的主要依据是
    A. 高血压
    B. 水肿
    C. 尿少
    D. 恶心呕吐
    E. 化验检查尿蛋白(+++),BUN290mmol/L,Cr860μmol/L

116. 慢性肾炎尿毒症期血肌酐应该是
    A. Cr>707μmol/L
    B. Cr>178μmol/L
    C. Cr>884μmol/L
    D. Cr>278μmol/L
    E. Cr>450μmoL/L

(117~118 题)共用题干

22 岁初产妇,孕 39 周,肛查宫口 8cm,先露 0,胎膜未破,头先露,有宫缩,但子宫体部不变硬,持续时间 30 秒,间隔 5 分钟,胎心 136 次/分,B 超提示:胎儿双顶径 9.0cm。

117. 出现以上情况最可能的诊断是
    A. 子宫收缩过强
    B. 胎儿过大
    C. 子宫收缩乏力
    D. 骨盆狭窄
    E. 胎儿畸形

118. 此病例最适宜的处理是
    A. 人工破膜
    B. 立即剖宫产
    C. 静脉点滴缩宫素 5U
    D. 肌注哌替啶 100mg
    E. 观察 2 小时后再决定

（119～120题）共用题干

　　33岁，女性。双胎妊娠，胎膜早破，规律宫缩14小时，子宫颈口开大2cm，行剖宫产术，术后静脉点滴抗生素预防感染，第4天出现发冷、发热和腹痛，乳房胀，体温39.5℃，持续4小时，检查子宫底平脐，压痛阳性，恶露污浊有臭味。

119. 本例首先应考虑的诊断是
　　A. 急性乳腺炎　　　　　　　B. 乳腺乳汁淤积　　　　　C. 急性膀胱炎
　　D. 急性子宫内膜炎　　　　　E. 上呼吸道感染

120. 最可能造成感染的原因是
　　A. 年龄过大　　　　　　　　B. 双胎妊娠　　　　　　　C. 胎膜早破
　　D. 乳头皲裂　　　　　　　　E. 胎盘残留

（121～123题）共用题干

　　女性，72岁。1小时前不慎摔伤右髋部，查体：右下肢短缩，外旋50度畸形，右髋肿胀不明显，但有叩痛。

121. 以下哪项诊断可能性最大
　　A. 粗隆间骨折　　　　　　　B. 髋关节前脱位　　　　　C. 髋关节后脱位
　　D. 股骨颈骨折　　　　　　　E. 髋周围软组织损伤

122. 为证实诊断，以下哪项检查意义最大
　　A. X线　　　　　　　　　　B. CT　　　　　　　　　　C. MRI
　　D. 关节造影　　　　　　　　E. 核素骨扫描

123. 该患者最容易出现下列哪项并发症？
　　A. 髋关节周围创伤性骨化　　B. 髋内翻畸形　　　　　　C. 坐骨神经损伤
　　D. 脂肪栓塞　　　　　　　　E. 缺血性股骨头坏死

（124～126题）共用题干

　　男性，24岁。5天来鼻及牙龈出血，皮肤瘀斑。肝脾肿大，血红蛋白55g/L，白细胞10.0×10⁹/L，血小板16×10⁹/L。骨髓增生活跃，幼稚细胞占80%，胞质有大小不等颗粒及成堆棒状小体，过氧化物酶染色强阳性。

124. 该患者的诊断应首先考虑
　　A. 急性早幼粒细胞白血病　　B. 急性淋巴细胞白血病　　C. 急性粒细胞白血病
　　D. 慢性粒细胞白血病急变　　E. 急性单核细胞白血病

125. 本患者临床容易出现
　　A. 巨脾　　　　　　　　　　B. DIC　　　　　　　　　C. 严重感染
　　D. 中枢神经系统受侵犯　　　E. 牙龈肿胀

126. 本患者治疗首选
　　A. DA方案　　　　　　　　　B. 全反式维A酸　　　　　C. 羟基脲
　　D. VP方案　　　　　　　　　E. 骨髓移植

（127～129题）共用题干

　　女性，18岁。心悸、多汗2个月就诊。有支气管哮喘病史。查体：甲状腺弥漫性Ⅱ度肿大，可闻及杂音。心率110次/分，律整。吸碘率：3h 39%，24h 92%。

127. 最可能的诊断是
　　A. 单纯性甲状腺肿　　　　　B. 弥漫性毒性甲状腺肿　　C. 亚急性甲状腺炎
　　D. 慢性淋巴细胞性甲状腺炎　E. 甲状腺癌

128. 若患者入院后表现为坐立不安，大汗，体温40℃，心率160次/分，此时最应该警惕的是
　　A. 急性左心衰　　　　　　　B. 甲亢危象　　　　　　　C. 肺部感染
　　D. 感染性心内膜炎　　　　　E. 哮喘发作

129. 对于该患者上题中出现的情况，首选的药物是
　　A. 甲巯咪唑　　　　　　　　B. 丙硫氧嘧啶　　　　　　C. 糖皮质激素

D. 复方碘溶液   E. 大剂量普萘洛尔

(130～134题)共用题干

　　3个月男婴,高热2天,继之体温不升,反应差,拒奶,时有尖叫,间断抽搐。查体:面色青灰,皮肤黄染,唇发绀,双眼凝视,前囟饱满,心肺无异常,腹较胀,脐部红肿。

130. 首先要考虑的诊断是
　　A. 胆红素脑病   B. 化脓性脑膜炎   C. 颅内出血
　　D. 低钙血症   E. 热性惊厥

131. 为明确诊断,最有意义的检查是
　　A. 脑电图   B. 脑超声波   C. 脑脊液检查
　　D. 血胆红素   E. 血清钙测定

132. 明确诊断后,针对病因的主要治疗应是
　　A. 维生素K   B. 钙剂   C. 蓝光照射
　　D. 抗生素   E. 维生素D

133. 若该婴儿经有效治疗1周后,体温正常,前囟平坦,精神食欲好转,近两天又出现发热、呕吐、抽搐,前囟饱满,首先考虑并发
　　A. 脑性低钠血症   B. 脑水肿   C. 脑积水
　　D. 脑室管膜炎   E. 硬脑膜下积液

134. 此时需首选的措施是
　　A. 滴注高渗盐水   B. 使用脱水剂   C. 硬膜下穿刺放液
　　D. 脑室穿刺引流   E. 使用地塞米松

(135～137题)共用题干

　　女性,41岁。被鱼刺扎伤右手示指尖2天,右手示指针刺样痛半天就诊。查体:T36.8℃,右手示指末节肿胀、压痛,但张力不高,皮肤不红。

135. 该病的诊断是
　　A. 甲沟炎   B. 指头炎   C. 指骨髓炎
　　D. 腱鞘炎   E. 滑囊炎

136. 下列处理错误的是
　　A. 抗生素控制感染
　　B. 保持右手下垂,以利于血液循环
　　C. 鱼石脂软膏外敷右手示指
　　D. 金黄散糊剂敷贴右手示指
　　E. 右手示指理疗

137. 患者右手示指肿胀加重,伴有剧烈搏动性跳痛,此时作切开引流,正确的操作是
　　A. 右手示指末端做鱼口形切口
　　B. 末节指侧面纵切口,远侧应超过甲沟的1/2
　　C. 末节指侧面纵切口,近侧超过指节横纹
　　D. 脓腔较大时,宜做对口引流
　　E. 突出切口的脂肪不应剪去,以防损伤血管、神经

(138～140题)共用题干

　　女性,20岁。反复上腹痛3年,近3天上腹痛加重,饥饿痛,进食可缓解,1天前腹痛加重并出现右下腹痛,查体:剑突下偏右压痛,无反跳痛,右下腹局部肌紧张,压痛、反跳痛,肠鸣音减弱。

138. 为明确病因,应做的检查是
　　A. 腹部平片   B. X线钡餐透视   C. 胃镜
　　D. 阑尾B超   E. 结肠镜

139. 患者腹部平片见膈下新月形气体影,其病因最可能是
　　A. 阑尾脓肿并穿孔   B. 胃溃疡并穿孔   C. 克罗恩病并瘘管形成

D. 十二指肠溃疡并穿孔　　　　　E. 肠结核并穿孔

140. 若患者手术半年后出现腹痛、恶心、呕吐,伴腹胀、肛门排气减少,首先考虑并发

　　A. 粘连性肠梗阻　　　　B. 残胃炎　　　　C. 吻合口溃疡
　　D. 急性胰腺炎　　　　E. 缺血性肠病

（141～142 题）共用题干

　　男,48 岁。因患肝硬化 5 年,近 1 年来明显腹胀,尿少,食欲下降,下肢水肿来院。查体:一般情况差,腹膨隆,可见腹壁静脉曲张,移动性浊音阳性。

141. 该患者还可能出现的体征是

　　A. 振水音阳性　　　　B. 剑突下可闻静脉"营营"音　　　　C. 肝浊音界消失
　　D. 肠鸣音亢进　　　　E. 心浊音界扩大

142. 该患者腹壁静脉曲张的血流方向应为

　　A. 脐以上静脉血流向上,脐以下血流向下
　　B. 脐以上静脉血流向下,脐以下血流向上
　　C. 脐以上静脉血流向上,脐以下血流向上
　　D. 脐以上静脉血流向下,脐以下血流向下
　　E. 脐以上静脉血流向左,脐以下血流向右

B1 型选择题（143～150 题）

以下提供若干组考题,每组考题共用在考题前列出的 A、B、C、D、E 五个备选答案。请从中选择一个与问题关系最密切的答案,并在答题卡上将相应题号相应字母所属的方框涂黑,每个备选答案可能被选择一次、多次或者不被选择。

（143～144 题）共用选项

　　A. 回盲部
　　B. 末段回肠
　　C. 十二指肠
　　D. 全结肠
　　E. 直肠、乙状结肠

143. 溃疡性结肠炎的病变大多位于
144. Crohn 病的病变大多位于

（145～146 题）共用选项

　　A. 促红细胞生成素
　　B. 磷结合剂
　　C. 糖皮质激素
　　D. 血管紧张素转换酶抑制剂
　　E. 硝酸甘油

145. 糖尿病肾病大量蛋白尿患者应给予
146. 慢性肾功能不全继发性甲状旁腺功能亢进患者应给予

（147～148 题）共用选项

　　A. 临时心脏起搏器植入
　　B. 硝酸甘油
　　C. 直流电复律
　　D. 毛花苷丙
　　E. 阿托品

147. 女性,40 岁。风湿性心脏瓣膜病史 15 年,心房颤动 5 年。就诊时,心率 150 次/分,心房颤动,血压

100/70mmHg。治疗应首选

148. 男性,60 岁。急性下壁心肌梗死第 3 天—心电监测示二度Ⅰ型房室传导阻滞,心室率 50 次/分,血压 110/70mmHg。治疗应首选

(149～150 题)共用选项
A. 人工破膜
B. 剖宫产
C. 引产
D. 会阴侧切
E. 低位产钳术

149. 孕 36 周,子痫,抽搐控制 6 小时,此时恰当的治疗措施是

150. 初产妇,轻度妊高征,孕 39 周,临产,宫口开全 90 分钟,LOA,S＋3,胎心 116 次/分,羊水轻度胎粪污染,此时恰当的治疗措施是

第二单元

A1 型选择题(1～60 题)

每一道题下面有 A、B、C、D、E 五个备选答案,请从中选择一个最佳答案,并在答题卡上将相应题号相应字母所属的方框涂黑。

1. Na^+ 通过离子通道的跨膜转运过程属于
    A. 单纯扩散　　　　　　　B. 易化扩散　　　　　　　C. 主动转运
    D. 出胞作用　　　　　　　E. 入胞作用

2. 下列关于酮体的描述错误的是
    A. 酮体包括乙酰乙酸、β-羟丁酸和丙酮
    B. 酮体只能在肝外组织氧化
    C. 酮体是肝输出能量的一种形式
    D. 酮体只能在肝的线粒体内生成
    E. 合成原料是丙酮酸氧化生成的乙酰 CoA

3. 原位癌的特点是
    A. 是一种早期浸润癌
    B. 主要发生于子宫颈黏膜上皮
    C. 发生于表皮与真皮交界的肿瘤
    D. 组织特点与原发部位相同
    E. 癌变累及上皮全层,但未突破基底膜

4. 组织和细胞损伤后,周围细胞增殖、修复的过程是
    A. 增生　　　　　　　　　B. 再生　　　　　　　　　C. 化生
    D. 肥大　　　　　　　　　E. 机化

5. 蛋白质分子中的 α 螺旋所属的结构层次是
    A. 一级结构　　　　　　　B. 二级结构　　　　　　　C. 三级结构
    D. 结构域　　　　　　　　E. 四级结构

6. 细胞兴奋性是指
    A. 发生应激的特性　　　　B. 发生反应的特性　　　　C. 产生适应的特性
    D. 引起反射的特性　　　　E. 引起内环境稳态的特性

7. 病毒性肝炎时肝细胞基本病变错误的是
    A. 气球样变　　　　　　　B. 嗜酸变性　　　　　　　C. 脂肪变性
    D. 凝固性坏死　　　　　　E. 肝细胞再生

8. 下列关于炎症介质的描述,不正确的是
    A. 凝血系统在炎症中具有重要功能
    B. C_3、C_5 是重要的炎症介质
    C. 缓激肽可使血管通透性增加
    D. 前列腺素可导致疼痛
    E. 组胺具有阳性趋化作用

9. 糖皮质激素的作用是
    A. 促进葡萄糖的利用　　　B. 减少红细胞和淋巴细胞的数目　　　C. 减少脂肪的分解
    D. 促进肌肉组织蛋白质分解　　　E. 降低机体抗伤害刺激的能力

10. 关于乳酸循环的描述错误的是
    A. 使肌肉中的乳酸进入肝脏异生成葡萄糖
    B. 最终从尿中排出

71

C. 可防止酸中毒

D. 使能源物质避免损伤

E. 可防止乳酸的体内堆积

11. 能够引起周围神经炎的药物是
    A. 利福平   B. 异烟肼   C. 阿昔洛韦
    D. 吡嗪酰胺   E. 甲硝唑

12. 恶性程度最高,预后程度最差的乳腺癌是
    A. 髓样癌(伴大量淋巴细胞浸润)
    B. 髓样癌(不伴大量淋巴细胞浸润)
    C. 乳头湿疹样乳头癌
    D. 乳房纤维瘤
    E. 炎性乳癌

13. 符合 I 型呼吸衰竭的动脉血气标准是
    A. PaO_2 为 70mmHg,$PaCO_2$ 为 45mmHg
    B. PaO_2 为 70mmHg,$PaCO_2$ 为 40mmHg
    C. PaO_2 为 55mmHg,$PaCO_2$ 为 50mmHg
    D. PaO_2 为 50mmHg,$PaCO_2$ 为 40mmHg
    E. PaO_2 为 65mmHg,$PaCO_2$ 为 40mmHg

14. 下列哪项是对青霉素无效的病菌?
    A. 革兰阳性球菌   B. 革兰阳性杆菌   C. 革兰阴性球菌
    D. 铜绿假单胞菌   E. 梅毒螺旋体

15. 磺酰脲类药物可用于治疗
    A. 糖尿病合并高热
    B. 胰岛素功能尚存的非胰岛素依赖型糖尿病
    C. 糖尿病并发酮症酸中毒
    D. 胰岛素依赖型糖尿病
    E. 重症糖尿病

16. β受体阻断药
    A. 可使心率加快、心排量增加   B. 有时可诱发或加重哮喘发作   C. 促进脂肪分解
    D. 促进肾素分泌   E. 升高眼压作用

17. 术中的无菌原则,下列哪项是错误的?
    A. 碘酊、乙醇涂擦皮肤应包括手术切口周围 15cm
    B. 同侧手术人员换位,一人应先退一步,然后平移换位
    C. 铺巾顺序:先铺操作者对面或铺相对不洁区,最后铺靠近操作者的一侧
    D. 手术巾放置不准时只能由手术区向外移而不应向内移
    E. 大单头端应盖过麻醉架,两侧和足端应垂下超过手术床边 30cm

18. 不属于小细胞性贫血的是
    A. 缺铁性贫血   B. 海洋性贫血   C. 慢性感染性贫血
    D. 铁粒幼细胞性贫血   E. 再生障碍性贫血

19. 脑动脉栓塞的栓子最可能的来源是
    A. 左心房附壁血栓   B. 右心房附壁血栓   C. 右心室附壁血栓
    D. 下肢股静脉血栓   E. 肠系膜静脉血栓

20. 下列符合缺铁性贫血的实验室检查结果的是
    A. 血清铁降低、总铁结合力降低、转铁蛋白饱和度降低
    B. 血清铁降低、总铁结合力升高、转铁蛋白饱和度降低
    C. 血清铁降低、总铁结合力正常、转铁蛋白饱和度降低
    D. 血清铁降低、总铁结合力升高、转铁蛋白饱和度正常

E. 血清铁正常、总铁结合力升高、转铁蛋白饱和度降低

21. 下列符合中枢性瘫痪的临床特征是
　　A. 腱反射消失　　　　　　　　　B. 有肌萎缩　　　　　　　　C. 肌张力增高
　　D. 肌群瘫痪为主　　　　　　　　E. 无病理反射

22. 慢性阻塞性肺疾病的体征不包括
　　A. 呼吸音减弱　　　　　　　　　B. 支气管呼吸音　　　　　　C. 心音遥远
　　D. 桶状胸　　　　　　　　　　　E. 呼气相延长

23. DNA 分子中所含的碱基是
　　A. G、C、T、U　　　　　　　　　B. G、A、C、T　　　　　　C. A、G、C、U
　　D. G、A、T、U　　　　　　　　　E. T、C、A、U

24. 有关风湿病的描述,错误的是
　　A. 属于变态反应性疾病　　　　　B. 与溶血性链球菌感染有关　C. 心脏病变的后果最为严重
　　D. 可累及全身结缔组织　　　　　E. 风湿性关节炎常导致关节畸形

25. 系统性红斑狼疮中具有该病标记性意义的抗体是
　　A. 抗 RNP　　　　　　　　　　　B. 抗双链 DNA　　　　　　C. 抗 Scl－70
　　D. 抗 Sm　　　　　　　　　　　E. 核心抗体

26. 主要用于预防Ⅰ型变态反应所致哮喘的药物是
　　A. 氨茶碱　　　　　　　　　　　B. 肾上腺素　　　　　　　　C. 特布他林
　　D. 色甘酸钠　　　　　　　　　　E. 异丙肾上腺素

27. 治疗强心苷中毒引起的房室传导阻滞或窦性心动过缓最好选用
　　A. 异丙肾上腺素　　　　　　　　B. 阿托品　　　　　　　　　C. 苯妥英钠
　　D. 氨茶碱　　　　　　　　　　　E. 麻黄碱

28. 维生素 K 不能用于治疗的病症是
　　A. 凝血因子Ⅱ、Ⅶ、Ⅸ、Ⅹ缺乏所致的出血
　　B. 早产儿和新生儿出血
　　C. 阻塞性黄疸引起的出血
　　D. 水杨酸类药物过量所致的出血
　　E. 低纤维蛋白所致出血

29. 机体对创伤或感染代谢反应不同于禁食代谢反应的主要特点是
　　A. 机体能量消耗减少　　　　　　B. 处理葡萄糖的能力降低　　C. 体内蛋白质分解减慢
　　D. 血红蛋白下降　　　　　　　　E. 脂肪动用减慢

30. 病毒性肝炎中见明显碎片状坏死和桥接坏死的是
　　A. 慢性持续性肝炎　　　　　　　B. 亚急性重型肝炎　　　　　C. 急性黄疸型肝炎
　　D. 慢性活动性肝炎　　　　　　　E. 细菌性肝炎

31. 口服给药后,进入体循环有效药量减少的现象称为
　　A. 恒比消除　　　　　　　　　　B. 药酶诱导　　　　　　　　C. 首关消除
　　D. 生物转化　　　　　　　　　　E. 恒量消除

32. 下列关于核酸的叙述哪一项是错误的?
　　A. 碱基配对发生在嘧啶碱与嘌呤碱之间
　　B. 鸟嘌呤与胞嘧啶之间的联系是由两对氢键形成的
　　C. DNA 的两条多核苷酸链方向相反
　　D. DNA 双螺旋中,氢键连接的碱基对形成一种近似平面的结构
　　E. 腺嘌呤与胸腺嘧啶之间的联系是由两对氢键形成的

33. 慢性阻塞性肺疾病的慢性气道炎症最主要的效应细胞是
　　A. 巨噬细胞　　　　　　　　　　B. 中性粒细胞　　　　　　　C. 树突状细胞
　　D. 嗜酸性粒细胞　　　　　　　　E. 淋巴细胞

34. 选择性蛋白尿的特点是以

　　A. 溶菌酶为主　　　　　　　　　B. 白蛋白为主　　　　　　　　C. 本周蛋白为主
　　D. 血红蛋白为主　　　　　　　　E. β_2 微球蛋白为主

35. 下列有关各 RNA 分子的叙述,错误的是
　　A. mRNA 分子中含有遗传密码
　　B. tRNA 是蛋白质合成中氨基酸的载体
　　C. hnRNA 是 tRNA 的前体
　　D. mRNA 的 $3'$-末端有多聚 A 结构
　　E. rRNA 参与组成核糖体

36. 关于支气管哮喘概念的描述正确的是下列哪一项?
　　A. 支气管哮喘是一种气道慢性炎症性疾病,临床表现为反复喘息、吸气性呼吸困难等症状,多数患者可自行或经治疗后缓解
　　B. 支气管哮喘是支气管黏膜的慢性非特异性炎症,临床表现为反复喘息、呼气性呼吸困难等症状,多数患者可自行或经治疗后缓解
　　C. 支气管哮喘是多种炎性细胞参与的气道慢性炎症,临床表现为反复喘息、呼气性呼吸困难等症状,多数患者虽经治疗仍不能缓解
　　D. 支气管哮喘是支气管黏膜的慢性非特异性炎症,临床表现为反复喘息、吸气性呼吸困难等症状,多数患者可自行或经治疗后缓解
　　E. 支气管哮喘是多种炎性细胞参与的气道慢性炎症,临床表现为反复发作性的喘息、呼气性呼吸困难等症状,多数患者可自行或经治疗后缓解

37. 干性支气管扩张症的主要临床表现是
　　A. 反复咳嗽　　　　　　　　　　B. 大量脓痰　　　　　　　　　C. 反复咯血
　　D. 营养不良　　　　　　　　　　E. 大量粉红色泡沫痰

38. 下列各项功能性描述中,属于孕激素生理作用的是
　　A. 促进子宫内膜增生和腺体分泌
　　B. 增强子宫平滑肌的兴奋性
　　C. 提高子宫对缩宫素的敏感性
　　D. 促进输卵管蠕动
　　E. 刺激阴道上皮细胞增生、角化和分泌

39. 吗啡与哌替啶比较,下列哪项是错误的?
　　A. 吗啡镇痛作用时间比哌替啶长
　　B. 吗啡的镇痛作用比哌替啶强
　　C. 吗啡的呼吸抑制作用较哌替啶强
　　D. 吗啡的成瘾性较哌替啶强
　　E. 两药均可提高胃肠道平滑肌的张力

40. 代谢性酸中毒常伴有高血钾是由于肾小管
　　A. H^+-Na^+ 交换减弱　　　　　B. H^+-K^+ 交换增强　　　　C. K^+-Na^+ 交换减弱
　　D. K^+ 重吸收增加　　　　　　　E. $NH_4^+-K^+$ 交换减弱

41. 叶酸可以治疗
　　A. 地中海贫血　　　　　　　　　B. 缺铁性贫血　　　　　　　　C. 巨幼红细胞贫血
　　D. 溶血性贫血　　　　　　　　　E. 出血

42. 下列各项生理功能活动中,属于条件反射的是
　　A. 咀嚼、吞咽食物引起胃酸分泌
　　B. 闻到食物香味引起唾液分泌
　　C. 叩击股四头肌肌腱引起小腿前伸
　　D. 强光刺激视网膜引起瞳孔缩小
　　E. 异物接触角膜引起眼睑闭合

43. 有关促胃液素的叙述,错误的是

A. 促进胃酸的分泌　　　　　　B. 促进胃窦的运动　　　　　C. 刺激胰岛素的释放
D. 刺激消化道黏膜的生长　　　E. 促进胰液的分泌和胆固醇的合成

44. 治疗癫痫持续状态首选的药物是
　　A. 地西泮　　　　　　　　　　B. 哌替啶　　　　　　　　　C. 氯丙嗪
　　D. 普鲁卡因　　　　　　　　　E. 对乙酰氨基酚

45. 心衰细胞是肺褐色硬化内含铁血黄素的
　　A. 嗜酸性粒细胞　　　　　　　B. 淋巴细胞　　　　　　　　C. 中性粒细胞
　　D. 巨噬细胞　　　　　　　　　E. 嗜碱性粒细胞

46. 心肌兴奋性变化的特点是
　　A. 绝对不应期短　　　　　　　B. 有效不应期特别长　　　　C. 相对不应期短
　　D. 超常期特别长　　　　　　　E. 低常期较长

47. 引起抗利尿激素分泌最重要的因素是
　　A. 循环血量减少　　　　　　　B. 血浆晶体渗透压增高　　　C. 血浆胶体渗透压增高
　　D. 动脉血压降低　　　　　　　E. 疼痛刺激

48. 一个患者思维清晰,智能相对良好,但有近事记忆障碍和言谈虚构倾向,最可能的综合征是
　　A. 谵妄综合征　　　　　　　　B. 慢性脑病综合征　　　　　C. 急性脑病综合征
　　D. 痴呆综合征　　　　　　　　E. 遗忘综合征

49. 骨折功能复位标准,正确的说法是下列哪一项?
　　A. 长骨干横骨折对位至少达3/4　B. 下肢侧方成角移位不需矫正　C. 前臂双骨折只需对位良好
　　D. 下肢缩短移位成人不超过2cm　E. 旋转移位必须矫正

50. 对直接血红素的说法错误的是
　　A. 为胆红素葡糖醛酸二酯　　　B. 不易通过生物膜　　　　　C. 水溶性大
　　D. 不能通过肾脏随尿排出　　　E. 与重氮试剂反应速度快,呈直接反应

51. 在动物血压实验中,可使肾上腺素升压作用翻转的药物是
　　A. 多巴胺　　　　　　　　　　B. 异丙肾上腺素　　　　　　C. 酚妥拉明
　　D. 普萘洛尔　　　　　　　　　E. 阿托品

52. 肾炎时,毛细血管管壁增厚呈车轨状或分层状见于
　　A. 急性弥漫性增生肾小球肾炎
　　B. 弥漫性系膜增生性肾小球肾炎
　　C. 弥漫性膜性增生性肾小球肾炎
　　D. 弥漫性硬化性肾小球肾炎
　　E. 弥漫性新月体性肾小球肾炎

53. 主要用于防止间日疟复发和传播的是下列哪种药物?
　　A. 青蒿素　　　　　　　　　　B. 奎宁　　　　　　　　　　C. 氯喹
　　D. 伯氨喹　　　　　　　　　　E. 氯霉素

54. 属于良性肿瘤的是
　　A. 神经母细胞瘤　　　　　　　B. 软骨母细胞瘤　　　　　　C. 无性细胞瘤
　　D. 鲍文病　　　　　　　　　　E. 骨髓瘤

55. 合成胆固醇的关键酶是
　　A. 柠檬酸裂解酶　　　　　　　B. HMG-CoA 合酶　　　　　　C. HMC-CoA 裂解酶
　　D. HMG-CoA 还原酶　　　　　　E. 鲨烯合酶

56. 能较好地评价肺通气功能的指标是
　　A. 肺活量　　　　　　　　　　B. 用力呼气量(时间肺活量)　C. 肺通气量
　　D. 肺总量　　　　　　　　　　E. 肺泡通气量

57. 关于酶活性中心的叙述,正确的是
　　A. 酶原有能发挥催化作用的活性中心
　　B. 由一级结构上相互临近的氨基酸组成

C. 必需基团存在的唯一部位

D. 均由亲水氨基酸组成

E. 含结合基团和催化基团

58. 有感染高危因素的院内肺炎病原体排在首位的是

  A. 大肠埃希菌   B. 铜绿假单胞菌   C. 真菌

  D. 肺炎克雷白杆菌   E. 金黄色葡萄球菌

59. 能与血浆游离胆红素结合进行运输的物质主要是

  A. 白蛋白   B. 球蛋白   C. 载脂蛋白

  D. 运铁蛋白   E. 葡糖醛酸

60. 非霍奇金淋巴瘤化疗首选的方案是

  A. VDP 方案   B. CHOP 方案   C. MOPP 方案

  D. MP 方案   E. NC 方案

A2 型选择题（61～111 题）

每一道题是以一个小案例出现的,每一道题下面有 A、B、C、D、E 五个备选答案,请从中选择一个最佳答案,并在答题卡上将相应题号相应字母所属的方框涂黑。

---

61. 女性患者,52 岁。患糖尿病 5 年,心绞痛病史 2 年。因突发胸闷、出汗、胸部紧缩感紧急住院。血压 110/70mmHg,做心电图显示:胸前导联的 ST 段压低 0.2mV,T 波倒置,无病理性 Q 波。查心肌损伤标记物升高。应诊断为

  A. 心绞痛发作   B. 低血糖反应   C. 升主动脉夹层

  D. 急性非 Q 波型心肌梗死   E. 糖尿病酮症酸中毒

62. 女性,胸骨右缘第 2 肋间可触及收缩期震颤,听诊时听到收缩期杂音,4/6 级,响亮且粗糙,并向颈部传导,则以下最可能的病因是

  A. 主动脉瓣关闭不全   B. 二尖瓣关闭不全   C. 肺动脉瓣狭窄

  D. 主动脉瓣狭窄   E. 二尖瓣狭窄

63. 女性,36 岁。两年前确诊为慢性粒细胞性白血病。近感乏力,头晕,胸骨轻微疼痛。查 Hb:60g/L,PLT:$145×10^9$/L,骨髓原始细胞占 15%,Ph 染色体阳性。患者处于慢粒的哪一阶段?

  A. 稳定期   B. 急变期   C. 缓解期

  D. 初发期   E. 加速期

64. 女性,32 岁。4 个月来一直腹胀,低热,盗汗。查体:全腹压痛,右上腹可触及不易推动肿块,边界不清。近 3 天频繁呕吐,应考虑的诊断是

  A. 结核性腹膜炎并胃炎   B. 结核性腹膜炎粘连型   C. 结核性腹膜炎并肠梗阻

  D. 结核性腹膜炎并神经性呕吐   E. 结核性腹膜炎并消化性溃疡

65. 女,38 岁。四肢大小关节肿痛 12 年,X 线示双手指关节及腕关节有多处骨质破坏,关节检查仍有多个关节肿痛,脾肋下 2cm 触及,质中偏硬,查 WBC:$2×10^9$/L,血小板:$60×10^9$/L,ESR:56mm/h,尿常规(-),10 年来一直服用非甾体类消炎镇痛药。该患者最可能的诊断是

  A. 肝硬化脾亢   B. 骨性关节炎   C. Felty 综合征

  D. 系统性红斑狼疮   E. 药物性再障

66. 男,50 岁。在洗浴时昏倒,被人发现送来急诊,体检:昏迷状、血压 170/100mmHg,口唇呈樱桃红色,两肺满布湿啰音,双侧巴氏征(+)。该患者最可能是

  A. 脑出血   B. 心肌梗死   C. 糖尿病酮症酸中毒

  D. 低血糖昏迷   E. 一氧化碳中毒

67. 女,37 岁。腹胀、腹泻与便秘交替半年,常有午后低热,夜间盗汗。体检:腹壁柔韧感,轻度压痛,肝脾未触及,腹水征(+)。腹水检验:比重 1.018,蛋白 25g/L,白细胞 $0.7×10^9$/L,中性 0.30,淋巴 0.70,红细胞$0.3×10^9$/L。本例最可能的诊断是

A. 结核性腹膜炎   B. 原发性腹膜炎   C. 癌性腹膜炎

D. 巨大卵巢囊肿   E. 肝静脉阻塞综合征

68. 女,38 岁。看电视时突觉右侧上下肢不能活动,不能言语,无呕吐,无抽搐,有风湿性心脏病 10 年。最可能的诊断是

A. 脑出血   B. TIA   C. 脑血栓形成

D. 脑栓塞   E. 蛛网膜下腔出血

69. 男,50 岁。突然寒战、高热,右上腹胀痛;体温 39.5℃,肝大,右上腹触痛伴肌紧张,白细胞 20×10^9/L。X 线腹部透视:右膈肌抬高,活动受限,B 超提示肝占位性病变,应考虑

A. 胆道感染   B. 急性肝炎   C. 细菌性肝脓肿

D. 阿米巴肝脓肿   E. 肝癌

70. 8 个月男婴,呕吐、腹泻 3 天,无尿 12 小时,体温 37.8℃,嗜睡与烦躁交替,双眼凹陷,口唇干燥、樱桃红,皮肤弹性极差,四肢冷,脉细弱。呼吸 60 次/分,心率 160 次/分,心音低钝,腹胀,肠鸣音减少,血象:Hb 150g/L,WBC 13×10^9/L,N 0.40,L 0.60。初步诊断婴儿腹泻伴

A. 重度脱水,代谢性酸中毒

B. 中度低渗性脱水,代谢性酸中毒

C. 重度脱水,低钾血症,代谢性酸中毒

D. 败血症,感染性休克,代谢性酸中毒

E. 重度高渗性脱水,代谢性酸中毒

71. 女,30 岁。低热,腹胀,腹痛 1 个月。查体:腹部弥漫性压痛,揉面感,移动性浊音阳性。对诊断最有意义的检查是

A. 结核菌素试验   B. 血清结核抗体   C. 血沉

D. 腹腔穿刺抽液检查   E. 血常规

72. 男性,45 岁,装卸工人,腰扭伤,经治疗腰痛缓解,但仍有左下肢麻木、疼痛,并呈放射性,查体:腰背肌痉挛,沿坐骨神经走行有压痛,直腿抬高试验阳性。该患者最可能的诊断是

A. 腰椎结核   B. 腰扭伤未愈   C. 腰部棘上韧带炎

D. 单纯坐骨神经痛   E. 腰椎间盘突出症

73. 某肾病综合征患者用泼尼松足量治疗 4 个月后,蛋白尿(+++),水肿未减,最好采用以下哪种措施

A. 加大泼尼松剂量   B. 换用地塞米松   C. 输入血浆或右旋糖酐—40

D. 加用高效利尿药   E. 加用环磷酰胺

74. 男性,28 岁。诊断高血压 5 年,近 2 个月来头痛加重,舒张压经常在 130mmHg 以上,但无恶心呕吐和自主神经功能失调症状。查体:血压 180/140mmHg,心左界大,眼底有出血,无视盘水肿。蛋白尿(++),血肌酐 210umol/L,其诊断最可能是

A. 恶性高血压   B. 高血压脑病   C. 急进性高血压

D. 高血压危象   E. 舒张期高血压

75. 女,25 岁。妊娠 35 周。头晕、乏力、心悸 2 个月。既往体健。血常规:Hb80g/L,MCV 108fL,MCH 35pg,MCHC 33%,WBC 3.6$\times10^9$/L,Plt 95$\times10^9$/L,网织红细胞 0.02。为明确诊断,首先应进行的检查是

A. 尿 Rous 试验   B. 粪隐血试验   C. 血清铁、铁蛋白测定

D. Coombs 试验   E. 血清叶酸、维生素 B_{12} 测定

76. 女性,28 岁。月经量多 1 年,近 10 日来经常鼻出血。脾肋下未及。血红蛋白 90g/L,白细胞 10$\times10^9$/L,血小板 30$\times10^9$/L。骨髓检查:粒红细胞系增生旺盛,巨核细胞增多,伴有成熟障碍,应诊断为

A. 缺铁性贫血   B. 再生障碍性贫血   C. 特发性血小板减少性紫癜

D. 溶血性贫血   E. 急性白血病

77. 女,28 岁。反复发作性肉眼血尿 2 年余,此次上呼吸道感染 5 天后又发生肉眼血尿。查体:双下肢微肿,血压 120/80mmHg。尿常规示蛋白(++),红细胞(++++)为明确诊断,最有意义的检查项目是

A. 肾超声   B. 肾活检   C. 肾 CT

D. 静脉肾盂造影　　　　　　　　　E. 中段尿培养

78. 男,37 岁。突发右腰部剧痛 3 小时,疼痛向右下腹放射,伴恶心、呕吐。最可能的疾病是
　　A. 胆石病　　　　　　　　　B. 急性胆囊炎　　　　　　　C. 上尿路结石
　　D. 急性阑尾炎　　　　　　　E. 肾盂肾炎

79. 患者因急性心肌梗死入院。入院第 3 天,于心尖部出现 3/6 收缩期杂音,同时心力衰竭加重,使用纠正心衰的药物效果很差而死亡。最可能的诊断为心肌梗死并发
　　A. 室间隔穿孔　　　　　　　B. 急性肺心病　　　　　　　C. 梗死后综合征
　　D. 心室游离壁破裂　　　　　E. 乳头肌或腱索断裂

80. 男,42 岁。1 年来活动后气促,伴腹胀及双下肢水肿,自述既往无不适,生活工作正常。查体:BP 100/60mmHg,颈静脉怒张,双肺底可闻及湿性啰音,心界向两侧扩大,S,减弱,心尖部可闻及 3/6 级收缩期杂音,肝肋下 3cm,双下肢凹陷性水肿。该患者最可能的诊断是
　　A. 冠心病　　　　　　　　　B. 扩张型心肌病　　　　　　C. 肥厚型心肌病
　　D. 风湿性心脏病　　　　　　E. 缩窄性心包炎

81. 女,25 岁。闭经 9 周,腰痛,阴道流血多于月经量,子宫如 9 周妊娠大小,宫口有组织物堵塞,宫颈无举痛。最恰当的处理是
　　A. 予以保胎治疗　　　　　　B. 立即行刮宫术　　　　　　C. 继续观察
　　D. 进一步查尿 HCG 明确诊断　E. 给予输液及止血药

82. 初孕妇,25 岁。妊娠 14 周,少量阴道流血 1 天。妇科检查:阴道少量暗红色血液,官口未开,子宫大小与孕周相符,该患者最可能的诊断是
　　A. 先兆流产　　　　　　　　B. 稽留流产　　　　　　　　C. 难免流产
　　D. 不全流产　　　　　　　　E. 早期流产

83. 女性,50 岁。因便血 2 个月就诊。直肠镜检查发现距肛缘 4cm 的直肠前壁有 2cm×2cm 的肿块,取活检病理检查为直肠乳头状腺癌,最佳的手术方式是
　　A. 经肛局部切除术　　　　　B. 骶后径路局部切除术　　　C. 腹、会阴联合直肠癌根治术
　　D. 经腹直肠癌切除、骶前吻合术　E. 经腹直肠癌切除、近端造口、远端封闭

84. 男性,65 岁。2 个月前有头部外伤史,现出现头痛,CT 示右额颞顶新月状低密度影像,诊断为
　　A. 脑内血肿　　　　　　　　B. 高血压脑出血　　　　　　C. 急性硬膜外血肿
　　D. 急性硬膜下血肿　　　　　E. 慢性硬膜下血肿

85. 男性,30 岁。活动后心悸、气短 3 年,腹胀,浮肿 1 个月。查体:心界扩大,心尖部舒张期奔马律,心音低钝,心电图:低电压,多发多源室性期前收缩,超声:左室内径 64mm,呈大心腔小瓣口征,室壁运动减弱,诊断是
　　A. 心包积液　　　　　　　　B. 扩张型心肌病　　　　　　C. 先心病房间隔缺损
　　D. 风心病联合瓣膜病　　　　E. 冠心病心律失常心衰

86. 男性,25 岁。因支气管哮喘住院治疗已半月,症状基本控制,今晨花园散步后突发胸痛、胸闷,用氨茶碱、甲泼尼龙静滴后仍不缓解,此时考虑可能有
　　A. 支气管哮喘急性发作　　　B. 自发性气胸　　　　　　　C. 继发感染
　　D. 心力衰竭　　　　　　　　E. 肺不张

87. 女,25 岁。低热二月伴干咳,抗炎治疗无效。胸片未见异常;痰涂片找到抗酸杆菌,最可能的诊断是
　　A. 支原体肺炎　　　　　　　B. 过敏性肺炎　　　　　　　C. 支气管扩张症
　　D. 结节病　　　　　　　　　E. 支气管内膜结核

88. 男性,60 岁。在家中浴室洗澡,2 小时后被发现已昏迷,呼吸不规则,有间歇性暂停,室内烧煤炉取暖,门窗紧闭。本例现场急救的首要措施是立即
　　A. 吸入高浓度氧　　　　　　B. 使呼吸道通畅　　　　　　C. 口对口人工呼吸
　　D. 撤离现场　　　　　　　　E. 给予呼吸兴奋剂

89. 男,35 岁。左股骨干骨折内固定术后 2 天,突发右胸痛,咳嗽,氧饱和度显示 92%,心肺查体未见明显异常。应首先考虑的诊断是
　　A. 脂肪栓塞　　　　　　　　B. 急性呼吸窘迫综合征　　　C. 肺血栓栓塞

D. 胸膜炎   E. 肺不张

90. 男性,50岁,胃溃疡病史25年,饭后突发上腹剧痛1小时,为进一步明确诊断,首选的检查方法是
     A. 腹腔诊断性穿刺   B. 立位腹部X线平片   C. CT检查
     D. B超检查   E. X线胃肠钡餐检查

91. 男,76岁,突发腹痛,停止排气排便3天。既往曾因十二指肠溃疡行胃大部切除术。查体:T37.8℃,P100次/分,BP90/80mmHg,全腹压痛,反跳痛(+)。立即拍摄腹部X线平片见多发气液平面。诊断性腹腔穿刺抽出血性液体。该患者下一步首选的处理是
     A. 立即肛管排气   B. 快速补液、扩容   C. 立即手术探查
     D. 全消化道X线钡剂造影   E. 严密观察病情12小时

92. 女,72岁,摔倒后左肩部着地受伤,肩部肿胀、疼痛,肩关节活动障碍。X线片显示左侧肱骨外颈骨皮质连续性中断,无明显移位。首选的治疗方法是
     A. 切开复位内固定   B. 小夹板外固定   C. 三角巾悬吊贴胸位固定
     D. 石膏外固定   E. 尺骨鹰嘴骨牵引+夹板固定

93. 男,32岁,因十二指肠溃疡行Billroth Ⅱ式胃大部切除术后6个月。术后出现反酸、烧心症状,应用抑酸剂治疗无效。上述症状逐渐加重,并呕吐胆汁样物,上腹部及胸骨后烧灼样疼痛,体重减轻,查体:贫血貌,消瘦,营养不良,巩膜无黄染。胃液中无游离酸。胃镜检查见黏膜充血、水肿、糜烂。最适当的治疗措施是
     A. 采用少食多餐方式   B. 应用H2受体拮抗剂   C. 长期应用消胆胺治疗
     D. 注意餐后勿平卧   E. 行Roux-en-Y胃空肠吻合术

94. 男性,30岁,突发左腰部绞痛伴镜下血尿,左腰部轻度压痛和叩击痛,无肌紧张,应考虑
     A. 肾肿瘤   B. 肾结核   C. 急性肾盂肾炎
     D. 肾输尿管结石   E. 肾积水

95. 女,68岁。因胆总管结石急症行胆总管探查术后1周。T管每天引流约400~600mL。最可能的原因是
     A. 肝脏功能障碍   B. 肝内胆管结石   C. 胆总管下端不通畅
     D. 胆总管T管引流通畅   E. 胆汁引流袋位置过低

96. 男,68岁。高血压15年,规律服用氢氯噻嗪和卡托普利降压,近3天来腹泻,呈稀水样便,尿量300~400mL/d,实验室检查:血肌酐158μmol/L,血尿素氮19mmol/L,尿渗透压600mOsm/(kg·H_2O)。患者出现上述异常检测结果的最可能原因是
     A. 血容量减低   B. 急性间质性肾炎   C. 急性肾小管坏死
     D. 药物不良反应   E. 肾后性梗阻

97. 男性,35岁。因车祸右小腿受伤,经拍X线片诊断为右胫骨中下1/3交界处斜形骨折。其易发生
     A. 骨筋膜室综合征   B. 脂肪栓塞   C. 延迟愈合或不愈合
     D. 血管损伤   E. 神经损伤

98. 男,30岁。喉结下肿痛1周。肿胀渐至颈中部,能讲话。查体:T38.7℃,BP100/60mmHg,右颈部明显肿胀、压痛、皮肤不红,无波动。WBC15×10^9/L,血培养阴性。该患者最可能的诊断是
     A. 急性颌下腺炎   B. 急性淋巴管炎   C. 颈部蜂窝织炎
     D. 急性咽喉炎   E. 急性腮腺炎

99. 男,43岁。初诊2型糖尿病5个月,每日进主食量约500g,身高171cm,体重90kg,BMI30.8。实验室检查:空腹血糖7.5mmol/L,餐后2小时血糖12.8mmol/L,糖化血红蛋白7.5%,目前首选的治疗药物是
     A. 格列本脲   B. 吡格列酮   C. 阿卡波糖
     D. 二甲双胍   E. 那格列奈

100. 男性,28岁。间断喘息4年,无明显规律,发作期间无不适,此次因"气喘5小时"来院。查体:体温36.8℃,端坐呼吸,口唇发绀,双肺呼吸音低,呼气相明显延长,未闻及哮鸣音,血常规WBC3.3×10^9/L,N0.75,该患者最可能的诊断是
     A. 慢性支气管炎   B. 支气管哮喘   C. 心源性哮喘

D. 过敏性肺炎　　　　　　　　　　E. 肺癌

101. 男,30岁。发热伴鼻出血1周。检查:牙龈肿胀,肝脾轻度肿大;血红蛋白40g/L,白细胞$6.0×10^9$/L,血小板$15×10^{12}$/L,骨髓象原始细胞占60%,过氧化物酶染色阳性,非特异性酯酶阳性,阳性反应可被氟化钠抑制,应诊断为
　　A. 急性粒细胞白血病　　　　　　B. 急性早幼粒细胞白血病　　　　C. M型白血病
　　D. 急性红白血病　　　　　　　　E. 急性单核细胞白血病

102. 男性,28岁。因高位小肠瘘1天入院,入院后经颈内静脉插管滴入肠外营养液,2周后突然出现寒战、高热,无咳嗽、咳痰,腹部无压痛和反跳痛。该患者最有可能的诊断是
　　A. 高渗性非酮症昏迷　　　　　　B. 肺部感染　　　　　　　　　　C. 气胸
　　D. 导管性脓毒症　　　　　　　　E. 咽喉部感染

103. 男,45岁。蛋白尿3年余,乏力、恶心2个月。查体:血压180/100mmHg,双下肢水肿。血红蛋白70g/L,血肌酐625μmol/L,血钾6.8mmol/L。首选的治疗为
　　A. 输血　　　　　　　　　　　　B. 血液透析　　　　　　　　　　C. 低蛋白饮食
　　D. 利尿剂　　　　　　　　　　　E. 降低血压

104. 男,30岁,湖北人。因发冷、发热,肝区不适5天来诊。曾静脉滴注头孢克肟3天,疗效欠佳。发病前1个月(8月份)到湖中游泳,其间皮肤曾有少数散在小红丘疹。查体:T39℃,BP120/80mmHg,急性病容,神清,无皮疹,巩膜无黄染,心肺正常。腹部平软,肝肋下2cm,质软,脾脏未触及。实验室检查:血白细胞$12.5×10^9$/L,中性粒细胞20%,嗜酸性粒细胞60%,淋巴细胞20%。该患者最可能的诊断是
　　A. 伤寒　　　　　　　　　　　　B. 流行性斑疹伤寒　　　　　　　C. 肝脓肿
　　D. 急性血吸虫病　　　　　　　　E. 病毒性肝炎

105. 女性,36岁。心悸、甲状腺肿大,并伴有轻度呼吸不畅,压迫感,首次妊娠3个月余,诊为原发性甲亢,最有效的治疗方法是
　　A. 终止妊娠　　　　　　　　　　B. 抗甲状腺药物治疗　　　　　　C. ^{131}I治疗
　　D. 甲状腺大部切除术　　　　　　E. 放射治疗

106. 男,18岁,高三学生。既往学习成绩一贯优良,品德良好。据父母反映该生近半年来,可能因为学习任务太重,高考压力太大,出现学习成绩明显下降,且变得孤僻,不与人交往,对父母态度冷漠又粗暴,失眠,有时自语自笑。精神检查时,该学生回答问题词语单调,对上述表现回答说压力太大、脑子变得空白、听不进老师讲课、记忆力变差,回答时面无表情。该学生最可能的诊断是
　　A. 焦虑症　　　　　　　　　　　B. 抑郁症　　　　　　　　　　　C. 精神分裂症
　　D. 神经衰弱　　　　　　　　　　E. 帕金森病

107. 男,19岁。4天来左膝关节肿胀。自幼于外伤后易出血不止。查体:皮肤黏膜未见出血及紫癜,出血时间2分钟,凝血时间30分钟,凝血酶原时间正常。疾病分类应为
　　A. 纤维蛋白生成障碍　　　　　　B. 凝血酶生成障碍　　　　　　　C. 血小板异常
　　D. 凝血活酶生成障碍　　　　　　E. 骨髓造血机制障碍

108. 女性,76岁。晨起四肢乏力。2小时前行走中跌倒,不能起立。体检:意识清楚,只能以眼球上下运动示意。双侧周围性面瘫,张口伸舌和吞咽不能,留置鼻饲。四肢肌力0级,腱反射亢进,双侧Babinski征阳性。感觉无异常。脑梗死部位在
　　A. 中脑　　　　　　　　　　　　B. 脑桥基底部　　　　　　　　　C. 内囊后肢
　　D. 丘脑底部　　　　　　　　　　E. 脊髓

109. 某女,昨晚吃街边烧烤后突然畏寒、高热、呕吐、腹痛、腹泻,腹泻共5次,开始为稀水样便,继之便中带有黏液和脓血。在未做实验室检查的情况下,该患者可能的诊断是
　　A. 急性轻型细菌性痢疾　　　　　B. 急性普通型细菌性痢疾　　　　C. 中毒型细菌性痢疾
　　D. 慢性细菌性痢疾急性发作　　　E. 疟疾

110. 男性,68岁。反复咳嗽、咳痰25年,喘憋伴间断下肢水肿9年。体检:血压145/90mmHg,双肺可闻及湿啰音。心电图检查见:Ⅱ、Ⅲ导联P波振幅为0.26mV,Ⅵ导联P波直立,振幅为0.2mV;P波宽度均正常。最可能的心电图诊断是

    A. 右心房扩大　　　　　　　B. 右心室肥大　　　　　　　C. 左心房扩大

    D. 左心室肥大　　　　　　　E. 室间隔肥厚

111. 女性,26 岁。反复发作肉眼血尿。感染后加重,无水肿、高血压及肾功能减退,最可能的诊断是

    A. 泌尿系统肿瘤　　　　　　B. 急性肾小球肾炎　　　　　C. 慢性肾小球肾炎

    D. IgA 肾炎　　　　　　　　E. 急进性肾小球肾炎

A3/A4 型选择题(112～136 题)

以下提供若干案例,每个案例下设若干个考题。每一道题下面都有 A、B、C、D、E 五个备选答案,请从中选择一个最佳答案,并在答题卡上将相应题号相应字母所属的方框涂黑。

(112～114 题)共用题干

    男性,69 岁。咳嗽,痰中带血丝 2 个月,发热 10 天,胸片显示右肺上叶片状阴影,呈肺炎样征象。

112. 为明确诊断,应首选下列哪项检查?

    A. 胸部 CT　　　　　　　　B. 剖胸探查　　　　　　　　C. 纵隔镜检查

    D. 放射性核素检查　　　　　E. 经胸壁穿刺活组织检查

113. 患者 1 个月后出现右面部无汗,瞳孔缩小,上睑下垂及眼球内陷。复查胸片显示右胸顶部致密块影,诊断最可能是

    A. 转移性肺癌　　　　　　　B. 中央型肺癌　　　　　　　C. 粟粒性肺结核

    D. 纵隔淋巴肉瘤　　　　　　E. Pancoast 肿瘤

114. 患者出现的以上症状,是由于肿瘤侵犯或压迫了

    A. 膈神经　　　　　　　　　B. 喉返神经　　　　　　　　C. 臂丛神经

    D. 迷走神经　　　　　　　　E. 颈交感神经

(115～116 题)共用题干

    女性,68 岁。有特发性肺间质纤维化病史 8 年,3 天前着凉,出现咳嗽、呼吸困难加重。查体:呼吸浅快,端坐呼吸,双肺下肺野闻及 Velcro 啰音。动脉血气分析示 PaO_2 57mmHg,$PaCO_2$ 30mmHg,pH7.48。

115. 血气结果应判断为

    A. Ⅰ呼衰并呼吸性碱中毒　　B. Ⅱ呼衰并呼吸性酸中毒　　C. Ⅰ呼衰并代谢性碱中毒

    D. Ⅱ呼衰并代谢性碱中毒　　E. 无呼吸衰竭

116. 患者氧疗应采取的方式是

    A. 低浓度鼻导管给氧　　　　B. 高浓度鼻导管给氧　　　　C. 低浓度面罩给氧

    D. 高浓度面罩给氧　　　　　E. 气管插管机械通气

(117～119 题)共用题干

    女性,36 岁。近 2 年来出现胸闷、气促,呼吸困难,超声心动图示左室心腔扩大,LVEF:0.32。

117. 该患者最可能的诊断是

    A. 扩张型心肌病　　　　　　B. 酒精性心肌病　　　　　　C. 肥厚型心肌病

    D. 限制型心肌病　　　　　　E. 克山病

118. 该患者诊断成立后,目前主要的治疗措施为

    A. 应用血管紧张素转换酶抑制剂　　B. 心脏移植　　　　　　　C. 营养心肌

    D. 洋地黄　　　　　　　　　E. 糖皮质激素

119. 该患者一直食欲不佳,进食量少,近 3 日下肢水肿,入院后应用呋塞米后,尿量增加明显,此时最应注意

    A. 防止感染　　　　　　　　B. 防止低蛋白血症　　　　　C. 防止电解质紊乱

    D. 防止低血糖　　　　　　　E. 防止酸碱平衡失调

(120～121 题)共用题干

男性,54 岁。上班时他人发现其口角歪斜,诊断为左侧面神经麻痹。

120. 不应有的体征是
    A. 左额纹消失　　　　　　　　B. 左眼裂大　　　　　　　　C. 左鼻唇沟浅
    D. 张口下颌向左偏斜　　　　　E. 左口角下垂

121. 本病例治疗时应先用
    A. 大量抗生素　　　　　　　　B. 激素　　　　　　　　C. 针灸
    D. 曲克芦丁　　　　　　　　　E. 卡马西平

(122～124 题)共用题干

男,30 岁。11 月中旬发病,发热,全身痛,尿少,入院时发病 5 天。查体可见面部充血,结膜出血,皮下可见於点、瘀斑,经化验检查,最后确诊为肾综合征出血热。

122. 关于其出血原因,下面哪项错误?
    A. 血管损伤　　　　　　　　B. 血小板减少　　　　　　　　C. 肝素物质增多
    D. DIC　　　　　　　　　E. 凝血因子合成较少

123. 哪个脏器的出血危险性最大?
    A. 脑　　　　　　　　B. 肺　　　　　　　　C. 肠
    D. 肾　　　　　　　　E. 心房

124. 患者最主要的治疗是
    A. 抗生素抗感染　　　　　　　　B. 抗病毒治疗　　　　　　　　C. 卧床休息
    D. 补充血容量　　　　　　　　　E. 无需特殊治疗

(125～127 题)共用题干

男,28 岁。10 天前醉酒,呕吐、呛咳,此后出现发热、咳嗽、咳痰。既往身体健康。查体:T38.8℃,右下肺背部肩胛下闻及中小水泡音。胸片示右下肺大片阴影,内见液平及半圆形透光区。外周血白细胞 13.8×10⁹/L,N78%。

125. 患者诊断最可能是
    A. 肺结核　　　　　　　　B. 肺癌　　　　　　　　C. 急性肺脓肿
    D. 肺炎球菌肺炎　　　　　E. 支原体肺炎

126. 患者肺脓肿的感染途径最可能是
    A. 吸入性肺脓肿　　　　　　　　B. 继发性肺脓肿　　　　　　　　C. 肝顶部脓肿穿破膈肌所致
    D. 食道穿孔所致　　　　　　　　E. 血源性肺脓肿

127. 该患者接下来最有意义的辅助检查是
    A. 痰培养加药敏试验　　　　　　B. 心电图检查　　　　　　C. 腹部超声波检查
    D. 血沉、肝功检查　　　　　　　E. 肺功能检测

(128～130 题)共用题干

男性,48 岁。有风湿性关节炎病史 15 年,近 5 年出现呼吸困难、咳嗽和咯血等症状,并伴有肝大,腹水,双下肢水肿。查体心尖区可闻及隆隆样舒张期杂音。心电图示右室大。

128. 此患者可能诊断为
    A. 风心病主动脉瓣关闭不全　　　B. 肥厚型心肌病　　　　　C. 先天性心脏病
    D. 风心病二尖瓣狭窄　　　　　　E. 冠心病

129. 为明确诊断可靠的辅助检查是
    A. 血沉　　　　　　　　B. 胸部 X 线检查　　　　　　C. 超声心动图
    D. 风湿系列　　　　　　E. 冠状动脉造影

130. 该患者某天突然出现心慌、胸闷、脉搏短细,听诊心率 157 次/分,心律绝对不齐,第一心音强弱不等。此时最为合适的处置为
    A. 静滴多巴胺　　　　　　　　B. 静滴阿托品　　　　　　　　C. 静推洋地黄
    D. 应用硝酸甘油　　　　　　　E. 应用呋塞米

(131～133 题)共用题干

男,49 岁。2 年来每于剧烈活动时发作剑突下疼痛,向咽部放射,持续数分钟可自行缓解。2 周来发作频繁且于夜间睡眠中发作。3 小时前出现剑突下剧烈疼痛,向胸部放射,伴憋闷、大汗,症状持续不缓解,急诊平车入院。既往有高血压病史 12 年,糖尿病病史 7 年,有吸烟史。查体:T36.2℃,BP 160/80mmHg。急性病容,口唇无紫绀,双肺呼吸音清,心率 103 次/分,律不齐,早搏 15 次/分,$A_2 > P_2$,腹软,无压痛。

131. 接诊时首先需考虑的诊断是
    A. 急性胰腺炎　　　　　　　B. 急性心肌梗死　　　　　　C. 消化溃疡
    D. 急性胆囊炎　　　　　　　E. 急性肺栓塞

132. 最可能引起该患者死亡的原因是
    A. 上消化道出血　　　　　　B. 弥漫性血管内凝血　　　　C. 急性腹膜炎
    D. 恶性心律失常　　　　　　E. 感染中毒性休克

133. 接诊时该患者需首先完善的检查是
    A. 血气分析　　　　　　　　B. 急诊胃镜　　　　　　　　C. 血和尿淀粉酶测定
    D. 心电图　　　　　　　　　E. 急诊腹部 B 超

(134～136 题)共用题干

男性,70 岁。慢性咳嗽、咳痰 20 余年,每年持续 3～4 个月,近 2～3 年出现活动后气短,有时双下肢水肿。今日晨起突感左上胸针刺样疼痛,与呼吸有关,继之出现呼吸困难、大汗,不能平卧,来院就诊。

134. 询问病史的重点应是
    A. 胸痛的部位、性质及伴随症状　　B. 冠心病、心绞痛病史　　C. 吸烟史
    D. 近期心电图检查情况　　　　　　E. 近期胸部 X 线检查情况

135. 体检重点应是
    A. 肺部啰音　　　　　　　　B. 心脏听诊　　　　　　　　C. 胸膜摩擦音
    D. 肺下界位置　　　　　　　E. 胸部叩诊音及呼吸音双侧对比

136. 以下检查中最有价值的是
    A. 外周血象检查　　　　　　B. 心电图检查　　　　　　　C. 胸部 X 线检查
    D. 血气分析　　　　　　　　E. 超声波检查

B1 型选择题(137～150 题)

以下提供若干组考题,每组考题共用在考题前列出的 A、B、C、D、E 五个备选答案。请从中选择一个与问题关系最密切的答案,并在答题卡上将相应题号相应字母所属的方框涂黑,每个备选答案可能被选择一次、多次或者不被选择。

(137～138 题)共用选项
    A. 疖
    B. 痈
    C. 丹毒
    D. 急性化脓性腱鞘炎
    E. 气性坏疽

137. 属于特异性感染的是

138. 一般不需要全身使用抗生素的是

(139～140 题)共用选项
    A. 呼吸道合胞病毒
    B. 金黄色葡萄球菌
    C. 绿脓杆菌

D. 肺炎链球菌

E. 肺炎支原体

139. 支气管肺炎常见病原体是

140. 肺脓肿的常见病原体是

（141～142题）共用选项

A. M_1型

B. 急性早幼粒细胞白血病

C. 急性单核细胞白血病

D. 急性粒细胞白血病

E. 急性淋巴细胞白血病

141. 可导致弥漫性血管内凝血（DIC）的是

142. 易导致肝、脾、淋巴结明显肿大的是

（143～144题）共用选项

A. 彻底隔离

B. 肠道隔离

C. 接触隔离

D. 血液和体液隔离

E. 保护性隔离

143. 对乙肝、艾滋病等疾病应采取

144. 对大面积烧伤、免疫缺陷、白血病等应采取

（145～146题）共用选项

A. 氯喹　　　　　　　　　　B. 伯氨喹　　　　　　　　　　C. 乙胺嘧啶

D. 吡喹酮　　　　　　　　　E. 奎宁

145. 杀灭各种疟原虫速发型子孢子,对红细胞内未成熟裂殖体有抑制作用的药物是

146. 能杀灭肝细胞内速发型和迟发型疟原虫,杀灭各种疟原虫配子体的药物是

（147～148题）共用选项

A. 全心衰竭　　　　　　　　B. 右心房衰竭　　　　　　　　C. 右心室衰竭

D. 左心房衰竭　　　　　　　E. 左心室衰竭

147. 二尖瓣狭窄致肺淤血是因

148. 主动脉瓣关闭不全致肺淤血、肺水肿是因

（149～150题）共用选项

A. 一度房室传导阻滞　　　　B. 二度Ⅰ型房室传导阻滞　　　C. 二度Ⅱ型房室传导阻滞

D. 三度房室传导阻滞　　　　E. 青春期的正常男性

149. 听诊可闻大炮音见于

150. 听诊第一心音由强变弱见于

国家临床执业助理医师资格考试
最后冲刺5套卷及精析（卷四）

第一单元

A1 型选择题（1～76 题）

每一道题下面有 A、B、C、D、E 五个备选答案，请从中选择一个最佳答案，并在答题卡上将相应题号相应字母所属的方框涂黑。

---

1. 腹部闭合性损伤合并出血性休克时的处理原则是
   A. 立即手术探查　　　　　　　B. 输血并给止血药　　　　　　C. 输血并给抗生素
   D. 积极抗休克，休克纠正后手术探查　　E. 积极抗休克的同时手术探查

2. 诊断慢性肾盂肾炎时，下列哪项是不正确的？
   A. 静脉肾盂造影中可见到肾盂肾盏变形缩窄
   B. 必有尿路刺激（尿急、尿频、尿痛）症状
   C. 无全身症状，只有尿培养反复多次阳性
   D. 肾小管功能可持续损害
   E. 可有高血压、水肿、肾功能减退

3. 有关母乳性黄疸的描述，不正确的是
   A. 间接胆红素升高　　　　　　　　　　　B. 直接胆红素升高
   C. 与母乳内葡萄糖醛酸酶活性增高有关　　D. 因胆红素肠道重吸收增加引起　　E. 婴儿一般状态良好

4. 疑为苯丙酮尿症的儿童初筛应先做
   A. Guthrie 细菌生长抑制试验　　　　　B. 血清苯丙氨酸浓度测定　　　C. 尿三氯化铁试验
   D. 尿甲苯胺蓝试验　　　　　　　　　　　E. 苯丙氨酸耐量试验

5. 外阴部外伤后最易发生血肿的部位是
   A. 阴阜　　　　　　　　　　　　B. 阴蒂　　　　　　　　　　　C. 大阴唇
   D. 小阴唇　　　　　　　　　　　E. 会阴部

6. 原发性肾小球疾病的发病机制，多数是
   A. 链球菌感染所致　　　　　　　B. 病毒感染所致　　　　　　　C. 药物所致
   D. 免疫介导性炎症所致　　　　　E. 遗传变异基因所致

7. 膀胱肿瘤最常见的病理类型是
   A. 移行细胞癌　　　　　　　　　B. 肉瘤　　　　　　　　　　　C. 腺癌
   D. 鳞癌　　　　　　　　　　　　E. 透明细胞癌

8. 下列关于胎儿循环系统特点的叙述，正确的是
   A. 有一条脐动脉，两条脐静脉　　　　　B. 脐动脉内为含氧量高的动脉血
   C. 入右心的血为含氧量较低的静脉血　　D. 胎儿体内无动脉血
   E. 左右心房之间的卵圆孔于出生后数日开始关闭

9. 目前国内统一的围生期的时间范围是
   A. 妊娠 20 周至产后 1 周　　　　B. 妊娠 20 周至产后 4 周　　　C. 妊娠 28 周至产后 1 周
   D. 妊娠 28 周至产后 2 周　　　　E. 妊娠 28 周至产后 4 周

10. 下列哪一项属于胃十二指肠黏膜防卫因子
    A. 胃酸/胃蛋白酶　　　　　　　B. 前列腺素　　　　　　　　　C. 胆盐

D. 胰酶   E. 药物（NSAID）

11. 肾结核的原发灶多在
    A. 骨关节   B. 淋巴结   C. 肠道
    D. 肺   E. 腹腔

12. 关于消化性溃疡的癌变，下列哪项是正确的？
    A. 各种消化性溃疡均有癌变可能   B. 癌变发生于溃疡边缘   C. 癌变率可达 10% 以上
    D. 症状经严格的 4 周内科治疗无改善   E. 癌变率与年龄无关

13. 与子宫不直接相连的韧带是
    A. 主韧带   B. 圆韧带   C. 宫骶韧带
    D. 骨盆漏斗韧带   E. 卵巢固有韧带

14. 肝硬化失代偿期患者的下列检验中，哪项不正确？
    A. 凝血因子减少   B. 血红蛋白减低   C. 雄激素减少
    D. 雌激素减少   E. 肾上腺糖皮质激素可减少

15. 在孕妇腹壁上听诊，与胎心率一样的音响是
    A. 腹主动脉音   B. 脐带杂音   C. 子宫杂音
    D. 胎动杂音   E. 胎盘血流杂音

16. 小儿语言发育三个阶段的顺序是
    A. 发声、理解、表达   B. 模仿、表达、理解   C. 表达、理解、发声
    D. 听觉、发声、理解   E. 理解、表达、发声

17. 在我国，3 岁内小儿需完成的国家计划免疫不包括
    A. 卡介苗   B. 脊髓灰质炎疫苗   C. 麻疹疫苗
    D. 百日咳-白喉-破伤风混合疫苗   E. 乙型脑炎疫苗

18. 治疗胆囊结石，方法正确且效果确切的是
    A. 药物溶石疗法   B. 体外震波碎石术   C. 经皮胆囊取石术
    D. 胆囊切除术   E. 胆囊切除、胆总管探查引流术

19. 关于胎膜早破的临床诊断，以下哪项错误？
    A. 孕妇突然感到阴道流出较多液体   B. 咳嗽时阴道流水增多   C. 阴道后穹隆液体的 pH > 6.5
    D. 阴道液涂片干燥后有羊齿植物叶状结晶   E. 羊膜镜检查见前羊膜囊内羊水黄绿

20. 门脉高压症食管静脉曲张手术治疗的最主要目的是
    A. 减少腹水   B. 提高机体免疫力   C. 防止肝癌发生
    D. 治疗及预防曲张静脉破裂出血   E. 改善肝功能

21. 肝性昏迷前驱期的主要临床表现是
    A. 定向力减退   B. 计算力降低   C. 精神错乱
    D. 腱反射亢进   E. 轻度性格改变、行为失常

22. 上消化道出血表现为呕血或黑便，主要取决于
    A. 出血部位的高低   B. 出血的速度和量   C. 病变的性质
    D. 凝血机制   E. 胃肠蠕动情况

23. 下列关于急性化脓性腹膜炎的体征中，哪项是错误的？
    A. 腹式呼吸减弱   B. 有腹肌紧张   C. 腹壁肿胀及静脉曲张
    D. 全腹压痛及反跳痛   E. 肠鸣音减弱或消失

24. 妊娠合并心脏病的妊娠期处理，以下各项中不合适的是
    A. 孕期适当休息，避免过劳
    B. 妊娠 20 周后建议每周检查一次
    C. 孕中晚期常规给予铁制剂，及早预防和治疗贫血
    D. 孕晚期常规给予抗生素，积极预防上呼吸道感染
    E. 有早期心衰的孕妇，给予地高辛治疗

25. 关于新生儿病理性黄疸的叙述，不正确的是
    A. 黄疸持续时间＞2周　　　B. 黄疸退而复现　　　C. 黄疸常在生后24小时内出现
    D. 血清胆红素上升速度快　　E. 血清结合胆红素＜25.7μmol/L

26. 胎头跨耻征阳性的初产妇于临产后检查，不可能出现的是
    A. 胎膜早破　　　　　　　　B. 胎位异常　　　　　　C. 胎头衔接
    D. 子宫收缩力异常　　　　　E. 出现病理性缩复环

27. 关于羊水栓塞，以下叙述错误的是
    A. 为羊水进入母血循环引起的一系列严重症状的综合征
    B. 与子宫有损伤并开放的血管有关
    C. 一般发生在破膜后、产程后期或分娩刚结束时
    D. 典型症状为产妇突然烦躁不安、呛咳、呼吸困难、血压下降
    E. 一般不会发生 DIC 或肾衰竭

28. 婴幼儿易患上呼吸道感染的主要原因是
    A. 呼吸浅表　　　　　　　　B. 呼吸频率快　　　　　C. 腹式呼吸
    D. 呼吸道黏膜缺少 SIgA　　 E. 鼻腔短小，狭窄，黏膜血管丰富

29. 动脉导管未闭可出现下列临床表现，哪项除外？
    A. 胸骨左缘第2肋间有连续性机器样杂音
    B. 心尖部可出现舒张中期杂音
    C. 股动脉枪击音
    D. 心电图可出现左心室肥大或左右心室肥大
    E. 肺动脉压力超过主动脉压力时造成上半身青紫较明显

30. 子宫内膜癌的主要治疗方法是
    A. 手术治疗　　　　　　　　B. 手术、放射联合治疗　 C. 放射治疗
    D. 化学治疗　　　　　　　　E. 激素治疗

31. 下列关于卵巢肿瘤的叙述，正确的是
    A. 上皮性肿瘤很少为恶性　　B. 生殖细胞肿瘤占多数
    C. 子宫内膜样肿瘤即子宫内膜异位囊肿　D. 颗粒细胞瘤为功能性卵巢瘤
    E. 卵巢转移性肿瘤均来自胃肠道

32. 关于肠结核的临床表现，下列哪项不正确？
    A. 腹泻是溃疡型肠结核的主要临床表现之一　B. 腹部肿块主要见于增生型肠结核
    C. 多见于青少年与壮年　　　　　　　　D. 多数起病缓慢
    E. 少数患者伴有肺结核

33. 诊断细菌性阴道病的指标不包括
    A. 均质、稀薄的白带　　　　B. 阴道 pH＞4.5　　　　C. 氨臭味试验阳性
    D. 线索细胞　　　　　　　　E. 挖空细胞

34. 滴虫性阴道炎的治愈标准是
    A. 临床症状消失　　　　　　B. 局部用药3个疗程　　 C. 连续3月经后检查滴虫阴性
    D. 连续3次月经前检查滴虫阴性　E. 治疗后悬滴法检查滴虫阴性

35. 急性阑尾炎可发生的并发症不包括下列哪项？
    A. 腹腔脓肿　　　　　　　　B. 腹腔内出血　　　　　C. 内瘘形成
    D. 外瘘形成　　　　　　　　E. 门静脉炎

36. 治疗重症胃食管反流病的首选药物是
    A. 雷尼替丁　　　　　　　　B. 西沙必利　　　　　　C. 奥美拉唑
    D. 氢氧化铝　　　　　　　　E. 丙谷胺

37. 食管癌患者有持续性胸背痛，多表示
    A. 癌肿部有炎症　　　　　　B. 癌已侵犯食管外组织　 C. 有远处血行转移
    D. 癌肿较长　　　　　　　　E. 食管气管瘘

38. 最多见的直肠肛管周围脓肿是
    A. 肛门周围脓肿　　　　　　　B. 坐骨直肠窝脓肿　　　　　C. 骨盆直肠窝脓肿
    D. 直肠后间隙脓肿　　　　　　E. 直肠黏膜下脓肿

39. 结核性腹膜炎腹痛的特点是
    A. 早期腹痛明显　　　　　　　B. 呈持续性绞痛　　　　　　C. 疼痛多位于脐周、下腹
    D. 呈转移性疼痛　　　　　　　E. 疼痛与体位有关

40. 下列哪项构成直疝三角？
    A. 腹直肌外缘、凹间韧带、腹股沟韧带　　B. 腹直肌外缘、腹壁下动脉、腹股沟韧带
    C. 陷窝韧带、股静脉、腹股沟韧带　　　　D. 联合肌腱、腹股沟韧带、腹壁下动脉
    E. 凹间韧带、腹直肌外缘、联合肌腱

41. 骨折血肿机化演进期一般需要
    A. 3 天　　　　　　　　　　　B. 5 天　　　　　　　　　　C. 1 周
    D. 2 周　　　　　　　　　　　E. 3 周

42. 肱骨外科颈骨折的部位是
    A. 肱骨大、小结节交界处　　　　B. 肱骨大、小结节移行为肱骨干的交界处
    C. 肱骨头周围的环形沟　　　　　D. 肱骨头与肱骨干的交界处
    E. 肱骨上端干骺端处

43. 下述各项中，能否定完全性葡萄胎的是
    A. 停经后阴道出血　　　　　　B. 子宫大于妊娠月份　　　　C. 妊娠试验（＋）
    D. 超声检查未发现胎儿或胚胎　　E. 卵巢黄素囊肿

44. 髋关节后脱位的典型畸形是髋关节
    A. 屈曲、内收、内旋　　　　　B. 屈曲、内收、外旋　　　　C. 屈曲、外展、内旋
    D. 屈曲、外展、外旋　　　　　E. 屈曲、外旋

45. 最常见的腹外疝是
    A. 股疝　　　　　　　　　　　B. 腹壁切口疝　　　　　　　C. 腹股沟斜疝
    D. 脐疝　　　　　　　　　　　E. 腹股沟直疝

46. 佝偻病后遗症主要表现为
    A. 血磷下降，血钙正常　　　　B. 睡眠不安、多汗　　　　　C. X线长骨骨骺端呈毛刷状
    D. 骨骼畸形　　　　　　　　　E. 肌肉韧带松弛

47. 判定新生儿轻度窒息是指生后 1 分钟的 Apgar 评分为
    A. 0～1 分　　　　　　　　　B. 2～3 分　　　　　　　　C. 4～7 分
    D. 5～8 分　　　　　　　　　E. 8～10 分

48. 闭经患者用孕激素治疗出现撤药性阴道流血，表示
    A. 子宫内膜呈萎缩型　　　　　B. 子宫内膜有结核病灶　　　C. 体内缺乏雌激素
    D. 子宫内膜对雌激素不起反应　　E. 子宫内膜已受雌激素影响

49. 下列关于破伤风的叙述，哪项是正确的？
    A. 是非特异性感染
    B. 临床症状和特征主要是溶血毒素所致
    C. 典型症状是肌紧张性收缩
    D. 伤口的厌氧菌培养是诊断依据
    E. 注射破伤风抗毒素是预防破伤风的最可靠方法

50. 子宫脱垂患者，宫颈及部分宫体脱出阴道口，应属
    A. Ⅰ度轻　　　　　　　　　　B. Ⅰ度重　　　　　　　　　C. Ⅱ度轻
    D. Ⅱ度重　　　　　　　　　　E. Ⅲ度

51. 人工流产综合征反应发生的主要原因是
    A. 受术者精神过度紧张　　　　B. 受术者有心脏病　　　　　C. 术中出血过多
    D. 术中对宫颈和子宫的刺激引起迷走神经反射

E. 手术吸宫不全

52. 下列哪一种并发症在溃疡性结肠炎最少见？
    A. 中毒性巨结肠　　　　　　　B. 直肠结肠癌变　　　　　　　C. 直肠结肠大量出血
    D. 肠梗阻　　　　　　　　　　E. 瘘管形成

53. 下列哪项不是绞窄性肠梗阻的临床表现
    A. 便隐血阳性
    B. 腹痛剧烈而持续
    C. 腹部有固定压痛和腹膜刺激征
    D. 移动性浊音阳性或腹穿有血性液体
    E. 呕吐呈反射性，吐出物为食物或胃液

54. 鉴别再生障碍性贫血与白细胞不增多性白血病最重要的检查是
    A. 血小板计数　　　　　　　　B. 周围血找幼稚白细胞　　　　C. 周围血找幼红细胞
    D. 网织红细胞计数　　　　　　E. 骨髓检查

55. 急性和慢性白血病的最主要区别是
    A. 出血程度　　　　　　　　　B. 病程长短　　　　　　　　　C. 贫血程度
    D. WBC 数目　　　　　　　　　E. 白血病细胞分化程度

56. 下列指标中用于鉴别原发性与继发性甲状腺功能减退症的是
    A. TSH　　　　　　　　　　　B. TT_3　　　　　　　　　　　C. TT_4
    D. FT_3　　　　　　　　　　E. FT_4

57. 儿童风湿热的相关发病机制是
    A. 链球菌直接损害　　　　　　B. Ⅲ型变态反应　　　　　　　C. Ⅳ型变态反应
    D. Ⅰ型变态反应　　　　　　　E. 肠球菌的毒素作用

58. 下列哪个现象不属于临产诊断依据？
    A. 渐增性节律性宫缩　　　　　B. 阴道流水　　　　　　　　　C. 子宫颈管消失
    D. 宫口进行性扩张　　　　　　E. 先露部下降

59. 与过期妊娠无关的是
    A. 羊水过多　　　　　　　　　B. 头盆不称　　　　　　　　　C. 巨大胎儿
    D. 雌、孕激素比例失调　　　　E. 胎盘缺乏硫酸酯酶

60. 麻疹早期诊断最有意义的临床表现是
    A. 发热、流涕、咳嗽　　　　　B. 有感冒接触史　　　　　　　C. 耳后淋巴结肿大
    D. 手、足出现红色斑丘疹　　　E. Koplik 斑（麻疹黏膜斑）

61. 初次感染结核，产生变态反应的时间为
    A. 48～72 小时　　　　　　　　B. 1 周　　　　　　　　　　　C. 2 周
    D. 3 周　　　　　　　　　　　E. 4～8 周

62. 甲亢患者出现大便次数增多或腹泻主要是因为
    A. 胃酸缺乏　　　　　　　　　B. 肠道炎症　　　　　　　　　C. 肠蠕动增强
    D. 结肠过敏　　　　　　　　　E. 小肠吸收不良

63. 轮状病毒性肠炎的发病机制为
    A. 通过 cAMP 的作用使肠液中 Na^+，Cl^- 分泌明显增加
    B. 病毒颗粒侵入肠黏膜，引起广泛的充血、水肿、炎症细胞浸润
    C. 致使病变肠黏膜双糖酶活性明显降低
    D. 通过 cAMP 的作用，使小肠分泌增加，导致水样腹泻
    E. 抑制小肠上皮细胞对钠的转运

64. 急性肾小球肾炎在病程早期突然发生惊厥，应首先考虑
    A. 高热惊厥　　　　　　　　　B. 低钙惊厥　　　　　　　　　C. 低钠惊厥
    D. 低血糖　　　　　　　　　　E. 高血压脑病

65. 氰化物中毒时，患者的呼吸气味可呈

A. 烂苹果味   B. 蒜味   C. 腥臭味

D. 酒味   E. 杏仁味

66. 下列符合中度有机磷中毒时的胆碱酯酶活力是
A. 60%   B. 35%   C. 25%
D. 15%   E. 10%

67. 不符合单纯性高热惊厥的是
A. 6个月～3岁小儿   B. 惊厥呈局灶性发作   C. 体温＞38.5℃
D. 一般只有一次惊厥   E. 无异常神经体征

68. 下列关于术后患者的饮食处理,错误的是
A. 非腹部局麻下的手术,术后即可进食
B. 非腹部腰麻或硬膜外麻醉下的手术,一般术后2～3天即可进食
C. 非腹部全麻下的手术,患者清醒,无呕吐时可进食
D. 择期胃肠道手术,肠蠕动恢复后,可开始饮水,进少量流食
E. 腹部手术需禁食时间较长者,应给予胃肠外营养

69. 出血坏死性胰腺炎最常见的并发症是
A. 化脓性腹膜炎   B. 败血症   C. 消化道出血
D. 胰周围脓肿   E. 休克

70. 壶腹周围癌的预后比胰头癌好,其原因是
A. 肿瘤的恶性程度低
B. 肿瘤居于十二指肠腔内,不易向周围侵犯
C. 黄疸出现较早,较易早就医,早发现,早治疗
D. 肿瘤居于肠腔内,易发生坏死脱落
E. 不易向淋巴结及肝转移

71. 成人双膝以下烧伤,烧伤面积约占体表面积的
A. 10%   B. 15%   C. 20%
D. 25%   E. 30%

72. 乳房发生乳腺癌最常见的部位为
A. 乳头部位   B. 内上象限   C. 外上象限
D. 内下象限   E. 外下象限

73. 诊断有机磷中毒最重要的指标是
A. 确切的接触史   B. 出现毒蕈碱和烟碱样症状   C. 血胆碱酯酶活性降低
D. 阿托品试验诊断阳性   E. 呕吐物和衣服有大蒜味

74. 小腿中下段火器伤初期处理时不正确的措施是
A. 要做全身检查   B. 使用破伤风抗毒素血清   C. 清创后缝合伤口
D. 输血补液   E. 给予有效的抗生素

75. 高渗性昏迷与酮症酸中毒的实验室检查的主要区别是
A. 血糖水平   B. 血钠水平   C. 血尿素氮水平
D. 血浆渗透压   E. 血清 CO2CP

76. 腺垂体功能减退症最常见的原因是
A. 糖尿病血管病变   B. 各种垂体肿瘤   C. 原发性空蝶鞍症
D. 希恩(Sheehan)综合征   E. 颅内感染后遗症

A2 型选择题(77～99 题)
每一道题是以一个小案例出现的,每一道题下面有 A、B、C、D、E 五个备选答案,请从中选择一个最佳答案,并在答题卡上将相应题号相应字母所属的方框涂黑。

77. 25 岁初产妇，妊娠 38 周，规律宫缩 12 小时，自然破膜 8 小时，宫口开大 3cm，胎心 110 次/分，胎心监护有多个晚期减速出现。本例正确处置应是
    A. 急查尿雌激素/肌酐比值
    B. 吸氧，严密观察产程进展
    C. 静脉注射 25％葡萄糖液内加维生素 C
    D. 静脉滴注缩宫素，加速产程进展
    E. 立即行剖宫产术

78. 女性，20 岁，甲状腺弥漫性肿大，无突眼，甲状腺摄碘试验：2 小时 25％，24 小时 50％。清晨空腹测定脉搏 70 次/分，血压 120/80mmHg，SPECT 检查甲状腺无结节，最可能的诊断是
    A. 甲状腺功能减退　　　　　B. 甲状腺功能亢进　　　　　C. 甲状腺炎
    D. 单纯性甲状腺肿　　　　　E. 结节性甲状腺肿

79. 女性，28 岁。右下腹痛、腹渴伴关节酸痛，低热半年，查体心肺正常，腹软，右下腹触及可疑肿块，X 线钡餐检查显示回盲部有钡影跳跃征象，最可能的诊断是
    A. Crohn 病　　　　　　　　B. 肠结核　　　　　　　　　C. 阿米巴痢疾
    D. 右半结肠癌　　　　　　　E. 溃疡性结肠炎

80. 3 岁男孩。妈妈在给穿衣服时牵拉左腕，患儿突然大哭，左肘功能障碍，左手不肯拿取玩物。检查：肘关节略屈曲，桡骨头外有压痛。其可能的诊断是
    A. 左肘关节脱位　　　　　　B. 左肱骨髁上骨折　　　　　C. 左肱骨内髁撕脱骨折
    D. 左肱骨外髁撕脱骨折　　　E. 左桡骨头半脱位

81. 女，9 岁。水肿，尿少 3 天。尿量每天约 400mL，伴头昏、头痛、眼花、恶心、频繁呕吐，无心悸、胸闷、气促。查体：BP150/100mmHg，双肺未见异常。尿常规示：红细胞（＋＋＋＋），白细胞（＋＋），蛋白（＋＋＋）。血肌酐 68μmol/L，血尿素氮 7.8mmol/L，ASO 阳性，C_3 0.27g/L。最可能的诊断是
    A. 急性肾小球肾炎合并急性肾功能不全
    B. 急性肾小球肾炎合并高血压脑病
    C. 急性肾小球肾炎合并严重循环充血
    D. 急进性肾小球肾炎
    E. 急性肾小球肾炎

82. 男，47 岁。烧伤患者，烧伤总面积 35％，其中Ⅲ度烧伤面积 10％。该患者属于烧伤的类型是
    A. 轻度烧伤　　　　　　　　B. 中度烧伤　　　　　　　　C. 重度烧伤
    D. 特重烧伤　　　　　　　　E. 小面积烧伤

83. 男，32 岁。1 周来发热伴会阴部疼痛，逐渐加重，大便有里急后重感，且排尿困难，直肠指诊因疼痛不合作未能进行，白细胞 17.5×10^9/L。最可能的诊断是
    A. 急性膀胱炎　　　　　　　B. 肛旁脓肿　　　　　　　　C. 血栓性外痔
    D. 坐骨直肠窝脓肿　　　　　E. 肛瘘

84. 男性，30 岁。由 5 米高处跌下 2 小时，腹痛来院，BP100/70mmHg，P120 次/分，腹膜刺激征（＋），血红蛋白 100g/L，X 线片示右膈升高。初步诊断为
    A. 肝破裂　　　　　　　　　B. 脾破裂　　　　　　　　　C. 胃破裂
    D. 腹膜后血肿　　　　　　　E. 肾损伤

85. 女性，55 岁。右小腿皮肤疼痛 2 天，伴发热。查体：右小腿皮肤片状红疹，颜色鲜红，中间较淡，边缘清楚，隆起，皮温增高。最可能的诊断是
    A. 疖　　　　　　　　　　　B. 痈　　　　　　　　　　　C. 急性蜂窝织炎
    D. 丹毒　　　　　　　　　　E. 急性淋巴结炎

86. 男，33 岁。尿频、尿急、尿痛半年余，抗炎治疗不见好转，IVU 右肾不显影，左肾正常。尿常规：白细胞满视野，红细胞 15～20/HP；右肾穿刺造影可见广泛破坏灶，肾盂肾盏严重积水扩张。诊断为右肾结核。应选用哪种治疗最好？
    A. 继续抗结核治疗
    B. 右肾切除术

C. 全身支持疗法＋抗结核治疗

D. 术前抗结核药物治疗＋右肾切除术

E. 术前抗结核药物治疗＋右肾切除术＋术后抗结核治疗

87. 25 岁初孕妇,妊娠 36 周枕右前位,出现少量阴道流血,无宫缩,胎心 136 次/分。本例最恰当的处理方法应是

    A. 期待疗法   B. 行剖宫产术   C. 立即行人工破膜

    D. 立即静脉滴注止血药物   E. 缩宫素静脉滴注引产

88. 女,24 岁。停经 3 个月,阴道淋漓流血 2 个月,阴道前壁有胡桃大紫蓝色结节,子宫软,如孕四个半月大小,不能触及胎体,不能听到胎心,尿妊娠试验(＋),应考虑为

    A. 葡萄胎   B. 侵蚀性葡萄胎   C. 双胎妊娠

    D. 妊娠合并子宫肌瘤   E. 先兆流产

89. 男性,25 岁。车祸伤及右髋部,右髋痛,不敢活动右下肢,右下肢呈屈曲、内收、内旋和短缩畸形。最可能的诊断是

    A. 股骨颈骨折   B. 股骨转子骨折   C. 髋关节后脱位

    D. 髋关节前脱位   E. 股内收肌扭伤

90. 3 岁,多次患肺炎,胸片示肺纹理增多,左心房、左心室大,主动脉影增宽,应诊断为

    A. 房间隔缺损   B. 室间隔缺损   C. 动脉导管未闭

    D. 法洛四联症   E. 艾森曼格综合征

91. 孕妇,26 岁,妊娠 7 个月,贫血,头昏,无力,食欲缺乏,Hb 45g/L,RBC 25×10^{12}/L,血常规提示:小细胞低色素性贫血。其贫血是

    A. 再生障碍性贫血   B. 缺铁性贫血   C. 稀释性贫血

    D. 维生素 B_{12} 缺乏   E. 自身免疫性溶血性贫血

92. 26 岁初产妇,妊娠 38 周,头位,前置胎盘,活动性阴道出血 400mL,宫缩不规律,胎心好,对于该患者最适宜的处理是

    A. 卧床,严密观察   B. 药物引产   C. 剖宫产

    D. 止血   E. 人工破膜

93. 女,33 岁。白带增多,伴腥臭味 1 周,妇科检查见阴道分泌物呈稀薄灰白色。镜检发现线索细胞,考虑诊断为

    A. 滴虫阴道炎   B. 念珠菌阴道炎   C. 细菌性阴道病

    D. 支原体阴道炎   E. 衣原体阴道炎

94. 女性,23 岁。月经周期规律,其末次月经为 2016 年 5 月 17 日,则其预产期为 2017 年

    A. 2 月 28 日   B. 2 月 27 日   C. 2 月 26 日

    D. 2 月 25 日   E. 2 月 24 日

95. 男,足月儿,出生后 3 天皮肤出现轻度黄染,无发热,吃奶好。肝脾不大,脐无分泌物。查:血清总胆红素 175mmol/L,血型母 A 子 O,最可能的诊断是

    A. 新生儿溶血病   B. 新生儿肝炎   C. 新生儿败血症

    D. 生理性黄疸   E. 新生儿胆道闭锁

96. 女性,82 岁。高血压病 30 年,夜间阵发性呼吸困难 12 年,间断双下肢水肿、少尿 4 年。近 2 个月上述症状加重,伴厌食和腹胀。查体:血压 180/100mmHg,端坐位,心界向两侧扩大。心率 120 次/分,心律绝对不齐。双下肺可闻及中小水泡音。肝肋下 4cm、质软、有压痛,移动性浊音阳性。肝颈静脉回流征阳性。双下肢有可见性凹性水肿。该患者最恰当的心功能评价为

    A. 全心衰竭   B. 右心衰竭,失代偿   C. 心功能 II 级 NYHA 分级

    D. 心功能 III 级(NYHA 分级)   E. 心功能 IV 级(NYHA 分级)

97. 正常婴儿,体重 7.5kg,身长 68cm。前囟 1.0cm,头围 44cm。出牙 4 个。能独坐,并能以拇指和示指拿取小球。该婴儿最可能的月龄是

    A. 8 个月   B. 24 个月   C. 18 个月

    D. 12 个月   E. 5 个月

98. 小儿身高80cm,前囟门已闭,头围48cm,乳牙20枚,会跳,并能用简单的语言表达自己的需要,对人、事有喜乐之分。从上述情况判断此小儿的年龄是
    A. 4岁   B. 3岁   C. 2岁
    D. 1岁   E. 10个月

99. 女性,52岁。20年前曾患肝炎,近几天劳累,今晚进食后突然大量咯血,有暗红色血块,体检:P100次/分,BP84/64mmHg,腹部稍膨隆。肝未触及,脾在肋下两指移动性浊音(+),诊断首先考虑
    A. 胃十二指肠溃疡大出血   B. 应激性溃疡   C. 胃癌出血
    D. 食管胃底曲张静脉破裂出血   E. 肝脏出血

A3/A4型选择题(100～137题)

以下提供若干案例,每个案例下设若干个考题。每一道题下面都有 A、B、C、D、E 五个备选答案,请从中选择一个最佳答案,并在答题卡上将相应题号相应字母所属的方框涂黑。

(100～102题)共用题干

    女性,52岁,中上腹饥饿性隐痛反复发作15年,伴反酸、嗳气,进食和服用抑酸剂可缓解。

100. 该患者最可能的疾病是
    A. 胃癌   B. 胰腺癌   C. 消化性溃疡
    D. 慢性胆囊炎   E. 胃溃疡

101. 患者4小时前突然出现中上腹剧痛且腹痛持续存在,该患者可能发生的并发症是
    A. 急性胰腺炎并发出血坏死   B. 胰腺癌并发肠梗阻   C. 胃癌并发幽门梗阻
    D. 消化性溃疡并发急性穿孔   E. 小肠梗阻

102. 如进行腹部检查,最具诊断价值的体征是
    A. 腹肌紧张   B. 腹壁柔韧感   C. 胃肠型
    D. 肝浊音界消失或缩小   E. 墨菲征阳性

(103～105题)共用题干

    女,36岁,G3P0,妊娠33周,阴道少量出血3天,无腹痛,曾自然流产、过期流产各1次。入院检查:枕左前位,胎头浮,胎心好,耻骨联合上方可闻及胎盘杂音。

103. 最可能的诊断是
    A. 先兆流产   B. 前置胎盘   C. 先兆早产
    D. 胎盘早剥   E. 先兆子宫破裂

104. 为明确诊断,首选的辅助检查是
    A. 肛门检查   B. X线腹部平片   C. 腹部B超检查
    D. 阴道内镜检查   E. 血常规及凝血功能检查

105. 此时,最恰当的处理是
    A. 尽快剖宫产术   B. 卧床休息吸氧   C. 期待疗法
    D. 确诊后即行人工破膜   E. 静滴缩宫素

(106～107题)共用题干

    女,52岁。腹胀、腹部持续性隐痛、发热1周,肝炎病史10年,近3年来乏力、食欲缺乏,面色晦暗,间断性齿龈出血。查体:腹部膨隆,无肌紧张,全腹压痛及反跳痛,肝未触及,脾肋下4cm,移动性浊音阳性。

106. 最可能的诊断是
    A. 腹腔转移癌   B. 肝硬化合并自发性腹膜炎   C. 肝硬化合并肝肾综合征
    D. 巴德-吉亚利综合征   E. 直肠癌转移

107. 为明确诊断,最有价值的检查是
    A. 腹水常规、生化及细菌培养   B. X线结肠钡剂造影   C. 腹部CT

D. 腹部 X 平片　　　　　　　　E. 肝功能

(108～110 题) 共用题干

男性,31 岁。近半年来反复心悸、胸痛、劳力性呼吸困难,时有头晕或短暂神志丧失。体检发现:心脏轻度增大,心尖部有 2 级收缩期杂音和第四心音,胸骨左缘第 3～4 肋间闻及较粗糙的喷射性收缩期杂音。

108. 最可能的诊断是
　　A. 二尖瓣关闭不全　　　　　B. 冠心病心绞痛　　　　　C. 主动脉瓣狭窄
　　D. 肥厚型梗阻性心肌病　　　E. 心绞痛

109. 最有价值的诊断方法是
　　A. 胸部 X 线摄片　　　　　　B. 心电图　　　　　　　　C. 超声心动图
　　D. PET　　　　　　　　　　　E. 冠状动脉造影

110. 应选用的药物是下列哪种?
　　A. 地高辛　　　　　　　　　B. 硝酸甘油　　　　　　　C. 普萘洛尔
　　D. 卡托普利　　　　　　　　E. 速尿

(111～113 题) 共用题干

女性,56 岁。肝炎病史 8 余年,近 3 个月来出现右侧季肋部持续胀痛,伴畏食、乏力和腹胀。查体:右侧肋缘下可触及肿大的肝脏,质地坚硬,边缘不规则;AFP＞1000μg/L。

111. 该患者首先考虑的疾病是
　　A. 肝硬化　　　　　　　　　B. 慢性肝炎活动期　　　　C. 原发性肝癌
　　D. 细菌性肝脓肿　　　　　　E. 肝脏阿米巴

112. 有确定诊断意义的检查是
　　A. 肝功能检查　　　　　　　B. CT　　　　　　　　　　C. MRI
　　D. 肝穿刺针吸细胞学检查　　E. 触诊

113. 对原发性肝癌早期诊断最有价值的是
　　A. 甲胎蛋白测定　　　　　　B. 癌胚抗原测定　　　　　C. B 超检查
　　D. CT 检查　　　　　　　　　E. PSA

(114～115 题) 共用题干

男,10 个月。发热伴呕吐、腹泻 1 天入院。患儿体温 38℃,腹泻 12 次/天,水样便。1 天前误饮不洁水。查体:皮肤弹性差,精神萎靡,眼眶及前囟凹陷,体重下降 8%,中毒症状明显。实验室检查:外周血白细胞总数稍增加,Na^+ 135mmol/L,淋巴细胞明显增多,大便镜检无特殊发现。

114. 该患儿最可能的诊断是
　　A. 生理性腹泻　　　　　　　B. 细菌性痢疾　　　　　　C. 肠结核
　　D. 病毒性肠炎　　　　　　　E. 肠伤寒

115. 该患儿的补液方案为
　　A. 90～120mL/kg,2:3:1 液　　　B. 120～150mL/kg,2:3:1 液　　　C. 120～150mL/kg,2:1 液
　　D. 150～180mL/kg,2:3:1 液　　　E. 150～180mL/kg,2:1 液

(116～117 题) 共用题干

女,36 岁。患胆囊结石 4 年。饱餐后持续上腹疼痛 10 小时,向腰背部放射,伴恶心、呕吐、发热。查体:上腹明显压痛,墨菲征阴性,肋脊角无压痛、叩痛。

116. 诊断首先应考虑为
　　A. 胆囊炎　　　　　　　　　B. 泌尿系结石　　　　　　C. 消化性溃疡
　　D. 肠梗阻　　　　　　　　　E. 急性胰腺炎

117. 为明确诊断,首选检查是
　　A. MRI　　　　　　　　　　　B. 尿常规　　　　　　　　C. 血脂肪酶

D. 血淀粉酶　　　　　　　　　　E. X线钡餐检查

(118～119题)共用题干

　　男孩,5岁。眼距宽,眼裂小,鼻梁低平,舌常伸出口外,流涎多,有通贯掌,合并先天性心脏病。

118. 为明确诊断,需要进行的辅助检查为
　　A. 腹部B型超声检查　　　　　　B. 血生化检测　　　　　　　C. 脑电图
　　D. 染色体检查　　　　　　　　　E. 听力测定

119. 能确诊唐氏综合征的是
　　A. 特殊的面容　　　　　　　　　B. 脑电图的检查　　　　　　C. 智商的测定
　　D. 染色体核型分析　　　　　　　E. 通贯掌

(120～121题)共用题干

　　女性,58岁。进行性黄疸4个月,伴中上腹持续性胀感,夜间平卧时加重,消瘦显著。查体:慢性消耗性面容。皮肤、巩膜黄染。腹平坦,脐右上方深压痛,未及肿块。Courvoisier征阳性。

120. 首先考虑的诊断是
　　A. 慢性胆囊炎　　　　　　　　　B. 结肠癌　　　　　　　　　C. 原发性肝癌
　　D. 胃癌　　　　　　　　　　　　E. 胰头癌

121. 怀疑胰腺癌,首选的检查方法是
　　A. MRI　　　　　　　　　　　　B. B超检查　　　　　　　　C. CT
　　D. X线气钡双重造影　　　　　　E. 胃镜

(122～123题)共用题干

　　5岁女孩,反复咳嗽2个月,凌晨及活动后加剧。查体:体温正常,浅表淋巴结(一),咽(一),两肺多哮鸣音,无水泡音,反复抗生素治疗不愈,以往无呛咳病史,有过敏性鼻炎。

122. 此患儿最可能的诊断是
　　A. 肺炎　　　　　　　　　　　　B. 毛细血管炎　　　　　　　C. 气管异物
　　D. 喘息性支气管炎　　　　　　　E. 咳嗽变异性哮喘

123. 首选的辅助检查是
　　A. 胸片　　　　　　　　　　　　B. 气道分泌物病毒分离　　　C. 气管镜
　　D. 血培养　　　　　　　　　　　E. 心电图

(124～125题)共用题干

　　男,38岁。黏液脓血便伴里急后重3年。近1周腹痛加重。体检:体温37.5℃,贫血貌,左下腹部轻压痛。

124. 最可能的诊断是
　　A. 克罗恩病　　　　　　　　　　B. 结肠癌　　　　　　　　　C. 肠易激综合征
　　D. 溃疡性结肠炎　　　　　　　　E. 前列腺癌

125. 为明确诊断首选的检查是
　　A. PSA　　　　　　　　　　　　B. 血清C-反应蛋白　　　　　C. 血清CA19-9
　　D. 腹部CT　　　　　　　　　　E. 结肠镜检查

(126～127题)共用题干

　　男,6岁。水肿、尿色红2天入院,半个月前患过扁桃体炎。查体:颜面眼睑水肿,心肺听诊无异常,尿常规有红细胞(+++)、尿蛋白(+)。

126. 首先考虑该患儿的诊断是
　　A. 急性泌尿系统感染　　　　　　B. 单纯性肾病　　　　　　　C. 肾炎性肾病
　　D. 急进性肾炎　　　　　　　　　E. 急性肾小球肾炎

127. 若患儿在病程中出现血压升高、精神萎靡、水肿加重、尿量减少、氮质血症、血钾增高和代谢性酸中毒,首先应考虑并发
　　A. 高血压脑病　　　　　　　　　B. 急性心功能不全　　　　　C. 急性肾功能不全
　　D. 急性肝功能不全　　　　　　　E. 急性肺炎

（128～129题）共用题干

女,28岁。葡萄胎清宫术后阴道持续少量流血3个月。妇科检查:子宫如妊娠50天大小,质软,双侧附件均可触及囊性肿物,大小约5cm×4cm,活动好,尿HCG阳性。盆腔超声示子宫肌层有一个4cm×3cm不均质回声,血流信号丰富,两侧附件区有囊肿性低回声包块。

128. 该患者最可能的诊断为
　　A. 侵蚀性葡萄胎　　　　　　B. 不全流产　　　　　　C. 早孕合并卵巢囊肿
　　D. 绒毛膜癌　　　　　　　　E. 子宫腺肌病合并卵巢囊肿

129. 首选的治疗为
　　A. 卵巢囊肿切除术　　　　　B. 放射治疗　　　　　　C. 子宫病灶切除术
　　D. 清宫术　　　　　　　　　E. 化学治疗

（130～131题）共用题干

男性,64岁。右侧腹股沟区可复性肿块6年。查体:患者直立时,在腹股沟内侧端、耻骨结节上外方有一个4cm×4cm半球形肿物,未进入阴囊,平卧后自行消失。

130. 该患者最可能的诊断是
　　A. 精索鞘膜积液　　　　　　B. 隐睾　　　　　　　　C. 交通性鞘膜积液
　　D. 腹股沟斜疝　　　　　　　E. 腹股沟直疝

131. 该患者最有效的治疗方法是
　　A. 用棉线束带或绷带压迫内环口　　B. 观察　　　　　　C. 注射硬化剂
　　D. 疝修补术　　　　　　　　E. 疝囊高位结扎术

（132～135题）共用题干

女性,66岁。突然感到心前区闷痛,伴心悸4小时,自服硝酸甘油2片,疼痛未能缓解。做心电图检查,显示Ⅱ、Ⅲ、aVF的ST段抬高。

132. 该患者的诊断是
　　A. 心绞痛　　　　　　　　　B. 急性心包炎　　　　　C. 急性心肌梗死
　　D. 心肌病　　　　　　　　　E. 肋间神经痛

133. 根据心电图显示,心脏病变部位是
　　A. 前壁　　　　　　　　　　B. 下壁　　　　　　　　C. 正后壁
　　D. 前间壁　　　　　　　　　E. 广泛前壁

134. 心肌坏死的心电图特征性表现是下列哪项
　　A. S-ST段水平型下降　　　　B. 病理性Q波　　　　　C. T波低平
　　D. 冠状T波　　　　　　　　E. ST段抬高呈弓背向上型

135. Q波型急性心肌梗死心电图特征为下列哪项
　　A. 宽而深的Q波,ST段呈弓背向上抬高,T波倒置
　　B. 浅而宽的Q波,ST段抬高,T波倒置
　　C. 宽而深的Q波,ST段降低,T波倒置
　　D. 浅而宽的Q波,ST段降低,T波抬高
　　E. 宽而深的Q波,ST段降低,T波抬高

（136～137题）共用题干

女,46岁。左乳外上象限4cm×3cm肿物,距乳头距离5cm,可推动,但患者双手叉腰时肿块活动度明显受限,左腋窝未扪及肿大淋巴结。

136. 该患者最佳的定性诊断方法是
　　A. 粗针穿刺活检　　　　　　B. 钼靶X线摄片　　　　C. 切取活检
　　D. MRI　　　　　　　　　　E. 细针穿刺细胞学

137. 若该患者确诊为乳腺癌,手术方式应选择
　　A. 乳腺癌根治术　　　　　　　　　　　B. 乳腺癌扩大根治术
　　C. 保留胸大、小肌的乳腺癌改良根治术　　D. 保留胸大肌,切除胸小肌的乳腺癌改良根治术
　　E. 双侧乳房切除术

B1 型选择题(138~150 题)

以下提供若干组考题,每组考题共用在考题前列出的 A、B、C、D、E 五个备选答案。请从中选择一个与问题关系最密切的答案,并在答题卡上将相应题号相应字母所属的方框涂黑,每个备选答案可能被选择一次、多次或者不被选择。

(138~140 题)共用选项

A. 200mL   B. ＞2000mL   C. 500mL

D. ＜300mL   E. 1000mL

138. 羊水过少是指妊娠晚期羊水量

139. 羊水过多是指羊水量

140. 正常妊娠 38 周时的羊水量

(141~142 题)共用选项

A. Dugas 征阳性   B. 下肢短缩,内旋,内收畸形   C. 腕下垂

D. "餐叉"样畸形   E. 下肢短缩,外旋畸形

141. 肩关节脱位

142. Colles 骨折

(143~144 题)共用选项

A. 软骨发育不良   B. 佝偻病   C. 21-三体综合征

D. 18-三体综合征   E. 苯丙酮尿症

143. 患儿,15 天,皮肤毛发色素减少,有癫痫样发作,尿有鼠尿气味,最可能的诊断是

144. 患儿,1 岁,表情呆滞,眼距宽,眼裂小,鼻梁低,口半张,舌伸出口外,右侧通贯手,最可能的诊断是

(145~146 题)共用选项

A. 暂停执业活动三个月至六个月   B. 暂停执业活动六个月至一年   C. 追究刑事责任

D. 承担赔偿责任   E. 罚款

145. 未经患者或其家属同意,对患者进行实验性治疗的,由卫生行政部门给予的处理是

146. 擅自开办医疗机构行医给患者造成损害的

(147~148 题)共用选项

A. 渗出性   B. 漏出性   C. 介于渗、漏之间

D. 血性或渗出性   E. 乳糜性

147. 肝硬化并发自发性腹膜炎的腹水是

148. 肝癌腹水是

(149~150 题)共用选项

A. 权利、义务   B. 有利、公正   C. 等价交换

D. 医乃仁术   E. 廉洁奉公

149. 属于医学伦理学基本规范的是

150. 属于医学伦理学基本范畴的是

第二单元

每一道题下面有 A、B、C、D、E 五个备选答案,请从中选择一个最佳答案,并在答题卡上将相应题号相应字母所属的方框涂黑。

1. 对胰岛素释放有抑制作用的激素有
   - A. 促胰液素
   - B. 生长抑素
   - C. 胰高血糖素
   - D. 抑胃肽
   - E. 甲状腺激素

2. 肿瘤的间质主要指哪些成分?
   - A. 上皮细胞
   - B. 淋巴管
   - C. 结缔组织
   - D. 结缔组织和血管
   - E. 网状支架

3. 李某怀孕期间到医院进行产前检查,此时医生如果发现一些情况存在,就会提出终止妊娠的医学意见,这些情况中不包括
   - A. 李某有致畸物质接触史
   - B. 胎儿有严重缺陷
   - C. 胎儿患严重遗传性疾病
   - D. 李某患严重高血压,继续妊娠会危及其生命
   - E. 李某患严重糖尿病,继续妊娠会严重危害其健康

4. 在下列医务人员的行为中,不符合有利原则的是
   - A. 与解除患者的疾苦有关
   - B. 可能解除患者的疾苦
   - C. 使患者受益且产生的副作用很小
   - D. 使患者受益,但却给别人造成了较大的伤害
   - E. 在人体实验中,可能使受试者暂不得益,但却使社会、后代受益很大

5. 宫颈癌最常见的转移途径是
   - A. 直接蔓延
   - B. 淋巴道转移
   - C. 血行转移
   - D. 种植性转移
   - E. 消化道转移

6. 药物半数致死量(LD50)是指
   - A. 致死量的一半
   - B. 中毒量的一半
   - C. 杀死半数病原微生物的剂量
   - D. 导致半数患者中毒的剂量
   - E. 引起半数动物死亡的剂量

7. 与化生相关的癌是
   - A. 食管鳞癌
   - B. 皮肤鳞癌
   - C. 子宫颈鳞癌
   - D. 膀胱鳞癌
   - E. 阴茎鳞癌

8. 栓子的最确切定义是
   - A. 阻塞血管的异常物质
   - B. 阻塞血管的液态物质
   - C. 阻塞血管的固态物质
   - D. 阻塞血管的气态物质
   - E. 阻塞血管的脂肪

9. 抢救有机磷酸酯类中度以上的中毒,应当选用
   - A. 阿托品和毛果芸香碱
   - B. 解磷定和毛果芸香碱
   - C. 解磷定和筒箭毒碱
   - D. 解磷定和阿托品
   - E. 阿托品和筒箭毒碱

10. 某市开展分析高血压与肺心病的关系研究,对市内所有医院的肺心病患者的诊断进行了复查,最后被确定为肺心病患者共 500 例,随机选取其中的 200 名调查既往高血压史,并从附近地区选 400 名对照同时进行调查,使对照在年龄上与病例相似。此项研究属于
    - A. 前瞻性队列研究
    - B. 历史性对列研究
    - C. 匹配的病例对照研究
    - D. 理论性研究
    - E. 实验研究

11. 布洛芬主要用于治疗
    A. 抗血栓   B. 肌肉痛   C. 痛经
    D. 感冒发烧   E. 风湿、类风湿关节炎

12. 下面哪种情况禁用 β 受体阻断药？
    A. 心绞痛   B. 快速性心律失常   C. 高血压
    D. 房室传导阻滞   E. 甲亢

13. 下列关于 ACEI 作用机制的描述，错误的是
    A. 使血液及组织中的 AT II 水平下降   B. 提高血液中的缓激肽水平   C. 使醛固酮的分泌减少
    D. 拮抗 AT II 受体   E. 具有抗交感神经作用

14. 下述哪项描述不符合大叶性肺炎？
    A. 多由肺炎球菌引起   B. 属浆液性炎   C. 可继发肺脓肿
    D. 肺泡炎症为主   E. 可继发肺肉质变

15. 强心苷治疗心房颤动的机制主要是
    A. 延长心房不应期   B. 减慢房室传导   C. 抑制窦房结
    D. 直接降低心房的兴奋性   E. 抑制交感神经活性

16. 算术均数是用于表示一组同质观察值的
    A. 集中趋势   B. 分布情况   C. 离散趋势
    D. 抽样误差   E. 个体间变化水平

17. RNA 和 DNA 彻底水解后的产物
    A. 核糖相同,部分碱基不同   B. 碱基相同,核糖不同   C. 碱基不同,核糖不同
    D. 碱基不同,核糖相同   E. 完全不同

18. 下列关于酶活性中心的叙述中正确的是
    A. 所有酶的活性中心都含有辅酶
    B. 所有酶的活性中心都含有金属离子
    C. 酶的必需基团都位于活性中心内
    D. 所有的抑制剂都作用于酶的活性中心
    E. 所有的酶都有活性中心

19. 患者权利不包括
    A. 基本医疗权   B. 自我决定权   C. 知情同意权
    D. 要求保密权   E. 保管病志权

20. 在队列研究中,估计某因素与某疾病关联强度的指标是
    A. 总人群中该病的发病率
    B. 暴露人群中该病的发病率
    C. 总人群中可疑危险因素的暴露率
    D. OR
    E. RR

21. 肝硬化的特征性病变是
    A. 肝细胞增生   B. 小胆管增生   C. 纤维组织增生
    D. 肝细胞坏死   E. 假小叶形成

22. 血浆中运输内源性胆固醇的脂蛋白是
    A. CM   B. VLDL   C. LDL
    D. HDL_2 E. HDL_3

23. 肺结核治疗过程中应用乙胺丁醇,最易出现的不良反应是
    A. 周围神经炎   B. 肝功能损害   C. 胃肠道刺激
    D. 肾功能损害   E. 球后视神经炎

24. 对放疗最敏感的肺癌类型是
    A. 小细胞癌   B. 鳞癌   C. 腺癌

D. 大细胞癌　　　　　　　　　　E. 细支气管肺泡癌

25. 转氨酶辅酶是
　　A. 泛酸　　　　　　　B. 四氢叶酸　　　　　　C. 生物素
　　D. 磷酸吡哆醛　　　　E. 焦磷酸硫胺素

26. 碳酸锂中毒的早期症状为
　　A. 恶心、呕吐、腹泻等胃肠道反应　　B. 震颤、共济失调　　C. 发热、定向障碍
　　D. 下肢水肿、多尿　　　　　　　　　E. 癫痫大发作

27. 妊娠梅毒治疗,正确的是
　　A. 首选红霉素　　　　B. 可口服盐酸四环素　　C. 可口服多西环素
　　D. 首选青霉素　　　　E. 妊娠全程治疗

28. 能以不衰减的形式沿可兴奋细胞膜传导的电活动是
　　A. 静息膜电位　　　　B. 峰电位　　　　　　　C. 终板电位
　　D. 感受器电位　　　　E. 突触后电位

29. 滤过分数是指
　　A. 肾小球滤过率/肾血浆流量　　B. 肾血浆流量/肾血流量　　C. 肾血流量/肾血浆流量
　　D. 肾小球滤过率/肾血流量　　　E. 肾血流量/心输出量

30. 对脑血管具有较强扩张作用的钙拮抗药是
　　A. 尼莫地平　　　　　B. 硝苯地平　　　　　　C. 维拉帕米
　　D. 地尔硫䓬　　　　　E. 哌克昔林

31. 下列关于内脏痛主要特点的叙述,错误的是
　　A. 缓慢、持久　　　　B. 定位不精确　　　　　C. 对切割、烧灼等刺激较敏感
　　D. 能引起不愉快的情绪活动　　E. 往往引起远隔的体表部位发生疼痛或疼痛敏感

32. 硝酸甘油常与β受体阻断剂合用抗心绞痛其重要原理是
　　A. 二者均可使心率减慢
　　B. 在心室压力改变方面可相互拮抗
　　C. 二者均可使心室容积减小
　　D. 二者均可使心肌收缩减弱
　　E. 二者可协同降低心肌耗氧量

33. 若对急性心肌梗死患者行其他疾病的择期手术,最早应在心肌梗死后
　　A. 2周　　　　　　　B. 2个月　　　　　　　C. 6个月
　　D. 3个月　　　　　　E. 1个月

34. O_2与Hb中一个亚基结合后,促使其构象发生变化,从而影响此寡聚体其他一亚基与配体O_2的结合能力,此现象称为
　　A. 协同效应　　　　　B. 共价修饰　　　　　　C. 化学修饰
　　D. 累积效应　　　　　E. 别构效应

35. 患者自觉大脑突然涌现出大量不自主的、杂乱无章的、不属于自己思想的陌生内容,此症状是
　　A. 强制性思维　　　　B. 思维散漫　　　　　　C. 强迫性思维
　　D. 思维奔逸　　　　　E. 被洞悉感

36. 经三组率比较的χ^2检验,得$P<0.001$,按$\alpha=0.05$的水准,可认为
　　A. 各总体率均不相同　　B. 各总体率间相差较大　　C. 至少有两总体率存在差别
　　D. 最多有两总体率间存在差别　　E. 各样本率间均有差别

37. 最常见慢性非传染性疾病的4种共同的危险因素不包括
　　A. 吸烟　　　　　　　B. 饮酒　　　　　　　　C. 晚睡
　　D. 不健康饮食　　　　E. 静坐生活方式

38. 能抑制甲状腺素合成,又抑制外周组织中T4转变为T3,还能抑制免疫球蛋白生成的药物是
　　A. 碘化物　　　　　　B. 甲状腺素　　　　　　C. 丙硫氧嘧啶
　　D. 卡比马唑　　　　　E. 普萘洛尔

39. 某市 95% 的 9 岁正常女孩体重在 17.38～28.44kg,其标准差是
    A. 2.14kg   B. 5.14kg   C. 2.82kg
    D. 11.06kg   E. 条件不足,无法计算

40. 可吸入性粉尘的空气动力学直径(AED)小于
    A. $5\mu m$ B. $10\mu m$ C. $15\mu m$
    D. $20\mu m$ E. $25\mu m$

41. 衡量人群中在短时间内新发病例的频率,采用的指标为
    A. 发病率   B. 罹患率   C. 患病率
    D. 续发率   E. 发病比

42. 医学心理学的基本观点不包括
    A. 个性特征   B. 情绪作用   C. 社会影响
    D. 心身统一   E. 被动调节

43. 男性,37 岁。左侧慢性脓胸伴左下肺支气管扩张,左下肺不张,左下肺支气管胸膜瘘。最适宜的手术方式是
    A. 支气管瘘缝合术   B. 胸膜纤维板剥除术   C. 胸廓改形术
    D. 病肺切除加胸廓改形术   E. 左下肺叶切除术

44. 右血胸患者,急诊入院。查体:脉搏 120 次/分,血压 130/80mmHg,气管左移,输血同时作右胸闭式引流术,第 1 小时引流量 200mL,第 2 小时为 250mL,第 3 小时为 180mL,血压虽经输血不见回升,此时最有效的处置是
    A. 继续输血补液   B. 给止血药   C. 剖胸探查止血
    D. 闭式引流加负压吸引   E. 给血管活性药

45. 对心理实质正确、全面的理解是
    A. 心理是人脑对客观现实的主观能动的反映
    B. 心理是客观现实的反映
    C. 心理是主观想象的反映
    D. 心理是客观现实的主观反映
    E. 心理是想什么就反映什么

46. 胸骨左缘第 2 肋间闻及收缩期杂音。应首先考虑为
    A. 肺动脉瓣狭窄   B. 主动脉瓣狭窄   C. 二尖瓣狭窄
    D. 三尖瓣狭窄   E. 动脉导管未闭

47. 下列哪项肺功能检查结果不符合阻塞性通气功能障碍?
    A. VC 减低或正常   B. RV 增加   C. TLC 正常或增加
    D. FEV_1/FVC 减低   E. MMFR 正常

48. 心理健康是指一个人能够具有
    A. 正常的心理状态   B. 健康的身体条件   C. 积极的心理活动
    D. 完好的人际关系   E. 良好的环境适应功能

49. 慢性肺心病引起肺动脉高压最主要的原因是
    A. 血液黏稠度增加   B. 肺毛细血管床减损   C. 慢性炎症所致的肺动脉狭窄
    D. 血容量增加   E. 缺氧性肺血管收缩

50. 氨茶碱治疗支气管哮喘的作用机制是
    A. 阻断迷走神经   B. 抑制磷酸二酯酶   C. 激活腺苷酸环化酶
    D. 保护肥大细胞溶酶体膜 E. 使封闭抗体增加

51. 医德修养要坚持
    A. 集体性   B. 组织性   C. 实践性
    D. 强制性   E. 机动性

52. 符合浅昏迷的临床表现是
    A. 瞳孔对光反应存在   B. 生命体征显著不稳定   C. 无意识的自主运动消失

     D. 腱反射消失　　　　　　　　　　　E. 可以唤醒

53. 保守医疗秘密之两方面的内容是指
    A. 为患者保密与对患者保密　　　　B. 为患者保密与对患者家属保密
    C. 为患者家属保密与对患者保密　　D. 为患者家属保密与对患者家属保密
    E. 为医院保密与对同事保密

54. 在下列各项中，能反映医学本质特征的是
    A. 人才　　　　　　　　B. 技术　　　　　　　　C. 设备
    D. 管理　　　　　　　　E. 道德

55. 婚前医学检查包括对下列疾病的检查
    A. 遗传性疾病、艾滋病、有关精神病
    B. 遗传性疾病、传染病、精神病
    C. 严重遗传性疾病、传染病、精神病
    D. 严重遗传性疾病、传染病、有关性病
    E. 严重遗传性疾病、指定传染病、有关精神病

56. 下列关于实施临床预防服务原则的叙述，错误的是
    A. 重视危险因素的收集　　　B. 医患双方共同决策　　　C. 以免疫接种为先导
    D. 合理选择健康筛检的内容　E. 根据不同年龄阶段的特点开展针对性的服务

57. 构成传染病流行过程的三个环节是
    A. 微生物，宿主，媒介　　　B. 病原体数量，致病力，定位　　C. 病原体，环境，宿主
    D. 传染源，传播途径，易感人群　E. 病原体，人体，他们所处的环境

58. 我国卫生行政管理部门规定，一名供精者的精子最多只能提供给
    A. 10 名妇女受孕　　　　B. 18 名妇女受孕　　　　C. 16 名妇女受孕
    D. 5 名妇女受孕　　　　　E. 15 名妇女受孕

59. 病人术后的处理中哪项不正确？
    A. 胃肠道手术病人肛门排气后，可开始进食
    B. 腹部的减张缝线一般在术后 2 周左右拆除
    C. 伤口的乳胶片引流一般在术后 4～7 日拔除
    D. 一般性手术后的病人，应鼓励早期活动
    E. 术后尿潴留导尿量超过 500mL 者，应留置尿管 1～2 日

60. 急性下壁心肌梗死时血清 CK - MB 浓度的典型变化为发病后
    A. 6～12 小时达高峰　　　B. 13～15 小时达高峰　　C. 16～24 小时达高峰
    D. 25～35 小时达高峰　　E. 36～48 小时达高峰

61. 依据《传染病防治法》，我国法定的传染病共有
    A. 甲、乙、丙三类 32 种　　B. 甲、乙、丙三类 34 种　　C. 甲、乙、丙三类 35 种
    D. 甲、乙、丙三类 36 种　　E. 甲、乙、丙三类 38 种

62. 医疗机构发现突发公共卫生事件后，应当向当地卫生行政部门报告的时间要求为
    A. 1 小时内　　　　　　　B. 2 小时内　　　　　　　C. 4 小时内
    D. 6 小时内　　　　　　　E. 8 小时内

63. 急性心肌梗死发病后，下列哪项指标最早出现异常
    A. 天冬氨酸氨基转移酶　　B. 乳酸脱氢酶　　　　　C. 肌酸激酶同工酶
    D. 肌钙蛋白　　　　　　　E. 肌红蛋白

64. 二尖瓣狭窄最常见的心律失常是
    A. 房室传导阻滞　　　　　B. 室性期前收缩　　　　C. 心房颤动
    D. 心室颤动　　　　　　　E. 阵发性室上性心动过速

65. WHO 给健康下的定义是
    A. 无病、无残、无伤　　　B. 身体各器官结构完好，功能正常
    C. 身体强壮，精神饱满　　D. 没有疾病，身体又不虚弱

E. 身体上、精神上、社会适应上的完好状态,而不仅仅是没有疾病和虚弱

66. 统计工作的基本步骤不包括
   A. 统计设计   B. 搜集资料   C. 分析资料
   D. 整理资料   E. 题目的制定

67. 最可能发生晕厥的心脏瓣膜病是
   A. 二尖瓣狭窄   B. 主动脉瓣狭窄   C. 主动脉瓣关闭不全
   D. 二尖瓣关闭不全   E. 肺动脉瓣狭窄

68. 亚急性感染性心内膜炎最常见的并发症是
   A. 心力衰竭   B. 心肌脓肿   C. 急性心肌梗死
   D. 化脓性心包炎   E. 心肌炎

69. 口腔温度达 39.5℃属于
   A. 正常   B. 低热   C. 中等发热
   D. 高热   E. 超高热

70. 我国咯血的首要原因是
   A. 支气管扩张症   B. 支气管肺癌   C. 肺结核
   D. 肺脓肿   E. 二尖瓣狭窄并发肺动脉高压

71. 下列哪项检查对肥厚型梗阻性心肌病最有诊断价值
   A. 胸部 X 线检查   B. 心电图   C. 心音图
   D. 超声心动图   E. 心功能检查

72. 心肌炎急性期能用于确诊的检查是
   A. 心肌活检   B. 心电图检查   C. 心肌酶学检查
   D. 超声心动图检查   E. 心肌放射性核素检查

73. 下列关于病毒性肺炎临床表现的叙述,正确的是
   A. 并发胸腔积液者较多见
   B. 起病较急,但临床症状较轻
   C. 肺部体征为较典型的肺炎体征
   D. X 胸片可见散发性大片浸润阴影
   E. 感染可波及肺泡,但较少侵犯肺间质

74. 利尿剂作为治疗高血压病的药物,下列提法正确的是
   A. 过度肥胖患者禁用
   B. 不适用于老年患者
   C. 伴发心力衰竭者可选用
   D. 主要适用于高血压病 3 级患者
   E. 临床上不适合与其他降压药合用

75. 吸入性肺脓肿的病原菌绝大多数是
   A. 金黄色葡萄球菌   B. 厌氧菌   C. 克雷白杆菌
   D. 大肠杆菌   E. 肺炎链球菌

76. 对 Ⅰ 型呼吸衰竭患者若给予高浓度氧疗仍无效,其原因很可能为
   A. 严重肺通气功能障碍   B. 严重肺动静脉样分流   C. 通气/血流比例增大
   D. 肺弥散功能障碍   E. 耗氧量增加

77. 右心衰竭体循环淤血的表现是
   A. 端坐呼吸   B. 心源性哮喘   C. 劳力性呼吸困难
   D. 夜间阵发性呼吸困难   E. 肝颈静脉反流征阳性

78. 下列几种 DNA 分子的碱基组成比例各不相同,哪一种 DNA 的解链温度(Tm)最低
   A. DNA 中 A+T 含量占 15%   B. DNA 中 G+C 含量占 25%   C. DNA 中 G+C 含量占 40%
   D. DNA 中 A+T 含量占 60%   E. DNA 中 G+C 含量占 70%

79. 冠心病心绞痛与心肌梗死时胸痛的主要鉴别点是

A. 疼痛的持续时间及对含服硝酸甘油的反应不同

B. 疼痛的部位不同　　　　　C. 疼痛性质不同

D. 疼痛的放射部位不同　　　　E. 疼痛时是否伴发恶心

80. 当动脉血压骤降时可引起

A. 窦神经、主动脉神经传入冲动增加，心交感神经紧张性增加

B. 窦神经、主动脉神经传入冲动减少，心迷走神经紧张性增加

C. 窦神经、主动脉神经传入冲动增加，心迷走神经紧张性增加

D. 窦神经、主动脉神经传入冲动减少，心交感神经传出冲动增加

E. 窦神经、主动脉神经传入冲动增加，心迷走神经传出冲动减少

81. 甲县张某系艾滋病患者，在乙市传染病医院隔离治疗期间，擅自逃出医院回到甲县，脱离隔离治疗。为防止艾滋病传播，可以协助传染病医院追回张某采取强制隔离治疗措施的是

A. 卫生行政部门　　　　B. 疾病控制中心　　　　C. 民政部门

D. 司法部门　　　　　　E. 公安部门

82. 在环境温度低于30℃，机体处于安静状态下的主要散热方式是

A. 辐射散热　　　　　B. 传导散热　　　　　C. 对流散热

D. 不感蒸发　　　　　E. 可感蒸发

83. 下列关于结核性胸腔积液特点的叙述，错误的是

A. 比重＞1.018

B. 胸水蛋白定量＞30g/L

C. 胸水腺苷脱氨酶＜40U/L

D. 胸水细胞数＞$500×10^6$/L

E. 胸水乳酸脱氢酶水平大于血清水平的60%

84. 常用控制支气管哮喘急性发作药物的作用，下列哪项不正确？

A. $β_2$ 受体兴奋剂可提高细胞内 cAMP 的浓度

B. 茶碱主要是通过抑制磷酸二酯酶、减少 cAMP 的水解起作用

C. 抗胆碱能类药可减少 cGMP 的浓度

D. 色苷酸二钠可稳定肥大细胞膜

E. 酮替芬可抑制组胺和慢反应物质释放

85. 根据下列哪项条件可确诊支气管扩张

A. 慢性咳嗽、咳痰　　　B. 反复咯血　　　　C. 大量咳痰且分层

D. 肺部湿啰音　　　　　E. 支气管造影

86. 容易发生骨折的肋骨是

A. 1～3 肋　　　　　B. 4～7 肋　　　　C. 8～10 肋

D. 11～12 肋　　　　E. 肋软骨

87. 肺内出现弥漫分布的、胞浆内有大量含铁血黄素颗粒的巨噬细胞，最常见于

A. 大叶性肺炎　　　B. 小叶性肺炎　　　C. 间质性肺炎

D. 左心衰竭　　　　E. 病毒性肺炎

88. 有较多癌珠存在的癌细胞团可诊断为

A. 低分化鳞状细胞癌　　B. 高分化鳞状细胞癌　　C. 低分化腺癌

D. 高分化腺癌　　　　　E. 未分化癌

89. 在一项队列研究中，非暴露组 280 名中 28 人患心脏病，暴露组 300 人中 45 人患心脏病，归因危险度为

A. 0.25　　　　　B. 0.55　　　　C. 0.5

D. 0.05　　　　　E. 0.15

90. 关于休克的叙述中，下列哪项是错误的？

A. 休克的本质是血压下降

B. 休克时机体有效循环血量急剧减少

C. 休克时脑动脉和冠状动脉收缩不明显

D. 休克时肾血流量减少、肾小球滤过率降低

E. 休克抑制期微循环的病理改变是毛细血管容积增大

91. 有关肺炎支原体肺炎的临床表现，哪项是错误的？

    A. 潜伏期约1~3周，起病缓慢

    B. 头痛显著

    C. 咳嗽不重，初为干咳，以后咳大量黏痰

    D. 发热退完后咳嗽可继续存在

    E. 胸膜累及时，可有胸膜摩擦音或胸水体征

92. 医患关系的重要性不包括

    A. 可提高患者依从性

    B. 有利于医患关系模式转变为共同参与型

    C. 可造就良好的心理气氛

    D. 可提高患者的社交能力

    E. 可起到心理治疗作用

93. 广泛的下肢深静脉血栓形成最严重的并发症为

    A. 下肢溃疡   B. 肺栓塞   C. 腔静脉阻塞

    D. 下肢浅静脉曲张   E. 动脉痉挛、肢体缺血

94. 药物依赖是指个体对药物产生

    A. 精神依赖   B. 躯体依赖   C. 耐受性增加

    D. 精神和躯体依赖   E. 耐受性降低

95. 下列关于输血的叙述，哪一项是不正确的？

    A. 若ABO血型系统相符合，不需进行交叉配血

    B. O型血的人为"万能供血者"

    C. AB型血的人为"万能受血者"

    D. 输血应少量而且缓慢

    E. 交叉配血主侧和次侧均阴性者可以输血

96. 在体循环和肺循环中，基本相同的是

    A. 收缩压   B. 血容量   C. 脉压

    D. 外周阻力   E. 心搏出量

97. 流行性出血热早期低血压的主要原因是

    A. 继发细菌感染   B. 小动脉痉挛

    C. 高热、大汗、呕吐所致血容量下降   D. 严重腔道出血

    E. 小血管通透性增加，大量血浆外渗

98. 下列哪项检查最常用于明确菌痢的诊断

    A. 尿液培养细菌   B. 血液培养细菌   C. 协同凝集试验

    D. 大便涂片染色镜检   E. 粪便培养致病菌

99. 阵发性室上性心动过速的心电图诊断，下列哪项不正确？

    A. 心室率150~250次/分

    B. 节律一般规则，但亦可有不规则

    C. QRS波群形态可不正常

    D. 可见到逆行P波

    E. 起始及终止突然

100. 下列哪项符合二度Ⅰ型房室传导阻滞的心电图表现？

    A. P-P间期及R-R间期均不等

    B. 相邻的P-P间期进行性缩短

    C. 包含受阻P波在内的R-R间期小于正常P-P间期的两倍

D. 最常见的传导比例为 4:2

E. 受阻 P 波前的一个 P-R 间期延长

101. 某患者因 2 小时胸痛来诊,心电图示 $V_1 \sim V_3$ 导联 QRS 波呈 QrS 型,ST 段呈弓背向上抬高伴倒置 T 波,诊断心肌梗死的部位是

  A. 下壁   B. 间壁   C. 前间壁

  D. 正后壁   E. 侧壁

102. 艾滋病患者肺部机会性感染最常见的病原体是

  A. 白色念珠菌   B. 结核分枝杆菌   C. 疱疹病毒

  D. 巨细胞病毒   E. 肺孢子菌

103. 普鲁卡因不可用于哪种局麻

  A. 蛛网膜下腔麻醉   B. 浸润麻醉   C. 表面麻醉

  D. 传导麻醉   E. 硬膜外麻醉

A2 型选择题(104~120 题)

每一道题是以一个小案例出现的,每一道题下面有 A、B、C、D、E 五个备选答案,请从中选择一个最佳答案,并在答题卡上将相应题号相应字母所属的方框涂黑。

---

104. 甲县某养鸡场发生高致病性禽流感疫情。其相邻养鸡场场主杨某因舍不得灭杀种鸡,便趁夜晚驾车将数十只种鸡运往位于乙县的表哥家藏匿,但在途经乙县、丙县和丁县交界处时,被丁县动物防疫部门截获,遂将车上的种鸡在丁县全部灭杀以及无害化处理。在与杨某的交涉中,丁县动物防疫人员发现杨某体温高、不断咳嗽,随后便通知了上述各县疾病预防控制部门。对于杨某进行医学观察的场所应选择在

  A. 甲县   B. 乙县   C. 丙县

  D. 丁县   E. 上级市

105. 女,27 岁。乏力、咳嗽 2 个月余,伴低热、盗汗、痰中带血 2 周,胸片示:右肺上叶尖段炎症,伴有空洞形成。最可能的诊断是

  A. 支气管扩张   B. 浸润型肺结核   C. 慢性肺脓肿

  D. 癌性空洞伴感染   E. 金黄色葡萄球菌肺炎

106. 男性,50 岁。20 年前患过肺结核,平素健康,近 3 个月来有刺激性咳嗽,痰中偶有血丝,有时发热。X 线:右肺上叶前段有 2cm×2cm 的块状阴影,边缘不整呈分叶状,痰查脱落细胞 3 次均阴性,诊断首先考虑

  A. 肺结核球   B. 肺脓肿   C. 肺囊肿

  D. 肺癌   E. 肺良性肿瘤

107. 女性,40 岁。教师,右下肢静脉迂曲扩张 15 年,长期站立有酸胀感,近 2 年右足靴区颜色加深、肿胀,大隐静脉瓣膜功能试验(+),深静脉通畅试验(-),诊断可能是

  A. 原发性下肢深静脉瓣膜功能不全   B. 单纯性下肢静脉曲张   C. 下肢深静脉血栓形成

  D. 动静脉瘘   E. 血栓性浅静脉炎

108. 女性,30 岁。头部受伤后昏迷半小时,清醒后左侧肢体力弱,腰穿血性脑脊液,以后逐渐好转,最可能为

  A. 脑震荡   B. 脑挫伤   C. 急性硬膜外血肿

  D. 急性硬膜下血肿   E. 脑内血肿

109. 男性,31 岁。劳累时心悸,胸骨后疼痛 2 年。查体可闻及主动脉瓣区收缩期粗糙的喷射性杂音,主动脉瓣区第二心音减弱。X 线检查示:左室扩大和升主动脉扩张。可能的诊断是

  A. 冠心病心绞痛   B. 非梗阻性肥厚型心肌病   C. 主动脉瓣狭窄

  D. 主动脉瓣关闭不全   E. 高血压心脏病

110. 男性,22 岁。患上呼吸道感染 1 周后,感心悸、气短、乏力。心率 95 次/分,心电图示 PR 间期为

0.22秒,应诊断为

A. 窦性心动过速　　　　　B. 室性心动过速　　　　　C. 一度房室传导阻滞

D. 二度Ⅰ型房室传导阻滞　　　E. 二度Ⅱ型房室传导阻滞

111. 某患者要做腰穿检查,有恐惧感。从医德要求考虑,临床医生应向患者做的主要工作是

A. 要得到患者知情同意

B. 告知做腰穿的必要性,嘱患者配合

C. 告知做腰穿时应注意的事项

D. 因诊断需要,先动员,后检查

E. 动员家属做患者思想工作

112. 某市从1970年到1976年流行性乙型脑炎逐年病死率为:48.9‰、43.1‰、27.3‰、21.5‰、20.0‰、18.2‰、2.7‰,据此资料画图,应选用

A. 直条图　　　　　　　　B. 圆图　　　　　　　　　C. 直方图

D. 散点图　　　　　　　　E. 普通线图

113. 对19名35岁以上的山区健康男子测量脉搏次数(次/分),用t检验与全国正常男子资料进行比较,按$\alpha=0.05$的检验水准,自由度为

A. d＝9　　　　　　　　　B. d＝8　　　　　　　　　C. d＝19

D. d＝18　　　　　　　　　E. d＝20

114. 16岁女性,中学生。外出旅游,夜间出室外解便时突感恐惧紧张,跑步回室途中,不慎跌倒,双手着地。站立起来时,发现双目失明。最可能的诊断是

A. 恐怖性神经症　　　　　B. 焦虑性神经症　　　　　C. 疑病性神经症

D. 癔症　　　　　　　　　E. 双目外伤失明

115. 男性,22岁。生吃水果后出现腹痛腹泻,伴里急后重,体温38.5℃,化验血常规白细胞$10\times10^9/L$,S90％,L10％,便常规:脓液(＋＋),红细胞6个/HP,白细胞10个/HP,最可能诊断为

A. 细菌性痢疾　　　　　　B. 病毒性肠　　　　　　　C. 肠伤寒

D. 霍乱　　　　　　　　　E. 食物中毒

116. 对于肺癌空洞、肺结核空洞和肺脓肿空洞,最可靠的鉴别方法是

A. 胸部X线片　　　　　　B. 支气管碘油造影　　　　C. 断层摄影

D. 胸部超声波探查　　　　E. 痰脱落细胞学检查和细菌学检查

117. 27岁男性患者,于8月份突然发病,表现为发冷、寒战、高热、大汗而后缓解,两周里隔日发作一次,血涂片查到疟原虫。经氯喹抗疟治疗后症状迅速缓解,为防止复发,应采用的药物是

A. 奎宁　　　　　　　　　B. 乙胺嘧啶　　　　　　　C. 甲氟喹

D. 青蒿素　　　　　　　　E. 伯氨喹

118. 王某经执业医师考试合格并进行注册后,开办了一家牙科诊所,同时因为其对妇产科知识和操作较为熟悉,所以平时也会诊治一些妇科和产科的患者,其进行的妇产科诊疗活动属于

A. 法律允许的行为　　　　B. 医师执业规定所允许的行为

C. 只要不发生差错,法律即允许　　　D. 超出执业范围的违法行为

E. 只要是患者自愿,就是法律允许的行为

119. 男,43岁。突然神志丧失,呼吸不规则,即刻进行心脏按压,判断心脏按压是否有效的主要方法是

A. 测血压　　　　　　　　B. 呼喊患者看其是否清醒　　　C. 摸桡动脉搏动

D. 摸股动脉搏动　　　　　E. 观察末梢循环状况

120. 对于蛛网膜下腔出血与脑出血之鉴别,下述哪项最重要?

A. 活动中发病　　　　　　B. 头痛、呕吐　　　　　　　C. 脑脊液含血量多少

D. 偏瘫　　　　　　　　　E. 脑膜刺激征

A3/A4 型选择题（121～137 题）

以下提供若干案例，每个案例下设若干个考题。请根据答案所提供的信息，在每一道题下面都有 A、B、C、D、E 五个备选答案，请从中选择一个最佳答案，并在答题卡上将相应题号相应字母所属的方框涂黑。

（121～123 题）共用题干

女性，31 岁。心前区疼痛 4 小时，向左肩放射，吸气时疼痛加重。坐位时减轻，伴有畏寒，发热就诊。体检：血压 105/75mmHg，体温 38℃，心率 110 次/分，规则，心脏无杂音，两肺未见异常，有血吸虫病史。心电图示除 AVR 外各导联 ST 段抬高。

121. 其最可能诊断是
    A. 肺梗死   B. 心绞痛   C. 心包炎
    D. 心肌炎   E. 心肌梗死伴继发性心包炎

122. 入院第 3 天，血压 90/75mmHg，颈静脉怒张，气急不能平卧，病情变化应考虑为
    A. 再次肺栓塞   B. 心脏腱索断裂   C. 心脏压塞
    D. 败血症   E. 心肌梗死扩大范围

123. 本例正确的治疗应是
    A. 手术取出肺栓子   B. 冠脉造影伴紧急 PTCA   C. 心包穿刺
    D. 大剂量抗生素静脉滴注   E. 应用升压药以及强心利尿剂

（124～126 题）共用题干

男性，58 岁。2 个月前因妻子生病住院出现焦虑不安、情绪低落、兴趣减退、失眠早醒，日渐变得反应迟钝，行动迟缓，料理家务能力也下降。妻子病愈出院已 1 个月，但患者病情不见好转，怀疑自己患了不治之症，且听见"医院"二字就感到紧张、恐惧、害怕。既往史阴性。入院查体：神清合作，生命体征正常，心肺未见异常，神经系统检查未见异常，ECG 正常，EEG 轻度异常，头颅 MRI 显示左侧基底核有一点状腔隙梗死灶。精神检查：未引出任何精神病性症状，有上述情绪障碍，计算力、记忆减退，但常识、抽象思维、理解判断力正常。

124. 该患者精神状态最可能的诊断是
    A. 抑郁症   B. 焦虑症   C. 疑病症
    D. 脑器质性精神障碍   E. 应激相关障碍

125. 该患者首先要考虑的鉴别诊断是
    A. 抑郁症   B. 焦虑症   C. 疑病症
    D. 脑器质性精神障碍   E. 应激相关障碍

126. 下列治疗策略中首选是
    A. 阿米替林＋阿普唑仑   B. 盐酸舍曲林＋阿普唑仑   C. 利培酮＋阿普唑仑
    D. 促智药＋阿普唑仑   E. 心理治疗＋阿普唑仑

（127～128 题）共用题干

男，25 岁。近 10 天出现食欲缺乏、恶心、呕吐，伴乏力，尿色加深来医院就诊。检查：巩膜黄染，可见肝掌和数枚蜘蛛痣，肝肋下未触及，脾肋下 1.0cm。化验：ALT450U/L，AST 510U/L，T-BIL 86.5μmol/L，A 42g/L，G 35g/L，抗-HAV-IgM 阳性，抗-HBs 阳性，抗-HCV 阳性。患者 10 年前因外伤行手术治疗，术中输血 1600mL。

127. 诊断最应考虑的是
    A. 急性甲型肝炎
    B. 慢性乙型肝炎重叠急性甲型肝炎
    C. 慢性乙型肝炎合并慢性丙型肝炎
    D. 慢性丙型肝炎重叠急性甲型肝炎
    E. 慢性乙、丙型肝炎重叠急性甲型肝炎

128. 为进一步明确诊断和下阶段治疗，最应做的检查是

A. HAV - RNA　　　　　B. HBV - DNA　　　　　C. HCV - RNA
D. B超检查　　　　　E. 胃镜检查

(129～131题)共用题干

男性,65岁。反复咳嗽、咳痰25年,病情加重伴畏寒、发热1周入院。体检:T37.8℃,呼吸急促,双肺叩诊过清音,中下肺有湿啰音,心率115次/分,心律齐,无杂音。

129. 该病例最适当的诊断应为
　　A. 支气管哮喘　　　　　B. 支气管扩张　　　　　C. 支气管肺炎
　　D. 肺脓肿　　　　　E. 慢性阻塞性肺疾病

130. 该患者目前主要的治疗是
　　A. 抗生素　　　　　B. 祛痰　　　　　C. 止咳
　　D. 沙丁胺醇气雾吸入　　　　　E. 糖皮质激素

131. 假设该病例呼吸困难突然进一步加重,并伴有明显的发绀,右肺呼吸音明显较前减弱,应立即进行的检查是
　　A. 胸部X线　　　　　B. 心电图　　　　　C. 动脉血气分析
　　D. 肺功能　　　　　E. 胸腔B超

(132～134题)共用题干

男,74岁。因发热、咳嗽、呼吸困难1周来院。查体:体温38.8℃,脉率80次/分,血压140/80mmHg,未见颈静脉充盈,右中下肺叩浊,语音震颤减弱,呼吸音消失,左肺可闻散在干性啰音,心界向左扩大,心律不齐,心率100次/分,未闻杂音,腹(-)。

132. 该患者的主要疾病是
　　A. 肺炎　　　　　B. 气胸　　　　　C. 胸腔积液
　　D. 心力衰竭　　　　　E. 缩窄性心包炎

133. 该患者还可能出现的体征有
　　A. 气管向左移位　　　　　B. 可闻胸膜摩擦音　　　　　C. 双侧肋间隙变窄
　　D. 左上肺支气管呼吸音　　　　　E. 可闻及心包叩击音

134. 为明确病因,应采取的最佳检查方法是
　　A. 胸部CT　　　　　B. 胸部B超　　　　　C. 胸部X线片
　　D. 胸腔穿刺　　　　　E. 支气管造影

(135～137题)共用题干

女,22岁。5年前发现心脏杂音。2个月来乏力、头晕、食欲下降,四肢关节疼痛。1周突活动后气短,夜间反复憋醒而来院就诊。查体:体温37.8℃,脉率96次/分,血压120/60mmHg,消瘦,睑结膜苍白,可见小出血点,右肺底少许小水泡音,心界不大,心律整,心尖部 S_1 减弱,胸骨左缘第三肋间可闻舒张期叹气样杂音,肝脾肋下均可及,下肢不肿。血红蛋白84g/L,白细胞 12.1×10^9/L,红细胞沉降率(血沉)38mm/第1小时末,尿常规红细胞0～4个/HP。

135. 该患者最主要的疾病是
　　A. 风湿热　　　　　B. 肺炎　　　　　C. 缺铁性贫血
　　D. 感染性心内膜炎　　　　　E. 心力衰竭

136. 对确诊意义最大的检查是
　　A. CRP　　　　　B. 胸部X线片　　　　　C. 血培养
　　D. 血清铁蛋白　　　　　E. 尿液检查

137. 该患者心脏杂音最可能的瓣膜异常是
　　A. 主动脉瓣关闭不全　　　　　B. 肺动脉瓣关闭不全　　　　　C. 二尖瓣关闭不全
　　D. 三尖瓣关闭不全　　　　　E. 二尖瓣穿孔

B1 型选择题(138~150 题)

以下提供若干组考题,每组考题共用在考题前列出的 A、B、C、D、E 五个备选答案。请从中选择一个与问题关系最密切的答案,并在答题卡上将相应题号相应字母所属的方框涂黑,每个备选答案可能被选择一次、多次或者不被选择。

(138~139 题)共用选项
A. 无痛性全程肉眼血尿　　　B. 终末血尿伴膀胱刺激征　　　C. 血红蛋白尿
D. 疼痛伴血尿　　　E. 初始血尿

138. 泌尿系结核血尿临床表现是
139. 泌尿系肿瘤血尿临床表现是
140. 泌尿系结石血尿临床表现是

(141~142 题)共用选项
A. 血 PSA 升高　　　B. 血碱性磷酸酶升高　　　C. 血 CEA 升高
D. 血 AFP 升高　　　E. 血 VCA-IgA 抗体升高

141. 胃肠癌患者可出现
142. 骨肉瘤患者可出现

(143~144 题)共用选项
A. 抑制细菌蛋白质合成　　　B. 抑制细菌细胞壁合成　　　C. 影响细菌细胞膜通透性
D. 干扰细菌叶酸代谢　　　E. 抑制 RNA 合成

143. 头孢菌素类药物的抗菌机制是
144. 氨基苷类药物的抗菌机制是

(145~146 题)共用选项
A. 卡铂　　　B. 环磷酰胺　　　C. 氟尿嘧啶
D. 阿霉素　　　E. 红霉素

145. 属于烷化剂抗癌药物的是
146. 属于抗生素类抗癌药物的是

(147~148 题)共用选项
A. 压头试验阳性　　　B. 伸肌腱牵拉试验(Mills 征)阳性　　C. 杜加(Dugas)征阳性
D. 直腿抬高试验(Lasegue)阳性　　　E. "4"字试验阳性

147. 肩关节脱位的主要体征是
148. 肱骨外上髁炎主要体征是

(149~150 题)共用选项
A. 小肠切除吻合术　　　B. 化脓性阑尾炎手术　　　C. 腹腔镜疝修补术
D. 结肠脾曲癌引起的急症肠梗阻手术　　E. 胃后壁穿孔手术

149. 属于Ⅰ类切口的手术是
150. 属于Ⅱ类切口的手术是

国家临床执业助理医师资格考试
最后冲刺 5 套卷及精析（卷五）

第一单元

A1 型选择题（1~54 题）

每一道题下面有 A、B、C、D、E 五个备选答案，请从中选择一个最佳答案，并在答题卡上将相应题号相应字母所属的方框涂黑。

---

1. 下列关于代谢性酸中毒的叙述，哪项是错误的？
   A. 是由体内 HCO_3^- 减少引起的
   B. 最突出的表现是呼吸变慢、变浅
   C. 呼气中可有酮味
   D. 血清 pH 降低
   E. 症状较轻者，一般不需应用碱剂治疗

2. 关于骨折 X 线检查的重要意义，下列说法错误的是
   A. 明确骨折的诊断
   B. 了解骨折的类型及移位情况
   C. 了解骨折的发生机制
   D. 了解骨折的复位情况及有无再移位
   E. 了解骨折的愈合情况

3. 在我国，围生期是指
   A. 妊娠第 38 周期到出生后满 2 周
   B. 妊娠第 37 周期到出生后满 2 周
   C. 妊娠第 38 周期到出生后满 1 周
   D. 妊娠第 28 周期到出生后满 2 周
   E. 妊娠第 28 周期到出生后满 1 周

4. 下列关于腹股沟疝的叙述，错误的是
   A. 滑疝多见于右侧
   B. 嵌顿性疝多发生在斜疝
   C. 直疝的疝内容物多为小肠和大网膜
   D. 难复性疝的主要特点是疝块不能完全还纳
   E. 绞窄性疝疼痛减轻，但肿块仍在，说明病情好转

5. 急性胰腺炎发病 12 小时以内，哪一项实验室检查诊断比较准确？
   A. 血钙
   B. 血糖
   C. 血淀粉酶
   D. 血脂肪酶
   E. 尿淀粉酶

6. 我国规定出生 2 个月内必须完成的计划免疫是
   A. 卡介苗
   B. 乙脑疫苗
   C. 流脑疫苗
   D. 流感疫苗
   E. 甲肝疫苗

7. 关于早产的描述，以下正确的是
   A. 早产的临产与足月妊娠的临产诊断标准不同
   B. 一旦诊断早产，均应及时给予抑制宫缩药物
   C. 卧床休息对治疗早产无帮助
   D. 早产与新生儿呼吸窘迫综合征无关系
   E. 分娩时应及时行会阴切开防止新生儿颅内出血

8. 下述哪项不属于异位妊娠？
   A. 输卵管妊娠
   B. 卵巢妊娠
   C. 腹腔妊娠
   D. 宫颈妊娠
   E. 子宫残角妊娠

9. 重度营养不良患儿调整饮食，开始供给热量应为
   A. 20~30kcal/(kg·d)　　　　　B. 40~60kcal/(kg·d)　　　　　C. 80~100kal/(kg·d)
   D. 120~140kcal/(kg·d)　　　　E. >140kcal/(kg·d)

10. 骨盆骨折最危险的并发症是
    A. 盆腔内出血　　　　　　　　B. 膀胱破裂　　　　　　　　　C. 尿道断裂
    D. 骶丛神经损伤　　　　　　　E. 直肠损伤

11. 胫骨平台及腓骨上端骨折，出现足背伸外翻无力，小腿外侧感觉消失。提示受损的神经为
    A. 胫神经　　　　　　　　　　B. 腓肠神经　　　　　　　　　C. 股神经
    D. 坐骨神经　　　　　　　　　E. 腓总神经

12. 正常足月新生儿出生体重为
    A. 2000~2499g　　　　　　　B. 2500~4000g　　　　　　　C. 2500~3000g
    D. 3000~3999g　　　　　　　E. >4000g

13. 脂肪酸β氧化的限速步骤是
    A. β-羟脂酰 CoA 脱氢　　　　B. 脂酰 CoA 线粒体转运　　　C. β-羟脂酰 CoA 硫解
    D. 脂酰 CoA 脱氢　　　　　　E. β-烯脂酰 CoA 加水

14. 新生儿出生体重为 3.2kg。生后 48 小时血清总胆红素 257mmol/L，结合胆红素 34.2mmol/L。首选治疗方案是
    A. 光照治疗　　　　　　　　　B. 抗生素疗法　　　　　　　　C. 肌注苯巴比妥钠
    D. 换血疗法　　　　　　　　　E. 应用利尿剂

15. 典型的苯丙酮尿症是因肝脏缺乏
    A. 酪氨酸羟化酶　　　　　　　B. 谷氨酸羟化酶　　　　　　　C. 苯丙氨酸羟化酶
    D. 二氢生物蝶呤还原酶　　　　E. 羟苯丙酮酸氧化酶

16. 消化性溃疡最常见的并发症为
    A. 穿孔　　　　　　　　　　　B. 出血　　　　　　　　　　　C. 幽门梗阻
    D. 癌变　　　　　　　　　　　E. 瘘管形成

17. 肝硬化最常见的并发症是
    A. 肝性脑病　　　　　　　　　B. 自发性腹膜炎　　　　　　　C. 上消化道出血
    D. 肝肾综合征　　　　　　　　E. 原发性肝癌

18. 出生时新生儿的身长、头围平均是
    A. 身长 46cm，头围 32cm　　　B. 身长 50cm，头围 34cm　　　C. 身长 40cm，头围 30cm
    D. 身长 42cm，头围 31cm　　　E. 身长 50cm，头围 32cm

19. 关于门脉高压症，哪项叙述是错误的？
    A. 脾大、脾功能亢进、消化道出血和腹水是主要临床表现
    B. 脾功能亢进时都有血细胞减少，以白细胞和血小板改变明显
    C. 外科治疗的主要目的是制止食管胃底静脉曲张破裂所致的大出血
    D. 分流手术主要是阻断门奇静脉间的反常血流
    E. 腹腔-静脉转流术可治疗肝硬化引起的顽固性腹水

20. 关于肝性昏迷的处理，下列哪一项是错误的？
    A. 终止蛋白质饮食　　　　　　B. 用肥皂水灌肠　　　　　　　C. 新霉素保留灌肠
    D. 用冰帽降低颅内温度　　　　E. 谷氨酸钾静滴

21. 下列选项中一般不会出现甲胎蛋白增高的是
    A. 肝炎　　　　　　　　　　　B. 妊娠妇女　　　　　　　　　C. 肝硬化
    D. 生殖腺胚胎癌　　　　　　　E. 细菌性肝脓肿

22. 急性糜烂性胃炎的确诊应依据
    A. X 线钡餐检查　　　　　　　B. 胃液分析　　　　　　　　　C. 有无上消化道出血
    D. 急诊胃镜检查　　　　　　　E. 腹部 B 超

23. 胆总管探查术后所置 T 形引流管拔除指征中，下列哪项不正确？

A. 术后 1 周　　　　　　　B. 血胆红素正常　　　　　　C. 患者体温正常
D. 患者无腹痛、腹胀等症状　　E. T 管造影示肝内外胆管显影正常

24. 急性梗阻性化脓性胆管炎,最关键的治疗是
    A. 输液、输血维持有效血容量　　B. 纠正代谢性酸中毒　　C. 静脉输入大量抗生素
    D. 胆道减压引流解除梗阻　　　　E. 急诊行胆囊切除术

25. 女性,49 岁。有胃癌家族史,本人因胃部不适行胃镜检查,结果示幽门螺杆菌(HP)相关性慢性胃炎伴重度肠上皮化生和活动性炎,对此患者最好的处理为
    A. 定期胃镜复查　　　　　　　B. 对症治疗　　　　　　　　C. 根除 HP 治疗
    D. 手术切除胃,预防胃癌　　　E. 黏膜保护剂治疗

26. 男,73 岁。咳嗽、咳痰、喘息 13 余年,再发加重 2 周。查体:双肺底能可闻及少许湿啰音。动脉血气分析:pH7.30,$PaCO_2$70mmHg,$PaO_2$46mmHg。入院后立即给予持续低流量鼻导管吸氧。采取吸氧方式最重要的目的是
    A. 保持低氧及 CO_2 对呼吸中枢的刺激
    B. 保持 CO_2 对颈动脉体化学感受器的刺激
    C. 保持 CO_2 对呼吸中枢的刺激
    D. 保持低氧对呼吸中枢的刺激
    E. 保持低氧对颈动脉体化学感受器的刺激

27. 关于腹股沟嵌顿疝手法复位的叙述,下列哪项不正确?
    A. 疝块大、腹壁缺损较大、疝环较松者可试行手法复位
    B. 年老体弱或伴其他严重疾病的嵌顿疝患者,估计肠管无绞窄者可试行手法复位
    C. 嵌顿时间在 3～4 小时以内,尚无腹膜刺激征者试行手法复位
    D. 手法复位后,仍需继续观察腹部情况
    E. 手法复位方法简便,避免了手术之苦,应该大力推荐

28. 急性尿潴留病因中,属于非机械性梗阻的是
    A. 尿道结石　　　　　　　　　B. 外伤性高位截瘫　　　　　C. 尿道断裂
    D. 尿道肿瘤　　　　　　　　　E. 前列腺增生

29. 溃疡病穿孔的 X 线检查所见中,有诊断意义的是
    A. 双侧横膈抬高　　　　　　　B. 膈下游离气体　　　　　　C. 胃泡扩张
    D. 肠管积气　　　　　　　　　E. 肠腔内多个气液平面

30. 行胃癌根治性大部分切除术时,手术切除最少应离癌肿边缘多远才算足够
    A. 1～2cm　　　　　　　　　　B. 2～3cm　　　　　　　　　C. 3～4cm
    D. 5cm 以上　　　　　　　　　E. 8cm 以上

31. 在我国引起慢性肾功能不全最常见的病因是
    A. 慢性肾小球肾炎　　　　　　B. 肾结核　　　　　　　　　C. 肾结石
    D. 肾小动脉硬化　　　　　　　E. 慢性肾盂肾炎

32. 月经周期为 28 天的有排卵的妇女,于月经周期第 11 天刮宫,镜检子宫内膜应为
    A. 增生期中期　　　　　　　　B. 增生期晚期　　　　　　　C. 分泌期早期
    D. 分泌期中期　　　　　　　　E. 分泌期晚期

33. 卵子从卵巢排出后,正常受精部位在
    A. 输卵管峡部　　　　　　　　B. 输卵管峡部与壶腹部连接处　C. 输卵管伞部
    D. 输卵管间质部　　　　　　　E. 子宫腔

34. 急性持续性腹痛阵发性加剧并休克,最可能的疾病是
    A. 急性阑尾炎　　　　　　　　B. 绞窄性肠梗阻　　　　　　C. 泌尿系结石,肾绞痛
    D. 外伤性肝破裂　　　　　　　E. 急性单纯性肠梗阻

35. 对肠结核的诊断有重要意义的检查方法是
    A. 大便及痰液皆找到抗酸杆菌　B. 乙状结肠镜检查　　　　　C. X 线钡餐检查
    D. OT 试验　　　　　　　　　E. 血沉

36. 枕左前位胎头进入骨盆入口时其衔接的径线是
   - A. 双顶径
   - B. 双颞径
   - C. 枕下前囟径
   - D. 枕额径
   - E. 枕颏径

37. 诊断上尿路结石首选的检查方法是
   - A. 腹部 X 线平片＋静脉尿路造影
   - B. 逆行造影
   - C. CT
   - D. 肾动脉造影
   - E. MRI

38. 左侧卵巢静脉一般汇入
   - A. 髂总静脉
   - B. 髂内静脉
   - C. 髂外静脉
   - D. 肾静脉
   - E. 腹主静脉

39. 妊娠合并心脏病孕妇分娩期血流动力学变化,下述哪项是错误的?
   - A. 第一产程,规律宫缩使周围循环阻力增加,回心血量减少
   - B. 第二产程,宫缩加上腹压,周围阻力增大
   - C. 第二产程,腹压增高使内脏血流涌向心脏,回心血量增加
   - D. 第三产程,子宫迅速缩小,腹压减低,大量血液流回内脏血管,回心血量减少
   - E. 第三产程,胎儿娩出后子宫胎盘循环停止,大量血液进入体循环,回心血量增加

40. 下列不形成新月体的肾小球肾炎是
   - A. 急进性肾小球肾炎
   - B. 重症毛细血管内增生性肾小球肾炎
   - C. 狼疮肾炎
   - D. 肺出血-肾炎综合征
   - E. 过敏性紫癜肾炎

41. 测得孕妇坐骨结节间径 7cm,出口后矢状径 7cm,现妊娠 39 周,宫口开大 2cm,正确的分娩方式应是
   - A. 自然分娩
   - B. 会阴侧切自然分娩
   - C. 产钳术
   - D. 胎头吸引术
   - E. 剖宫产术

42. 急性宫颈炎的常见病原体为
   - A. 淋病奈瑟菌
   - B. 支原体
   - C. 链球菌
   - D. 葡萄球菌
   - E. 肠球菌

43. 子宫肌瘤最常见的变性是
   - A. 囊性变
   - B. 玻璃样变
   - C. 红色变
   - D. 肉瘤变
   - E. 钙化

44. 鉴别功血和子宫内膜息肉的最好方法是
   - A. 阴道脱落细胞检查
   - B. 基础体温测定
   - C. 诊刮、内膜活检
   - D. 子宫、输卵管造影
   - E. 由病史及妇科检查鉴别

45. 子宫内膜异位症最常发生的部位是
   - A. 子宫直肠陷凹
   - B. 卵巢
   - C. 子宫骶骨韧带
   - D. 输卵管
   - E. 卵巢悬韧带

46. 短效口服避孕药含
   - A. 雌激素
   - B. 孕激素
   - C. 雌激素＋雄性激素
   - D. 孕激素＋雄性激素
   - E. 雌激素＋孕激素

47. 慢性粒细胞性白血病的 Ph 染色体是
   - A. t(8;21)
   - B. t(8;22)
   - C. t(9;21)
   - D. t(9;22)
   - E. t(9;23)

48. 以下哪项示结核性脑膜炎进入晚期?
   - A. 昏迷或强直性惊厥
   - B. 脑膜刺激征
   - C. 颅神经受损
   - D. 腹壁反射消失
   - E. 肢体瘫痪或偏瘫

49. 以下哪项不符合特发性血小板减少性紫癜?
   - A. 血块回缩不良
   - B. 脾脏轻度肿大
   - C. 出血时间延长
   - D. 巨核细胞增多
   - E. Coombs 试验阳性

50. 关于淡漠型甲亢,下列哪项是错误的?
   - A. 多见于老年人

B. 患者乏力,明显消瘦

C. 可仅表现为阵发性或持续性心房纤颤

D. 不易发生甲状腺危象

E. 眼征、甲状腺肿和高代谢症群均不明显

51. 预后最差的甲状腺癌病理类型是
    A. 乳头状腺癌　　　　　　　B. 滤泡状腺癌　　　　　　　C. 未分化癌
    D. 髓样癌　　　　　　　　　E. 甲状腺瘤恶变

52. 子宫内膜癌最多见的病理类型是
    A. 腺角化癌　　　　　　　　B. 腺癌　　　　　　　　　　C. 透明细胞癌
    D. 鳞腺癌　　　　　　　　　E. 鳞癌

53. 处理葡萄胎最常用的方法是
    A. 刮宫术清除内容物　　　　B. 吸宫术清除内容物　　　　C. 全子宫切除术
    D. 催产素引产　　　　　　　E. 预防性化疗

54. 等渗性缺水多发生在
    A. 胃肠液急性丧失　　　　　B. 吞咽困难　　　　　　　　C. 大量出汗
    D. 慢性肠梗阻　　　　　　　E. 低位小肠瘘

A2 型选择题(55～111 题)

每一道题都是以一个小案例出现的,每一道题下面都有 A、B、C、D、E 五个备选答案,请从中选择一个最佳答案,并在答题卡上将相应题号相应字母所属的方框涂黑。

55. 31 岁女性,人工流产术中突感胸闷、头晕、恶心。查体面色苍白、大汗淋漓,血压 80/40mmHg,脉搏 44 次/分。应采取的措施是
    A. 阿拉明静脉滴注　　　　　B. 阿托品静脉注射　　　　　C. 苯巴比妥钠肌注
    D. 迅速消除宫腔内容物　　　E. 输血补液

56. 10 个月女婴,发热伴间断呕吐 1 周就诊。体检:精神可,较兴奋,方颅,前囟门稍饱满。脑脊液检查:外观呈毛玻璃样,细胞数 $500 \times 10^6/L$,中性粒细胞 0.70,蛋白 0.45g/L,氯化物 110mmol/L,糖 2.5mmol/L。此患儿最可能的临床诊断是
    A. 病毒性脑膜炎　　　　　　B. 结核性脑膜炎　　　　　　C. 化脓性脑膜炎
    D. 流行性脑膜炎球菌性脑膜炎　E. 感染中毒性脑病

57. 经产妇,45 岁。近 1 年痛经并逐渐加重,伴经量增多及经期延长,需服强止痛药缓解。查子宫均匀增大如孕 60 天,质硬,有压痛,经期压痛明显。患者痛经逐渐加重,最可能是因为
    A. 功能性痛经　　　　　　　B. 子宫腺肌病　　　　　　　C. 子宫内膜异位症
    D. 子宫内膜癌　　　　　　　E. 子宫黏膜下肌瘤

58. 38 岁已婚妇女,闭经半年。查子宫稍小。肌注黄体酮 20mg 连用 3 日,未见撤药性流血,再给予己烯雌酚 1mg 连服 20 日,后 3 天加用安宫黄体酮 10mg,出现撤药性流血。此病例诊断为
    A. 子宫性闭经　　　　　　　B. Ⅰ度闭经　　　　　　　　C. Ⅱ度闭经
    D. 垂体性闭经　　　　　　　E. 下丘脑性闭经

59. 男,62 岁。右腹股沟区肿块 2 年,平卧消失。查体:右耻骨结节外上方有一半球形肿块,未进入阴囊,可用手回纳,压住腹股沟韧带内点上方咳嗽时仍可见肿块突出。最可能的诊断是
    A. 隐睾　　　　　　　　　　B. 腹股沟斜疝　　　　　　　C. 腹股沟直疝
    D. 精索鞘膜积液　　　　　　E. 交通性鞘膜积液

60. 10 岁男童,反复水肿半年就诊。测血压 150/100mmHg。查尿常规:蛋白(++++),红细胞 8～18/HP,血尿素氮 10.8mmol/L,血清总蛋白 40g/L,白蛋白 15g/L。该患儿目前考虑为
    A. 急性链球菌感染后肾炎　　B. 继发性肾炎　　　　　　　C. 单纯性肾病
    D. 急进性肾炎　　　　　　　E. 肾炎性肾病

61. 女性,33岁。停经3个月,阴道不规则流血1周。妇科检查子宫如4个月妊娠大小,B超显示宫腔内落雪征。诊断首先考虑为
    A. 羊水过多　　　　　　　　　B. 自然流产　　　　　　　　　C. 双胎妊娠
    D. 葡萄胎　　　　　　　　　　E. 妊娠合并子宫肌瘤

62. 5岁男孩,胸骨左缘第3~4肋间听到响亮而粗糙的全收缩期杂音,考虑患儿存在
    A. 室间隔缺损　　　　　　　　B. 房间隔缺损　　　　　　　　C. 动脉导管未闭
    D. 主动脉瓣狭窄　　　　　　　E. 主动脉瓣关闭不全

63. 男性,63岁。间断上腹疼痛4年,疼痛发作与情绪、饮食有关。查体:上腹部轻压痛,胃镜:胃窦皱襞平坦,黏膜粗糙无光泽,黏膜下血管透见。此病例考虑诊断为
    A. 消化性溃疡　　　　　　　　B. 急性胃炎　　　　　　　　　C. 慢性浅表性胃炎
    D. 胃癌　　　　　　　　　　　E. 慢性萎缩性胃炎

64. 女性,22岁。2小时前车祸伤及腹部,急诊入院。查体:痛苦面容,意识模糊,皮肤黏膜苍白,腹部压痛、反跳痛、腹肌紧张,血压85/60mmHg,心率120次/分。正确处理措施是
    A. 抗休克治疗,观察疗效　　　B. 抗休克治疗的同时剖腹探查　　C. 强心
    D. 立即剖腹探查　　　　　　　E. 扩血管

65. 女性,79岁。腹部疼痛5天,以右下腹为重,伴呕吐。检查:急性病容,右下腹饱满压痛,肌紧张,血白细胞14.5×10⁹/L,腹部透视可见少量气液平面。最可能的诊断为
    A. 阑尾周围脓肿　　　　　　　B. 结肠癌　　　　　　　　　　C. 急性胰腺炎
    D. 急性胆囊炎　　　　　　　　E. 急性化脓性胆管炎

66. 5岁男孩,夏季高热1天,腹泻8次就诊。病前吃过未洗的黄瓜。患儿排黏液性脓血便,腹痛伴里急后重,入院后反复惊厥,逐渐出现昏睡、神志不清。该患儿最可能的诊断为
    A. 高热惊厥　　　　　　　　　B. 肠伤寒　　　　　　　　　　C. 重型细菌性痢疾
    D. 中毒型细菌性痢疾　　　　　E. 普通型细菌性痢疾

67. 初产妇,28岁。妊娠39周,规律宫缩8小时。血压110/70mmHg,骨盆不小,预测胎儿体重2600g,枕左前位,胎心率正常。肛查宫口开大3cm,S=0,正确处置应为
    A. 行人工破膜　　　　　　　　B. 不需干涉产程进程　　　　　C. 静脉滴注缩宫素
    D. 静脉推注地西泮　　　　　　E. 静脉推注地塞米松

68. 初孕妇,26岁。于妊娠35周出现头痛、眼花。血压180/110mmHg,尿蛋白(++),眼底动静脉比为1:2,视网膜水肿。考虑诊断为
    A. 轻度子痫前期　　　　　　　B. 先兆子痫　　　　　　　　　C. 子痫
    D. 妊娠合并肾性高血压　　　　E. 妊娠合并原发性高血压

69. 男,30岁,农民。腹痛、腹泻半个月,大便4~8次/天,便量多,为暗红色,有腥臭味,肉眼可见血液及黏液,患者无发热,左下腹隐痛。大便镜检:WBC 10~15个/HP,RBC满视野。该患者最可能的诊断是
    A. 细菌性痢疾　　　　　　　　B. 肠伤寒合并肠出血　　　　　C. 阿米巴痢疾
    D. 溃疡性结肠炎　　　　　　　E. 血吸虫病

70. 女性,68岁。因右下肢剧烈疼痛、麻木、发凉、苍白4小时就诊。既往有多年房颤病史。最可能的诊断是
    A. 血管闭塞性脉管炎　　　　　B. 动脉硬化性闭塞症　　　　　C. 动脉栓塞
    D. 雷诺病　　　　　　　　　　E. 血管炎

71. 29岁初孕妇,既往无糖尿病史,现妊娠26周,行2小时糖耐量试验。血糖水平依次为5.2、9.8、10.0及8.5mmol/L。一周后测餐后2小时血糖为8.7mmol/L,目前诊断为
    A. 糖耐量正常　　　　　　　　B. 妊娠期糖耐量减低　　　　　C. 妊娠期糖尿病
    D. 糖尿病合并妊娠　　　　　　E. 特殊类型糖尿病

72. 男性,46岁。因心悸、胸痛、劳力性呼吸困难数日就诊。心电图示左室肥大,Ⅱ、Ⅲ、aVL、aVF导联有病理性Q波。心导管检查显示左室腔与流出道间压差>20mmHg,Brockenbrough现象阳性。诊断是

A. 扩张型心肌病 　　　　　B. 肥厚型心肌病 　　　　　C. 限制型心肌病
D. 心肌梗死 　　　　　E. 特异型心肌病

73. 女性，55 岁。发热、胸痛伴心包摩擦音，曾用非激素类抗炎药。3 周后，呼吸困难加重，心率 110 次/分，律齐，心音遥远，血压 90/70mmHg，肝脏肿大，下肢水肿，患者近 2 周出现的病情变化提示
A. 右心功能不全 　　　　　B. 心脏压塞 　　　　　C. 肾功能不全
D. 肝硬化 　　　　　E. 肺部感染

74. 6 岁女孩，高热 1 天，第 2 天发现皮疹就诊。患儿全身皮肤弥漫性充血发红，可见密集均匀的红色细小丘疹，面部潮红，唇周苍白，咽扁桃体充血水肿，舌乳头红肿突起。临床上最可能的诊断是
A. 风疹 　　　　　B. 麻疹 　　　　　C. 水痘
D. 猩红热 　　　　　E. 幼儿急疹

75. 7 岁女孩。因"低热、盗汗伴干咳 1 个月"就诊。入院查体：T38℃、消瘦、面色苍白、两肺呼吸音清。中性粒细胞稍高，血培养（一）OT 试验（＋＋），胸片：肺门淋巴结肿大。该患儿最可能的诊断是
A. 败血症 　　　　　B. 大叶性肺炎 　　　　　C. 原发型肺结核
D. 急性风湿热 　　　　　E. 营养不良性贫血

76. 62 岁，女性。原发不育、绝经 10 年。既往高血压病、糖尿病病史。因不规则阴道少量流血 2 周就诊。妇科检查：除子宫增大如妊娠 6 周外，余均正常。为明确诊断，应进行的检查是
A. 血清 CA125 测定 　　　　　B. 细胞学检查 　　　　　C. 盆腔磁共振成像
D. B 型超声检查 　　　　　E. 分段诊刮

77. 女性，46 岁。2 年前出现左下肢行走 10 余分钟后胀痛。休息片刻缓解，再行走后疼痛又出现。无吸烟史，发病前半年左足部外伤已治愈，体格检查：左下肢皮色较苍白，左足背动脉未触及。最可能的诊断是
A. 雷诺病 　　　　　B. 血栓闭塞性脉管炎 　　　　　C. 动脉粥样硬化性闭塞症
D. 多发性大动脉炎 　　　　　E. 静脉炎

78. 2 岁女孩，持续高热、频咳 4 天，喘憋加重伴精神萎靡 2 日就诊。就诊中突发全身发作性抽搐 1 次。查体：体温 40℃，嗜睡，呼吸 58 次/分，心率 150 次/分，双肺少量湿啰音，右下肺闻及管状呼吸音，肝肋下 1cm。查血常规：白细胞计数 12.0×10⁹/L。X 线显示大小不等的片状病灶或融合性病灶，以两肺下野及右上肺多见。该患儿最有可能的诊断是
A. 肺炎链球菌肺炎 　　　　　B. 金黄色葡萄球菌肺炎 　　　　　C. 支原体肺炎
D. 腺病毒性肺炎 　　　　　E. 急性咽喉炎

79. 女，25 岁，已婚。10 小时前出现上腹部胀痛，6 小时前疼痛转移至右下腹，伴恶心、呕吐、体温升高。查体：腹肌紧张，右下腹压痛，反跳痛阳性，肠鸣音减弱。血常规示：白细胞总数及中性粒分类升高。最可能的诊断是
A. 急性阑尾炎并局限性腹膜炎 　　　　　B. 胃、十二直肠溃疡病穿孔 　　　　　C. 急性胃肠炎
D. 急性盆腔炎 　　　　　E. 急性膀胱炎

80. 女，62 岁。干咳、困难 2 周，逐渐加重，现不能平卧，无发热。查体：R 24 次/分，BP 85/70mmHg，端坐位，颈静脉怒张，双肺呼吸音清，心浊音界向两侧扩大，心率 108 次/分，心律整齐，心音低而遥远，心脏各瓣膜区未闻及杂音，奇脉。心电图：窦性心动过速，各导联 QRS 波低电压。该患者最关键治疗措施是
A. 静脉滴注抗生素 　　　　　B. 静脉滴注硝酸甘油 　　　　　C. 口服美托洛尔
D. 心包穿刺 　　　　　E. 静脉注射呋塞米

81. 女性，55 岁，诊断为急性坏疽性阑尾炎伴弥漫性腹膜炎入院，行阑尾切除术。术后第 3 天腹胀、腹痛、发热，体温 39℃，大便 4～6 次/日，呈水样。肛门有下坠感，腹部有轻压痛，未触及肿块。首先应考虑的并发症是
A. 直肠穿孔 　　　　　B. 阑尾残株炎 　　　　　C. 门静脉炎
D. 急性肠炎 　　　　　E. 盆腔脓肿

82. 已婚女性，27 岁，1 年前行早孕吸宫术。术后反复下腹及腰骶部疼痛，每于经期及劳累后加重，且经量较以往增多，时有低热，1 年中未避孕未再受孕。妇科检查：宫颈中度糜烂，子宫后屈，正常大，双侧

附件增厚、压痛。患者最可能的疾病是

    A. 卵巢恶性肿瘤　　　　　　　　B. 子宫内膜异位症　　　　　　　C. 慢性盆腔炎

    D. 陈旧性宫外孕　　　　　　　　E. 生殖器结核

83. 3 岁小儿，面色苍白、毛发稀枯 3 个月。血常规示 Hb 80g/L、中性粒细胞变大并有分叶过多。骨髓象示幼红细胞巨幼变。为了明确诊断，最重要的检查是

    A. 血清维生素 B_6 测定　　　　　　B. 血清维生素 B_{12} 测定　　　　　C. 总铁结合力测定

    D. 血清铁测定　　　　　　　　　E. 血清铁蛋白测定

84. 37 岁经产妇，妇科检查：宫颈中度糜烂，宫颈口松弛，子宫后倾屈，双附件未扪及，最适宜的避孕方法是

    A. 口服单纯含激素短期避孕药　　B. 体外排精　　　　　　　　　　C. 宫内节育器

    D. 安全期避孕　　　　　　　　　E. 阴茎套

85. 男，30 岁。由 5m 高处跌下 2 小时。腹痛，腹肌紧张，有压痛和反跳痛，肠鸣音弱，血压 104/70mmHg，脉率 120 次/分，血红蛋白 80g/L。X 线检查：右侧第 9、10 肋骨骨折，右侧膈肌升高，最可能的诊断是

    A. 肝破裂　　　　　　　　　　　B. 胃破裂　　　　　　　　　　　C. 脾破裂

    D. 横结肠破裂　　　　　　　　　E. 肺破裂

86. 6 岁小儿，身高 80cm，智能落后，仅能数 1～20 个数。查体：皮肤粗糙，眼距宽，鼻梁宽平，舌宽厚，常伸于口外，毛发枯干，发际低，骨龄摄片仅有 3 枚骨化核。为明确诊断，首先应检查

    A. 智能测定　　　　　　　　　　B. 生长激素测定尿　　　　　　　C. 三氯化铁实验

    D. 血清 T_3、T_4、TSH 测定　　　E. 尿黏多糖分析

87. 男，42 岁。家人发现患者皮肤黄染 3 天来诊。无腹痛、腹胀、恶心、呕吐等不适。近 3 个月来体重下降7.5kg。查体：皮肤巩膜黄染，心肺查体未见异常。腹软，右上腹可及一包块，下界清楚，上界触不清，表面光滑，有弹性，可活动，无压痛，余未见异常。该患者最可能的疾病是

    A. 胃癌　　　　　　　　　　　　B. 升结肠癌　　　　　　　　　　C. 右肾癌

    D. 胆囊癌　　　　　　　　　　　E. 胰头癌

88. 男孩，12 个月。多汗、烦躁、睡眠不安，可见肋膈沟，下肢轻度"O"形腿，血清钙稍低，血磷降低，碱性磷酸酶增高，其佝偻病应处于

    A. 后遗症期　　　　　　　　　　B. 恢复期　　　　　　　　　　　C. 激期

    D. 初期　　　　　　　　　　　　E. 前驱期

89. 女性，33 岁。心悸 2 年，既往体健，查体：血压 135/85mmHg，双肺未闻及湿啰音，心脏各瓣膜区未闻及杂音。心律不齐，心电图示心室率 150 次/分，P 波消失，代之以大小不等的 f 波，该患者最可能出现的体征是

    A. 发绀　　　　　　　　　　　　B. 二尖瓣面容　　　　　　　　　C. 脉短绌

    D. A_2 亢进　　　　　　　　　　E. 无脉

90. 男性，60 岁。因胃溃疡合并多次大出血，行胃大部切除术，该患者术后 5 天出现黑便，最可能的原因是

    A. 小弯侧关闭止血不确切　　　　B. 吻合口出血　　　　　　　　　C. 吻合口部分黏膜坏死脱落

    D. 复发　　　　　　　　　　　　E. 术后胃内残端出血

91. 男性，76 岁。风湿性心脏瓣膜病 22 年。因心悸 6 天就诊。查体：自动体位，血压 150/70mmHg，心率109 次/分，心律绝对不齐一，心音强弱不等。心电图示：心房颤动，为控制该患者的心室率不宜首选

    A. 地高辛　　　　　　　　　　　B. 美托洛尔　　　　　　　　　　C. 异搏定

    D. 硫氮卓酮　　　　　　　　　　E. 普罗帕酮

92. 女，45 岁。晚餐进食较多，餐后突然上腹刀割样疼痛迅速波及全腹，不敢直立行走，3 小时后急诊求治。查体：痛苦面容，腹式呼吸消失，腹膜刺激征（＋），肝浊音界消失，肠鸣音消失。该患者最有可能的诊断是

    A. 阑尾炎穿孔　　　　　　　　　B. 急性肠梗阻穿孔　　　　　　　C. 胃十二指肠溃疡穿孔

    D. 胆囊穿孔　　　　　　　　　　E. 胃癌

93. 女性,32岁。阵发性心悸4年,发作时按摩颈动脉窦心悸可突然终止。发作时心电图示:心室率180次/分,逆行P波,QRS波群形态与时限正常。该患者最可能的诊断是
A. 心房颤动　　　　　　　B. 窦性心动过速　　　　　　C. 房性早搏
D. 阵发性室性心动过速　　E. 阵发性室上性心动过速

94. 1岁小儿,多汗,枕秃,方颅,常发生惊厥,不伴发热。查:血糖3.4mmol/L,血钙6.6mg/dl,血镁1mg/dl,血磷12mg/dl。该小儿可能的疾病是
A. 维生素D缺乏性佝偻病　　B. 低血糖症　　　　　C. 婴儿痉挛症
D. 维生素D缺乏性手足搐搦症　E. 低镁血症

95. 男性,乙肝表面抗原阳性多年,近期出现肝区痛、食欲缺乏、消瘦,查体肝大肋下4cm、质硬,肝边缘不整,最有可能的诊断是
A. 急性肝炎　　　　B. 慢性活动性肝炎　　　　C. 大结节性肝硬化
D. 原发性肝癌　　　E. 胆囊炎

96. 28岁女性,停经60天,下腹阵发性剧痛10小时伴阴道较多量流血就诊。妇科检查宫口已开大。最恰当的处置是
A. 给予止血药物　　B. 静滴缩宫素　　　C. 肌注麦角新碱
D. 肌注黄体酮　　　E. 吸宫术

97. 患儿,女,1岁。腹痛、哭闹、呕吐,伴果酱样血便4天,发热2天。查体:面色苍白,出汗。腹肌紧张,有压痛和反跳痛,脐右上方扪及腊肠形肿块,右下腹空虚。最佳的处理是
A. 空气灌肠　　　B. 钡剂灌肠　　　C. 结肠镜检查
D. 急诊手术　　　E. 观察

98. 医师胡某与一药厂达成协议后,在处方时使用该药厂生产的药品,并收受了该厂给予的提成。对于胡某的违法行为,有权决定给予行政处分并没收其违法所得的部门是
A. 药品监督管理部门　　B. 工商行政管理部门　　C. 公安部门
D. 消费者权益保护协会　E. 卫生行政部门

99. 女性,48岁。既往糖尿病史8年。自感外阴痒1月余,白带无异味。妇科检查:阴道黏膜充血,白带多,呈凝乳块状。考虑诊断为
A. 老年性阴道炎　　B. 非特异性外阴炎　　C. 细菌性阴道病
D. 外阴硬化性苔癣　E. 念珠菌阴道炎

100. 6岁女童。4周前"咽峡炎"病史,治疗后好转。2周后出现高热不退,四肢关节酸痛,查体:体温39℃,精神好,无皮疹,心率160次/分,奔马律,血培养(一),临床上首先考虑患儿的诊断是
A. 扁桃体炎　　　B. 肺炎　　　C. 败血症
D. 风湿热　　　　E. 伤寒

101. 男性,62岁。发作性左胸痛6年,疼痛放射至左肩,发作持续3～5分钟,休息后可缓解。今日下午劳动时突发晕厥急诊。查体:血压90/50mmHg,神志清晰,心率140次/分,主动脉瓣区可闻及收缩期喷射样杂音伴震颤,杂音向颈部传导,双肺呼吸音清。最可能的诊断是
A. 主动脉扩张　　　B. 高血压病　　　C. 主动脉瓣狭窄
D. 主动脉粥样硬化　E. 心肌梗死

102. 王某等人未经有关部门批准,私设地下血站,非法采集血液,获取可观利益,经群众举报被查获。根据《献血法》规定,对刘某等人可以作出行政处罚的部门是
A. 县级人民政府公安部门
B. 省级药品监督管理部门
C. 县级以上地方人民政府卫生行政部门
D. 县级人民政府药品监督管理部门
E. 地市级以上地方人民政府卫生行政部门

103. 女性,25岁。妊娠36周,左枕前位,出现少量阴道流血,无宫缩,胎心136次/分。最恰当的处理方法应是
A. 期待疗法　　　B. 行剖宫产术　　　C. 立即行人工破膜

D. 静脉滴注缩宫素引产　　　　　E. 立即静脉滴注止血药物

104. 女性,32岁。有四肢关节疼痛病史,近半年来,时感心悸,活动后气急,休息后缓解。体检:两颧紫红色,口唇轻度发绀,听诊心尖区闻及舒张期隆隆样杂音,胸骨左缘第3~4肋间可闻及二尖瓣开放拍击音,P₂亢进、分裂。应首先考虑的诊断是
    A. 风湿性心脏病二尖瓣狭窄　　　　B. 风湿性心脏病二尖瓣关闭不全
    C. 风湿性心脏病主动脉瓣狭窄　　　D. 风湿性心脏病主动脉瓣关闭不全　　E. 心肌梗死

105. 初孕妇,24岁。妊娠33周。因腹部直接受撞击出现轻微腹痛,伴少量阴道流血,胎心142次/分。恰当的处置是
    A. 静脉滴注止血药物
    B. 卧床休息,给予镇静药观察病情变化
    C. 立即行剖宫产结束妊娠
    D. 立即阴道检查,根据宫口扩张程度决定分娩方式
    E. 立即肛查,了解宫口扩张情况

106. 足月顺产男婴,生后4天。因"不吃、不哭、体温不升1天"就诊。查体:嗜睡,反应差,皮肤轻度黄疸并有花纹,呼吸急促。该患儿最可能的诊断是
    A. 新生儿黄疸　　　　　　　　　B. 新生儿缺氧缺血性脑病　　　C. 新生儿败血症
    D. 新生儿溶血病　　　　　　　　E. 新生儿窒息

107. 男,42岁。3天前体检时B超发现右肝内一肿物,直径3cm。血AFP500μg/L。其最有效的处理方法是
    A. 经股动脉插管化疗　　　　　　B. 经皮肿瘤穿刺注无水乙醇　　C. 行肝段切除术
    D. 放射治疗　　　　　　　　　　E. 免疫治疗

108. 6岁男孩,身高100cm,体重13kg,皮肤较松弛,腹部皮下脂肪约0.3cm,该小儿的营养状况属
    A. 极重度营养不良　　　　　　　B. 重度营养不良　　　　　　　C. 中度营养不良
    D. 轻度营养不良　　　　　　　　E. 正常

109. 女性,55岁。肥胖,血压达160/90mmHg,已经8年,近2周在早晨锻炼时,出现胸骨后压榨样疼痛,伴有窒息感,疼痛持续约5分钟左右,急送医院检查心电图发现Ⅰ、Ⅱ、aVF、V₅、V₆导联ST段水平型压低0.1mV,T波倒置。应首先考虑诊断
    A. 隐匿性冠心病　　　　　　　　B. 肋间神经痛　　　　　　　　C. 心绞痛型冠心病
    D. 心肌梗死型冠心病　　　　　　E. 心力衰竭型冠心病

110. 肝硬化患者,近2周来发热、腹痛、腹胀、尿少,腹水明显增加。腹水检查:淡黄,比重1.017,蛋白35g/L,白细胞0.5×10⁹/L,中性粒细胞为主。最可能并发
    A. 结核性腹膜炎　　　　　　　　B. 自发性腹膜炎　　　　　　　C. 门静脉血栓形成
    D. 腹腔出血　　　　　　　　　　E. 肝肾综合征

111. 已婚妇女,27岁。停经49天,阵发性下腹痛伴阴道少量出血三天,妇科检查宫口未开,子宫大小与停经天数相符合,最可能的诊断是
    A. 异位妊娠流产　　　　　　　　B. 葡萄胎　　　　　　　　　　C. 先兆流产
    D. 难免流产　　　　　　　　　　E. 不全流产

A3/A4型选择题(112~137题)

以下提供若干案例,每个案例下设若干个考题。每一道题下面都有A、B、C、D、E五个备选答案,请从中选择一个最佳答案,并在答题卡上将相应题号相应字母所属的方框涂黑。

(112~114题)共用题干

　　　女,37岁。自缢后呼吸、心跳停止,经抢救复苏后,为防治脑水肿给予脱水、降温治疗,维持肺功能稳定。

112. 关于脱水治疗,不正确的是

A. 保持正常输液量
B. 20%甘露醇 250mL 静脉内快速滴入,每天 4～6 次
C. 必要时加用速尿 20～40mg/次静脉注射
D. 应定期检查血生化,以免引起水、电解质紊乱
E. 脱水治疗应持续 2～3 天

113. 关于降温治疗,不正确的是
A. 体温每降低 1℃,可使氧耗率下降 5%～6%
B. 病人出现体温上升趋势或痉挛表现时,应立即开始降温
C. 降温前用丙嗪类、地西泮、硫喷妥钠等防止寒战
D. 降温时先行脑部降温,再行全身降温
E. 复温时逐步撤除冰袋,同时停用降温辅助药

114. 关于肾上腺皮质激素的使用,不正确的是
A. 对神经组织水肿有预防作用
B. 对已形成的神经组织水肿,其作用难以肯定
C. 应用应尽早开始
D. 心跳、呼吸恢复后即应开始使用
E. 一般使用 3～4 日,即可全部停药

(115～116 题)共用题干
完全截瘫的急性脊髓炎患者伴尿失禁。4 天后发现骶部皮肤小片无痛性红肿区,无溃破,无发热。

115. 该骶部小片区最可能的处于早期的疾病是
A. 丹毒　　　　　　　B. 疖肿　　　　　　　C. 结核
D. 骨髓炎　　　　　　E. 褥疮

116. 最适宜的治疗
A. 全身应用抗菌素　　　B. 加大地塞米松量　　　C. 留置导尿管
D. 局封后,清创　　　　E. 勤翻身,软垫,50%酒精轻揉

(117～119 题)共用题干
男性,50 岁。慢性咳嗽、咳痰史 15 年,5 年来活动后气短,1 周来上述症状加重,并出现全身水肿,在当地卫生院就诊,医生给了大量利尿剂,速尿 40mg,每日 1 次静注,全身水肿迅速消退。在治疗第 4 天出现烦躁、抽搐。查体:神志不清,桶状胸,双肺散在干、湿性啰音,剑突下触及心脏收缩期搏动,肝未触及,下肢无水肿,心电图示右心室肥厚。

117. 该患者可能发生的酸碱失衡是
A. 呼酸合并代碱　　　B. 呼酸合并代酸　　　C. 呼吸性碱中毒
D. 呼吸性酸中毒　　　E. 以上均不是

118. 该患者应立即给予的药物是
A. 镇静剂　　　　　　B. 氯化钾　　　　　　C. 呼吸兴奋剂
D. 大量抗生素　　　　E. 继续用利尿剂

119. 为缓解抽搐症状可选用的药物是
A. 杜冷丁　　　　　　B. 异丙嗪　　　　　　C. 水合氯醛
D. 硫酸氢钠　　　　　E. 氯丙嗪

(120～122 题)共用题干
男,61 岁。因右肺中心型肺癌行右肺切除术,术后患者出现呕吐新鲜血,量约 300mL。心率 100 次/分,血压 105/75mmHg,左肺呼吸音尚清。

120. 此时最可能的诊断是
A. 休克　　　　　　　B. 应激性溃疡　　　　C. 胃穿孔
D. 肺栓塞　　　　　　E. 循环衰竭

121. 所采取的治疗方案错误的是
    A. 禁食水、胃肠减压
    B. 输液、支持治疗
    C. 降低胃酸保护胃黏膜
    D. 输血治疗
    E. 剖腹探查

122. （假设条件）如果经上述治疗2天,病情无缓解,患者出现全腹剧烈疼痛,查体:腹肌紧张,全腹压痛、反跳痛均阳性,最可能的诊断是
    A. 休克
    B. 胃肠功能紊乱
    C. 应激性溃疡穿孔
    D. 肺栓塞
    E. 循环衰竭

（123～124题）共用题干

男,37岁。大腿汽车碾压伤,股骨干开放性骨折,行清创内固定术后第2天,突然出现右大腿剧烈痛,病人烦躁不安,体温上升。检查见大腿肿胀明显,皮肤呈大理石样花纹,有大量淡红色液体从伤口渗出伴有气泡,伤口恶臭。

123. 最可能的诊断是
    A. 急性蜂窝织炎
    B. 骨筋膜室综合征
    C. 破伤风
    D. 气性坏疽
    E. 血管栓塞,肢体坏死

124. 下列治疗措施,不正确的是
    A. 紧急清创,广泛多处切开
    B. 彻底切除坏死组织
    C. 静脉滴注大剂量庆大霉素
    D. 高压氧治疗
    E. 全身支持治疗,包括输血等

（125～126题）共用题干

男,34岁。双侧股骨干骨折3小时,体温36.5℃,脉搏细弱,血压60/40mmHg,四肢冰冷,无尿。

125. 初步诊断是
    A. 轻度休克
    B. 中度休克
    C. 重度休克
    D. 感染性休克
    E. 高排低阻型休克

126. 首选的治疗措施是
    A. 静脉用强心药物
    B. 迅速扩充血容量
    C. 扩充血容量同时进行手术治疗
    D. 利尿剂改善肾功能
    E. 应用抗生素

（127～129题）共用题干

女性,55岁。有咳嗽、咳痰史8年,伴喘息,入院前3天因受寒咳嗽、喘息加重,咳黄痰入院。入院时查体:桶状胸,叩诊过清音,肺肝浊音界在右锁骨中线第7肋间,双肺干、湿性啰音及散在哮鸣音。肺功能:FEV1/FVC为56%,MVV60%,VC降低,RV/TLC为43%。住院第2天,因下床时用力过度出现胸痛,呼吸困难,查体:右胸叩诊鼓音,呼吸音消失,发绀。

127. 该患者入院时最可能的诊断为
    A. 支气管肺癌并肺气肿
    B. 支气管肺炎并肺气肿
    C. 慢性气管炎喘息型,阻塞性肺气肿
    D. 支气管哮喘并肺气肿
    E. 支气管扩张症并肺气肿

128. 该患者诊断阻塞性肺气肿最重要的指标是
    A. FEV1/FVC%
    B. RV/TLC>40%
    C. MFF
    D. VC
    E. RV

129. 该患者最有可能发生的并发症是
    A. 急性心肌梗死
    B. 干性胸膜炎
    C. 肺不张
    D. 急性肺栓塞
    E. 自发性气胸

（130～131题）共用题干

女性,38岁。已婚,左乳外上象限距乳头1cm,可触及一直径3cm包块,质硬,活动差,同侧腋

淋巴结未触及。

130. 首先考虑诊断为
   A. 乳腺癌　　　　　　　　B. 乳腺炎　　　　　　　　C. 乳腺囊性增生病
   D. 乳腺结核　　　　　　　E. 乳腺纤维腺瘤

131. 若要确定肿物性质，最可靠的方法是
   A. 钼靶 X 线　　　　　　　B. B 超　　　　　　　　　C. 同位素扫描
   D. 活组织冰冻切片　　　　E. 近红外线扫描

（132～134 题）共用题干

患儿，8 岁。水肿，尿色红 3 天，入院。查体：眼睑水肿，心肺听诊无异常，尿常规有红细胞（+++），蛋白（+），半个月前曾患扁桃体炎。

132. 首先考虑的诊断是
   A. 单纯性肾病　　　　　　B. 肾病综合征　　　　　　C. 急性肾小球肾炎
   D. 急性泌尿系统感染　　　E. 急进性肾炎

133. 该患儿在病程中出现精神萎靡，水肿加重，尿量减少，氮质血症，血钾增高和代谢性酸中毒，BP125/85mmHg，应首先考虑发生
   A. 急性肝功能不全　　　　B. 高血压脑病　　　　　　C. 严重循环充血
   D. 急性肾功能不全　　　　E. 急性左心衰

134. 发生上述情况，首先应采取的措施是
   A. 补充电解质　　　　　　B. 加强抗生素的应用　　　C. 使用降压药物
   D. 血液透析　　　　　　　E. 使用强心剂

（135～137 题）共用题干

女性，29 岁。停经48 天，突感下腹坠痛及肛门坠胀感，少量阴道流血及头晕呕吐8 小时。体格检查：面色苍白，BP85/45mmHg，腹肌略紧张，下腹压痛。妇科检查：阴道少量血性物，宫颈举痛（+），后穹隆饱满，子宫稍大。

135. 最可能的诊断是
   A. 异位妊娠　　　　　　　B. 难免流产　　　　　　　C. 先兆流产
   D. 急性盆腔炎　　　　　　E. 卵巢囊肿蒂扭转

136. 首选的检查项目是
   A. 诊断性刮宫　　　　　　B. B 超检查　　　　　　　C. 后穹隆穿刺
   D. 血常规及凝血时间检查　E. 尿妊娠试验

137. 应给予最恰当的处理是
   A. 纠正休克　　　　　　　B. 应用抗生素　　　　　　C. 输血抗休克同时手术探查
   D. 住院观察　　　　　　　E. 静脉输液

B1 型选择题（138～150 题）

以下提供若干组考题，每组考题共用在考题前列出的 A、B、C、D、E 五个备选答案。请从中选择一个与问题关系最密切的答案，并在答题卡上将相应题号相应字母所属的方框涂黑，每个备选答案可能被选择一次、多次或者不被选择。

（138～139 题）共用选项
   A. 进行性吞咽困难　　　　B. 进餐后上腹痛，至下一餐前缓解　　　C. 便血
   D. 空腹及夜间上腹痛，进食后可缓解　E. 反酸、胃灼热伴胸骨后烧灼样痛

138. 典型的胃溃疡症状是
139. 典型的十二指肠溃疡的症状特点是

（140～141 题）共用选项

A. 食欲减退　　　　　　　　B. 甲胎蛋白阳性　　　　　　　C. 右上腹绞痛及黄疸

D. 肝穿刺抽出棕褐色脓液　　E. 突发寒战、高热,肝区疼痛,肝大

140. 细菌性肝脓肿的典型表现是

141. 阿米巴肝脓肿的特点是

(142～143 题)共用选项

A. 病变主要位于回盲部　　　B. 病变主要位于直肠和乙状结肠　C. 病变多位于回肠远段

D. 病变以全结肠弥漫性改变为主　E. 病变以十二指肠球部多见

142. 肠结核好发部位是

143. 克罗恩病好发部位是

(144～145 题)共用选项

A. 肺炎球菌　　　　　　　　B. 金黄色葡萄球菌　　　　　　C. 支原体

D. 淋球菌　　　　　　　　　E. 草绿色链球菌

144. 急性感染性心内膜炎由哪项细菌感染

145. 亚急性感染性心内膜炎由哪项细菌感染

(146～147 题)共用选项

A. 前置胎盘　　　　　　　　B. 子宫破裂　　　　　　　　　C. 胎盘早剥

D. 先兆子宫破裂　　　　　　E. 羊水过多

146. 32 岁初孕妇,妊娠 37 周,患重度妊娠高血压综合征,突然出现阴道流血伴下腹痛,最可能的诊断是

147. 30 岁初产妇,临产后出现持续性腹痛,烦躁不安,呼叫,下腹拒按,最可能的诊断是

(148～150 题)共用选项

A. 早期减速　　　　　　　　B. 晚期减速　　　　　　　　　C. 变异减速

D. 周期性胎心率加速　　　　E. 基线胎心率有变异

148. 胎儿枕先露,S+2,胎膜已破,第一产程末,电子监护时可能出现

149. B 超检查胎儿脐带绕颈,电子监护时可能出现

150. 过期妊娠,B 型超声提示羊水过少,胎儿电子监护时可能出现

第二单元

1. 大叶性肺炎的病变性质是
　　A. 变质性炎症　　　　　　　　B. 浆液性炎症　　　　　　C. 纤维素性炎症
　　D. 出血性炎症　　　　　　　　E. 卡他性炎症

2. 手术前不需要预防性使用抗生素的是下列哪项?
　　A. 先天性心脏病手术　　　　　B. 乳腺癌根治术　　　　　C. 主动脉弓置换
　　D. 甲状腺腺瘤切除术　　　　　E. 无张力疝修补术

3. 最易发生凝固性坏死的是
　　A. 肾　　　　　　　　　　　　B. 脑　　　　　　　　　　C. 肠
　　D. 子宫　　　　　　　　　　　E. 肺

4. 下列关于慢性肉芽肿性炎描述中错误的是
　　A. 指肉芽组织增生形成的结节状病灶　　B. 梅毒为肉芽肿性炎　　C. 结核病为肉芽肿性炎
　　D. 肉芽肿性炎是一种特殊性增生性炎　　E. 病灶呈结节状,境界清楚

5. 甲状腺滤泡旁细胞又称 C 细胞,分泌的降钙素的作用是
　　A. 促进细胞内的氧化作用　　　B. 维持糖、蛋白、脂肪正常的代谢　　C. 升高血钙
　　D. 保持机体各系统、器官的生理功能　　E. 抑制骨骼的吸收

6. 丙型肝炎病毒的主要传播途径是
　　A. 消化道传播　　　　　　　　B. 呼吸道传播　　　　　　C. 性传播
　　D. 接触性传播　　　　　　　　E. 血液传播

7. 有关铁的描述,正确的是
　　A. 食物中的铁以二价铁为主　　　　　B. 肠黏膜吸收的铁为二价铁
　　C. 转铁蛋白结合的铁为二价铁　　　　D. 体内铁蛋白中结合的铁为二价铁
　　E. 血红蛋白中的铁为三价铁

8. 慢性阻塞性肺气肿早期呼吸功能的最主要变化是
　　A. 大气道功能异常　　　　　　B. 小气道功能异常　　　　C. 大、小气道气流阻塞
　　D. 限制性通气功能障碍　　　　E. 以上都不是

9. 急性肾小球肾炎,下行性水肿,双膝关节以下指压凹陷明显,3 天来尿少,与下列哪项检查最相符
　　A. 大量蛋白尿　　　　　　　　B. 低蛋白血症　　　　　　C. 高胆固醇血症
　　D. 尿中有蜡样管型　　　　　　E. 血尿素氮异常

10. 中枢性尿崩症减少尿量的首选药物是
　　A. 加压素水剂长期替代　　　　B. 每天肌内注射油剂鞣酸加压素　　C. 口服去氨加压素替代
　　D. 加压素水剂与氢氯噻嗪合用　　E. 以上都不是

11. 卡他性炎说法正确的是
　　A. 局限性大量嗜中性粒细胞浸润及该处组织坏死液化
　　B. 疏松组织的弥漫性化脓性炎症
　　C. 急性细菌性痢疾的结肠病变
　　D. 病变体腔内蓄积大量脓液
　　E. 黏膜的浆液渗出性炎症

12. 酶活性测定的反应体系的叙述,正确的是
　　A. 底物浓度与酶促反应速度呈直线函数关系

B. 温育时间必须在 120 分钟以上

C. 反应体系中不应该用缓冲溶液

D. 在 0℃～40℃范围内,反应速度随温度升高而加快

E. pH 为中性

13. 有关痈处理方法,错误的是

    A. 中央部坏死组织多,全身症状重者,应手术治疗

    B. 切口应超出炎症范围

    C. 切开至皮肤全层

    D. 尽量剪除坏死组织

    E. 唇痈不宜切开

14. 区别癌与肉瘤的主要依据是

    A. 浸润性生长,无包膜   B. 异型性明显,有核分裂象   C. 通过血道转移

    D. 组织来源   E. 肿瘤体积巨大

15. 支气管扩张的典型临床表现为

    A. 慢性咳嗽,痰中带血,伴胸痛、杵状指,病变部位可有湿啰音

    B. 慢性咳嗽,咳白色泡沫痰,很少咯血,双肺可有干、湿啰音

    C. 慢性咳嗽,咳大量脓血痰,反复高热,病变部位可有湿啰音

    D. 慢性咳嗽,咳大量脓痰,或反复咯血,病变部位湿啰音

    E. 慢性咳嗽,咳铁锈色痰,高热,病变部位可有干、湿啰音

16. 输血时主要考虑

    A. 给血者红细胞不被受血者红细胞所凝集

    B. 给血者血浆不被受血者血浆所凝集

    C. 给血者红细胞不被受血者血清凝集

    D. 给血者血浆不使受血者红细胞凝集

    E. 受血者红细胞不与其血浆发生凝集

17. 在 6～12 个月内,曾用激素治疗过两周的患者,施行手术应

    A. 术前 1 周给激素   B. 术中开始用激素   C. 术后立即用激素

    D. 术前逐步增加激素   E. 不必用激素

18. 二尖瓣狭窄早期出现的心脏改变是

    A. 左心房扩张   B. 左心室扩张   C. 右心房扩张

    D. 左心房肥大   E. 右心室肥大

19. 肺组织切片检查,光镜下见细支气管上皮脱落,腔内及周围肺泡腔内亦有多少不等的脓性渗出物,应诊断为

    A. 慢性肺瘀血   B. 大叶性肺炎灰色肝样变期   C. 小叶性肺炎

    D. 大叶性肺炎溶解消散期   E. 肺结核变质渗出期

20. 疾病主要累及的靶器官以非炎症性病理改变为主要特点的风湿病是

    A. 骨性关节炎   B. 类风湿关节炎   C. 系统性红斑狼疮

    D. 痛风   E. 干燥综合征

21. 治疗脑水肿的首选药物是

    A. 甘露醇   B. 螺内酯   C. 氢氯噻嗪

    D. 氨苯蝶啶   E. 呋塞米

22. 乳房脓肿切开引流处理错误的是下列哪一项?

    A. 可以做对口引流   B. 应做放射状切开   C. 切开乳管充分引流

    D. 乳晕下脓肿应沿乳晕边缘做弧形切口   E. 深部脓肿可沿乳房下缘做弧形切口

23. 骑跨式外伤最易损伤尿道是

    A. 阴茎部   B. 球部   C. 膜部

    D. 前列腺部   E. 膜上部

24. 下列关于葡萄糖体内糖酵解的正确叙述是
    A. 在有氧条件下转变成甘油并释放能量
    B. 在缺氧条件下转变成乳酸并释放能量
    C. 在有氧条件下转变成丙酮酸并释放能量
    D. 在缺氧条件下转变成乙醇并释放能量
    E. 在缺氧条件下转变成丙酮酸并释放能量

25. 苯二氮类药物的催眠作用机制是
    A. 与 GABA 受体亚单位结合
    B. 增强 GABA 能神经传递和突触抑制
    C. 与 β 亚单位苯二氮受体结合
    D. 促进 GABA 的释放
    E. 减慢 GABA 的降解

26. 肝素的抗凝血作用特点为
    A. 能溶解血栓　　　　　　　B. 仅在体内有作用　　　　　C. 仅在体外有作用
    D. 仅口服有作用　　　　　　E. 在体内、体外均有作用

27. 弥漫性膜性肾小球肾炎的肉眼变化是
    A. 大红肾　　　　　　　　　B. 大白肾　　　　　　　　　C. 蚤咬肾
    D. 多囊肾　　　　　　　　　E. 固缩肾

28. 溶血性黄疸的特点是
    A. 血中结合胆红素增高　　　B. 血中胆素原增加　　　　　C. 尿中胆红素增加
    D. 血中非结合胆红素浓度增加　E. 粪便颜色变浅

29. 糖酵解的关键酶是
    A. 丙酮酸羧化酶　　　　　　B. 己糖激酶　　　　　　　　C. 果糖二磷酸酶
    D. 葡萄糖-6-磷酸酶　　　　E. 磷酸化酶

30. 有关 RNA 分类、分布及结构,错误的叙述是
    A. tRNA 分子量比 mRNA 和 rRNA 小
    B. 主要有 mRNA、tRNA 和 rRNA 三类
    C. 胞质中只有 mRNA
    D. rRNA 可与蛋白质结合
    E. RNA 并不全是单链结构

31. 下列关于髋关节结核的叙述,错误的是哪项?
    A. 儿童多见
    B. 早期病变以单纯性骨结核多见
    C. 可出现膝关节处疼痛
    D. 进行性关节间隙变窄为早期 X 线征象
    E. "4"字征阳性

32. 下列关于胆汁的描述,正确的是
    A. 非消化期无胆汁分泌　　　B. 消化期只有胆囊胆汁排入小肠
    C. 胆汁中含有脂肪消化酶　　D. 胆汁中与消化有关的成分是胆盐
    E. 胆盐可促进蛋白的消化和吸收

33. 肌肉中氨基酸脱氨基的主要方式是
    A. 联合脱氨基作用　　　　　B. 鸟氨酸循环　　　　　　　C. L-谷氨酸氧化脱氨作用
    D. 嘌呤核苷酸循环　　　　　E. 转氨基作用

34. 左腕掌侧切割伤,小指和环指尺侧半感觉消失,夹纸试验阳性,可能损伤的神经是
    A. 正中神经　　　　　　　　B. 尺神经　　　　　　　　　C. 臂丛
    D. 前臂内侧皮神经　　　　　E. 前臂骨间背神经

35. 关于闭式胸腔引流的描述正确的是下列哪项

A. 拔管时在患者深呼气屏气时拔除引流管
B. 插管部位在腋中线与腋后线之间第 6 或 7 肋间隙
C. 引流管深入胸腔约 3～5cm
D. 闭式引流要保证胸腔内气液体克服 5～6cm 的水柱
E. 每日要观察导管是否通畅与引流的质和量

36. 体内主要运输肝合成胆固醇的是
    A. CM   B. LDL   C. VLDL
    D. HDL   E. IDL

37. 因结核引起的支气管扩张最好发的部位是下列哪个肺段
    A. 主支气管   B. 上叶前段   C. 上叶尖后段
    D. 下叶基底段   E. 下叶前段

38. 三叉神经痛首选
    A. 氯硝西泮   B. 苯妥英钠   C. 卡马西平
    D. 氯丙嗪   E. 丙咪嗪

39. 患者因腹泻引起尿量减少的主要机制是
    A. 血浆晶体渗透压升高,血管升压素分泌增加
    B. 血浆晶体渗透压升高,血管升压素分泌减少
    C. 血浆胶体渗透压降低,血管紧张素分泌增加
    D. 血浆晶体渗透压降低,醛固酮分泌增加
    E. 血浆胶体渗透压降低,血管紧张素分泌减少

40. 下列各种情况下,可使心输出量增加的是
    A. 心迷走神经兴奋时   B. 颈动脉窦压力升高时   C. 动脉血压升高时
    D. 使用去甲肾上腺素时   E. 使用肾上腺素时

41. 下列有关 DNA 二级结构特点的叙述,错误的是
    A. 两条链反向平行围绕同一中心轴构成双螺旋
    B. 以 A－T 以及 G－C 方式形成碱基配对
    C. 双链均为右手螺旋
    D. 链状骨架由脱氧核糖和碱基组成
    E. 维持双螺旋稳定的主要因素是氢键和碱基堆积力

42. 孕妇感染梅毒的治疗,首选
    A. 甲硝唑   B. 第三代头孢菌素   C. 青霉素
    D. 红霉素   E. 氯霉素

43. 关于肾脏对葡萄糖重吸收的描述,错误的是
    A. 重吸收的部位仅限于近端小管   B. 经过通道的易化扩散方式进行   C. 需要转运蛋白
    D. 肾糖阈的正常值为 10mmol/L   E. 葡萄糖的重吸收与 Na^+ 的转运密切相关

44. 窦房结细胞动作电位 0 期去极化是由于
    A. Cl^- 内流   B. Ca^{2+} 内流   C. Na^+ 内流
    D. K^+ 内流   E. K^+ 外流

45. 肺表面活性物质减少将导致
    A. 肺难以扩张   B. 肺弹性阻力减小   C. 肺顺应性增大
    D. 肺泡内液体表面张力降低   E. 小肺泡内压小于大肺泡内压

46. 关于辅酶的错误叙述是
    A. 辅酶与酶的蛋白质部分结合成全酶
    B. 辅酶决定了酶促反应的底物专一性
    C. 用透析方法可以从全酶中除去辅酶
    D. 辅酶部分决定了酶促反应类型
    E. 辅酶是完成酶促反应的必需成分

47. 可分泌胃蛋白酶原的主要细胞是
    A. 肥大细胞 B. 壁细胞 C. 黏液细胞
    D. 杯状细胞 E. 主细胞

48. 关于原发性肾小球疾病的光镜下病理特点,错误的是
    A. 膜性肾病为不伴细胞增生的弥漫性肾小球毛细血管基底膜增厚
    B. 微小病变肾病无明显异常,电镜下可见上皮细胞肿胀、足突广泛融合
    C. 急进性肾炎是50%以上肾小球的肾小囊中有大新月体形成
    D. 急性链球菌感染后肾小球肾炎是弥漫增生性肾小球炎症(内皮与系膜细胞增生)
    E. 系膜增生性肾炎是系膜细胞及肾小球基底膜不同程度的弥漫增生

49. 在破伤风的治疗措施中,下列哪项是关键?
    A. 彻底清创,引流伤口,消除毒素来源
    B. 使用破伤风抗毒素中和游离的毒素
    C. 控制和解除痉挛,预防窒息
    D. 给予大量青霉素,控制破伤风杆菌
    E. 大剂量抗生素

50. 对快动眼睡眠影响小,成瘾性较轻的催眠药物是
    A. 扑米酮 B. 地西泮 C. 氯丙嗪
    D. 甲丙氨酯 E. 苯巴比妥

51. 氯丙嗪不能用于的呕吐类型是
    A. 胃肠炎导致呕吐 B. 药物导致呕吐 C. 晕动病
    D. 恶性肿瘤导致呕吐 E. 放射病导致呕吐

52. 在突触传递过程中,引起递质释放的关键因素是
    A. 兴奋传到神经末梢 B. 突触前膜发生去极化 C. Ca^{2+}进入突触前末梢
    D. 前膜内轴质黏度的高低 E. 膜两侧电位差

53. 鉴别肾盂肾炎和下尿路感染最有意义的是下列哪项?
    A. 尿细菌培养阳性 B. 高热、腰痛 C. 尿频、尿急、尿痛
    D. 尿中白细胞管型 E. 蛋白尿

54. 血栓形成的条件,不正确的是
    A. 血管内皮损伤 B. 新生血小板增多 C. 涡流形成
    D. 纤维蛋白溶酶增加 E. 组织因子释放

55. 对手术耐受力最差的心脏病类型是下列哪种疾病?
    A. 急性心肌炎 B. 房室传导阻滞 C. 非发绀型先天性心脏病
    D. 房颤 E. 高血压性心脏病

56. 关于细胞静息电位的论述,不正确的是
    A. 细胞膜处于极化状态
    B. 静息电位主要是由K^+内流形成的
    C. 静息电位与膜两侧Na^+-K^+泵的活动有关
    D. 细胞在静息状态时处于外正内负的状态
    E. 静息状态下,细胞膜对K^+通透性增高

57. 激活后导致心率加快、传导加速、心肌收缩力加强的受体是
    A. α受体 B. $β_1$受体 C. $β_2$受体
    D. M受体 E. N受体

58. 肉芽组织的组成是
    A. 毛细血管和弹力纤维 B. 小动脉和成纤维细胞 C. 毛细血管和胶原纤维
    D. 成纤维细胞和小静脉 E. 毛细血管和成纤维细胞

59. 大多数交感神经节后纤维释放的递质是
    A. 乙酰胆碱 B. 多巴胺 C. 去甲肾上腺素

D. 甘氨酸　　　　　　　　　　E. 肾上腺素

60. 病原体侵袭人体后,不出现或仅出现不明显的临床表现,但通过免疫学检查可发现对入侵病原体产生了特异性免疫反应,应称为

    A. 健康携带者　　　　　　　B. 潜在性感染　　　　　　　C. 隐性感染

    D. 显性感染　　　　　　　　E. 不典型病例

61. 通过粪-口途径传播的传染病是

    A. 麻疹　　　　　　　　　　B. 白喉　　　　　　　　　　C. 百日咳

    D. 甲型病毒性肝炎　　　　　E. 乙型病毒性肝炎

62. 风湿性心内膜炎时的疣状赘生物是指

    A. 心内膜增生物　　　　　　B. 心内膜上的新生物　　　　C. 心瓣膜纤维化

    D. 心瓣膜上的附壁血栓　　　E. 心瓣膜钙化

63. 前臂断肢再植手术成功后,下列哪种愈合属于完全再生?

    A. 动脉吻合口愈合　　　　　B. 皮肤伤口愈合　　　　　　C. 骨折愈合

    D. 肌肉断端愈合　　　　　　E. 肌腱断端愈合

64. 硝酸甘油口服,经门静脉入肝,在进入体循环的药量约 10% 左右,说明该药

    A. 活性低　　　　　　　　　B. 效能低　　　　　　　　　C. 首过消除显著

    D. 排泄快　　　　　　　　　E. 易水解

65. 左心衰竭最早出现的临床症状是

    A. 疲乏无力　　　　　　　　B. 劳力性呼吸困难　　　　　C. 阵发性夜间呼吸困难

    D. 夜间卧床时咳嗽　　　　　E. 失眠、尿少、头晕

66. 开放性气胸急救处理时应立即

    A. 胸穿　　　　　　　　　　B. 闭式引流　　　　　　　　C. 加压吸氧

    D. 封闭胸部创口　　　　　　E. 清创缝合术

67. 慢性心房颤动应用洋地黄的主要目的是

    A. 控制心室率　　　　　　　B. 转复房颤律　　　　　　　C. 预防室性心律失常

    D. 为实施电转复做准备　　　E. 增强心肌收缩力

68. 左心功能不全、肺循环淤血的主要临床表现,下列哪项不正确?

    A. 咳嗽、咳痰,痰为浆液性,呈白色泡沫状

    B. 劳力性呼吸困难,休息即缓解

    C. 肺微小动脉压增高,血浆外渗,痰内带血丝

    D. 阵发性夜间呼吸困难

    E. 支气管痉挛,发作性哮喘

69. 从一个呈正态分布的总体中随机抽样,样本均数与总体均数的差别被称为

    A. 系统误差　　　　　　　　B. 个体差异　　　　　　　　C. 过失误差

    D. 抽样误差　　　　　　　　E. 测量误差

70. 日本血吸虫成虫主要寄生于人体的哪一部位?

    A. 肝脏　　　　　　　　　　B. 肠壁　　　　　　　　　　C. 肺部

    D. 肠系膜下静脉和门静脉系统　E. 肠系膜上静脉

71. 关于结核性心包炎的特征,下列哪项不符合?

    A. 可有大量心包积液　　　　B. 可呈血性心包积液　　　　C. 心包摩擦较多见

    D. 在肺内可无结核病灶　　　E. 治疗不当可引起心包缩窄

72. 有效循环血量是指

    A. 维持正常代谢所需血量

    B. 包括存于肝、脾和淋巴窦及停滞于循环中血量

    C. 全身血容量

    D. 单位时间内通过心血管系统进行循环的血量

    E. 能进行循环的血量

73. 普通型流脑临床特征性体征是皮肤
    A. 瘀点或瘀斑   B. 斑丘疹   C. 黑痂
    D. 水疱   E. 皮疹

74. 关于患者的道德权利,下述提法中正确的是
    A. 患者都享有稀有卫生资源分配的权利
    B. 患者都有要求请假休息的权利
    C. 医师在任何情况下都不能超越患者要求保密的权利
    D. 患者被免除社会责任的权利是随意的
    E. 知情同意是患者自主权的具体形式

75. 下列各项中属于医师违背不伤害原则的是
    A. 妊娠危及母亲的生命时,医师给予引产
    B. 医师的行为使某个患者受益,但却给别的患者带来了损害
    C. 医师对患者的呼叫或提问给予应答
    D. 医师给患者实施粗暴性的检查
    E. 医师尊重患者是指满足患者的一切要求

76. 已知某酶 Km 值为 0.05mol/L,欲使其所催化的反应速率达最大反应速率的 80% 时,底物浓度应是
    A. 0.04mol/L   B. 0.05mol/L   C. 0.1mol/L
    D. 0.2mol/L   E. 0.8mol/L

77. 下列哪项不是躯体性腹痛的特点?
    A. 疼痛定位准确   B. 疼痛程度剧烈而持久   C. 可出现局部腹肌强直
    D. 咳嗽、体位变化可加重疼痛   E. 常伴恶心、呕吐等自主神经兴奋症状

78. AB 血型人的红细胞膜上和血清中分别含
    A. A 凝集原和抗 A、抗 B 凝集素   B. B 凝集原和抗 B 凝集素   C. A 凝集原和抗 B 凝集素
    D. B 凝集原和抗 A 凝集素   E. A、B 凝集原,不含抗 A 抗 B 凝集素

79. 下列指标中,反映集中趋势的指标是
    A. 中位数   B. 全距   C. 变异系数
    D. 标准差   E. 四分位数间距

80. 下列颅脑损伤最急需处理的是
    A. 脑震荡   B. 顶部的凹陷骨折,深度达 1.5cm
    C. 颅底骨折引起外耳道出血   D. 开放性颅脑损伤,脑组织外溢
    E. 颅内血肿并脑疝形成

81. 下列五种感染过程中最常见的是
    A. 病原体被清除   B. 隐性感染   C. 显性感染
    D. 病原携带状态   E. 潜伏性感染

A2 型选择题(82~106 题)

每一道题都是以一个小案例出现的,每一道题下面都有 A、B、C、D、E 五个备选答案,请从中选择一个最佳答案,并在答题卡上将相应题号相应字母所属的方框涂黑。

---

82. 男性,50 岁,哮喘病史 25 余年。严重喘憋发作已 2 天,伴痰黏稠及尿少。查体:呼吸频率 365 次/分,烦躁不安,口唇及肢端发绀,心率 124 次/分,双肺呼吸音低,可闻及少量哮鸣音。下列治疗措施错误的是
    A. 静脉滴注葡萄糖生理盐水   B. 静脉滴注抗生素   C. 静脉滴注糖皮质激素
    D. 雾化吸入沐舒坦   E. 苯巴比妥镇静

83. 55 岁男性患者,突发脑出血,头痛,呕吐,昏迷,血压 200/120mmHg,应迅速给予
    A. 止血治疗   B. 降血压治疗   C. 降颅压治疗

D. 维持生命体征　　　　　　　E. 防治血管痉挛

84. 女性,20岁。半月来发热 37.5℃,伴周身乏力,食欲缺乏,尿色加深如深茶样,化验肝功 ALT500U/L,胆红素 80μmoL/L,抗 HAVIgM(＋),HBsAg(＋),抗 HBcIgG(＋),应诊断为
A. 急性甲型黄疸型肝炎
B. 急性甲型合并乙型黄疸型肝炎
C. 急性乙型黄疸型肝炎
D. 急性乙型肝炎,既往感染甲肝病毒
E. 急性甲型黄疸型肝炎,乙肝病毒携带

85. 25岁男患者,北方人。于 12月突然发病,表现为发冷、寒战、高热,大汗后缓解,隔日发作一次,已 12天。体检:脾肋下 1cm,余未见异常。末梢血化验:WBC5.0×10⁹/L,Hb100g/L,血培养(一)。患者同年 7月曾去海南旅游半个月。该患者发热最可能的原因是
A. 伤寒　　　　　　　B. 疟疾　　　　　　　C. 败血症
D. 急性血吸虫病　　　E. 急性粒细胞白血病

86. 男性,22岁。因发热、干咳、乏力 20天,咯血 2天入院。查体:T38.2℃,消瘦,右上肺触觉语颤增强,叩诊浊音,可闻及支气管呼吸音。PPD试验硬结 20mm,表面有水疱。X线胸片于右上 2～4 前肋处见密度高、浓淡不均阴影。最可能的诊断是
A. 肺癌　　　　　　　B. 肺结核　　　　　　C. 肺脓肿
D. 大叶性肺炎　　　　E. 支气管扩张症

87. 男性,22岁,伤后 10小时。脉搏 100次/分,血压 120/75mmHg,呼吸 30次/分,一侧胸腔有积液征,胸穿抽出血液,静置后血不凝固,主要治疗是
A. 立即开胸手术止血　　　　B. 输血输液　　　　C. 胸腔穿刺排除积血
D. 用抗生素防治感染　　　　E. 胸腔闭式引流术

88. 男,37岁。受凉后出现高热 2天,体温达 39～40℃,伴有头痛、寒战、咳嗽、咳血痰、恶心伴呕吐 3次。查体:急性病容,神清,皮肤和黏膜可出现散在出血点,口角可见单纯性疱疹,颈有抵抗,右下肺叩浊,可闻及支气管呼吸音和湿啰音。双侧病理反射未引出。该患者最可能的疾病是
A. 干酪性肺炎　　　　B. 金葡菌肺炎　　　　C. 念珠菌肺炎
D. 肺炎球菌肺炎　　　E. 肺脓肿

89. 高血压合并糖尿病,BP180/100mmHg,心率 65次/分,尿蛋白(＋),血肌酐正常,选用下列哪类药物降压最合适
A. ACEI制剂　　　　　B. β受体拮抗剂　　　　C. 钙离子拮抗剂
D. 利尿剂　　　　　　E. 脱水药

90. 男,42岁。体重 80kg,躯干背侧全部烧伤,2/3浅Ⅱ,1/3为深Ⅱ,入院后最初 8小时的补液量是
A. 1560mL　　　　　B. 1780mL　　　　　C. 1872mL
D. 1936mL　　　　　E. 3560mL

91. 7岁儿童,发热、头痛,恶心呕吐 2天,嗜睡 1天。查体:体温 39.5℃,浅昏迷,瞳孔等大,对光反射良,颈强(＋),克氏征(＋),胸腹部多个出血点。化验:WBC19×10⁹/L,N85%。最可能的诊断为
A. 结核性脑膜炎　　　B. 流行性脑脊髓膜炎　　C. 流行性乙型脑炎
D. 流行性出血热　　　E. 疟疾

92. 女,52岁。高热、寒战 5天,意识模糊 1天。既往体健。查体:T39℃,P120次/分,R22次/分,血压 80/50mmHg,皮肤散在出血点和瘀斑,双肺未见异常,律齐,腹软,肝肋下 0.5cm,脾肋下及边。实验室检查:Hb100g/L,WBC25.3×10⁹/L,血培养示大肠埃希菌生长,PT18秒(正常对照 13秒),INR 2.1,血纤维蛋白原定量 105g/L。诊断为大肠埃希菌败血症,可能合并DIC。下述检查对确诊DIC意义不大的是
A. 复查血纤维蛋白原定量　　B. 复查血小板数　　　C. 血小板功能
D. APTT　　　　　　　　　E. FDP测定

93. 男,73岁。因脑梗死住院半月,近一周出现高热咳嗽,咳血痰。查体:T38.5℃,意识模糊,呼吸急促,口唇发绀,双肺散在湿啰音,血常规 WBC22.2×10⁹/L,N0.95。胸片:右肺大片状阴影,其中可见多个

气囊腔。该患者最可能得的是

   A. 金黄色葡萄球菌肺炎　　　　B. 肺炎链球菌肺炎　　　　C. 肺炎支原体肺炎

   D. 干酪性肺炎　　　　E. 真菌性肺炎

94. 患儿，男，5岁。左上腹包块进行性增大2月余，质地稍硬，无肉眼血尿。应首先考虑的诊断是

   A. 肾癌　　　　B. 肾结核　　　　C. 肾母细胞瘤

   D. 肾透明细胞癌　　　　E. 多囊肾

95. 女性，60岁。高血压史7年，目前感觉右耳后疼痛，翌日晨洗脸、嗽口时发现右口角流口水，右眼闭合不全，口角偏左，右额纹消失。最可能的诊断是

   A. 右耳大神经痛　　　　B. 左侧面神经炎　　　　C. 右侧面神经炎

   D. 多脑神经炎　　　　E. 脑卒中

96. 女，42岁。因肋骨肿瘤行肋骨切除，术后病理证实为甲状腺滤泡状腺癌转移，随后检查发现甲状腺右侧下极有直径2cm的肿块，质硬，颈部未发现肿大淋巴结。下一步正确的治疗方案是

   A. 右侧甲状腺及峡部切除，左侧甲状腺大部切除，术后行放射性碘治疗

   B. 甲状腺全切，术后行放射性碘治疗

   C. 单纯化疗

   D. 甲状腺全切＋右侧颈淋巴结清扫，术后行放射性碘治疗

   E. 化疗，同时口服甲状腺干制剂

97. 男，56岁。饮酒史20年。被家人禁止饮酒次日出现不识家人、随地便溺、双手粗大震颤、下肢站立不稳、无法行走。检查时将医生认作科学家，把病室当成派出所，感到自己被抓进来做人体试验，不时用手拍打墙面，声称看见有许多臭虫、蟑螂在爬。神色惊恐，大量出汗。首选药物是

   A. 地西泮　　　　B. 氯丙嗪　　　　C. 氯氮平

   D. 氯米帕明　　　　E. 阿司匹林

98. 女，28岁。心慌，多汗，手颤3个月。无明显突眼，甲状腺Ⅰ度弥漫性肿大。血游离T_3、T_4增高，TSH降低。肝、肾功能正常，血WBC $6.8×10^9$/L。诊为甲亢。既往无甲亢病史。治疗选择

   A. 核素^{131}I治疗　　　　B. 甲状腺部分切除术　　　　C. 抗甲状腺药物治疗

   D. 放疗　　　　E. 抗甲状腺药物治疗后核素^{131}I治疗

99. 男性，68岁。COPD病史。因畏寒、发热，伴咳嗽、气急3天就诊。住院后高热不退，气急、发绀明显，咳黏稠脓性血痰。X线胸片示右上叶大片密度增高的阴影，内有多个小透亮区，水平叶裂呈弧形下坠。最可能的诊断

   A. 肺炎球菌肺炎　　　　B. 肺脓肿　　　　C. 克雷伯杆菌肺炎

   D. 干酪性肺炎　　　　E. 金黄色葡萄球菌肺炎

100. 女性，26岁。一天来寒战、高热，咳嗽伴右胸痛，咳砖红色胶冻痰，量多。胸片右肺呈多发性蜂窝状阴影。正确选用抗生素为

   A. 青霉素　　　　B. 青霉素＋链霉素　　　　C. 青霉素＋庆大霉素

   D. 庆大霉素＋头孢曲松钠　　　　E. 红霉素

101. 男，24岁，农民。11月在水利工地上突起发热（39℃），伴头痛、眼眶痛、腰痛。病程第4日就诊时热已退，血压偏低、球结膜水肿、出血及尿蛋白（＋＋＋），胸背部见条索点状瘀点，前1日24小时尿量340mL。该病例最可能的诊断是

   A. 败血症　　　　B. 血小板减少性紫癜　　　　C. 流行性出血热

   D. 钩体病　　　　E. 肾盂肾炎

102. 男性，26岁。枕部着地，昏迷5分钟后清醒，并自己回到家，其后出现头痛并呈逐渐加重伴呕吐，2小时后不省人事，急送医院。查体：血压130/90mmHg，P65次/分，R15次/分，浅昏迷，右枕部头皮挫伤，左侧瞳孔4mm，对光反射消失，右侧瞳孔2.5mm，对光反射存在。最可能的诊断是

   A. 脑梗死　　　　B. 蛛网膜下腔出血　　　　C. 硬脑膜外血肿

   D. 脑挫伤　　　　E. 脑疝

103. 女性，70岁。反复咳嗽、咳痰、气促31年，心悸、水肿7年，近3周来症状加重入院。查体：呼吸急促，双肺可闻及干、湿啰音，P2亢进，三尖瓣区闻及3/6级收缩期杂音。肝右肋下5cm，压痛（＋），肝

颈回流征阳性,下肢水肿。此时首选的治疗是使用

　　A. 强心剂　　　　　　　　　　B. 利尿剂　　　　　　　　　　C. 心血管扩张剂

　　D. 抗生素　　　　　　　　　　E. 镇静剂

104. 女,23岁。在一次体检中发现 HBsAg 阳性,当时无自觉症状及体征,肝功能正常。次年4月,因突
　　然乏力、恶心、厌食、尿黄而入院。化验:ALT 500U/L,血清总胆红素 85μmol/L,抗- HAV IgM
　　(＋)。该患者的诊断可能为

　　A. 乙型肝炎,慢性迁延型,既往感染过甲型肝炎

　　B. 乙型肝炎,慢性活动型,既往感染过甲型肝炎

　　C. 急性甲型黄疸型肝炎,乙型肝炎病毒携带者

　　D. 急性乙型肝炎,合并甲型肝炎

　　E. 乙型肝炎,急性发作,既往感染过甲型肝炎

105. 女,58岁。糖尿病史12年。因双足趾端麻木,大腿皮肤刺痛3月余就诊。查体:双手骨间肌萎缩,
　　肌力Ⅳ级,病理反射(一)。空腹血糖 14.1mmol/L,血酮体(一)。应考虑的糖尿病慢性并发症是

　　A. 周围神经病变　　　　　　　B. 自主神经病变　　　　　　　C. 视网膜病变

　　D. 脑血管病变　　　　　　　　E. 肾脏病变

106. 女性,40岁。间歇性水肿10余年,伴恶心、呕吐3周。血压 155/110mmHg。血常规 Hb70g/L。尿
　　常规:尿蛋白(＋＋),颗粒管型 2～3 个/HP,血 Cr485μmol/L。原发病的诊断可能是

　　A. 隐匿性肾炎　　　　　　　　B. 急性肾小球肾炎　　　　　　C. 慢性肾盂肾炎

　　D. 慢性肾小球肾炎　　　　　　E. 肾病综合征

A3/A4 型选择题(107～124 题)

以下提供若干案例,每个案例下设若干个考题。在每一道题下面都有 A、B、C、D、E 五个备选答案,请
根据答案所提供的信息,从中选择一个最佳答案,并将答题卡上将相应题号相应字母所属的方框涂黑。

(107～108 题)共用题干

　　男,6岁。发热2天,嗜睡,于8月2日入院。既往体健。查体:T39.5℃,P116次/分,R20次/
分,BP100/75mmHg,嗜睡,能唤醒。双侧瞳孔等大正圆,对光反射存在。双肺听诊未见异常,心率
116次/分,律齐,腹软,肝脾肋下未触及。颈抵抗(＋),病理征(＋)。实验室检查:血白细胞 10.2×
10^9/L,中性粒细胞 73%,淋巴细胞 27%。

107. 该患者最可能的诊断是

　　A. 癫痫发作　　　　　　　　　B. 中毒型细菌性痢疾　　　　　C. 流行性乙型脑炎

　　D. 高热惊厥　　　　　　　　　E. 流行性脑脊髓膜炎

108. 对明确诊断最有价值的检查是

　　A. 脑脊液常规　　　　　　　　B. 脑脊液培养　　　　　　　　C. 头颅 CT

　　D. 血培养　　　　　　　　　　E. 病原体特异性抗体 IgM 检测

(109～110 题)共用题干

　　女性,25岁,受凉后发热咳嗽咳痰1周,气促3天,意识模糊1小时。查体:体温 39.8℃,血压
80/50mmHg,口唇发绀,双肺可闻及较多湿啰音,心率115次/分,未闻及杂音,四肢冷,血常规:
WBC 21×10^9/L,N 0.90。

109. 该患者最可能诊断是

　　A. 肺癌　　　　　　　　　　　B. 急性左心衰　　　　　　　　C. 重症肺炎

　　D. 干酪性肺炎　　　　　　　　E. 支原体肺炎

110. 该患者经过抗感染等综合治疗后症状有所改善,血压 100/60mmHg,动脉血气分析面罩吸氧
　　5L/min。提示:PaO_2 50mmHg,$PaCO_2$ 28mmHg,HCO_3^- 16mmol/L,此时首选择措施是

　　A. 静脉点滴糖皮质激素　　　　B. 静脉点滴呼吸兴奋剂　　　　C. 人工口对口呼吸

D. 静脉点滴碳酸氢钠　　　　　　　E. 机械通气

(111～112题)共用题干

　　男性,35岁,平素体健。淋雨后发热,咳嗽2天,右上腹痛伴气急、恶心2天。

111. 除考虑急腹症外,重点鉴别的疾病是下列哪项
　　A. 自发性气胸　　　　　　　　B. 肺梗死　　　　　　　　C. 肺炎链球菌肺炎
　　D. 肺结核　　　　　　　　　　E. 肺癌

112. 首选的治疗药物是
　　A. 解热镇痛药　　　　　　　　B. 庆大霉素　　　　　　　C. 苄星青霉素
　　D. 利多卡因　　　　　　　　　E. 胃肠道解痉剂

(113～114题)共用题干

　　男性,68岁。慢性咳喘20年,间断性下肢水肿5年。查体:血压120/80mmHg,颈静脉怒张,左下肺可闻及干、湿啰音,心界向左扩大,$P_2>A_2$,三尖瓣区可闻及3/6级杂音。肝肋下3cm。

113. 该患者最可能的诊断是
　　A. 肥厚型心肌病　　　　　　　B. 风湿性心脏瓣膜病　　　C. 冠心病
　　D. 慢性肺源性心脏病　　　　　E. 肺纤维化

114. 与上述诊断符合的心脏改变是
　　A. 心包积液　　　　　　　　　B. 室间隔肥厚　　　　　　C. 冠状动脉狭窄
　　D. 右心室扩大　　　　　　　　E. 心脏缩小

(115～116题)共用题干

　　76岁,男性。反复咳嗽、咳痰、痰中带血3周。体温38.2℃,WBC $12×10^9$/L,胸片右肺门肿块影,伴远端大片状阴影,抗感染治疗阴影不吸收。

115. 有助于尽快明确诊断的检查首选
　　A. CT　　　　　　　　　　　　B. 磁共振　　　　　　　　C. 胸腔镜
　　D. 纤支镜　　　　　　　　　　E. PET

116. 最有可能的诊断是
　　A. 肺炎　　　　　　　　　　　B. 肺化脓症　　　　　　　C. 肺癌
　　D. 肺结核　　　　　　　　　　E. 脓胸

(117～118题)共用题干

　　男,20岁。右胸刀刺伤2小时就诊。既往体健。查体:T 36.5℃,P 120次/分,R 24次/分,BP 80/50mmHg。面色苍白,皮肤潮湿,右胸腋前线第5肋间2cm伤口,有血液流出,右胸叩诊实音,呼吸音减弱。急行胸腔闭式引流,引流出血性液体约600mL,1小时内又引流出血性液体300mL。

117. 此时首先考虑的诊断是
　　A. 凝固性血胸　　　　　　　　B. 创伤性湿肺　　　　　　C. 迟发型血胸
　　D. 心脏压塞　　　　　　　　　E. 进行性血胸

118. 最有效的处置措施是
　　A. 气管插管呼吸机辅助呼吸　　B. 开胸探查　　　　　　　C. 输液、输血
　　D. 镇静、吸氧　　　　　　　　E. 调整引流管位置

(119～121题)共用题干

　　男,20岁。苍白、乏力1周。淋巴结及脾大,白细胞计数 $32.0×10^9$/L,骨髓中原始细胞占83%,过氧化物酶染色阴性。

119. 最可能的诊断是
　　A. 急性早幼粒细胞白血病　　　B. 急性粒细胞白血病　　　C. 缺铁性贫血
　　D. 急性单核细胞白血病　　　　E. 急性淋巴细胞白血病

120. 最适宜的化疗方案是
　　A. DA方案　　　　　　　　　　B. HA方案　　　　　　　　C. HOAP方案

D. VDP 方案
E. NP 方案

121. 如果出现头痛、时有呕吐、脑脊液压力增高、脑脊液可见少量幼稚细胞,应加用的治疗是
　　A. 脾切除术
　　B. 输血小板悬液
　　C. 控制感染
　　D. 白细胞去除术
　　E. 鞘内注射甲氨蝶呤

(122～124 题)共用题干
　　男性,20 岁。反复发作性咳嗽、喘息 10 年余,再发加重 2 小时。查体见意识模糊,口唇发绀,双肺呼吸音明显减低,未闻及干、湿啰音,心率 148 次/分,可触及奇脉。

122. 最可能的诊断是
　　A. 支原体肺炎
　　B. 支气管哮喘
　　C. 支气管内膜结核
　　D. 原发性支气管肺癌
　　E. 支气管扩张

123. 为进一步明确诊断及判断病情程度最有意义的检查是
　　A. 痰细胞学
　　B. 胸部 CT
　　C. 动脉血气分析
　　D. PEF 占预计值百分数
　　E. 超声

124. 诊断及病情程度确定后应采取的最有效措施是
　　A. 甲基强的松龙静滴＋氨茶碱静滴＋氧疗
　　B. 特布他林口服＋氨茶碱口服＋氧疗
　　C. 亚胺培南静滴＋氨茶碱静滴＋氧疗
　　D. 沙丁胺醇吸入＋氨茶碱口服＋氧疗
　　E. 抗菌素＋氨茶碱口服＋氧疗

B1 型选择题(125～150 题)

以下提供若干组考题,每组考题共用在考题前列出的 A、B、C、D、E 五个备选答案。请从中选择一个与问题关系最密切的答案,并在答题卡上将相应题号相应字母所属的方框涂黑,每个备选答案可能被选择一次、多次或者不被选择。

(125～127 题)共用选项
　　A. 尿三氯化铁试验
　　B. 尿蝶呤分析
　　C. 染色体分析
　　D. 血清铜蓝蛋白测定
　　E. Guthrie 试验

125. 苯丙酮尿症新生儿期筛查试验用
126. 苯丙酮尿症较大儿童筛查试验用
127. 苯丙酮尿症各型鉴别试验用

(128～129 题)共用选项
　　A. 肾母细胞瘤
　　B. 膀胱癌
　　C. 肾盂肿瘤
　　D. 肾癌
　　E. 肾盂阴性结石

128. 男性,64 岁。无痛性全程肉眼血尿 3 周,尿沉渣多次找到恶性细胞,膀胱镜检查右输尿管口喷血。B 超无异常发现。该患者最有可能的诊断是

129. 男性,35 岁。右腰痛 1 年,B 超发现右肾盂 2cm×1cm×1cm 高回声占位,后方有声影。排泄性尿路造影右肾盂有充盈缺损改变,该患者最可能的诊断是

(130～132 题)共用选项
　　A. 足月儿
　　B. 早产儿
　　C. 足月低出生体重儿
　　D. 过期产儿
　　E. 极低出生体重儿

130. 孕 35 周,体重 2.6kg,身长 47cm
131. 孕 38 周,体重 2.4kg,身长 47cm
132. 孕周不详,体重 1.3kg,身长 44cm,皮肤水肿,胎毛多

(133～134 题)共用选项
　　A. 切开复位内固定
　　B. 闭合复位外固定支架固定
　　C. 持续性皮肤牵引
　　D. 手法复位石膏外固定
　　E. 支持性骨牵引

133. 女,67 岁。走路滑倒后,左手掌着地,X 线片显示 Colles 骨折,首选的治疗方案是

134. 男,18 岁。从高处坠落,X 线片显示左尺桡骨骨折,明显移位,手法整复失败,下一步治疗方案是

　　(135～137 题)共用选项
　　A. 淋巴转移和种植　　　　　B. 血行转移和淋巴转移　　　C. 直接蔓延和种植
　　D. 直接蔓延和淋巴转移　　　E. 血行转移

135. 子宫颈癌主要播散的方式是

136. 卵巢癌主要播散的方式是

137. 绒毛膜癌主要播散的方式是

　　(138～139 题)共用选项
　　A. 动物肝、肾、牛奶　　　　B. 粮谷类　　　　　　　　　C. 绿叶菜
　　D. 酱菜类　　　　　　　　　E. 干豆、花生

138. 膳食中维生素 A 的主要来源是

139. 膳食中维生素 B_1 的主要来源是

　　(140～142 题)共用选项
　　A. 2:1 等张含钠液　　　　　B. 4:3:2(2/3 张)混合液　　C. 2:3:1(1/2 张)混合液
　　D. 1:4(1/5 张)混合液　　　E. 1:2(1/3 张)混合液

140. 腹泻患儿重度低渗性脱水伴循环障碍时扩容应首先选用

141. 婴儿肺炎维持体液平衡应选用

142. 高渗性缺水时,用哪种张力的液体?

　　(143～145 题)共用选项
　　A. 4～5 天　　　　　　　　　B. 6～7 天　　　　　　　　　C. 14 天
　　D. 8～9 天　　　　　　　　　E. 10～12 天

143. 一般麦氏切口拆线时间是术后

144. 一般腹部减张缝线拆线时间是术后

145. 一般四肢伤口拆线时间是术后

　　(146～148 题)共用选项
　　A. 肺炎球菌肺炎　　　　　　B. 金黄色葡萄球菌肺炎　　　C. 肺炎支原体肺炎
　　D. 肺炎克雷伯杆菌肺炎　　　E. 病毒性肺炎

146. X 线表现肺段、肺叶实变,在实变阴影中可见支气管气道特征

147. X 线表现多发性蜂窝状肺脓肿,叶间隙下坠

148. X 线表现肺部多种形态浸润,呈节段性分布,以肺下叶多见,常需 3～4 周才消散

　　(149～150 题)共用选项
　　A. 市容监督管理部门　　　　B. 城市规划行政主管部门　　C. 卫生行政主管部门
　　D. 检验检疫行政主管部门　　E. 环境保护行政主管部门

149. 对医疗废物处置活动中疾病防治工作实施统一监督管理的是

150. 对医疗废物环境污染防治工作实施统一监督管理的是

参考答案及
精析部分

昭昭医考
ZHAOZHAOYIKAO

国家临床执业助理医师资格考试
最后冲刺5套卷及精析(卷一)

第一单元

A1型选择题(1~50题)

1.【参考答案】E

【解析】①心肌梗死后最有诊断价值的是心肌酶升高,昭昭老师将其具体知识点总结如下:

标记物	出现时间	高峰时间	持续时间	昭昭老师速记
肌红蛋白	2h(最早)	12h	1~2天	"红""2"代
肌钙蛋白 I(cTnI)	3~4h	11~14h	7~10天	肌钙蛋白4个字,基本都是4
肌钙蛋白 T(cTnT)	3~4h	24~48h	10~14天	
肌酸激酶同工酶(CK-MB)	4h	16~24h	3~4天	只持续4天,故第5天再心梗意义大

②肌钙蛋白 T(cTnT)持续时间是14天,故急性心肌梗死发病后10天血清检查仍可能高于正常的指标是肌钙蛋白 T(E对),故本题选 E。

2.【参考答案】C

【解析】①精神分析疗法包括自由联想和梦的分析(C对),故本题选C。②昭昭老师将其他治疗方法总结如下:

类型	分型	特点
精神分析法	自由联想	要让患者打消一切顾虑,想到什么就讲什么,医生对谈话内容保密,鼓励患者按原始的想法讲出来
	梦的分析	梦乃是做梦者潜意识冲突欲望的象征
行为主义	系统脱敏	将怕水的孩子逐渐推入到水中,让孩子对水不再害怕
	冲击疗法	将怕水的孩子推入水中
	厌恶疗法	酒中加入戒酒药,使酗酒者饮用后痛苦地恶心呕吐
	放松训练	学习有意识地控制或调节自身的心理生理活动,以达到降低机体唤醒水平,调整因紧张刺激而紊乱了的功能的目的
以人为中心疗法	……	以来访者为中心;把心理治疗看成一个转变过程;非指令性治疗的技巧

3.【参考答案】D

【解析】①此为无痛性黄疸,是胆管癌的表现(D对),故本题选 D。②昭昭老师将胆管癌的特点总结如下:

疾病	诊断	昭昭老师速记
肝门部 胆管癌	肝门部 胆管癌=进行性黄疸+胆囊不肿大	胆囊是否肿大是鉴别肝门部胆管癌跟胰头癌及下段胆管癌最主要的鉴别点
中下段 胆管癌	胆管癌=进行性黄疸+无痛性肿大胆囊	和胰头癌的表现是一样的

4.【参考答案】C

【解析】①传染病的分类及记忆方法昭昭老师总结如下。②根据图表可得知，人感染高致病性禽流感属于乙类传染病，鼠疫、霍乱属于甲类传染病，流行性感冒属于丙类传染病（C对），故本题选C。

分类	疾病	昭昭老师速记
甲类传染病	鼠疫、霍乱	"霍"元"甲"得了"鼠疫"
乙类传染病	乙肝、SARS、禽流感、艾滋病、病毒性肝炎、脊髓灰质炎、人感染高致病性禽流感、麻疹、流行性出血热、百日咳、白喉、新生儿破伤风、猩红热、疟疾、钩体病等	我们下面各个章节讲述的基本上都是乙类传染病；其中，乙类传染病需要按照甲类处理的是：高致病性的禽流感、肺炭疽、传染性非典型肺炎等
丙类传染病	风疹、流感、手足口病、麻风病、流行性腮腺炎、黑热病等	太极鼻祖张"三""风"；刘关张"三"人情同"手足"，其中张飞是个很"黑"的大汉

5.【参考答案】B

【解析】①CA125升高对上皮性卵巢癌诊断及病情监测有价值。②上皮性肿瘤多见于中老年妇女，主要来源于卵巢表面的生发上皮，具有分化为各种米勒管上皮的潜能，可形成浆液性、黏液性及子宫内膜样肿瘤等（B对），故本题选B。③昭昭老师将其余的几个肿瘤标记物总结如下：

肿瘤标记物	常见疾病	昭昭老师速记
卵巢上皮性癌	CA125	"上"的酒是"125"一瓶
肝癌、卵黄囊瘤	AFP	我的心"肝""啊（A）"，"黄""F"人
前列腺癌	PSA	"钱（前）"是个"P"
葡萄胎	HCG	"喝（H）""葡萄"酒
胰腺癌	CA199	"九九"归"一（胰）"

6.【参考答案】E

【解析】①知觉的选择性是指在众多刺激物中选择少数刺激物作为知觉的对象，当变换不同角度时，知觉的对象发生变化，观察到的事物形态也不同，体现了知觉的选择性（E对），故本题选E。②多元性不是知觉的特性；整体性是指知觉反映事物的整体和关系；恒常性是指知觉的条件在一定范围内变化时，知觉的映像保持相对不变；理解性是指把感知的对象归入一定类别或范畴，并用概念或名称的形式概括它。

7.【参考答案】B

【解析】①正常足月新生儿初生时身长约50cm，前半年平均每月增长2.5cm，3个月时身长57.5cm。②正常足月新生儿初生时头围34cm，第1年头围增长12cm，前3个月占50%，所以3个月小儿头围40cm（B对），故本题选B。

8.【参考答案】D

【解析】提高医德修养的根本途径是坚持在医疗卫生保健实践中加强自身修养（D对），故本题选D。实践是唯一真理。其余四项不是提高医德修养的根本途径。

9.【参考答案】C

【解析】①如果对医疗事故技术鉴定委员会所作的结论不服，病员及其家属和医疗单位在接到结论之日起，可以在15日内申请重新鉴定（C对），故本题选C。②昭昭老师将经常在卫生法规中考到的数字总结如下：

医师资格	时 限
考试合格	取得医师资格证书后提交材料给县级卫生行政主管部门申请注册,卫生局30天内审核完毕
不予注册	个人申请复议15天
变更注册	到卫生局,卫生局30天审核完毕
刑事处罚、医疗事故,吊销医师执业证书	刑满释放之日起2年内不能注册
个体行医	个体行医必须在正规医疗机构执业满5年
发生医疗事故的	暂停执业6个月~1年

10.【参考答案】C

【解析】①趋-避冲突指一个人对同一目标采取矛盾的态度,是既向往(喜欢),又拒绝(厌恶)时发生的心理冲突。既想吃糖,又怕会胖属于趋-避冲突(C对),故本题选C。②关于冲突的类型,昭昭老师总结如下:

冲突的类型	特 点	举 例	昭昭老师速记
趋-趋冲突(双趋冲突)	同时有两个具有同样吸引力的目标,而引起同样程度的动机,但必须从中抉择其一时发生的心理冲突	鱼与熊掌不可兼得	两个都好,都想要
避-避冲突(双避冲突)	一个人同时面临着两件不欢迎或令人讨厌的事物产生同等的逃避动机,要回避其一就必然遭遇另一件时产生的心理冲突	前遇断崖,后有追兵	两个都不好,都想躲
趋一避冲突(趋避冲突)	指一个人对同一目标采取矛盾的态度,既向往(喜欢),又拒绝(厌恶)时发生的心理冲突	对婚姻的向往和婚后社会责任义务的惧怕	又想又不想

11.【参考答案】C

【解析】①无排卵性功能失调性子宫出血多为不规则出血,月经周期紊乱(C对),故本题选C。②子宫肌瘤表现为月经量多增,但是月经周期正常;子宫颈癌表现为接触性出血;子宫内膜癌表现为绝经后阴道流血;宫颈息肉表现为宫颈部息肉等。

12.【参考答案】B

【解析】①VitA又称为抗干眼病维生素,视黄醛与视蛋白结合维持了正常视觉功能,视黄酸对基因表达和组织分化具有调节作用。长期缺乏维生素A会引起夜盲症(B对),故本题选B。②昭昭老师将其余几个维生素缺乏导致的疾病总结如下:

维生素	缺乏症表现	昭昭老师速记
VitA	①夜盲症 ②干眼病	势利"眼""啊(A)"
VitD	①软骨病 ②佝偻病 ③自身免疫病	"弟弟(D)"的"骨骼"强壮
VitE	①不易缺乏,若缺乏可致轻度贫血 ②VitE治疗先兆流产和习惯性流产	"一(E)""贫(贫血)"如洗
VitK	易出血	儿子、妻子小舅子,十分麻烦,都需要P"K"

13.【参考答案】D

【解析】首先判定该资料属于分类资料,设计类型为独立的多分类资料,应选择的统计分析方法为 χ^2 检验(D对),故本题选D。

14.【参考答案】B

【解析】妊娠8~10周血清 HCG 浓度达高峰，持续约10日迅速下降，至妊娠中晚期血清浓度仅为峰值10%，持续至分娩(B对)，故本题选 B。

15.【参考答案】A

【解析】①慢性病防治的基本原则包括三级预防并重、生命全程预防、以社区和家庭为基础、以健康教育和健康促进为主要手段。②慢性病防治针对的人群是社区居民，而不是高危人群(A对)，故本题选 A。

16.【参考答案】D

【解析】①结肠癌的发病类型情况昭昭老师总结如下。②溃疡型癌多见于左半结肠(不选A)；肿块型癌多发生在乙状结肠，因为肠内容物较稀不易引发肠梗阻(不选B、C)；浸润型癌多发生在左半结肠，易引起肠腔狭窄(D对)，故本题选 D。结肠癌患者60%出现 CEA 升高，而非全部都升高。

分型	特点	部位	昭昭老师速记
隆起型	肿瘤向肠腔内生长	好发于右侧结肠，特别是盲肠	"又(右)""聋(隆)"又哑
浸润型	沿肠壁浸润，容易引起肠腔狭窄和肠梗阻	多发于左侧结肠	——
溃疡型	①结肠癌最常见类型 ②向肠壁深层生长并向周围浸润	多发于左侧结肠，乙状结肠最多见	"左"倾注意"溃"败

17.【参考答案】B

【解析】建立医患关系的原则是疾病性质和病人人格特征(B对)，故本题选 B。其余四项不是建立医患关系的原则。

18.【参考答案】C

【解析】离断冠状静脉的胃支、食管支及高位食管支和胃短静脉、胃后静脉、左膈下静脉等，同时结扎、切断与静脉伴行的同名动脉(C错)，故本题选 C。(昭昭老师速记：如有你"后"代，"冠"着他，孩子"短"处将来会很多，孩子会走"下"坡路)

19.【参考答案】A

【解析】在指定区域内禁止吸烟的政策、法规属于控烟的健康教育策略(A对)，故本题选 A。属于纯记忆内容。

20.【参考答案】A

【解析】卵巢动脉自腹主动脉发出，左侧卵巢动脉还可以来自左肾动脉(A对)，故本题选 A。

21.【参考答案】A

【解析】最先提出"不伤害原则"的西方医学家是希波克拉底(A对)，故本题选 A。

22.【参考答案】E

【解析】①流行病学强度，昭昭老师总结如下表。②该题目中，为短时间、学校内小范围出现大量病例属于暴发(E对)，故本题选 E。

强度	概念	昭昭老师速记
散发	发病率与历年水平相似	没啥变化
流行	发病率超过散发水平3~10倍	高于历年水平
大流行	疾病迅速发展，短时间跨省、跨国	SARS 就是大流行
暴发	短时间、小范围、突发、大量病例	幼儿园、学校就是暴发

23.【参考答案】A

【解析】老年人阑尾炎特点是主诉不确切、体征不典型，临床表现轻而病理改变重，体温及白细胞升高均不明显，容易延误诊治，阑尾缺血坏死、穿孔和其他并发症的发生率较高(A对)，故本题选 A；常因伴发心血管病、糖尿病、肾功能不全等,使病情更加复杂、严重。

24.【参考答案】A

【解析】未取得合法医师资格证书后,擅自从事婚前医学检查、产前诊断,虽然卫生部门制止,但仍不改正,并实施终止妊娠手术,依据规定,给予罚款;情节严重者,要追究其刑事责任(A对),故本题选A。

25.【参考答案】A

【解析】①脊髓灰质炎疫苗接种的时间:生后2、3、4月龄(A对),故本题选A。②卡介苗于新生儿期接种(B错)。③麻疹疫苗8月龄接种(C错)。④牛痘不在计划免疫内(D错)。⑤乙型脑炎疫苗不属于国家计划免疫,且应在2岁后接种(E错)。

26.【参考答案】C

【解析】对传染病患者或疑似传染病患者污染的场所和物品,医疗保健机构应当及时采取必要的卫生处理(C对),故本题选C。

27.【参考答案】B

【解析】森田心理疗法作为神经质的特殊疗法,是一种顺其自然、为所当为的心理治疗方法,并不是心身疾病的最适合的治疗方法(B错),故本题选B。

28.【参考答案】A

【解析】①无排卵性功血子宫内膜的病理特点:子宫内膜呈增生期变化,无分泌期变化(A对),故本题选A。②增生程度因雌激素水平、作用时间长短及内膜对雌激素反应敏感性不同而表现各异,可表现为子宫内膜增生、增生期子宫内膜或萎缩型子宫内膜。

29.【参考答案】B

【解析】①心理护理是以心理学的理论为指导,以良好的人际关系为基础,运用心理学的方法,通过语言和非语言的沟通,改变护理对象不良的心理状态和行为,促进康复或保持健康的护理过程。②心理护理的目标如下:提供良好的心理环境;满足患者的合理需要;消除不良的情绪反应(B对),故本题选B;提高患者适应能力。

30.【参考答案】D

【解析】①圆形图表示全体中各部分的比重。进行甲乙两地2017年5种类型病毒性肝炎发病率的比较,即看五种肝炎组成的不同情况,首选圆形图(D对),故本题选D。②昭昭老师将图形的比较总结如下:

图　形	对应情况	昭昭老师速记
线图	一事物随另一事物变迁的情况	一个事物一个事物出现
半对数线图	比较事物动态变化的速度	"变化的速度"算对了一"半"
直方图	表示连续性资料的频数分布	"直"接说别"贫"了
直条图	表示相互独立的各指标的大小	每个"指标"占"一条"
圆形图	表示全体中各部分的比重	"各部分"组成一个"圆"圈
散点图	表示两事物的相关关系	两个事物散开了
统计地图	表示某现象的数量在地域上的分布	地图就是地域

31.【参考答案】B

【解析】①关于人体实验的国际性著名文件是《赫尔辛基宣言》(B对),故本题选B。属于纯记忆内容。②最早提出不伤害原则的是《希波克拉底誓言》。

32.【参考答案】C

【解析】参与公共卫生监测是临床医生的一项重要工作。本题考查考生能否正确理解常见的几种公共卫生监测的方法。该题的核心信息是"监测有代表性的特定人群",所以答案应选哨点监测(C对),故本题选C。

33.【参考答案】E

【解析】①昭昭老师总结肝硬化腹水形成的因素,应选A、B、C、D选项。②雌激素灭活减少,导致雌激素增多,产生肝掌和蜘蛛痣而非腹水(E对),故本题选 E。

机 制	特 点
毛细血管静水压升高	门静脉高压导致腹腔内脏血管床静水压升高,组织液回吸收减少漏入腹腔
肾小球滤过率降低	有效循环血容量减少导致肾血流减少,肾素可导致血管紧张素系统激活,进而 GFR 下降,排钠和排尿量
血浆胶体渗透压降	低蛋白血症导致血浆胶体渗透压低,毛细血管内液体漏入腹腔或组织间隙
水钠潴留	肝脏对醛固酮和抗利尿激素灭活作用减弱,继发性增高,水钠潴留
肝淋巴液生成增多	肝淋巴量超过了淋巴循环引流的能力导致肝窦内压肝淋巴液生成升高,自肝包膜表面漏入腹腔

34.【参考答案】E

【解析】预防医学研究的主要内容是人群中疾病发生发展的规律和影响健康的各种因素(E对),故本题选 E。

35.【参考答案】B

【解析】①有利原则是指不能伤害任何患者的利益(B错),故本题选 B。②其余四项关于不伤害原则的描述是正确的。

36.【参考答案】D

【解析】①预产期的计算为末次月经的第 1 天算起,月份－3,日数＋7。②4－3＝1月,18＋7＝25 日(D对),故本题选 D。

37.【参考答案】B

【解析】三早预防属于二级预防(B对),故本题选 B,昭昭老师将三级预防的特点总结如下:

预 防	特 点	昭昭老师速记
一级预防	①病因预防 ②主要预防职业病、地方病、传染病	这些疾病都有明确的病因
二级预防	①"三早"早发现、早诊断、早治疗 ②主要预防肿瘤	癌症早发现、早治疗
三级预防	①积极治疗并发症,防止伤残,促进康复 ②主要预防心脑血管疾病	慢性病主要是防死防残

38.【参考答案】D

【解析】新生儿免疫系统功能不完善,分泌型 SIgA 缺乏,使新生儿易患感染性疾病,尤其是呼吸道及消化道感染(D对),故本题选 D。

39.【参考答案】D

【解析】社区诊断主要是从总体水平上的疾病判断(不选 A);依据的是症状、体征(不选 B);临床实践是临床专业知识(不选 C);通常采用的是流行病学方法(D对),故本题选 D;是一种在疾病发生前的诊断。

40.【参考答案】A

【解析】①新生儿发生寒战、高热,有上感史,心电图有心肌炎表现,故诊断为病毒性心肌炎。②病毒性心肌炎主要以柯萨奇 B组病毒为主(A对),故本题选 A。(昭昭老师速记:"科(柯)""比(B)"得了心肌炎)

41.【参考答案】C

【解析】一级预防即病因预防,故建立健全院内感染的规章制度是一级预防的关键措施(C对),故本题选 C。

42.【参考答案】B

【解析】①21－三体综合征属常染色体畸变,是染色体病中最常见的一种。②按染色体核型分析可分为三型:标准型、易位型(D/G 易位、G/G 易位)和嵌合体型。③标准型最多见,核型为 47,XX(或 XY),＋21(B 对),故本题选 B。D/G 易位最常见的核型为 46,XX(或 XY),－14,＋t(14q21q)。G/G 易位核型为 46,XX(或 XY),－21,＋t(21q21q);或 46,XX(或 XY),－22,＋t(21q22q)。

43.【参考答案】C

【解析】①克罗恩病的并发症是肠梗阻(C 对),故本题选 C。②溃疡性结肠炎是中毒性巨结肠病。

44.【参考答案】A

【解析】①衡量某疾病的原因归因于暴露某危险因素程度的最好指标是归因危险度百分比(A 对),故本题选 A。②昭昭老师将归因危险度和相对危险度的总结如下:

相对危险度(RR)	RR＝发病之比＝暴露组的发病率/未暴露组发病率
归因危险度(PAR)	PAR＝发病率之差＝暴露组发病率－未暴露组发病率

①评价暴露因素强度的最好指标:RR (昭昭老师速记:好"强""啊(R)")
②评价暴露因素危险度的最好指标:PAR (昭昭老师速记:"暴露"了"P"P 很"危险")

45.【参考答案】C

【解析】重症胰腺炎处置:①临床症状:四肢厥冷、烦躁不安、皮肤呈斑点状等休克症状;②体征:腹膜刺激征、腹肌强直,Grey－Turner 征或 Cullen 征;③实验室检查:血钙明显下降 2mmol/L 以下(C 对),故本题选 C,血糖＞11.2mmol/L 无糖尿病病史,血尿淀粉酶突然下降;④腹腔诊断性穿刺发现高淀粉酶活性的腹水。

46.【参考答案】E

【解析】①坐骨切迹宽度代表中骨盆后矢状径,其宽度为坐骨棘与骶骨下部间的距离,即骶棘韧带宽度。②能容纳三横指为正常,否则为中骨盆狭窄(E 对),故本题选 E。

47.【参考答案】E

【解析】《执业医师法》明确规定,医师在执业过程中应当履行的职责是防病治病,救死扶伤,保护人民健康(E 对),故本题选 E。

48.【参考答案】A

【解析】发生传染病流行时,县级以上地方政府有权在本行政区域内调集各级各类医疗、防疫人员参加疫情控制工作(A 对),故本题选 A。

49.【参考答案】C

【解析】医务工作者崇高的职业道德境界体现在认识疾病、治疗疾病的活动中(C 对),故本题选 C。

50.【参考答案】D

【解析】①用于描述变异程度的指标是标准差(D 对),故本题选 D。②标准差是反映离散趋势最准确、最重要的指标。

A2 型选择题(51～90 题)

51.【参考答案】C

【解析】①肺炎支原体肺炎:病原体为肺炎支原体(MP),本病多见于年长儿,常有发热,热型不定,热程 1～3 周,刺激性咳嗽为本病的突出表现;X 线:支气管肺炎改变;间质性肺炎改变;均一的片状阴影似大叶性肺炎改变;肺门阴影增浓。②本例患者,表现为刺激性咳嗽,X 线可见淡薄片状阴影,符合支原体肺炎的典型表现,故诊断为支原体肺炎(C 对),故本题选 C。

52.【参考答案】A

【解析】妊娠期高血压疾病分期:①轻度子痫前期:妊娠 20 周以后出现血压≥140/90mmHg;尿蛋白≥0.3g/24h 或随机尿蛋白(＋),可伴有上腹不适、头痛等症状(A 对),故本题选 A。②重度子痫前期:又称为先兆子痫,血压≥160/110mmHg,尿蛋白≥2.0g/24h 或随机尿蛋白(＋＋),血清肌酐＞106μmol/L,血小板＜100×10⁹/L,血 LDH 升高,血清 ALT 或 AST 升高,持续性头痛或视觉障碍,持续性上腹不适。

③子痫：子痫前期孕妇抽搐不能用其他原因解释。

53.【参考答案】B
【解析】有多个液平、阶梯状为低位小肠梗阻的表现，高位小肠梗阻为"鱼骨刺样"，乙状结肠扭转为"马蹄状"（B对），故本题选B。

54.【参考答案】E
【解析】①心电图无改变的患者可考虑做心电图负荷试验，是最常用的非创伤方法，但此试验易诱发心绞痛。②该患者，中年女性，近2周来发作频率增加，诊断为不稳定心绞痛，此时行心电图负荷试验，则易诱发心肌梗死，故不宜采用（E错），故本题选E。

55.【参考答案】B
【解析】①年龄较轻、宫颈延长、希望保留子宫的Ⅱ度、Ⅲ度子宫脱垂为Manchester手术的适应证（B对），故本题选B。②对于年龄较大，不希望保留子宫的患者可采取经阴道子宫全切除及阴道前后壁修补术。

56.【参考答案】E
【解析】患儿面色苍黄、毛发稀疏、易怒少哭，且患儿伴有神经精神症状，考虑为维生素B₁₂和叶酸缺乏所致的巨幼细胞性贫血（E对），故本题选E。（昭昭老师提示：看见有神经系统症状的如震颤等，就可考虑巨幼细胞性贫血）

57.【参考答案】E
【解析】①小儿1岁内应完成5种疫苗的基础免疫，除麻疹免疫应于8月龄完成外，其余4种均在6个月前完成免疫（E错），故本题选E。②昭昭老师提示：考生要熟记疫苗接种的时间。

58.【参考答案】B
【解析】①因骨盆外测量骶耻外径19.5cm，髂棘间径25cm，髂嵴间径28cm，表明骨盆入口不狭窄。②坐骨棘间径8cm，坐骨结节间径6.5cm，表明中骨盆及骨盆出口平面狭窄，应为漏斗型骨盆，而不是均小骨盆、扁平骨盆、类人猿型骨盆和佝偻病性扁平骨盆（B对），故本题选B。

59.【参考答案】E
【解析】①根据该妇女表现：停经、腹痛和阴道流血，宫口开，考虑为难免流产。②难免流产治疗应尽早使胚胎和胎盘组织完全排出，可行负压吸宫术（E对），故本题选E。

60.【参考答案】E
【解析】根据题目描述，该患儿诊断为麻疹，麻疹属于传染病，应在规定时间内，向当地卫生机关疾病预防和控制中心上报（E对），故本题选E。

61.【参考答案】B
【解析】1岁内婴儿每日所需奶量100mL/kg，每日所需液量150mL/kg，每日额外需水量50mL/kg。小儿5kg，故奶量500mL，额外需水量250mL（B对），故本题选B。

62.【参考答案】B
【解析】高血压病分期：①第1期，血压达确诊高血压水平，临床无心、脑、肾损害征象。②第2期，血压达确诊高血压水平，并有下列一项者：体检、X线、心电图或超声心动图示左心室扩大；眼底检查，眼底动脉普遍或局部狭窄；蛋白尿或血浆肌酐浓度轻度增高（B对），故本题选B。③第3期，血压达确诊高血压水平，并有下列一项者：脑出血或高血压脑病；心力衰竭；肾衰竭；眼底出血或渗出，伴或不伴有视神经乳头水肿；心绞痛、心肌梗死、脑血栓形成。

63.【参考答案】B
【解析】①该患者为老年女性，有宫颈糜烂，同时宫颈刮片细胞学检查巴氏三级，极可能演化为宫颈原位癌（B对），故本题选B。②子宫内膜癌临床表现为绝经后阴道流血，但是一般宫颈没有病变；绒毛膜癌和侵袭性葡萄胎可继发于正常葡萄胎清宫术后。

64.【参考答案】D
【解析】①在治疗门脉高压在众多术式中，贲门周围血管离断术最为有效，对患者影响较小，能达到止血目的，同时又能维持入肝血流，对肝功能影响较小，手术死亡率及并发症发生率较低，术后生存质量高，且操作较简单，故急诊手术时应为首选（D对），故本题选D。②分流术治疗效果有限，且容易导致肝性脑病。

65.【参考答案】C

【解析】反流性食管炎诊断首选食管内镜检查,如果没有该选项,则选择24小时胃食管pH监测(C对),故本题选C。

66.【参考答案】B

【解析】①十二指肠溃疡多采用毕Ⅱ式胃大部切除术,即胃大部切除胃空肠吻合术(B对),故本题选B。②胃溃疡采用毕Ⅰ式胃大部切除术。

67.【参考答案】E

【解析】①阵发性室上性心动过速的特点为突然发作、突然中止,心电图特点为逆行P波(E对).故本题选E。②房颤的心电图特点是P波消失,心律绝对不齐。③窦性心动过速的心电图特点是心电图有P波,其心率较快,心电图RR间隔是小于三个大格。④室颤的心电图特点是QRS形态大小不一,无法辨认QRS波。⑤室速的心电图主要表现为宽大畸形的QRS波,波幅及间隔大小一致。

68.【参考答案】E

【解析】当坐骨结节间径<8cm时,应加测出口后矢状径。出口后矢状径与坐骨结节间径值之和>15cm,表示骨盆出口狭窄不明显(E对),故本题选E。

69.【参考答案】E

【解析】①幼儿急疹的特点是热退疹出,该患儿热退后,出现皮疹(E对),故本题选E。②昭昭老师将其余的四个小儿出疹性疾病的特点总结如下:

疾 病	诊断公式
麻疹	麻疹＝高热3～4天出疹＋上感＋全身丘疹(口腔黏膜Koplik斑)
风疹	风疹＝全身症状轻＋发热半天出疹＋红色斑丘疹(疹间皮肤正常)＋耳后淋巴结肿大
水痘	水痘＝四世同堂(斑疹,丘疹,疱疹,结痂)
猩红热	猩红热＝高热1～2天＋咽痛＋草莓舌＋苍白圈＋皮疹在皱褶部位密集

70.【参考答案】D

【解析】①此患儿有腹泻、血压低、休克,易诊断中毒性痢疾,但患儿脑脊液检查中性升高明显,应考虑为化脓性脑膜炎,患儿全身散在大小不等瘀斑,流行性脑脊髓膜炎诊断更为精确(D对),故本题选D。②中毒型细菌性痢疾表现为儿童夏季就诊,有休克表现。③化脓性脑膜炎表现为寒战高热,全身有瘀点瘀斑。④流行性乙型脑炎多为夏季就诊,有蚊虫叮咬史,表现为发热及头痛,严重者有昏迷。

71.【参考答案】A

【解析】自然破膜后胎心率立刻减慢,是脐带脱垂的典型表现,因胎头压迫脐带,导致胎儿缺血乏氧(A对),故本题选A。

72.【参考答案】D

【解析】①要表示5种不同类型病毒性肝炎病例数占病毒性肝炎总病例数的比重,是要显示各类病毒性肝炎的构成比,故应选择圆形图,以圆面积表示总病例数(100%),5种类型的病例数按其百分比划出不同面积,表示不同的构成比(D对),故本题选D。②关于其中图的意义和特点,昭昭老师总结如下:

图 形	对应情况	昭昭老师速记
线图	一事物随另一事物变迁的情况	一个事物一个事物出现
半对数线图	比较事物动态变化的速度	"变化的速度"算对了一"半"
直方图	表示连续性资料的频数分布	"直"接说别"贫"了
直条图	表示相互独立的各指标的大小	每个"指标"占"一条"
圆形图	表示全体中各部分的比重	"各部分"组成一个"圆"圈
散点图	表示两事物的相关关系	两个事物散开了
统计地图	表示某现象的数量在地域上的分布	地图就是地域

73.【参考答案】E

　　【解析】①停经史要考虑妊娠的可能。②该患者目前出现恶心呕吐,考虑诊断为早孕反应(E对,A、B、C、D错),故本题选E。

74.【参考答案】D

　　【解析】①昭昭老师提示:看见心音遥远一般提示三个疾病即全心衰、心包积液、扩张型心肌病。②该患者目前表现为,心音遥远、动脉降低、颈静脉怒张,此为心包积液的典型的三联征(D对),故本题选D。③冠心病患者主要表现为突发胸痛;肝硬化患者表现为肝功能减退及门静脉高压;急性纤维蛋白性心包炎表现为胸痛,且心脏触诊有心包摩擦感;肺部感染主要表现为发热、咳嗽咳痰。

75.【参考答案】A

　　【解析】①青年女性+右侧附件区肿块+,考虑诊断为卵巢癌。卵巢癌中AFP升高多提示卵巢卵黄囊瘤(A对),故本题选A。②卵巢无性细胞瘤恶性程度较高,一般不伴有AFP升高(不选B)。③卵巢畸胎瘤多表现为X线表现中可出现牙齿、骨骼等(不选C)。④卵巢浆液性囊腺瘤特点是血中CA125升高(不选D)。⑤卵巢颗粒细胞瘤多具有内分泌功能,可分泌雌激素(不选E)。

76.【参考答案】E

　　【解析】①患者产褥期出现发热、腹痛、子宫增大,既往"子宫肌瘤"史,应考虑产褥期子宫肌瘤发生红色变(E对),故本题选E。②子宫肌瘤最常见的变性是玻璃样变性。

77.【参考答案】B

　　【解析】①绝经后阴道不规则流血是子宫内膜癌早期最常见的症状(B对),故本题选B。②子宫内膜炎的主要表现是发热及阴道有脓性分泌物;宫颈癌的主要表现为接触性出血;输卵管癌的主要表现为腹部肿块;老年性阴道炎主要表现为黄绿色水及脓性白带。

78.【参考答案】A

　　【解析】①肢体抬高试验Buerger试验阳性者,提示患肢有严重供血不足,让患者抬高右下肢80°,1分钟后下肢皮肤苍白,再让其下肢垂于床沿,大约1分钟后下肢皮肤颜色方恢复正常,说明动脉血栓形成(A对),故本题选A。②Trendelenburg试验是测试下肢静脉通畅度;Pratt试验测试交通支静脉瓣膜功能;Perthes试验为测试下肢深静脉功能;Lasegue试验又称直腿抬高试验,阳性表明椎间盘突出。

79.【参考答案】E

　　【解析】①患者阴道脱落细胞提示雌激素高度影响,考虑此肿物有内分泌功能。②性索-间质肿瘤向上皮分化形成颗粒细胞瘤或支持细胞瘤,向间质分化形成卵泡膜细胞瘤或间质细胞瘤,常有内分泌功能,又称功能性卵巢肿瘤(E对),故本题选E。

80.【参考答案】B

　　【解析】①患儿智能低下,生长发育延迟,有甲低的特殊面容,应诊断为先天性甲低(B对),故本题选B。②先天愚(21-三体综合征)虽有智能发育障碍,但特殊面容与甲低不同,皮肤和毛发正常。③粘多糖病常表现为新生儿出生正常,1岁时出现智力落后,肝脾肿大,面容粗糙,前额突出,四肢关节畸形。④苯丙酮尿症可有智能发育障碍,但无甲低面容及基础代谢率低下的表现。⑤软骨发育不良不会出现智能低下。

81.【参考答案】C

　　【解析】①乙肝病史20年=肝硬化,肝硬化患者+呕血、黑便1天=食管胃底静脉曲张破裂(C对),故本题选C。②应激性溃疡重大外伤、手术刺激等(不选A)。③溃疡型胃癌多表现为腹痛+大便潜血阳性(不选B)。④急性胃炎多有NSAIDs药物的病史(不选D)。⑤慢性胃溃疡癌变主要表现为慢性腹痛(不选E)。

82.【参考答案】D

　　【解析】①继发于流产术后,阴道流血,HCG测定持续阳性,妇科检查子宫大,考虑滋养细胞疾病。②半年至1年发病者,绒癌和侵蚀性葡萄胎均有可能。患者已有肺转移,故考虑绒癌(D对),故本题选D。

83.【参考答案】A

　　【解析】①患者畏寒发热,肛门周围红肿、疼痛,说明为局部的非特异性炎症,应诊断为肛门旁皮下脓肿(A对),故本题选A。②肛窦炎常表现为肛窦的红肿疼痛,不会是肛周皮肤的红肿疼痛。③混合痔、内痔常表现为出血和脱出。④肛瘘主要表现为瘘管外口反复分泌脓性分泌物,无红肿疼痛。

84.【参考答案】C

【解析】无论何种原因导致惊厥,急救处理原则:迅速控制惊厥或喉痉挛,应用药物苯巴比妥钠、水合氯醛或地西泮迅速控制症状,保持呼吸道通畅(C对),故本题选C。

85.【参考答案】A

【解析】①饮酒后持续性上腹部疼痛,向腰背部放射,上腹部偏左压痛,此为急性胰腺炎的典型表现(A对),故本题选A。②关于其余四个疾病的诊断公式,昭昭老师总结如下:

疾 病	诊断公式
急性胆囊炎	急性胆囊炎=右上腹痛+墨菲征+有无黄疸
消化性溃疡	消化性溃疡=周期性进食痛、饥饿痛,夜间痛
肠梗阻	肠梗阻=痛、吐、胀、闭
肾结石	肾结石=阵发性绞痛+血尿

86.【参考答案】B

【解析】急、慢性肝炎或肾炎为应用避孕药物的禁忌,安全期避孕不安全,故应选用阴茎套避孕(B对),故本题选B。

87.【参考答案】B

【解析】①该患者为青年女性,临床表现有腹泻、腹痛,五种疾病均有可能,但结合患者有肠外结核(肺结核)病史;伴有发热、盗汗等结核毒血症状;X线下消化道钡剂检查发现盲肠有环形溃疡及升结肠短缩,考虑最可能的诊断是肠结核(B对),故本题选B。②病变部位、溃疡形态不符合克罗恩病的典型特点(不选A);年龄25岁,结肠癌少见,且该患者表现与结肠癌不相符,可能性小(不选C);临床中慢性细菌性痢疾的临床表现与该患者不相符(不选D);溃疡性结肠炎一般反复发作腹泻伴脓血便,多累及直肠及乙状结肠,本例不符合(不选E)。

88.【参考答案】B

【解析】①病人平卧位时膈下位置最低,因此胃大部切除手术后若病人未严格半卧位而经常处于平卧位,则腹腔内的渗液易积聚在膈下形成膈下脓肿。表现为发热、右上腹疼痛,右侧膈肌抬高,右侧反应性胸腔积液,出现呼吸活动受限,肋膈角模糊等。结合病史及临床表现,本例应诊断为膈下脓肿(B对),故本题选B。②胃排空障碍主要表现为进食后呕吐,无发热及上腹痛,也无膈肌抬高。③急性细菌性肝脓肿常表现为高热,右上腹疼痛,肝内占位病变。④吻合口漏常表现为胃液、肠液漏入腹腔,严重腹膜刺激征等。⑤急性胆囊炎常表现为高脂饮食后右上腹发作性绞痛。

89.【参考答案】C

【解析】①基础体温曲线呈双向型表明存在排卵。②患者产后,易有神经内分泌调节功能紊乱,结合其表现为月经周期缩短、月经频发,考虑为黄体功能不全(C对),故本题选C。

90.【参考答案】A

【解析】①中年女性,表现为低热、盗汗及回盲部有跳跃征,此为肠结核的典型表现。(昭昭老师提示:看见盗汗就是结核病)②昭昭老师将其余几种疾病的诊断公式总结如下:

疾 病	诊断公式
克罗恩病	克罗恩病=右下腹痛+糊状便+抗生素治疗无效
结肠癌	结肠癌=排便习惯及排便形状改变+CEA升高
阿米巴肠炎	阿米巴肠炎=腹痛+粪便中查有阿米巴滋养体
结肠炎	结肠炎=粘液脓血便+左下腹痛+抗生素治疗无效

A3/A4 型选择题(91～130题)

91～93. 【参考答案】AAE

【解析】①患者中年女性,B超见占位病变,有腹水,首先考虑为肝癌(A 对),故本题选 A。②AFP 对诊断肝细胞癌有相对的专一性,血清 AFP>400ug/L,并能排除妊娠、活动性肝病、生殖腺胚胎源性肿瘤等,即可考虑肝癌的诊断(A 对),故本题选 A。③肝穿刺活检可证实占位病变的组织学特征,对肝癌的诊断具有确诊意义(E 对),故本题选 E。

94～96. 【参考答案】BCE

【解析】①根据患者的长期饮酒史以及查体结果不难判断肝硬化腹水。需注意单纯腹水与合并自发性腹膜炎、肝肾综合征、肝癌腹水的特点。从病史中的发热和查体发现腹部有压痛两点,应首先考虑合并自发性腹膜炎的诊断(B 对),故本题选 B。②当患者短期内出现肝脏迅速增大、持续性肝区疼痛、腹水检查为血性时,应考虑有原发性肝癌的可能性(C 对),故本题选 C。③10%肝癌患者可出现肝癌破裂出血,临床表现为腹痛。严重出血可导致出血性休克,乃至死亡(E 对),故本题选 E。

97～98. 【参考答案】DC

【解析】①无痛进行性黄疸、肝大、体重减轻、胆囊肿大提示患者可能患有胆管癌,而胆囊肿大提示肿块位于中下段(D 对),故本题选 D。胆囊癌一般不会出现黄疸(B 错)。②B 超检查中下段胆管癌浸润程度的准确性达 82.8%,且经济、无创、方便,是诊断中、下段胆管癌的首选影像学检查方法(C 对),故本题选 C。

99～100. 【参考答案】AC

【解析】①根据题干信息应首先考虑到前列腺增生的可能(A 对),故本题选 A。②前列腺增生是老年男性的常见病,前列腺增生的任何阶段中,可因气候变化、劳累、饮酒、便秘、久坐等因素,使前列腺突然充血水肿而导致急性尿潴留(不能自行排尿,耻骨上可及充盈胀大的膀胱)。B 超检查是最简便的影像学检查方法,可清晰显示前列腺体积大小、增生腺体是否突入膀胱、还可测定残余尿量。经直肠超声检查对前列腺内部结构分辨度更为精确(C 对),故本题选 C。

101～103. 【参考答案】BBD

【解析】①我国一般烧伤面积的估算采用九分法:头颈部皮肤面积占皮肤总面积的 9%(9×1)(头部、面部、颈部各占 3%);双上肢占 18%(9×2)(双上臂 7%,双前臂 6%,双手 5%);躯干前后包括会阴占 27%(9×3)(前躯 13%,后躯 13%,会阴 1%);双下肢(含臀部)占 46%(双臀 5%,双大腿 21%,双小腿 13%,双足 7%),女性双足和臀各占 6%。(昭昭老师速记:333,567,571321)该患者烧伤了头颈部(9%)、上肢(2×9%)、躯干(3×9%),共 6×9%(B 对),故本题选 B。②Ⅲ度烧伤的特点为:创面苍白或焦黄色、干燥,较硬,多能见到黑紫色树枝样粗大的皮下静脉网,无痛感。本病例Ⅲ度烧伤的部位为双上肢,根据九分法上肢(2×9%)(B 对),故本题选 B。③Ⅲ度烧伤一般均需切除焦痂植皮,在争取复苏平稳后,据情尽早切痂(D 对),故本题选 D。

104～105. 【参考答案】CC

【解析】①根据患者"自觉胎动停止、腹部不再增大、宫底高度小于停经月份、未闻及胎心、B 超胎心搏动和胎动消失",可明确诊断为死胎(C 对),故本题选 C。②死胎在体内停留过久,可激活母体凝血系统引起 DIC,导致难以控制的大量出血。故须做有关凝血功能的检查(C 对),故本题选 C。

106～107. 【参考答案】BC

【解析】①根据题干信息,该患儿的表现符合三体综合征的特点,其他的四个选项都不会出现通贯手(B 对),故本题选 B。②21—三体综合征为染色体畸变疾病,查染色体核型分析即可(C 对),故本题选 C。

108～110. 【参考答案】CBC

【解析】①急性早幼粒细胞白血病(M₃)骨髓中以颗粒增多的早幼粒细胞为主,在 NEC 中大于 30%(C 对),故本题选 C。②骨髓象是诊断 AL 的主要依据和必做检查。FAB 协作组提出原始细胞占全部骨髓有核细胞>30%为 AL 的诊断标准。多数病例骨髓象出现所谓"裂孔现象"。M₃ 以多颗粒异常的早幼粒细胞为主(B 对),故本题选 B。③白血病的治疗包括诱导缓解治疗和缓解后治疗。DA 方案(柔红霉素+阿糖胞苷)是国内外普遍采用的急性粒细胞白血病的诱导缓解治疗的标准方案(C 对),故本题选 C。

111～113. 【参考答案】EBC

【解析】①本患者具有典型甲亢症状，并具有口服避孕药史，应注意和非甲状腺疾病综合征相鉴别。查体时可闻及血管杂音为 Graves 病的特异性表现（E 对），故本题选 E。②避孕药中大剂量雌激素可使血清 TBG 水平升高。FT_3、FT_4 不受 TBG 变化的影响，直接反映甲状腺功能状态。sTSH 对于未经治疗的 Graves 患者阳性检出率较高，具有早期诊断意义（B 对），故本题选 B。③抗甲状腺药物适用于所有甲亢患者的初始治疗。本患者具有心血管系统疾病表现，应加用普萘洛尔以对症治疗（C 对），故本题选 C。

114～115.【参考答案】CC

【解析】①肱骨髁上骨折好发于儿童，外伤后肘部出现肿胀、疼痛及肘关节活动障碍，髁上部有明显压痛，甚至有异常活动和骨摩擦音，伸直型肱骨髁上骨折可以引起肱动脉的压迫或受损。与肘关节脱位的区分在于肘关节的等腰三角形解剖关系仍存在。本病例为儿童，有手着地受伤史，左肘部出现疼痛、肿胀，桡动脉搏动减弱，也支持肱动脉受压，故可诊断为肱骨髁上骨折（C 对），故本题选 C。②垂腕为桡神经损伤的典型畸形（C 对），故本题选 C。正中神经损伤后因鱼际肌萎缩而手掌显平坦，呈现"猿手"表现。尺神经损伤后小鱼际肌萎缩，可出现爪形手。腕损伤主要表现为疼痛。缺血性肌萎缩主要表现为早期患肢出现进行性加重的疼痛，动脉搏动减弱或消失，肢端麻木、肿胀、苍白、发凉，感觉迟钝或丧失，晚期出现典型的 Volkmann 缺血性挛缩畸形。

116～118.【参考答案】CEC

【解析】①患儿体重低于正常体重的 25%～40%，皮下脂肪厚度<0.4cm，皮肤干燥苍白，肌张力明显减低，肌肉松弛属于Ⅱ度营养不良（C 对），故本题选 C。营养性缺铁性贫血有皮肤黏膜苍白、肝脾大、心率增快的表现。先天性甲状腺功能减退症、婴幼儿腹泻和心功能不全者常无未及时添加辅食的病史。②营养不良患儿糖原储备不足，易发生自发性低血糖，此患儿晨起突然面色苍白、神志不清、体温不升、呼吸暂停，为低血糖的典型表现（E 对），故本题选 E。③确定低血糖后，首先要静注高渗葡萄糖（C 对），故本题选 C。

119～120.【参考答案】DA

【解析】①放置带尾丝的宫内避孕器，月经量增多，可为生殖道感染的诱因。该患者的白带特点（特别多，灰白色稀水样，伴有异味）及外阴无瘙痒，符合细菌性阴道病的特点（D 对），故本题选 D。②为确诊细菌性阴道病，首选分泌物悬滴检查找线索细胞。细菌性阴道病患者的分泌物悬滴检查可见线索细胞（A 对），故本题选 A。

121～123.【参考答案】ABB

【解析】①该患者除血压增高外没有其他阳性发现，应考虑到妊娠期高血压的可能，因此此时最适宜的处理是轻工作一周后复查（A 对），故本题选 A。②两次检查都有血压增高，应高度怀疑妊娠期高血压，目前情况下，通过左侧卧位纠正右旋子宫，减轻下腔静脉受压，增加回心血量，改善肾血流量增加尿量，并有利于维持正常的子宫胎盘血液循环。其他四个选项的处理暂不需要（B 对），故本题选 B。③该患者主要临床表现是血压高，因此最恰当的医嘱是密切观察血压的变化（B 对），故本题选 B。

124～125.【参考答案】CA

【解析】①高热，面部潮红，腋下少许出血点，伴有尿蛋白，血小板减低，符合肾综合征出血热的典型表现，故诊断为肾综合征出血热（C 对），故本题选 C。②该患者目前已进入低血压休克期，治疗原则为扩容、纠正酸中毒和改善微循环功能，其中扩容是关键（A 对），故本题选 A。

126～127.【参考答案】AC

【解析】①该患者青壮年，受凉后发病，且为突发寒战、高热，第 3 天出现胸痛、咳嗽、咳痰，影像学检查示右上肺大片实变影，故诊断为大叶性肺炎（A 对），故本题选 A。胸膜增厚见于慢性胸膜炎症性疾病；肺脓肿以高热、咳嗽、咳大量脓臭痰为主要特征；肺结核常表现为低热、乏力、盗汗等结核中毒症状，伴有咳嗽、咳痰；肺梗死以同时出现呼吸困难、胸痛及咯血为表征，即肺梗死三联征。②大叶性肺炎因为肺实变导致语颤增强；叩诊呈浊音、脉率增快等；但是不会引起气管移位（C 对），而肺不张则会引起纵隔、气管向患侧移位（C 对），故本题选 C。

128～130.【参考答案】EEA

【解析】①患者早幼粒细胞占 85%，而急性白血病的诊断标准是骨髓中幼稚细胞>20%，故诊断为急性早幼粒细胞白血病（M_3 型）。急性早幼粒细胞白血病易发生 DIC，导致出血（E 对），故本题选 E。②M_3 型治疗首选全反式维甲酸（E 对），故本题选 E。③获得完全缓解后的治疗策略是化疗与全反式维甲酸交替治疗（A 对），故本题选 A。

B1 型选择题(131~150 题)

131~132.【参考答案】CD

【解析】①青春期:从月经初潮至生殖器官逐渐发育成熟的时期,月经来潮是青春期开始的一个重要标志,此期身体及生殖器官发育迅速,第二性征形成(C 对),故本题选 C。②性成熟期:卵巢功能成熟并有性激素分泌及周期性排卵,此期间妇女生育活动最旺盛,故称生育期(D 对),故本题选 D。

133~134.【参考答案】DB

【解析】①宫内膜呈增生期变化,无分泌期变化,为无排卵功血子宫内膜长期受雌激素影响的特征(D 对),故本题选 D。②在月经第 5~6 日取子宫内膜呈部分增生期、部分分泌期变化,是有排卵性功血分类中的子宫内膜不规则脱落的特点(B 对),故本题选 B。

135~136.【参考答案】CB

【解析】①90%以上慢性粒细胞白血病患者 Ph 染色体阳性,实验室检查可见中性粒细胞碱性磷酸酶(NAP)积分降低(C 对),故本题选 C。②类白血病反应粒细胞胞质内常有中毒颗粒和空泡,嗜酸、嗜碱性粒细胞不增多,NAP 反应强阳性,Ph 染色体阴性,中性粒细胞碱性磷酸酶积分增高(B 对),故本题选 B。AML 患者骨髓细胞内可见 Auer 小体。非特异性酯酶(+)且可被氟化钠抑制见于急性单核细胞白细胞。昭昭老师总结如下:

实验	疾病	昭昭老师速记
过氧化物酶试验(POX 试验)	急粒	"过"的什么"po(破)"日子,一"粒"粮食也没有
糖原染色(PAS 试验)	急淋	"糖""怕死(PAS)""淋"雨了
非特异性酯酶试验,被 NaF 抑制(NSE 试验)	急单	"非"常牛(N)的一个人还是"单"身
棒状小体(Auer 小体)	早幼粒(M3)	小"3""早"晨起来吃"棒状""奥"利奥

137~138.【参考答案】AB

【解析】①呆小病(先天性甲状腺功能低下)的根本问题是甲状腺素合成不足或作用障碍,智能低下和体格生长落后是其临床特征。甲状腺素不足时致骨的生长和成熟都有障碍,而且以影响长骨为主,使患儿矮小,体态不匀称,上部量大于下部量,因骨的成熟障碍,故骨龄显著落后(A 对),故本题选 A。②佝偻病时,骨的钙化障碍,一定程度上也可使体格矮小,但体态匀称,骨 X 线影像表现是重要依据,包括了骨骺端钙化带消失,呈杯口状毛刷样改变,软骨带增宽,骨质疏松等(B 对),故本题选 B。

139~140.【参考答案】AC

【解析】①甲状腺功能亢进症系由甲状腺功能亢进引起(A 对),故本题选 A。②地方性甲状腺肿系由缺碘引起,而内分泌功能正常(C 对),故本题选 C。

141~142.【参考答案】AD

【解析】①类风湿关节炎的软骨破坏严重,关节液的黏稠性变低,夜晚休息后关节液分泌更少,导致晨起关节活动不便的现象(晨僵)(A 对),故本题选 A。②强直性脊柱炎多会在晚期脊柱强直于屈曲位而出现驼背畸形(D 对),故本题选 D。

143~144.【参考答案】BA

【解析】①烟碱样毒性作用是由于胆碱酯酶失活后乙酰胆碱过度蓄积和刺激所致,解磷定可恢复胆碱酯酶活力(B 对),故本题选 B。②阿托品具有阻断乙酰胆碱对副交感神经和中枢神经系统毒蕈碱受体的作用(A 对),故本题选 A。见美格为中枢兴奋剂,可用于巴比妥类中毒的解毒。尼可刹米为呼吸兴奋剂。甘露醇可脱水,主要用于降低颅高压。

145~146.【正确答案】EB

【解析】①慢性或反复咳嗽有时可能是婴幼儿咳嗽变异性哮喘的唯一症状,并常于夜间或清晨加重,故本题选 E。②支气管哮喘典型的症状为咳嗽、胸闷及呼吸困难,喘息常反复发作,故本题选 B。

147～148.【参考答案】AB

【解析】①排便可加重肛门疼痛,伴大便带鲜血为肛裂的临床特点(A 对),故本题选 A。②肛周肿痛伴发热为直肠周围脓肿的临床特点(B 对),故本题选 B。反复发作的肛周红肿、疼痛,窦道外口流出脓性分泌物为肛瘘的临床特点。肛门疼痛,伴有局部暗紫色肿块为痔出现嵌顿时的临床特点。排便时出血、无痛为内痔的临床特点。

149～150.【参考答案】DA

【解析】①股疝最常用的修补方法是 McVay 修补法,此法不仅能加强腹股沟管后壁,同时还能堵住股环(D 对),故本题选 D。②当发生绞窄性疝时,疝内容物已坏死,常需行肠切除吻合术,手术区多被污染,在高位结扎疝囊后,一般不宜作疝修补术,以免因感染而致修补失败(A 对),故本题选 A。昭昭老师总结如下:

方　　法	名　　称	具体方法	适应证
加强前壁	Ferguson	在精索前方,将腹内斜肌下缘和联合腱缝在腹股沟韧带上(昭昭老师速记:F 前)	腹横筋膜无显著缺损后壁尚健全
加强后壁	Bassini	提起精索,在其后方把腹内斜肌下缘和联合腱缝在腹股沟韧带上(昭昭老师速记:B 后)	应用广泛,尤其青壮年斜疝、老年人直疝
	Halsted	与 Bassini 法相似,但是把腹外斜肌腱膜也在精索后方缝合,从而把精索移至腹壁皮下层和腹外斜肌腱膜之间	同上
	McVay	在精索后方将腹外斜肌下缘和联合腱缝至耻骨梳韧带上(昭昭老师速记:给"MM""梳"一"股")	股疝
	Shouldice	将腹横筋膜自耻骨结节处向上切开,直至内环,然后将切开的两叶予以重叠缝合,先将外下叶缝于内上叶和腹内斜肌的深面,再将内上叶边缘缝合于腹股沟韧带上	较大的成人斜疝和直疝

第二单元

A1 型选择题（1～72 题）

1.【参考答案】C

【解析】选项 A、B、C、D、E 都可见恶性肿瘤。但其中最具特征性的改变是转移(C 对)，故本题选 C。

2.【参考答案】A

【解析】①神经细胞属于永久细胞不可再生(A 对)，故本题选 A。②昭昭老师总结如下：

	不稳定细胞	稳定细胞	永久性细胞
代表细胞	①表皮细胞 ②呼吸道及消化道黏膜被覆细胞 ③淋巴及造血细胞 ④间皮细胞	①腺体实质细胞(涎腺、内分泌腺、汗腺等) ②腺样器官实质细胞(肝、胰、肾小管上皮细胞) ③平滑肌细胞	①神经细胞 ②心肌细胞 ③骨骼肌细胞
再生潜能	细胞总在不断地增殖，以代替衰亡或破坏的细胞，其再生能力很强	①生理情况下，这类细胞增殖现象不明显 ②受到组织损伤的刺激时，表现出较强的再生能力	此类细胞不能进行再生，一旦遭受破坏则成为永久性缺失
昭昭老师速记	"血皮""呼吸"不稳定	网站上"线(腺)"后很"平""稳"	"省""心""股"

3.【参考答案】C

【解析】①结核结节是在细胞免疫的基础上形成的，由上皮样细胞(类上皮细胞)、Langhans 细胞加上外周局部集聚的淋巴细胞和少量反应性增生的成纤维细胞构成。②典型者结节中央有干酪样坏死。异物巨细胞见于血吸虫病的慢性虫卵结节(假结核结节)(C 错)，故本题选 C。

4.【参考答案】A

【解析】①病例对照研究是选择患有和未患有某特定疾病的人群分别作为病例组和对照组，调查各组人群过去暴露于某种或某些可疑危险因素的比例或水平，通过比较各组之间暴露比例或水平的差异，判断暴露因素是否与研究的疾病有关联及其关联程度大小的一种观察性研究方法。②在病例对照研究中，因为新发病例发病时间短，提供的疾病危险因素可靠，所以最好选择新发病例(A 对)，故本题选 A。

5.【参考答案】B

【解析】①水俣病是长期食用被甲基汞污染的鱼类和贝类所致的甲基汞中毒(B 对)，故本题选 B。②长期摄入受镉污染的稻米可致痛病。

6.【参考答案】A

【解析】①肉芽肿性炎是炎症的一种，是以单核巨噬细胞及其衍生细胞增生形成局限性结节为特点的炎症，可以由感染因子如结核杆菌、伤寒杆菌、梅毒螺旋体、血吸虫等引起，也可以由于异物引起，还可以见于一些原因不明的疾病如 Crohn 病和结节病。②梅毒是由梅毒螺旋体引起的慢性肉芽肿性炎，其特征性病变为树胶样肿(A 对)，故本题选 A。③肠阿米巴病是以组织溶解坏死为主的变质性炎。④急性细菌性痢疾的早期为急性卡他性炎，晚期为假膜性炎。⑤白喉为假膜性炎。⑥淋病是由淋球菌引起的急性化脓性炎。昭昭老师总结如下：

类 型	疾 病	昭昭老师速记
浆液性炎	浆液性炎常发生于黏膜、浆膜、滑膜、皮肤和疏松结缔组织等，如风湿病等	带"膜"的就是"浆液性"的；"封(风)"(浆)大使
纤维素性炎	绒毛心(纤维素性心包炎)、细菌性痢疾(假膜性炎)、大叶性肺炎、白喉	"心""理(痢)""大""白"

续表

类 型	疾 病	昭昭老师速记
化脓性炎	急性蜂窝织炎、流脑、小叶性肺炎、急性细菌性心内膜炎、肾盂肾炎、皮肤疖和痈	这里都是有细菌的,有细菌就有脓
出血性炎	流行性出血热、钩端螺旋体病、鼠疫	这些疾病主要表现是出血
变质性炎	乙脑、病毒性肝炎、阿米巴病	乙脑是变质,流脑是化脓
增生性炎	伤寒、炎性假瘤、类风湿关节炎的滑膜病变	伤寒有增生性的,类风湿是增生性的滑膜翳
间质性炎	病毒性肺炎、支原体肺炎	病毒和支原体导致肺间质改变

7.【参考答案】D

【解析】①患者发作剧烈胸痛,但心肌尚处于缺血时,CK—MB、肌钙蛋白、超声心动图、X线胸片均可表现为正常,即使是已经发生了急性心肌梗死,其 CK—MB 及肌钙蛋白也需要在 2～4 小时以后才出现增高,故胸痛发作时选项 A、B、C、E 正常是不能排除急性冠脉综合征的诊断。②但只要在心肌发生严重缺血时,18 导联体表心电图就能即刻出现异常改变(D 对),故本题选 D。

8.【参考答案】C

【解析】支气管哮喘发作时,肺活量减少,最大通气量下降,功能残气量增加都是第一秒钟用力呼气容积减少引起的,不是主要表现。弥散量主要取决于肺泡与毛细血管中的氧和二氧化碳通过肺泡-毛细血管壁膜进行气体交换的过程,而哮喘患者主要是气道的梗阻,弥散量几乎不受影响(C 对),故本题选 C。

9.【参考答案】D

【解析】支气管扩张胸部 X 线片常可看到肺纹理增多紊乱(少数病例因病变局限,胸部 X 线平片可能无异常发现),典型表现为支气管壁增厚所致的双轨征,黏液阻塞时可表现为管状致密影。部分病例可以看到扩张的支气管呈囊样变,可伴有液平面(D 错),故本题选 D。

10.【参考答案】D

【解析】①心绞痛主要见于主动脉瓣狭窄或(及)关闭不全。②二尖瓣狭窄伴心房颤动时,最常见的并发症是心力衰竭,外周动脉栓塞,其血栓栓子主要来自左心房的左心耳内,因此发生肺栓塞的可能性几乎没有(D 对),故本题选 D。③心包压塞是快速心包积液引起的临床症状,不是本病的并发症。④感染性心内膜炎主要见于二尖瓣关闭不全,二尖瓣狭窄患者较少见。

11.【参考答案】E

【解析】变态反应亦称超敏作用,常见于过敏体质的患者。其反应性质与药物原有效应有关,与所用药物的剂量大小无关,而且不能用药理活性的拮抗药解救。临床表现可因人、因药物而异,从轻微的皮疹、发热至造血系统抑制、肝肾功能损害、休克等(E 对),故本题选 E。

12.【参考答案】E

【解析】①苯二氮䓬类药物有较好的抗焦虑作用,可缩短睡眠诱导时间,延长睡眠持续时间,对快动眼睡眠时相影响小,停药后代偿性反跳较轻,易于停药,已取代巴比妥类用于镇静、催眠,疗效确切,安全性好,即使过量也不易引起麻醉和麻痹(E 错),故本题选 E。②本类药物中的地西泮是目前治疗癫痫持续状态的首选药,此外尚有中枢性肌肉松弛作用。

13.【参考答案】B

【解析】①乙琥胺为小发作的首选药物,常见副作用为胃肠道反应,严重者可发生再障(B 对),故本题选 B。②苯妥英钠首选于癫痫大发作和局限性发作。③苯巴比妥主要用于癫痫大发作及癫痫持续状态。④丙戊酸钠首选于大发作合并小发作,但多发生肝损害。⑤卡马西平首选于单纯局限性发作和大发作。

14.【参考答案】D

【解析】CO 与还原型 Cyta3 结合,抑制细胞色素 C 氧化酶(复合体 IV),使电子不能传给氧(D 对),故本题选 D。

15.【参考答案】D

【解析】引起炎症反应的损伤因子也称为致炎因子。致炎因子可归纳为以下几类:物理性因子如高温、低温、机械性创伤、紫外线和放射线等;化学性因子包括外源性和内源性化学物质;生物性因子如细菌、病毒、立克次体、真菌、螺旋体和寄生虫等是最常见的原因(D对),故本题选 D;坏死组织也是潜在的致炎因子;机体不适当或过度的免疫反应造成组织损伤,形成炎症。

16.【参考答案】A

【解析】当人体从蹲位突然起立时,身体低垂部分的静脉因跨壁压增大(↑)而扩张,容纳的血量增多(↑),故回心血量减少(↓),引起晕厥(A 对),故本题选 A。

17.【参考答案】C

【解析】茶碱的作用机制为抑制磷酸二酯酶和阻断腺苷受体。肾上腺素对 α 和 β 受体都有强大激动作用。异丙托溴铵为 M 受体阻断药。异丙肾上腺素选择作用于 β 受体,但对 β_1 和 β_2 受体无选择性。而沙丁胺醇为 β_2 受体激动剂,对 β_2 受体有较强选择性(C 对),故本题选 C。

18.【参考答案】C

【解析】细动脉硬化是高血压最主要的病变特征,主要表现为细动脉玻璃样变。由于管壁持续痉挛和血压持续升高,管壁缺氧,内皮细胞间隙增大,使血浆蛋白渗入内膜以下甚至更深的中膜;同时,内皮细胞及平滑肌细胞分泌细胞外基质增多,继而平滑肌细胞因缺氧等发生凋亡,动脉壁逐渐为血浆蛋白和细胞外基质所代替,结构消失,发生玻璃样变(C 对),故本题选 C。

19.【参考答案】E

【解析】①原位癌是指癌细胞累及上皮全层,但基底膜完整的癌。②乳腺导管内癌癌细胞于扩张的导管内,基底膜完好,属于原位癌(E 对),故本题选 E。③小肝癌指单个癌结节直径在 3cm 以下,或结节数目不超过两个,其直径总和在 3cm 以下的肝癌。④早期食管癌可为原位癌或黏膜内癌,但也有一部分可侵犯黏膜下层,但未侵犯肌层,无淋巴结转移。⑤胃的黏膜内癌指侵润未超过黏膜下层的癌,属早期胃癌。

20.【参考答案】A

【解析】青霉素 G 为抗溶血性链球菌、草绿色链球菌、肺炎链球菌、脑膜炎双球菌、螺旋体等敏感菌的首选药,但对立克次体、衣原体、支原体和真菌无效或疗效较差(A 对),故本题选 A。

21.【参考答案】C

【解析】γ 运动神经元支配梭内肌,梭内肌与肌梭成串联关系,当传出冲动增加时,梭内肌收缩,牵拉肌梭,使肌梭长度增加,牵张反射加强,α 运动神经元的传出冲动增加,梭外肌收缩(C 对),故本题选 C。

22.【参考答案】C

【解析】流行病学是研究人群中疾病与健康状况的分布及其影响因素,并研究防治疾病及促进健康的策略和措施的科学(C 对),故本题选 C。

23.【参考答案】A

【解析】乙酰 CoA 是合成脂肪酸的原料,主要来源于葡萄糖,其他原料还需要 NADPH、ATP、CO_2 及胞 Mn^{2+} 等(A 对),故本题选 A。

24.【参考答案】D

【解析】四氢叶酸是一碳单位的运载体(D 对),故本题选 D。

25.【参考答案】A

【解析】荷兰是世界上第一个颁布安乐死法律的国家,比利时是第二个(A 对),故本题选 A。

26.【参考答案】A

【解析】扩张型心肌病最主要的临床表现是心力衰竭;主要体征是心脏扩张,有奔马律,常合并各种心律失常(A 对),故本题选 A。

27.【参考答案】A

【解析】病毒性心肌炎体检可发现与发热程度不平行的心动过速,各种心律失常、颈静脉怒张、肺部啰音、肝大等心力衰竭体征,心尖部可有第一心音明显减弱、出现 S_3 或杂音,但不会出现第一心音增强(A 错),故本题选 A。

28.【参考答案】B

【解析】凡有症状且无禁忌证的大隐静脉曲张患者(如手术耐受力极差等)都应手术治疗(高位结扎加

曲张静脉切除术）（B 对），故本题选 B。

29.【参考答案】A

【解析】慢性肺心病所引起的心律失常以紊乱性房性心动过速最常见且最具特征性（A 对），故本题选 A。

30.【参考答案】B

【解析】①痰中找到结核杆菌不仅是确诊肺结核的主要依据，而且痰菌阳性还说明病灶是开放的，即具有传染性（B 对），故本题选 B。②PPD 试验阳性仅能提示曾感染过结核或接种过卡介苗；X 线胸片可见钙化点和空洞仅能说明肺内存在结核病灶，而不能判断是否为开放性病灶；反复咯血、发热、乏力等症状均不是特有症状，提示可能有结核活动，但同样不能明确是否有传染性。

31.【参考答案】B

【解析】毛果芸香碱是 M 受体激动药，通过激动瞳孔括约肌上的 M 受体，使括约肌收缩以缩瞳，缩瞳使得前房角间隙增大，有利于房水循环，使眼内压降低；通过激动睫状肌上的 M 受体，能激动睫状肌上的 M 受体，使睫状肌收缩，造成悬韧带放松，晶状体由于本身弹性变凸，晶状体屈光度增加。此时只适合于视近物，而难看清远物，此作用称为调节痉挛。而与阿托品造成的 M 受体阻断，调节麻痹正相反（B 对），故本题选 B。

32.【参考答案】C

【解析】阿托品可拮抗迷走神经过度兴奋所致的房室传导阻滞和心律失常，主要用于治疗迷走神经过度兴奋所致的心动过缓、传导阻滞等缓慢型心律失常（C 对），故本题选 C。

33.【参考答案】D

【解析】①甲类传染病是指鼠疫、霍乱。②乙类传染病是指传染性非典型肺炎、艾滋病、病毒性肝炎、脊髓灰质炎、人感染高致病性禽流感、麻疹、流行性出血热、狂犬病、流行性乙型脑炎、登革热、炭疽、细菌性和阿米巴性痢疾、肺结核、伤寒和副伤寒、流行性脑脊髓膜炎、百日咳、白喉、新生儿破伤风、猩红热、布鲁菌病、淋病、梅毒、钩端螺旋体病、血吸虫病、疟疾。③丙类传染病是指流行性感冒、流行性腮腺炎、风疹（D 对）、急性出血性结膜炎、麻风病、流行性和地方性斑疹伤寒、黑热病、包虫病、丝虫病、除霍乱、细菌性和阿米巴性痢疾、伤寒和副伤寒以外的感染性腹泻病，故本题选 D。（昭昭老师速记：张"三""丰"）

34.【参考答案】A

【解析】清除率是指两肾在单位时间内能将多少毫升血浆中所含的某种物质完全清除出去，这个被完全清除了的某物质的血浆毫升数就称为该物质的清除率，菊粉在经肾小球滤过膜自由地滤过，而在肾小管中又不被重吸收和分泌，同时不与血浆蛋白结合，也不会在体内被生成和分解，其血浆清除率就等于肾小球的滤过率，所以用菊粉能准确测定肾小球滤过率（A 对），故本题选 A。

35.【参考答案】B

【解析】①硝苯地平为二氢吡啶类选择性钙离子通道阻滞药。②维拉帕米属于苯烷胺类（B 对），故本题选 B。③地尔硫草属于地尔硫草类的钙离子通道阻滞药。④哌克昔林和氟桂利嗪为非选择性钙离子通道阻滞药。

36.【参考答案】B

【解析】国家对传染病防治实行预防为主的方针，防治结合、分类管理、依靠科学、依靠群众（B 对），故本题选 B。

37.【参考答案】D

【解析】运动神经的神经递质是 ACh。大量的 ACh 贮存在神经末梢的 ACh 囊泡中。神经末梢对 ACh 的释放是以囊泡为单位进行的，该过程属于出胞过程（D 对），故本题选 D。

38.【参考答案】A

【解析】影响人群易感性降低的主要因素为：计划免疫、传染病流行后（A 对），故本题选 A。其他四个选项都可以导致人群易感性升高。

39.【参考答案】C

【解析】造成环境污染的物质称为环境污染物。环境污染物按其性质可分为化学性、物理性和生物性污染。以化学污染物最为常见（C 对），故本题选 C。

40.【参考答案】C

【解析】红细胞表面抗原即凝集原是血型划分依据，凝集素存在于血浆（C对），故本题选C。

41.【参考答案】C

【解析】冠状动脉最终末的小分支常常以垂直于心脏表面的方向传入心肌，心动周期中，心脏收缩时心肌压迫冠脉，冠脉灌注减少，心室舒张时，血管外的压力方解除，冠脉受压减少，冠脉灌注增加。而主动脉舒张压降低时，冠脉灌注压下降，冠脉血流减少（C对），故本题选C。

42.【参考答案】E

【解析】预防医学以环境-人-健康为模式，以人群为主要对象，以预防为主要思想指导（E对），故本题选E。

43.【参考答案】A

【解析】临床预防服务的服务提供者主要是临床医生，健康管理的服务提供者主要是健康管理师（A对），故本题选A。

44.【参考答案】B

【解析】①吸气性呼吸困难可见于气道阻塞、喉痉挛、喉头水肿，严重时可出现"三凹征"，即胸骨上窝、锁骨上窝、肋间隙明显凹陷（B对），故本题选B。②选项A、D、E多导致混合性呼吸困难，支气管哮喘多导致呼气性呼吸困难。

45.【参考答案】D

【解析】肝-颈静脉回流征阳性提示静脉压增高，常见于右心衰竭、缩窄性心包炎、心包积液或上腔静脉阻塞综合征（D对），故本题选D。

46.【参考答案】D

【解析】《麻醉药品和精神药品管理条例》第三十七条规定：医疗机构取得印鉴卡应当具备下列条件：有专职的麻醉药品和第一类精神药品管理人员；有获得麻醉药品和第一类精神药品处方资格的执业医师；有保证麻醉药品和第一类精神药品安全储存的设施和管理制度（D对），故本题选D。

47.【参考答案】B

【解析】直接参与葡萄糖合成糖原的核苷酸是UTP（B对，A、C、D、E错），故本题选B。

48.【参考答案】B

【解析】感觉是人脑对客观事物个别属性的反映，知觉是人脑对客观事物整体属性的反映（B对），故本题选B。

49.【参考答案】D

【解析】《医疗机构管理条例》第三十一条：医疗机构对危重患者应当立即抢救。对限于设备或者技术条件不能诊治的患者，应当及时转诊（D错），故本题选D。

50.【参考答案】A

【解析】①青霉素、头孢菌素类，主要对阳性菌、球菌有效，抗菌谱较窄；大环内酯类抗菌谱与青霉素类似；氨基苷类对革兰阳性、阴性菌都有效，较前三种广一些。②四环素类不但对革兰阳性、阴性菌均有效，对立克次体、支原体、衣原体、螺旋体、放线菌也具抑制作用，还能间接地抑制阿米巴原虫，故称为广谱抗生素，但对病毒、真菌、铜绿假单胞菌无效（A对），故本题选A。

51.【参考答案】D

【解析】①一级结构中的化学键是肽键和二硫键。②维系二级结构的化学键只有氢键，α—螺旋和β—折叠均属于蛋白质的二级结构（D对），故本题选D。③参与稳定三级结构的是氢键、盐键、疏水作用和范德华力。④参与稳定四级结构的是氢键、盐键。

52.【参考答案】D

【解析】①统计学中的样本是按随机化原则从总体中抽出的部分观察单位的某变量值的集合。②按随机化原则抽取的样本对总体有较好的代表性，能根据其统计量推断总体特征（D对），故本题选D。

53.【参考答案】E

【解析】COPD的病理基础是各种病因引起的慢性气道受阻，最终形成不可逆的气道阻塞，呼气气流受限,这是 COPD 病理生理改变的标志,是疾病诊断的关键(E 对),故本题选 E。本题其他四个选项均为在气道受阻后出现的一系列临床表现。

54.【参考答案】A

【解析】①慢性支气管炎并发肺气肿时,早期由于病变仅局限于细小气道,随着深吸气时胸腔内压升高,在迅速用力呼气时,压迫原来已有通气阻塞的小气道,导致用力呼出气量减少,即时间肺活量(或称用力肺活量)降低(A 对),故本题选 A。②病情加重后,肺组织弹性减退,肺泡持续扩大,肺毛细血管大量减少,肺泡间的血流减少,致使残气量增加,通气/血流比例失调,生理无效腔气量增大,引起二氧化碳潴留,产生低氧血症和高碳酸血症,最终可出现呼吸功能衰竭。

55.【参考答案】A

【解析】皮肤是人体的主要散热器官,大部分的体热通过皮肤的辐射、对流和传导散热,一部分通过汗液、蒸发散热,呼吸排便也可以散失一小部分热量(A 对),故本题选 A。

56.【参考答案】D

【解析】①伯氨喹能杀灭各种疟原虫的配子体,且能杀灭间日疟继发性红细胞外期迟发型子孢子(休眠子),为阻止疟疾复发、中断传播的有效药物(D 对),故本题选 D。②氯喹能杀灭红细胞内期裂殖体,主要用于治疗疟疾急性发作,控制疟疾症状。③奎宁可导致被寄生红细胞早熟破裂,从而阻止裂殖体成熟。④甲氟喹是高效的红细胞内期疟原虫杀灭剂。⑤青蒿素对红细胞内期滋养体有杀灭作用,主要用于治疗恶性疟疾;可透过血脑屏障,对脑型疟疾有良好抢救效果。

57.【参考答案】C

【解析】①稀有核苷酸主要存在于 tRNA 中,包括双氢尿嘧啶、假尿嘧啶和甲基化的嘌呤等(C 对),故本题选 C。②其他各种 RNA 分子中亦可存在稀有核苷酸,但量很少。③DNA(个别除外)一般不含稀有核苷酸。④昭昭老师将几种 RNA 的特点总结如下:

	mRNA	tRNA	rRNA
比　例	2%~5%	15%	80%以上
二级结构	为线性单链结构	三叶草形	花状(花开状)
结构特点	①5'端有 m7GpppN 帽子结构 ②3'端有多聚 A 尾结构 ③由 hnRNA 剪切而来,有开放阅读框,带有遗传信息密码,有密码子 (昭昭老师速记:带帽子+有尾巴=狐狸精妹妹(m)带来"信息")	①稀有碱基(DHU 环) ②从 5'→3'端其顺序为:DHU 环→反密码子环→ψ环 ③所有的 tRNA3'一端是 CCA-OH (昭昭老师速记:"特(t)"别"稀有"的小"3")	①真核生物 大亚基——28S,5S,5.8S 小亚基——18S (昭昭老师速记:28 岁"大"5 毕业去 58 同城交友;"小"美女 18 岁) ②原核生物 大亚基——23S,5S 小亚基——16S
分　布	胞核、胞质	胞质	胞质
功　能	①蛋白质合成的模板 5'—帽子结构与 3'—多聚 A 尾结构共同负责 mRNA 从细胞核向细胞质的转运 ②维持 mRNA 的稳定性以及翻译起始的调控	①3'一端是 CCA-OH 结构,可连接氨基酸 ②tRNA 的反密码子能识别 mRNA 上的密码子 (昭昭老师提示:区分密码子和反密码子的区别)	①核糖体的组成成分 ②核糖体是蛋白质合成的场所 (昭昭老师速记:可理解为 rRNA 是厂房,tRNA 是搬运工人,负责搬运氨基酸)
特　点	差异大、种类多、寿命短	分子量最小	含量最多
昭昭老师速记	M=妹,妹妹种类多,差异大,而且还"红颜薄命"(命短),特别是"模"特妹妹	"特(T)"别"稀有"的"小""3"	"场所"好"多""啊(r)"

58.【参考答案】C

【解析】在糖原合成的过程中,葡萄糖磷酸化后与UTP在UDPG(焦磷酸酸化酶)的催化下生成UD-PG,UDPG可以看作"活性葡萄糖",在体内是葡萄糖的供体(C对),故本题选C。

59.【参考答案】C

【解析】①肺心病时肺动脉压力较大,右心室的后负荷增大。②右心室收缩射血时可顺应性肥大,进而右心室肥大,少数可见左心室肥厚。如持续性加重,则可发生左、右心室肥厚,甚至导致左心衰竭(C对),故本题选C。

60.【参考答案】E

【解析】由于肺炎球菌不产生毒素,不引起组织坏死,肺组织结构不被破坏,故一般不并发肺脓肿、空洞(E对),故本题选E。

61.【参考答案】D

【解析】心绞痛发作时,常见心率增快,外周动脉压增高;体温、血沉及心肌酶谱正常(D对),故本题选D。

62.【参考答案】B

【解析】①主动脉瓣关闭不全时,左室舒张期容量负荷过高,二尖瓣基本处于半关闭状态,呈现相对狭窄而产生杂音,称Austin-Flint杂音(B对),故本题选B。②Gmham-Stell杂音出现在肺动脉瓣区,多由于肺动脉扩张导致相对性关闭不全所致的功能性杂音。③Duroziez征、Traube征及Musset征是主动脉关闭不全时出现的周围血管征。

63.【参考答案】B

【解析】感染性心内膜炎系微生物感染心脏内膜或大动脉内膜而伴赘生物形成。临床主要表现为发热、脾大、贫血和栓塞现象。周围体征有皮肤黏膜瘀点、Osler结节等,它们是微血管炎或微血栓所致,病程长者可见有杵状指,而环形红斑是风湿病渗出性皮肤损害的一种体征,不是感染性心内膜炎的临床表现(B错),故本题选B。

64.【参考答案】E

【解析】肺脓肿经有效引流及抗生素治疗后,脓腔周边炎症先吸收,随后脓腔逐渐缩小直至消失(E错),故本题选E。

65.【参考答案】E

【解析】脊髓炎多表现为急性脊髓横贯性损害,与上位中枢的联系突然中断,脊髓自身的自律性一时难以启动,因此早期常呈脊髓休克表现(E对),故本题选E。

66.【参考答案】E

【解析】慢性呼吸衰竭以支气管-肺部疾病为最常见的病因,如慢性阻塞性肺疾病、重症肺结核、肺间质纤维化、尘肺等。其次,胸廓病变,如胸廓畸形、大面积胸膜肥厚、胸廓改形手术等(E错),故本题选E。

67.【参考答案】A

【解析】尖锐湿疣是由人乳头瘤病毒感染引起的性传播疾病,而不是恶性赘生物(A错),故本题选A。

68.【参考答案】A

【解析】①心脏骤停是指心脏射血功能突然终止。②患者突发意识丧失伴大动脉(颈动脉和股动脉)搏动消失,心音消失,是心脏骤停的主要诊断标准。③判断心脏骤停最迅速简便的方法是触摸颈动脉或股动脉搏动存在与否,而测量血压、作心电图检查等均费时间(A对),故本题选A。

69.【参考答案】B

【解析】①利尿剂可有效降低血压、减少高血压患者并发症的发生率和病死率,是无并发症高血压患者的首选药物。②ACEI类药物可增加肾小球滤过率和肾血流量,降低高血压伴糖尿病肾病患者的微量蛋白尿,故对此类患者为首选药物。③对妊娠期妇女高血压较为安全的降压药物为部分肾素拮抗剂。④血管紧张素Ⅱ受体措抗剂(ARB)的应用对象与ACEI相似,但有试验证实,ARB有降低血尿酸的作用,故可用于伴痛风的患者。⑤β-受体拮抗剂是一个安全有效的降压药物,可广泛应用于轻中度高血压,尤其是伴有高肾素活性的患者。但由于可诱发平滑肌痉挛,故一般对伴有哮喘、慢性阻塞性肺部疾患、周围血管疾病的患者列为禁用(B错),故本题选B。

70.【参考答案】D

【解析】人格形成的两个标志:自我意识的确立和社会化(D对),故本题选D。

71. 【参考答案】D

【解析】①应激是机体在各种内外环境因素及社会、心理因素刺激时所出现的全身性非特异性适应反应(D对),故本题选D。应付是个体解决生活事件和减轻事件对自身影响的各种策略。

72. 【参考答案】E

【解析】糖皮质激素分泌增加可以导致机体脂肪的重新分布,引起向心性肥胖,表现为圆脸、厚背、躯干发胖而四肢消瘦(E对),故本题选E。

A2 型选择题(73～115 题)

73. 【参考答案】D

【解析】①内囊受损表现为对侧偏瘫、偏身感觉减退及对侧同向偏盲,称"三偏"征。②该患者表现为左侧上、下肢瘫痪;左半身深、浅感觉消失;双眼左侧半视野缺失,故诊断为右侧内囊损伤(D对),故本题选D。

74. 【参考答案】B

【解析】①有些传染病在临床恢复后,已进入恢复期,体温已完全正常一段时间,体内潜伏的病原体再度繁殖至一定程度,使初发病的症状再度出现,称为复发,如伤寒、疟疾。②如患者已进入恢复期,体温尚未下降至正常时又出现发热,此称之为再燃(B对),故本题选B。

75. 【参考答案】C

【解析】①肾综合征出血热表现为高热、出血及肾功能下降如蛋白尿等,及血常规发现异型淋巴细胞。该患者目前表现为高热、低血压、出血及尿蛋白(＋＋＋),异型淋巴细胞(＋),符合肾病综合征的典型表现(C对),故本题选C。②流行性脑脊髓膜炎主要特点是皮肤瘀点和瘀斑＋头痛＋脑膜刺激征＋脑脊液特征性改变;斑疹伤寒不是助理医师的考试范畴;钩端螺旋体病的特征是腓肠肌压痛;肺部感染主要表现为咳嗽咳痰。

76. 【参考答案】A

【解析】①患者既往有COPD病史,诊断为COPD。目前患者出现呼之不应,考虑诊断为肺性脑病。(昭昭老师提示:看见肺部疾病导致的昏迷就是肺性脑病)②肺性脑病患者首选的检查是血气分析(A对),故本题选A。

77. 【参考答案】C

【解析】①该患者表现为反复发作性干咳伴胸闷,胸片检查无异常,常用抗生素治疗效果不明显,此为支气管哮喘的典型特点。②确诊支气管哮喘的检查用支气管激发试验和支气管舒张试验(C对),故本题选C。

78. 【参考答案】A

【解析】左脚趾甲沟部红肿破溃诊断为左趾甲沟炎,如果是足趾腹的红肿热痛就是脓性指头炎(A对),故本题选A。

79. 【参考答案】D

【解析】①失神发作时患者停止当时的活动,呼之不应,两眼瞪视不动,但可伴有眼睑、眉或上肢颤抖或有简单的自动性活动,如用手按面、吞咽,一般不会跌倒,手中持物可能坠落,事后立即清醒,继续原先之活动,对发作无记忆。②该患儿表现为典型的失神发作的一系列表现(D对),故本题选D。

80. 【参考答案】D

【解析】①自发性气胸表现为突然加重的呼吸困难,并伴有明显的发绀,患侧肺部叩诊为鼓音,听诊呼吸音减弱或消失。②观患者有COPD的病史,患者目前出现呼吸困难,烦躁不安,考虑COPD并发气胸(D对),故本题选D。

81. 【参考答案】C

【解析】①颈前区肿块10年,近年来易出汗、心悸,渐感呼吸困难,考虑诊断为甲状腺功能亢进。该患者目前出现甲状腺结节,故考虑结节性甲亢,此为结节导致的继发性甲亢(C对),故本题选C。②原发性甲亢多指Graves病;单纯性甲状腺肿仅仅是甲状腺肿大无明显的毒性症状;桥本甲状腺炎多有甲状腺自身抗体;亚急性甲状腺炎表现为颈部疼痛,伴有甲亢或者甲减的表现。

82. 【参考答案】C

【解析】惊恐障碍主要特点是突然发作、不可预测、反复出现、强烈的惊恐体验,一般历时 5～20 分钟,伴濒死感和失控感,患者常体会到濒临灾难性结局的害怕和恐惧,并伴有自主神经功能失调的症状。该患者为中年男性,表现符合惊恐发作(C 对),故本题选 C。(昭昭老师提示:看见特别像心梗的,做什么检查都正常的就是惊恐发作)

83.【参考答案】D
【解析】①对急性肾盂肾炎患者应选用血、尿药物浓度均高的药物,常用药物有喹诺酮类、头孢菌素类、氨基糖苷类及半合成青霉素类。②重症患者可两类药物如半合成青霉素类与头孢菌素类或氨基糖苷类合用(D 对),故本题选 D。

84.【参考答案】D
【解析】①支原体肺炎常为阵发刺激性呛咳,X 线表现为点片状浸润影。②本例患者表现为典型的刺激性咳嗽,咽痛,符合支原体肺炎的表现(D 对),故本题选 D。

85.【参考答案】C
【解析】①强迫症典型表现为患者经常反复出现明知无必要、不合理、无法克制、深感苦恼的违背自己意愿的行为与动作。该患者符合强迫症的典型表现,故诊断为强迫症(C 对),故本题选 C。②恐惧症是以过分和不合理地惧怕外界某种客观事物为主要临床表现的神经症;癔症是由精神因素,如生活事件、内心冲突、暗示或自我暗示,作用于易病个体引起的精神障碍。

86.【参考答案】A
【解析】①患者青少年,以发热伴颈部淋巴结进行性无痛性肿大为主症,淋巴结活检可见里－斯(R－S)细胞,对霍奇金病诊断具有重要意义(A 对),故本题选 A。②骨髓细胞学检查未见异常,不支持急性淋巴细胞白血病及急性粒细胞白血病诊断。

87.【参考答案】B
【解析】①患者表现为黏液脓血便,左下腹痛,结合患者有不洁饮餐史,诊断为:急性细菌性痢疾。②急性细菌性痢疾分为普通型、轻型、重型和中毒型,慢性细菌性痢疾病程超过 2 个月。②轻型菌痢症状轻微,黏液便,无脓血;中毒型细菌性痢疾常有呼吸或循环衰竭。③急性普通型菌痢,起病急,有畏寒、发热,可伴有头痛、乏力、食欲缺乏,继而出现腹痛、腹泻及里急后重,每天排便 10 余次至数十次,初为稀便或水样便,后转为黏液脓血便,可出现左下腹压痛和肠鸣音亢进。该患者表现符合普通型痢疾(B 对),故答案选 B。

88.【参考答案】E
【解析】①患者有明显的外伤史,出现左下肢明显肿胀,皮肤有散在瘀血斑及水疱,足背动脉搏动较健侧弱,趾端凉,无骨折征,符合挤压伤综合征(E 对),故本题选 E。②感染性休克多有寒战高热及低血压表现;肾挫伤多有血尿表现;左下肢挫伤多有左下肢局部表现;该患者无骨折体征,不考虑骨折。

89.【参考答案】C
【解析】患者男,18 岁,回答问题时语词单调,为思维贫乏,孤僻不与人交往为情感淡漠和不稳定,其记忆力和意志都有减退,综合考虑为精神分裂症(C 对),故此题选 C。

90.【参考答案】B
【解析】①过敏性紫癜是一种较常见的微血管变态反应性出血性疾病。病因有感染、食物过敏、药物过敏、花粉、昆虫咬伤等所致的过敏等,但过敏原因往往难以确定。儿童及青少年较多见,男性较女性多见,起病前 1～3 周往往有上呼吸道感染史。特征性病变时双下肢对称,颜色鲜红斑,高出皮肤表面。②该青年,表现为典型皮肤紫癜,以下肢为主,两侧对称,此为典型的过敏性紫癜(B 对),故本题选 B。

91.【参考答案】E
【解析】①肝脏是一个合成器官,可合成白蛋白。当发生肝硬化的时候,白蛋白降低。②目前主张缺什么补什么,此患者缺白蛋白故补充白蛋白(E 对),故本题选 E。

92.【参考答案】E
【解析】①控制间日疟发作的首选药物是氯喹(昭昭老师速记:"最常见绿色"),对红细胞内裂殖体有迅速杀灭作用。②防止疟疾复发的药物是伯氨喹(昭昭老师速记:"伯父"),能杀灭肝细胞内疟原虫的裂殖体和"休眠子",有病因预防和防止复发的作用,能杀灭各种疟原虫的配子体,以防止其传播(E对),故本题选 E。

93.【参考答案】C
　　【解析】①患者表现为低热(37.5℃),且有痰,首选考虑为肺结核。②成人最常见的肺结核即为浸润型肺结核(C对),故本题选 C。②原发性肺结核多见于儿童;若未及时治愈可发展为血行播散型肺结核。支气管肺癌表现为刺激性咳嗽+痰中带血丝;支原体肺炎表现为刺激性咳嗽,胸片提示肺间质病变。

94.【参考答案】C
　　【解析】根据 bcr/abl 融合基因(+)及巨脾表现,考虑为慢性粒细胞白血病(C对),故本题选 C。

95.【参考答案】A
　　【解析】①糖尿病酮症酸中毒是糖尿病最常见的急性并发症,多见于 1 型糖尿病患者,常有不当停用胰岛素、感染、劳累等诱因,主要症状有多尿、烦渴、无力、消化道症状如恶心、呕吐和神经系统症状如嗜睡、意识模糊,查体可见脱水和中毒表现,如面色潮红、呼吸深快,以及特征性的呼气呈烂苹果味。②该患者目前表现符合糖尿病酮症酸中毒的表现(A对),故本题选 A。

96.【参考答案】B
　　【解析】乙型肝炎病毒脱氧核糖核酸(HBV - DNA):位于 HBV 核心部分,是 HBV 感染最直接、特异和灵敏的指标(B对),故本题选 B。

97.【参考答案】C
　　【解析】①老年女性,左下肢水肿考虑诊断为下肢静脉血栓。(昭昭老师提示:一侧下肢水肿是血栓,双侧水肿是心衰)②该患者目前突发胸痛伴呼吸困难 P_2 亢进,考虑肺动脉栓塞。肺栓塞导致肺局部缺血进一步导致肺梗死(C对),故本题选 C。

98.【参考答案】A
　　【解析】股骨颈骨折中预后最差的类型是头下型,因为其可损伤股骨头的血运,导致股骨头发生无菌性坏死(A对),故本题选 A。

99.【参考答案】B
　　【解析】中年女性,长期呕吐大量宿食,导致胃内大量电解质丢失,特别是导致胃酸丢失,容易出现低钾低氯性碱中毒(B对),故本题选 B。

100.【参考答案】E
　　【解析】敌敌畏属于有机磷中毒,30 分钟,大量农药还在胃中,故需紧急洗胃(E对),故本题选 E。

101.【参考答案】E
　　【解析】①强直性脊柱炎:多见于青壮年男性,外周关节受累以非对称性的下肢大关节为主,极少累及手指关节,骶髂关节和脊柱常有典型的影像学改变。②可有家族史,RF 阴性,90%以上患者 HLA - B27 阳性(E对),故本题选 E。

102.【参考答案】C
　　【解析】老年男性,锁骨上淋巴结肿大,且有渗出液,LDH 800U/L>500U/L 考虑为恶性胸腔积液(C对),故本题选 C。(昭昭老师提示:看见 LDH>500U/L 考虑为恶性胸腔积液,ADA>45U/L 提示是结核)

103.【参考答案】E
　　【解析】根据哮喘急性发作的分级,属于重度发作,应选用静脉滴注氨茶碱迅速缓解症状,静脉应用糖皮质激素以有效控制气道炎症(E对),故本题选 E。(昭昭老师提示:症状严重时就静脉用激素,发挥其强大的抗炎效果,迅速缓解症状)

104.【参考答案】B
　　【解析】①对髋关节结核有诊断意义的检查是 Thomas 征,即患者平卧于硬桌上,检查者将其健侧髋骨、膝关节完全屈曲,使膝部靠住或尽可能贴近前胸,此时腰椎前凸消失而腰背平贴于桌面,若患髋存在屈曲畸形,根据大腿与桌面所成的角度,判断屈曲畸形的程度。②该患者表现为低热、盗汗、Thomas

征阳性,故考虑诊断为髋关节结核(B对),故本题选 B。

105.【参考答案】C

【解析】ARDS 临床主要表现为呼吸窘迫和顽固性低氧血症,即吸纯氧后仍然无法提高血氧(C对),故本题选 C。(昭昭老师提示:ARDS 是由于体内严重的炎症反应所致,所以急性胰腺炎、溺水、多发骨折等可导致 ARDS)

106.【参考答案】E

【解析】胫骨结节骨软骨病好发于 12~14 岁好动的男孩,多为单侧,常有近期参加剧烈运动史,临床上以胫骨结节处逐渐出现疼痛、肿块为特点,疼痛与活动有明显关系(E对),故本题选 E。(昭昭老师提示:看见小孩爱踢球,说膝关节疼痛的就是胫骨骨软骨病)

107.【参考答案】D

【解析】急性一氧化碳中毒迟发脑病(神经精神后遗症):急性 CO 中毒患者在意识恢复后,经过约 2~60 天"假愈期"出现中毒迟发脑病(D对),故本题选 D。

108.【参考答案】C

【解析】清创应不迟于伤后 8 小时,需要止血带,骨折必须复位,肌腱神经损伤可二期复位(C对),故本题选 C。

109.【参考答案】B

【解析】①系统性红斑狼疮患者的典型临床表现是面颊部蝶形红斑,可累及身体多个系统。实验室检查可见特异性抗体阳性,如抗核抗体、抗 ds-DNA 抗体、抗 Sm 抗体,故本例应诊断为系统性红斑狼疮。②该患者表现为符合 SEL 表现,故诊断为系统性红斑狼疮(B对),故本题选 B。

110.【参考答案】C

【解析】伸直型肱骨髁上骨折多有儿童手着地受伤史,由于近折端向前下移位,极易压迫肱动脉或刺破肱动脉;肱骨干骨折易发生桡神经损伤(C对),故本题选 C。

111.【参考答案】E

【解析】单用双胍类药物有一定效果但又未达到良好控制者,可与其他降糖药物联合应用,α-葡萄糖苷酶抑制剂特别适合于餐后高血糖者(E对),故本题选 E。

112.【参考答案】E

【解析】①患者检查发现骨髓增生活跃,幼稚细胞占 80%>20%,诊断为急性白血病。②实验室检查发现 Auer 小体及过氧化物酶(POX)染色阳性或强阳性,诊断为急性早幼粒细胞白血病(E对),故本题选 E。③昭昭老师将几种白血病诊断及检查特点总结如下:

实　验	疾　病	昭昭老师速记
过氧化物酶试验(POX 试验)	急粒	"过"的什么"po(破)"日子,一"粒"粮食也没有
糖原染色(PAS 试验)	急淋	"糖""怕死(PAS)""淋"雨了
非特异性酯酶试验,被 NaF 抑制(NSE 试验)	急单	"非"常牛(N)的一个人还是"单"身
棒状小体(Auer 小体)	早幼粒(M3)	小"3""早"晨起来吃"棒状""奥"利奥

113.【参考答案】C

【解析】①患者表现为头痛等,检查为尿蛋白(+++),尿红细胞 3~5/HP,BUN 38mmol/L,Scr 887umol/L,故诊断为慢性肾功能衰竭,Scr 887umol/L>707umol/L 为尿毒症期(C对),故本题选 C。②急性肾衰竭表现为短时间内肾功能急剧恶化;急进性肾小球肾炎表现为血尿伴进行性尿量减少及肌酐明显升高。③昭昭老师将肾功能的分期总结如下:

分　　期	肌酐清除率	血肌酐	临床表现
肾功能不全代偿期	50～80mL/min	$<178\mu mol/L$	除夜尿增多外,无任何症状
肾功能不全失代偿期	25～50mL/min	$178～442\mu mol/L$	无力、食欲缺乏、轻度贫血等
肾衰竭期	10～25mL/min	$442～707\mu mol/L$	贫血、水电解质酸碱失衡
尿毒症期	$<10mL/min$	$>707\mu mol/L$	有明显的酸中毒、贫血症

114.【参考答案】A

【解析】乳头湿疹样癌表现为乳头刺痒,伴乳晕发红、糜烂伴湿疹样改变,病理活检可见癌细胞。此患者中年女性,临床表现符合典型的乳头湿疹样癌的表现(A 对),故本题选 A。

115.【参考答案】E

【解析】①双上肢及双下肢肌力差,四肢腱反射消失,手套袜子样感觉消失,双腓肠肌压痛阳性,属于神经系统症状,结合感冒病史可以诊断为吉兰-巴雷综合征。②该患者表现为双下肢近端无力,手套袜子样痛觉减退,双腓肠肌压痛阳性,符合吉兰-巴雷综合征的表现,故诊断为吉兰-巴雷综合征。急性炎症性脱髓鞘性多发性神经病是吉兰-巴雷综合征最常见的表现(E 对),故本题选 E。

A3/A4 型选择题(116～128 题)

116～118.【参考答案】ACB

【解析】①甲状腺弥漫性肿大是 Graves 病最重要的体征(A 对),故本题选 A。②胸骨后甲状腺是手术指征之一,抗甲状腺药＋碘剂是常用的术前准备方法(C 对),故本题选 C。③发生四肢抽搐为损伤甲状旁腺引起的低钙(B 对),故本题选 B。

119～120.【参考答案】DB

【解析】①患者入院后体温为稽留热,且有咳嗽、胸痛,考虑为大叶性肺炎(D 对),故本题选 D。②实变的肺为浊音(B 对),故本题选 B。

121～123.【参考答案】BDC

【解析】①患者反复咳嗽、咳痰数十年应考虑 COPD。下肢凹陷性水肿出现水肿,考虑肺心病。本例患者已出现嗜睡等精神症状,说明已合并肺性脑病(B 对),故本题选 B。②慢性肺心病的特点是肺动脉高压＋右室肥大,肺动脉高压的特征性临床表现为 P_2 亢进,因此体检时应注意有无肺动脉瓣区第二心音亢进(D 对),故本题选 D。心音强弱快慢不等为房颤的表现。心界向左下扩大为左室肥大的表现,右室肥大表现为心界向左扩大。心界向左右两侧扩大为双室肥大的表现。心尖区吹风样收缩期杂音为二尖瓣关闭不全的表现,肺心病右心室肥大造成的三闭表现为三尖瓣区收缩期杂音。③COPD 的病人出现嗜睡、昏迷等精神症状,表明病人已合并肺性脑病(C 对),故本题选 C。虽然中毒性脑病、脑梗死、脑出血均可出现嗜睡,但与题干所述无关。代谢性碱中毒主要表现为呼吸浅慢。

124～125.【参考答案】AB

【解析】①高血压患者血压控制目标值一般为＜140/90mmHg,糖尿病、慢性肾病、心衰患者应控制在＜130/80mmHg。本例血肌酐增高,肾功能不佳,故血压控制的目标值应 130/80mmHg(A 对),故本题选 A。②噻嗪类利尿剂可影响血脂、血糖、血尿酸代谢,禁用于高尿酸、痛风患者(B 对)故本题选 B。血管紧张素 I 受体拮抗剂、血管紧张素转换酶抑制剂禁用于血肌酐>265mmol/L 者,故本例可以选压。

126～128.【参考答案】ACD

【解析】①根据病史及检查,该患者可能是异位妊娠破裂,伴腹腔内出血(A 对),故本题选 A。②异位妊娠以输卵管妊娠最为常见,检查首选阴道后穹隆穿刺(C 对),故本题选 C。③确诊后需进行手术治疗(D 对),故本题选 D。

B1 型选择题(129～150 题)

129～130.【参考答案】AB

【解析】①胃癌主要为腺癌(A 对),故本题选 A。②食管癌 90%左右为鳞状细胞癌(B 对),故本题选 B。

131～132.【参考答案】CC

【解析】①奥美拉唑为质子泵抑制剂，主要作用是抑制 H^+-K^+-ATP 酶，减少胃酸分泌（C 对），故本题选 C。②雷尼替丁是 H_2 受体拮抗剂，主要作用是阻断壁细胞基底膜的 H_2 受体，抑制胃酸分泌（C 对），故本题选 C。

133～134.【参考答案】BD

【解析】①病死率表示一定时期内（一般为一年）患某病的全部患者中因该病死亡者的比例（B 对），故本题选 B。②构成比表示事物内部各构成部分所占的比重（D 对），故本题选 D。

135～136.【参考答案】AB

【解析】注意概念的区别。①行为反应强调动作（A 对），故本题选 A。②而情绪反应强调情感（B 对），故本题选 B。

137～138.【参考答案】AB

【解析】①充血性心力衰竭时，因为胸膜毛细血管内静水压增高所致的胸腔积液为漏出液（A 对），故本题选 A。②系统性红斑狼疮为弥漫性结缔组织病，所导致的浆膜腔积液为渗出液（B 对），故本题选 B。昭昭老师总结如下：

性 质	疾 病	昭昭老师速记
漏出液	胸膜毛细血管内静水压增高——充血性心力衰竭、缩窄性心包炎、血容量增加	药物过敏只是导致血管的通透性升高所致，注意漏出液也可以有通透性升高，这个不是渗出液的专利。但是，药物过敏绝对没有炎症介质，所以不是炎症，不是渗出
	胸膜毛细血管内胶体渗透压降低——低蛋白血症、肝硬化、肾病综合征、急性肾小球肾炎、黏液性水肿等	
	药物过敏	
渗出液	胸膜通透性增加——胸膜炎症、膈下炎症、风湿性疾病、胸部肿瘤、肺梗死、肺栓塞等	炎症的本质是渗出、增生和变质，渗出液都是和炎症相关的，胸膜炎症、膈下炎症都是炎症；风湿性疾病，属于一种自身免疫性疾病，本质是炎症，如 SLE 是血管炎；肿瘤呢，坏死啊产生无菌性炎症，肯定是炎症；肺梗死后产生一些炎症介质，导致炎症渗出
	壁层胸膜淋巴引流障碍——癌症淋巴管阻塞、发育性淋巴管引流异常等	——
	损伤——动脉瘤破裂、食管破裂、胸导管破裂等，产生血胸、脓胸和乳糜胸	动脉瘤破裂流血的血液产生无菌性炎症、食管破裂后食物残渣进入胸腔导致炎症、胸导管破裂，淋巴液进入胸腔，导致炎症，都是渗出液
	气胸	气胸后，空气中的细菌等进入胸部引发炎症，炎症导致渗出液

139～140.【参考答案】CA

【解析】①血胸为胸膜腔内积血，如同时积气为血气胸，持续大量出血称进行性血胸，应及时行开胸探查术，清除血块并完善止血（C 对），故本题选 C。②开放性气胸系外界空气经胸壁伤口或软组织缺损处，随呼吸自由进出胸膜腔，导致纵隔左右摆动（A 对），故本题选 A。

141～142.【参考答案】EC

【解析】①甲型肝炎的传播途径为粪—口传播；戊型肝炎传播途径同甲型肝炎相似（E 对），故本题选 E。②乙型肝炎的传播途径为母婴传播、血液、体液传播及破损消化道等途径传播；丙型肝炎传播途径为输血及血制品、注射、针刺、器官移植、骨髓移植、血液透析、生活密切接触传播、性传播、母婴传播（C 对），故本题选 C；丁型肝炎传播途径与乙型肝炎相似。昭昭老师总结如下：

疾 病	传播途径	昭昭老师速记
SARS、流感等	空气、飞沫、尘埃	感冒都是经空气传播

续表

疾 病	传播途径	昭昭老师速记
霍乱、痢疾、甲肝、戊肝	水、食物	红颜"祸""水"；"甲戊"年是"水"命
乙脑、疟疾	蚊虫叮咬	"蚊子""虐（疟）"待"脑"子
丙肝、艾滋病	输血	"丙肝"和"癌（艾）"患者要输"血"
乙肝、艾滋病	母婴垂直传播	得了"乙肝"和"癌（艾）"的"母婴"
炭疽、螺旋体	直接接触	"直接接触""炭和螺旋体"

143～144.【参考答案】EC

【解析】①思维散漫表现为患者失去了正常的思维结构，联想范围广泛，内容很散漫，谈话混乱且不合逻辑，并且不能通过进一步询问而澄清，在谈话结束时给人印象最深的是难解其意（E 对），故本题选E。②思维贫乏指患者思维内容空洞，概念贫乏，词汇短缺；患者常沉默少语。思维贫乏易与思维迟缓相混淆（C 对），故本题选 C。思维迟缓主要表现为言语缓慢。回答问题吞吞吐吐，拖延很久，需提问再三才能得到回答，是一种抑制性的联想障碍。昭昭老师总结如下：

分 类	定 义	常见疾病
思维奔逸	语速增快，口若悬河，滔滔不绝（昭昭老师速记：内容正常，只是速度快）	躁狂症
思维迟缓	患者自觉脑子变笨，反应慢，思考问题困难（昭昭老师速记：内容正常，只是速度慢）	抑郁症
思维贫乏	沉默少语，谈话言语空洞单调或词穷句短（昭昭老师速记：内容少属于精神分裂症的阴性症状）	精神分裂症
思维散漫、破裂	思维的连贯性障碍，即联想概念之间缺乏必要的联系（昭昭老师速记：内容杂乱属于精神分裂症的阳性症状）	精神分裂症
强制性思维	患者感到脑内涌现大量无现实意义、不属于自己的联想，是被外力强加的（昭昭老师速记：很多内容）	精神分裂症
强迫思维	指脑中反复出现的某一概念或相同内容的思维，明知不合理和没有必要，但又无法摆脱，常伴有痛苦体验（昭昭老师速记：一个内容，反复出现）	精神分裂症

145～146.【参考答案】AD

【解析】①扩张型心肌病与心包积液均可出现心影扩大、外周静脉压增高、肝脏肿大，甚至腹水。心包积液因心脏舒张受限、静脉回心血流受阻，可出现奇脉，但扩张型心肌病主要鉴别点为心力衰竭，不出现奇脉（A 对），故本题选 A。②渗出性心包炎与缩窄性心包炎均可因心脏舒张受限，静脉回心受阻而出现奇脉、腹水、肝脏肿大，但渗出性心包炎患者心界扩大，缩窄性心包炎心界不大，可作鉴别（D 对），故本题选 D。

147～148.【参考答案】CB

【解析】①转氨酶的辅酶都是维生素 B_6 的磷酸酯，即磷酸吡哆醛，它结合于转氨酶活性中心赖氨酸的 ε 一氨基上（C 对），故本题选 C。②糖酵解最后一步是丙酮酸被还原为乳酸，由乳酸脱氢酶催化，所需的氢原子由 $NADH+H^+$ 提供（B 对），故本题选 B。

149～150.【参考答案】DA

【解析】①静脉注射甘露醇→血浆渗透压↑→尿量↑（渗透性利尿）（D 对），故本题选 D。②大量饮清水→血浆稀释→血浆晶体渗透压↓→ADH 分泌↑→尿量↑（水利尿）（A 对），故本题选 A。静脉滴注大量生理盐水和饮大量生理盐水→血容量↑→尿量↑（这个过程不会导致晶体渗透压发生改变，所以这种利尿现象不属于水利尿）。

国家临床执业助理医师资格考试
最后冲刺5套卷及精析(卷二)

第一单元

A1 型选择题(1～68 题)

1.【参考答案】B

【解析】①孕激素的生理作用使子宫内膜从增殖期转化为分泌期(B 对,C 错),故本题选 B。②其余四项属于雌激素的生理作用。昭昭老师总结如下:

	雌激素	孕激素
阴 道	增生	脱落
宫颈黏液	增加,稀薄	减少,变稠
子宫内膜	增殖期	分泌期
子宫肌	增生,增加对催产素的敏感性	降低对催产素的敏感性
下丘脑	正反馈	负反馈
水钠潴留	增加	减少
乳 腺	腺管增多	腺泡增多
体 温	无变化	体温升高 0.3～0.5℃

2.【参考答案】B

【解析】①阴道黏膜上皮、输卵管黏膜、宫颈黏膜、子宫内膜均受雌孕激素影响,发生周期性变化(不选 A、C、D、E)。②卵巢生发上皮不受雌孕激素的影响(B 对),故本题选 B。

3.【参考答案】E

【解析】阵发性室上性心动过速的根治措施是射频消融术(E 对,A、B、C、D 错),故本题选 E。

4.【参考答案】C

【解析】①预防医学的特点包括:着重于疾病预防,研究对象包括个体和群体,以环境、人群为研究重点,研究方法上注重微观和宏观结合。②预防医学的特点是群体预防,而非个体预防(C 错),故本题选 C。

5.【参考答案】B

【解析】标准正态分布,用 N(0,1)表示,即 μ 值的均数为 0,标准差为 1(B 对),故本题选 B。

6.【参考答案】B

【解析】①小儿生长发育中,各系统发育的速度不一致。神经系统发育是先快后慢,生殖系统发育是先慢后快,体格发育是由快变慢再变快(B 对),故本题选 B。②生长是随年龄增加各个系统器官长大,可用量变表示,发育为功能上的分化与成熟,两者密不可分(A 错)。③小儿生长发育遵循人类共同的规律(C 错)。④小儿体格的发育第一年最快(D 错)。体格发育存在个体差异(E 错)。

7.【参考答案】B

【解析】①一个人同时面临着两件不受欢迎或令人讨厌的事物,产生同等的逃避动机,要想回避一件就必然遭遇另一件时产生的心理冲突为避-避冲突。②"前有狼,后有虎"属于两个不受欢迎或令人讨厌的事物,故属于避-避冲突(B 对),故本题选 B。③昭昭老师总结几种冲突类型如下:

冲突的类型	特 点	举 例
趋-趋冲突 （双趋冲突）	同时有两个具有同样吸引力的目标,而引起同样程度的动机,但必须从中抉择其一时发生的心理冲突	鱼与熊掌不可兼得 （昭昭老师速记:两个都好,都想要）
避-避冲突 （双避冲突）	一个人同时面临着两件不受欢迎或令人讨厌的事物,产生同等的逃避动机,要回避一件就必然遭遇另一件时产生的心理冲突	"前遇断崖,后有追兵"（昭昭老师速记:两个都不好,都想躲）
趋-避冲突 （趋避冲突）	指一个人对同一目标采取矛盾的态度,既向往(喜欢),又拒绝(厌恶)时发生的心理冲突	对婚姻的向往和对婚后社会责任义务的惧怕 （昭昭老师速记:又想又不想）

8.【参考答案】D

【解析】①医师在执业活动中享有的权利是依法获得酬劳(D对),故本题选D。其余四个选项都属于医师的义务。②昭昭老师提示:权利就是自己应该有的,而义务是自己应该做的,现总结如下:

医师在执业活动中的权利	医师在执业活动中履行的义务
①执业权(履行职责和获取相应条件) ②报酬权 ③学习、科研权 ④尊严和人身安全权 ⑤参与权、建议权	①遵守法律、法规,技术操作规范 ②敬业尽责,遵守职业道德 ③关爱、尊重患者,保护患者的隐私 ④钻研业务,提高专业技术水平 ⑤宣传卫生保健知识,对患者进行健康教育

9.【参考答案】A

【解析】"夫医者,非仁爱之士不可托也;非聪明理达不可任也;非廉洁淳良不可信也。"此语出自晋代杨泉(A对),故本题选A。本题目属于纯记忆内容,考生背诵记忆即可。

10.【参考答案】D

【解析】滴虫性阴道炎主要治疗药物为甲硝唑(D错),故本题选D。其余四个选项关于滴虫性阴道炎的描述是正确的。

11.【参考答案】B

【解析】A型行为类型的人凡事争强好胜,易患心脑血管疾病(B对),故本题选B。昭昭老师将三种行为类型的人好发疾病情况总结如下:

性　格	好发疾病
A型行为	凡事争强好胜,易患心脑血管病
B型行为	与A型相反,能减少心脑血管病的发生
C型行为	过度压抑、遭受多次打击,容易获肿瘤

12.【参考答案】B

【解析】构成医疗事故的主观方面是指违反卫生法规和诊疗护理规范、常规的责任过失（B对）,故本题选B。

13.【参考答案】D

【解析】①医疗机构需要使用麻醉药品、第一类精神药品的,需市级卫生行政主管部门发放麻醉药品、第一类精神药品购用印鉴卡。②未取得麻醉药品和第一类精神药品处方资格的执业医师擅自开具麻醉药品和第一类精神药品处方,由县级以上人民政府卫生主管部门给予警告,暂停其执业活动;造成严重后果的,吊销其执业证书;构成犯罪的,依法追究其法律责任(D对),故本题选D。

14.【参考答案】B

【解析】亚急性者按常见的致病菌链球菌的用药方案以青霉素为主或加庆大霉素,此题选项中无庆大霉素,但链霉素同庆大霉素都属于氨基糖苷类(B对),故本题选 B。

15.【参考答案】E

【解析】①社区诊断的基本内容包括:确定社区的主要卫生问题、确定社区的主要危险因素、找出社区的高危人群、了解社区资源等。②社区卫生人才的培养不是社区诊断的基本内容(E错),故本题选 E。
(昭昭老师提示:一个社区医院怎么能够培养专业的卫生人才?这需要上级医院来完成。)

16.【参考答案】C

【解析】①对职业人群进行医学监护的内容包括:定期体检、就业前体检、离岗或转岗时体检、职业病的健康筛检等。②职业有害因素监测不属于职业人群进行医学监护的内容(C错),故本题选 C。

17.【参考答案】D

【解析】①属于行为疗法的是系统脱敏、冲击疗法、厌恶疗法等(D对),故本题选 D。②关于其余几种疗法,昭昭老师总结如下:

类 型	分 型	特 点
精神分析法	自由联想	要让患者打消一切顾虑,想到什么就讲什么,医生对谈话内容保密,鼓励患者按原始的想法讲出来
	梦的分析	梦乃是做梦者潜意识中冲突欲望的象征
行为主义	系统脱敏	将怕水的孩子逐渐推入到水中,让孩子对水不再害怕
	冲击疗法	将怕水的孩子推入水中
	厌恶疗法	酒中加入戒酒药,使酗酒者饮后痛苦地恶心呕吐
	放松训练	学习有意识地控制或调节自身的心理生理活动,以达到降低机体唤醒水平,调整因紧张、刺激而紊乱了的功能

18.【参考答案】A

【解析】①对同一组对象进行几次测量,所得结果的一致程度,叫测验的信度(A对),故本题选 A。②关于心理学常考的几个概念,昭昭老师总结如下:

测量工具	概 念	意 义
信度	指一个检测工具在对同一对象的几次测量中所得结果的一致程度	反映工具的可靠性、稳定性
效度	指一个测量工具能够测量出其所要测量东西的真实程度	反映工具的有效性、正确性
常模	测验取样的平均值,即正常的或平均的成绩	一个人的血压为 120/80mmHg 左右,此为生理常模

19.【参考答案】B

【解析】①重度妊娠高血压颅内压增高,首选甘露醇。②不协调性宫缩乏力的处理原则是调节宫缩,恢复极性,可给予强效镇静剂(B对),故本题选 B。

20.【参考答案】C

【解析】健康咨询的 5A 模式的第一步是咨询者评估咨询对象的问题(C对),故本题选 C。

21.【参考答案】A

【解析】①衡量人群中在短时间内新发病例的频率,采用的指标为罹患率(A对),故本题选 A。②昭昭老师将其余四个选项的概念总结如下:

指 标	定 义	昭昭老师速记
发病率	新发生(老病人不算)的病例	"新""发"地
患病率	目前所有(新病人＋老病人)的得病人数	"所""患"疾病

续表

指　标	定　义	昭昭老师速记
罹患率	局部范围、短时间、传染病的发病率	"距(局)""离(罹)"
死亡率	一年内死亡的总人数	—
病死率	因为某种疾病而死亡的人数	—

22.【参考答案】C

　　【解析】①胎头俯屈后以 枕下前囟径通过产道,妊娠足月时 9.5cm,是胎头通过产道的 最小径线 (C 对),故本题选 C。② 枕额径是胎儿 衔接的径线。

23.【参考答案】D

　　【解析】①甲亢、妊娠、运动、焦虑、贫血等均可导致心输出量增加(不选 A、B、C、E)。②甲状腺功能减退时,体内甲状腺激素减少,会导致心输出量 降低(D 对),故本题选 D。

24.【参考答案】D

　　【解析】在抽样研究中,当样本例数逐渐增多时会导致标准误逐渐减小(D 对),故书题选 D。

25.【参考答案】B

　　【解析】十二指肠溃疡易发生 穿孔的部位是十二指肠的 前壁(B 对,A、C、D、E 错),故本题选 B。十二指肠溃疡容易发生出血的部位是十二指肠后壁。

26.【参考答案】C

　　【解析】① 方颅多见于 7～8 个月以上小儿;手、足镯多见于 6 个月以上小儿。方颅,手、足镯均符合标准,结合本题选项(C 对),故本题选 C。②颅骨软化出现得最早,多见于 3～6 个月婴儿;胸廓畸形多见于 1 岁左右小儿;1 岁左右站立行走后,小儿可有"O"形腿或"X"形腿改变。

27.【参考答案】C

　　【解析】PPD 阳性反应见于:①曾接种过卡介苗;②年长儿无明显临床症状,仅呈一般阳性反应,表示曾感染过结核杆菌;③ 3 岁以下,尤其是 1 岁以下小儿或未接种卡介苗者,阳性反应多表示体内有新的结核病灶,年龄愈小,活动性结核可能性愈大(C 对),故本题选 C;④强阳性反应者,表示体内有活动性结核病;⑤由阴性转为阳性反应,或反应强度从原来小于 10mm 增至大于 10mm,且增加的幅度大于 6mm 时,表示新近有结核感染。

28.【参考答案】C

　　【解析】①心脏发生 心力衰竭时,由于左心室的射血量减少,导致血压低,同时左心室淤血,导致肺循环淤血,引发右心室淤血,右心房淤血,导致中心静脉压(CVP)升高。同时 血容量增多患者,心室前负荷增加可导致心力衰竭,发生心脏射血减少,导致血压低,过多血容量到达上下腔静脉及右心房导致其淤血,进而发生 CVP 升高(C 对),故本题选 C。

29.【参考答案】E

　　【解析】① 不稳定型心绞痛患者禁用溶栓治疗如 尿激酶等(E 对),故本题选 E。② 不稳定型心绞痛的治疗措施是降脂治疗如口服阿托伐他汀(不选 A)、抗凝治疗如皮下注射低分子肝素(不选 B)、扩血管治疗如静脉滴注硝酸异山梨酯(不选 C)、抗血小板治疗如口服阿司匹林(不选 D)。

30.【参考答案】E

　　【解析】①动脉粥样硬化主要累及 大中动脉,内膜脂质沉积,HDL 抑制形成斑块,男性高发(A、B、C、D 错)。②动脉粥样硬化患者多合并高血压、高脂血症、糖尿病,这些基础病变促进了动脉粥样硬化的发展(E 对),故本题选 E。

31.【参考答案】B

　　【解析】医疗机构发现发生或者可能发生传染病暴发流行时,应当在 2 小时内向所在地县级人民政府卫生行政主管部门报告(B 对),故本题选 B。(昭昭老师提示:基本上考查传染病的上报时间都是选择 2 小时)

32.【参考答案】A

　　【解析】①病因明确的疾病多采用 一级预防,如 传染病、职业病的(A 对),故本题选 A。②关于疾病的

三级预防策略,昭昭老师总结如下:

预 防	特 点	昭昭老师速记
一级预防	①病因 预防 ②主要预防职业病、地方病、传染病	这些疾病都有明确的病因
二级预防	①"三早"早发现、早诊断、早治疗 ②主要预防肿瘤	癌症早发现、早治疗
三级预防	①积极治疗并发症,防止伤残,促进康复 ②主要预防心脑血管疾病	慢性病主要是防死防残

33.【参考答案】E
　　【解析】①弱势人群若参加人体实验,需要监护人签字同意符合知情同意原则(E 对),故本题选 E。
②其余几个选项的描述不符合人体实验的知情同意原则。

34.【参考答案】C
　　【解析】①医学伦理学的研究任务是:确定符合时代要求的医德原则和规范、反映社会对医学职业道德的需要、为医学的发展导向、为符合道德的医学行为辩护。②医学伦理学不可能直接提高医务人员的医疗技术,医务人员的医疗技术水平来自于临床实践及不断的理论学习(C 错),故本题选 C。

35.【参考答案】D
　　【解析】本题主要是考查考生对可信区间的理解是 95% 的值"在此范围"还是"在此范围的可能性",总体率 95% 可信区间的意义是,总体率在此范围内的可能性为 95%(D 对),故本题选 D。

36.【参考答案】C
　　【解析】T 形管一般2周 拔除(C 错),故本题选 C。②其余的四项关于各种引流管拔出时间的描述是正确的。

37.【参考答案】B
　　【解析】临终关怀的根本目的在于提高临终患者的生存质量(B 对),故本题选 B。

38.【参考答案】C
　　【解析】对从事传染病预防、医疗、科研的人员以及现场处理疫情的人员,为了保障其健康,所在单位应当根据国家规定采取防治措施和医疗保健措施(C 对),故本题选 C。

39.【参考答案】C
　　【解析】心肌梗死后综合征 :于心肌梗死后数周至数月 内出现,可反复发生,表现为心包炎、胸膜炎或肺炎 ,有发热、胸痛 等症状,可能为机体对坏死物质的过敏反应(C 对),故本题选 C。

40.【参考答案】E
　　【解析】胃小弯最低点 弯度明显折转处是角切迹(E 对,A、B、C、D 错),故本题选 E。

41.【参考答案】E
　　【解析】①胎儿的双顶径是反映胎儿成熟度,如果双顶径≥8.5cm,提示胎儿成熟(E 对),故本题选 E。
②昭昭老师将其余四项的检查意义总结如下:

物 质	反应部位	数 值
羊水卵磷脂/鞘磷脂(L/S)比值	肺成熟度	>2
羊水肌酐值	肾成熟度	≥176.8μmol/L
羊水胆红素类物质	肝成熟度	<0.02
羊水淀粉酶值	唾液腺成熟度	≥450U/L
羊水含脂肪细胞出现率	胎儿皮肤成熟度	≥20%
B超检查胎儿双顶径	胎儿成熟度	>8.5cm

42.【参考答案】D
　　【解析】①新生儿产热方式以棕色脂肪组织的化学产热为主，但其代偿能力有限。②早产儿储存少，代偿产热能力更差，缺乏寒战等物理产热方式。③因新生儿尤以早产儿、低出生体重儿和小于胎龄儿更易发生低体温（D错），故本题选D。

43.【参考答案】D
　　【解析】①室间隔缺损时可于胸骨左缘3~4肋间闻及Ⅲ~Ⅳ级的响亮、粗糙的全收缩期吹风样杂音，向心前区及后背传导，并有震颤，心尖部伴随较短的舒张期隆隆样杂音（D对），故本题选D。②关于几种先心病的诊断要点，昭昭老师总结如下：

疾　病	增大心腔	听诊特点
房间隔缺损	右房、右室大	胸骨左缘第2、3肋间可闻及全收缩期杂音；第二心音固定分裂
室间隔缺损	左、右心室大	胸骨左缘第3、4肋间可闻及全收缩期杂音
动脉导管未闭	除右心房以外三腔扩大	胸骨左缘第2肋间有粗糙响亮的连续性机器样杂音
法洛四联症	右心室大	肺动脉段凹陷、心影呈"靴形"

44.【参考答案】D
　　【解析】用雄激素治疗再生障碍性贫血，可刺激骨髓造血（A对），对慢性再障疗效较好（B对），在用药2~3个月后生效（D错），故本题选D。目前常用的是司坦唑醇（康力龙）（E对），但对重型再障无效（B对）。

45.【参考答案】C
　　【解析】产后出血是目前我国孕产妇死亡的首位原因（C对），故本题选C。

46.【参考答案】D
　　【解析】昭昭老师提示：关键词即题眼解题，看见冬季出生的就是低钙，即维生素D缺乏性手足抽搐症（D对，A、B、C、E错），故本题选D。

47.【参考答案】A
　　【解析】①溃疡性结肠炎是一种病因未明的直肠和结肠慢性炎性疾病，所以系左下腹或下腹阵痛，而不是遍及全腹的腹痛，有明显的腹痛-便意-便后缓解的规律（A对），故本题选A。②而腹痛-进食-缓解见于溃疡病；腹痛-便意-便后加剧的规律很少见，不会见于溃疡性结肠炎。

48.【参考答案】B
　　【解析】①输尿管结石肾绞痛为阵发性剧痛向下腹部或会阴部放射，可伴血尿。②急性阑尾炎常是转移性右下腹痛。③溃疡病急性发作常为持续性腹痛，一般不会发生阵发性加剧至休克。④急性胆囊炎常是右上腹剧烈绞痛，可阵发加重向右肩背放射。⑤当肠梗阻出现绞窄时，腹痛持续剧烈并阵发性加重，并由于电解质紊乱、酸碱平衡失调、感染中毒致休克（B对），故本题选B。

49.【参考答案】A
　　【解析】①小儿大网膜发育不全，不能起到足够的保护作用。患儿也不能清楚地提供病史。②小儿急性阑尾炎的临床特点是病情发展较快且较重，最常见的主诉是全腹疼痛，早期即出现高热、呕吐等症状（B对）；右下腹体征不明显，不典型，但有局部压痛和肌紧张，是诊断小儿阑尾炎的重要依据（A错），故本题选A；穿孔发生早，穿孔率较高。③治疗原则是早期手术（E对），并配合输液、纠正脱水、应用广谱抗生素等。

50.【参考答案】E
　　【解析】①结核性腹膜炎的诊断检查主要包括腹水检查、腹部超声检查和腹腔镜检查等。②腹腔镜检查联合腹膜活检对诊断困难的患者有确诊意义（E对），故本题选E。

51.【参考答案】A
【解析】我国引起细菌性痢疾的多数为福氏志贺菌，其次为宋氏、志贺等（A对），故本题选A。

52.【参考答案】D
【解析】① 脱水的程度的判断如下：

分　度	临床表现	丢失量占体重百分比	昭昭老师速记
轻度	有泪,有尿	5%	一般不考试
中度	尿少明显,四肢暖	5%～10%	暖的是中度
重度	外周循环衰竭,休克的描述,四肢冷	10%～15%	冷的是重度

② 脱水的性质的判断如下(看钠离子浓度,儿童正常为 130～150mmol/L)：

低渗 性脱水	等渗 性脱水	高渗 性脱水
<130mmol/L	130～150mmol/L	>150mmol/L

③中度脱水 指失水量占体重的5%～10%；等渗性脱水指血清钠在正常范围内(135～150mmol/L)(D对),故本题选D。

53.【参考答案】D
【解析】肛裂、前哨痔、齿状线上乳头肥大 同时存在称为肛裂"三联征"(D对),故本题选D。

54.【参考答案】C
【解析】易形成肺大疱是金葡菌肺炎的胸部X线片特点 不是支原体肺炎的表现(C错),故本题选C。其余四项是支原体肺炎的特点。

55.【参考答案】A
【解析】①当甲状腺次全切除术后,患者出现手足抽搐是因手术时误伤及甲状旁腺或其血液供给受累所致。②神经肌肉的应激性显著增高,多在术后1～3天出现手足抽搐。③抽搐发作时,应立即静脉注射10%葡萄糖酸钙或氯化钙 10～20mL,其他几种措施起效慢,不适合紧急处理(A对),故本题选A。

56.【参考答案】B
【解析】①急性化脓性腹膜炎时,选项A、B、C、D都可出现。②但急性化脓性腹膜炎标志性体征为腹部压痛、腹肌紧张和反跳痛的腹膜刺激征,尤以原发病灶所在的部位最为明显(B对),故本题选B。

57.【参考答案】C
【解析】由于乳腺癌可与本病同时存在,且该病有一定的恶变率。所以在对症治疗的基础上,应定期复查 决定进一步的治疗措施(C对),故本题选C。

58.【参考答案】E
【解析】有机磷中毒时应用阿托品。当出现阿托品中毒时,应停用阿托品(E错),故本题选E。其余四项的描述是正确的。

59.【参考答案】C
【解析】出生后尤其在婴儿期,当遇到感染性贫血或溶血性贫血等造血需要增加时,肝、脾、淋巴结 可随时适应需要,恢复到胎儿时的造血状态,而出现肝、脾、淋巴结的增大,称为髓外造血(C对),故本题选C。

60.【参考答案】B
【解析】①术前12小时开始禁食,术前4小时开始禁止饮水。②涉及胃肠道手术者,术前1～2日开始进流质饮食,有幽门梗阻的患者,需在术前进行洗胃。③主要目的是防止因麻醉或手术过程中的呕吐及误吸而引起窒息或吸入性肺炎(B对),故本题选B。

61.【参考答案】B
【解析】肠外营养的并发症包括三个方面:①技术性并发症:如气胸、血管损伤,神经或胸导管损伤等,其中空气栓塞是最严重的并发症,是罕见但致命的并发症(B对),故本题选B。②代谢性并发症:其发生原因可归纳为三方面:补充不足、糖代谢异常,以及肠外营养本身所致。③感染性并发症:主要是导管性脓毒症。

62.【参考答案】D

【解析】①胎儿在宫内的姿势称为胎产式。②最先进入骨盆入口的胎体部分称为胎先露。③胎先露的指示点与母体骨盆的关系称为胎方位(D对),故本题选D。④胎儿位置的正常与否与能否顺利分娩和母子平安有直接关系(A错)。⑤胎体纵轴与母体纵轴平行者称纵产式(B错)。⑥纵产式的胎先露有头先露及臀先露(C错);头先露的指示点为枕骨(E错),臀先露的指示点为骶骨。

63.【参考答案】E

【解析】①选项A检测值大于2仅提示胎儿肺成熟。选项B主要监测胎儿肾成熟度,不能全面反映胎儿成熟情况。选项C用于监测胎儿肝成熟度。选项D反映胎儿唾液腺成熟度(A、B、C、D不选)。②B型超声检查胎儿双顶径值＞8.5cm,提示胎儿成熟,大脑成熟真正意义上表明胎儿已成熟(E对),故本题选E。昭昭老师总结如下:

物　质	反应部位	数　值
羊水卵磷脂/鞘磷脂(L/S)比值	肺成熟度	＞2
羊水肌酐值	肾成熟度	≥176.8μmol/L
羊水胆红素类物质	肝成熟度	＜0.02
羊水淀粉酶值	唾液腺成熟度	≥450U/L
羊水含脂肪细胞出现率	胎儿皮肤成熟度	≥20%
B超检查胎儿双顶径	胎儿成熟度	＞8.5cm

64.【参考答案】E

【解析】①革兰阴性杆菌主要为大肠埃希菌、克雷白杆菌等,此类细菌主要毒性在于内毒素,多数抗生素虽能杀菌,但对内毒素及其介导的炎症介质无能为力(D错)。因此,革兰阴性杆菌所致的脓毒血症较严重,出现三低现象:低温、低白细胞、低血压(A错)。②革兰阳性球菌主要包括金黄色葡萄球菌、表皮葡萄球菌和肠球菌(C错)。其感染倾向于血液播散,形成转移性脓肿(E对),故本题选E。③真菌感染多为一般细菌感染后的二重感染(B错)。

65.【参考答案】C

【解析】大面积烧伤时,血管渗透性异常,丢失大量液体,引起低血容量性休克(C对),故本题选C。

66.【参考答案】A

【解析】①先天性甲低主要是两大临床特征:生长迟缓和智能低下(C、D、E错),生长障碍又以长骨为主,因此需与其他短肢矮小鉴别(A对),故本题选A。②其骨X线特征为骨龄落后,但干骺端无异常改变(B、D错)。

67.【参考答案】C

【解析】破伤风是破伤风杆菌侵入人体伤口、繁殖、产生毒素引起的一种急性特异性感染。潜伏期可在24小时内,也可达数月,但平均6～12天(C对),故本题选C。

68.【参考答案】C

【解析】①腹部大手术后早期出现肺功能不全的常见原因是肺不张(C对),故本题选C。②理由是腹部大手术后:呼吸活动受到限制,肺泡和支气管内易积聚分泌物,堵塞支气管造成肺不张;呼吸道恒定以潮气量通气,导致功能性气体交换面积丢失,以致肺的弹性回缩削弱,肺活量减少,分流量增加,从而造成肺不张。

A2型选择题(69～107题)

69.【参考答案】A

【解析】① I 型呼吸衰竭,血气分析特点是$PaO_2<60mmHg$,$PaCO_2$降低或正常。主要见于肺换气障碍(通气/血流比例失调、弥散功能损害和肺动一静脉分流)疾病,如严重肺部感染性疾病、间质性肺疾病、急性肺栓塞等;② II 型呼吸衰竭,血气分析特点是$PaO_2<60mmHg$,同时伴有$PaCO_2>50mmHg$。多由肺泡通气不足所致,常见于慢性阻塞性肺疾病(COPD)、上呼吸道阻塞、呼吸肌功能障碍等。该患者依据临床表现可诊断为 COPD(A 对),故本题选 A。

70.【参考答案】E

【解析】该医生没有亲自诊治,便出具证明,违背了执业医师法的相关规定,要给予警告或责令其暂停执业活动 6 个月至 1 年(E 对),故本题选 E。

71.【参考答案】D

【解析】病死率表示一定时期内,患某病的全部患者中因该病死亡者所占的比例(D 对),故本题选 D。

72.【参考答案】E

【解析】三度房室传导阻滞:①心房与心室活动各自独立,互不相关;②心房率快于心室率,心房冲动来自窦房结或心房异位节律(房性心动过速、心房扑动或心房颤动);③心室起搏点通常在阻滞部位稍下方,如位于希氏束及其近邻,心室率 40～60 次/分,ORS 波群正常,心律亦较稳定;如位于室内传导系统的远端,心室率可低至 40 次/分以下,QRS 波群增宽,心室节律亦常不稳定(E 对),故本题选 E。

73.【参考答案】D

【解析】①自由联想有两种形式,第一种称为不连续的自由联想,第二种称为连续的自由联想。②在第一种形式中,主试呈现一个刺激词时,要求被试立即以其头脑中浮现的第一个词来反应。例如,刺激词为"狗"被试头脑中浮现的第一个词为"猫"就以"猫"来反应。③在第二种形式中,主试呈现一个刺激调,要求被试以一系列词或事实作反应,即前一个联想的反应词或事实,作为下一个联想的刺激,不断地联想下去,如"狗—猫—马—马车—轮胎—橡皮—橡皮擦……"自由联想一般以联想的反应时间、同一类联想反应重复数、反应词的质量作为反应变量的指标(D 对),故本题选 D。

74.【参考答案】C

【解析】闭式胸腔引流术的适应证:①中、大量气胸、开放性气胸、张力性气胸;②胸腔穿刺治疗下气胸增加者;③需使用机械通气或人工通气的气胸或血气胸者;④拔除胸腔引流管后气胸或血胸复发者。该患者并不具备闭式胸腔引流术的适应症,而且积气量少(C 对),故本题选 C。

75.【参考答案】A

【解析】病死率表示一定时期内,患某病的全部患者中因该病死亡者所占的比例(A 对),故本题选 A。

76.【参考答案】E

【解析】住护理院是最不可能需要的,因为该老人可自己照顾自己(E 对),故本题选 E。

77.【参考答案】C

【解析】①心源性哮喘,发作时的症状与哮喘相似,但患者多有高血压、冠状动脉粥样硬化性心脏病、风湿性心脏病和二尖瓣狭窄等病史和体征,以及阵发性咳嗽,咳粉红色泡沫痰,两肺可闻及广泛的湿啰音和哮鸣音,左心界扩大,心率增快,心尖部可闻及奔马律等表现,胸部 X 线检查可见心脏增大、肺淤血征。②该患者为老年男性,出现双肺可闻哮鸣音,肺底可闻湿性啰音,考虑心源性哮喘(C 对),故本题选 C。

78.【参考答案】D

【解析】①消化性溃疡可根据具体病情,选用非手术治疗或手术治疗。②非手术治疗适应证是症状轻、一般情况较好的单纯性空腹较小穿孔,以胃肠减压和禁食为主,配合输液和全身抗感染综合治疗。③如治疗 6～8 小时后,症状、体征不见好转,或反而加重者,应及早进行手术治疗。④手术治疗适应证是饱食后穿孔、顽固性溃疡穿孔和伴有幽门梗阻、大出血、恶变等并发症者,手术方法包括单纯穿孔缝合术和彻底的溃疡手术治疗,首选胃大部切除术(D 对),故本题选 D。⑤如果腹膜炎很严重,优先选择穿孔修补术。

79.【参考答案】C

【解析】①遵循科学合理用血的原则,对患者的用血需求进行评估,作出输血决定,包括输血适应证、血液品种、输血量、输注时间等,应记入病历。②经治医师应向患者或其家属说明同种异体输血的不良反应和经血传播疾病的可能性,征得患者或家属的同意,并在《输血治疗同意书》上签字,《输血治疗同意书》记入病历。③无家属签字的无自主意识患者的紧急输血,应报医院职能部门或主管领导同意、备案,并记入病历(C 对),故本题选 C。

80.【参考答案】E

【解析】手术适应证为:①肺脓肿病程超过 3 个月,经内科治疗脓腔不缩小,或脓腔过大估计不易闭合者(E 对),故本题选 E;②大咯血经内科治疗无效或危及生命;③伴有支气管胸膜瘘或脓胸经抽吸和冲洗疗效不佳者;④支气管阻塞,如肺癌。

81.【参考答案】B
　　【解析】①青年男性,低热、痰中带血,看见低热表现首先考虑肺结核。②青年男性,肺结核多为继发性肺结核,其中最常见的是浸润性肺结核,好发于肺上叶尖段(B 对),故本题选 B。

82.【参考答案】B
　　【解析】①肥厚梗阻型心肌病部分患者可无自觉症状,因猝死或在体检时才被发现。许多患者有心悸、胸痛、劳力性呼吸困难。伴有流出道梗阻的患者可在起立或运动时出现眩晕,甚至神志丧失等。体格检查可有心脏轻度增大,能听到第四心音;流出道有梗阻的患者可在胸骨左缘第 3~4 肋间听到较粗糙的喷射性收缩期杂音。②该患者,表现为胸骨左缘 3~4 肋间 3/6 级收缩期杂音,为肥厚梗阻型心肌病的典型表现,诊断为肥厚梗阻型心肌病(B 对),故本题选 B。

83.【参考答案】A
　　【解析】①幻听是一种歪曲或奇特的听觉,并没有相应的外部声刺激作用于听觉器官。②例如病人有时会听到有人在喊救命,但这种声音在现实的外部声场中并不存在(A 对),故本题选 A。

84.【参考答案】C
　　【解析】①CO_2 潴留可引起头痛、头晕、烦躁不安、言语不清、精神错乱、嗜睡、昏迷、抽搐和呼吸抑制,这种由缺氧和 CO_2 潴留导致的神经精神障碍综合征称为肺性脑病,又称 CO_2 麻醉。②肺性脑病早期往往有失眠、兴奋、烦躁不安等症状。③晚期往往表现嗜睡、昏睡、昏迷等抑制症状(C 对),故本题选 C。

85.【参考答案】E
　　【解析】①阑尾炎分类分为急性化脓、坏疽性阑尾炎或穿孔性阑尾炎。②急性阑尾炎首选治疗是行阑尾切除术,如腹腔已有脓液,可清除脓液后关闭腹膜,切口置引流条(E 对),故本题选 E。③根据腹腔感染程度、积脓多少决定是否置腹腔引流管。

86.【参考答案】B
　　【解析】①患者表现为高热、腹痛,考虑存在腹部炎症。②患者目前出现血压低,四肢湿冷,考虑休克。结合患者目前出现全腹压痛及肠鸣音消失,考虑诊断为感染性休克(B 对),故本题选 B。

87.【参考答案】C
　　【解析】①支气管哮喘临床表现发作性伴有哮鸣音的呼气性呼吸困难或发作性胸闷和咳嗽是其主要症状,常在夜间及凌晨发作和加重,可自行缓解。②该患者,表现为反复发作性咳嗽、喘息,为支气管哮喘的典型特点(C 对),故本题选 C。患者年龄 23 岁,不考虑肺癌;支原体肺炎多见于儿童,保险为刺激性咳嗽;急性左心衰竭表现为严重呼吸困难,咳粉红色泡沫状痰。

88.【参考答案】E
　　【解析】①慢性粒细胞白血病以中年人最多,男性略多于女性,起病隐袭,进展慢;肝脾大以脾大最突出,可呈巨脾。②中年男性,左上腹肿块进行性肿大即脾脏进行性肿大,考虑为慢粒(E 对),故本题选 E。③骨髓纤维化、类白血病反应不是执业助理医师的考试范畴;肝硬化脾功能亢进多有乙肝病史;急性粒细胞白血病表现为三系细胞减少,多无肝脾肿大。

89.【参考答案】C
　　【解析】①再障的诊断包括血象出现全血细胞减少,网织红细胞绝对值减少。体检一般无脾大。②骨髓至少一部位增生减低或重度减低(如增生活跃,需有巨核细胞明显减少,骨髓小粒非造血细胞增多。有条件者应做骨髓活检等检查)(C 对),故本题选 C。

90.【参考答案】C
　　【解析】①该患者表现为心慌,多汗,手颤,诊断为甲亢。②甲亢的药物治疗适用于甲状腺较小,病情中度以下,年龄较小(C 对),不宜手术者和孕期甲亢;甲状腺术前准备和甲状腺次全切除后甲亢复发者;突眼较严重者等,故本题选 C。

91.【参考答案】D
　　【解析】①本病多见于青少年,发病前 1~3 周有全身不适、低热、乏力及上呼吸道感染等前驱症状,反复发生、对称分布紫癜,是过敏性紫癜。该患者表现为双下肢出现紫癜,两侧对称,颜色鲜红,符合过敏性紫癜表现(D 对),故本题选 D。②急性白血病表现为三系细胞减少;急性关节炎表现为关节红肿热痛;特发性血小板减少性紫癜表现为血小板减少导致出血；血友病主要是凝血因子缺乏导致内脏及肌肉出血。

92.【参考答案】B

【解析】①患者病史出现重度二尖瓣狭窄，患者体征表现为第一心音强弱不等，节律不规整，诊断为心房颤动。患者目前出现双肺满布湿啰音，诊断为心力衰竭。②心房颤动患者心率为150次/分，过快，同时患者有心力衰竭，首选药物洋地黄。应用西地兰即强心，同时可降低心室率（B对），故本题选B。（昭昭老师速记：心衰伴房颤首选洋地黄）

93.【参考答案】A

【解析】①中年男性，患者既往有十二指肠溃疡急性穿孔行胃大部切除病史。②现术后第6天，患者有明显腹膜刺激征＋发热，考虑炎症，即可能是十二指肠残端破裂所致（A对），故本题选A。③十二指肠残端破裂需立即手术治疗。

94.【参考答案】C

【解析】直肠癌手术治疗：①局部切除术适用于瘤体小、分化程度高、局限于黏膜或黏膜下层的直肠癌。手术方式主要有：经肛局部切除术、骶后路局部切除术腹会。②阴联合直肠癌根治术（Miles手术）：原则上适用于腹膜反折以下的直肠癌（C对），故本题选C。③经腹腔直肠癌切除术（Dixon手术）：又称直肠前切除术，适用于肿瘤下缘距齿状线5cm以上的直肠癌。原则上是以根治性切除为前提，要求远端切缘距癌肿下缘2cm以上。④经腹直肠癌切除、近端造口、远端封闭手术（Hartmann手术）：适用于全身情况差，不能耐受Miles手术或急性梗阻不宜行Dixon手术的直肠癌患者。

95.【参考答案】C

【解析】①该患者既往有肝炎病史，现出现肝病面容（面色黝黑）、蜘蛛痣、蛙状腹，为肝硬化的典型失代偿期表现。②肝硬化合并腹水患者，限制纳、水的摄入，腹水患者必须限制盐摄入量，每日钠盐摄入量在500～800mg。进水量控制在1000mL/d左右，大量腹水或明显低钠血症者应限制在500mL/d以内（A、B对）。③利尿剂经限盐、限水及休息腹水仍不消退需应用利尿剂：通常应用的有潴钾利尿剂（如螺内酯、氨苯蝶啶）和排钠利尿剂（如呋塞米、氢氯噻嗪），目前认为，联合应用螺内酯和呋塞米可发挥协同作用，并能减少电解质紊乱的发生。利尿剂量过大、利尿速度过快可诱发肝性脑病和肝肾综合征（B对，C错），故本题选C。④放腹水加输白蛋白可以治疗难治性腹水，比大剂量应用利尿剂疗效好（D对）。⑤腹水浓缩回输可部分清除潴留的钠和水分、提高血浆蛋白浓度、增加有效循环血量、改善肾血循环，适应证为难治性腹水，禁忌证是感染性腹水（E对）。

96.【参考答案】D

【解析】高渗性非酮症性糖尿病昏迷临床表现：①起病时有多尿、多饮，但多食不明显。以后失水情况逐步加重，逐渐出现神经精神症状，如嗜睡、幻觉、定向障碍、偏盲、上肢拍击样粗震颤、癫痫样抽搐，终致昏迷。②实验室检查：突出表现为血糖明显增高，常在33.3mmol/L以上，通常为33.3～66.6mmol/L。③血钠升高，可达155mmol/L以上，血尿素氮及肌酐升高，血浆渗透压显著增高，一般在350mmol/L以上。④尿糖强阳性，但无酮症或较轻（D对），故本题选D。

97.【参考答案】E

【解析】①肝硬化时镜下可见正常肝小叶结构被破坏，由广泛增生的纤维组织将肝细胞再生结节分割包绕成大小不等的圆形或椭圆形的肝细胞团，称为假小叶。②对诊断肝硬化最有意义的病理改变是假小叶形成。看见假小叶就是肝硬化（E对），故本题选E。

98.【参考答案】C

【解析】静脉输注白蛋白，使得血浆胶体渗透压上升，尿量减少，会使水肿加重（C错），故本题选C。

99.【参考答案】E

【解析】该患者出现典型的关系妄想、被害妄想等，属于精神分裂症的典型表现（E对），故本题选E。

100.【参考答案】C

【解析】CO中毒治疗：①终止CO吸入迅速将患者转移到空气新鲜处，休息，吸氧，保暖，保持呼吸道通畅。②氧疗，吸氧可用鼻导管和面罩吸氧，高压氧舱治疗可迅速纠正组织缺氧，缩短昏迷时间和病程，预防CO中毒引起的迟发性脑病（C对），故本题选C。③机械通气呼吸停止时，应行气管内插管，吸入100%氧。④血浆置换术适用于危重患者。⑤防治脑水肿在积极纠正缺氧的同时给予脱水治疗，常用20%甘露醇静脉快速点滴或注射呋塞米。

昭昭医考
ZHAOZHAOYIKAO

101.【参考答案】E

【解析】①患者出现情绪低落,对生活失去信心(兴趣缺乏、言语动作迟缓),同时不能很好照顾家庭(自责和厌世感),伴失眠(睡眠障碍)。②思维散漫多见于精神分裂症而非抑郁症(E错),故本题选E。

102.【参考答案】A

【解析】二尖瓣狭窄的典型体征是心尖区闻及舒张期隆隆样杂音(A对),故本题选A。

103.【参考答案】E

【解析】①青年男性,有上感史,患者目前出现心悸考虑心脏存在病变,实验室检查提示心肌酶 CK-MB 升高,此为病毒性心肌病的典型特点(E对),故本题选E。②昭昭老师将其余几个疾病的诊断公式和特点总结如下:

疾 病	诊断公式
急性心肌梗死	急性心肌梗死＝胸痛＋持续数十分钟＋口服硝酸甘油无效
心绞痛	心绞痛＝胸痛＋持续数分钟＋口服硝酸甘油有效
急性心包炎	急性心包炎＝呼吸困难＋喘憋＋心音遥远
肥厚型心肌病	肥厚型心肌病＝呼吸困难＋超声心动图提示心室肥厚

104.【参考答案】C

【解析】子宫脱垂的分度如下表,根据表格得知,宫颈脱出阴道口,宫体仍在阴道内。属于Ⅰ度轻型(C对,A、B、D、E错),故本题选C。

分 期	概 念	昭昭老师速记
Ⅰ度	轻型——宫颈外口尚未达到处女膜缘	宫颈距离处女膜缘<4cm
	重型——宫颈外口已达处女膜缘	宫颈到达处女膜缘
Ⅱ度	轻型——宫颈已脱出于阴道口外	只有宫颈
	重型——部分宫体已脱出至阴道口外	宫颈＋宫体
Ⅲ度	宫颈和宫体全部脱出至阴道口外	"三""全"

105.【参考答案】D

【解析】①输卵管结核的临床表现为不孕、月经失调,②早期可有月经过多,晚期表现为月经稀少或闭经,下腹坠痛,③妇科检查可触及不规则包块,质硬,边界不清,不活动(D对),故本题选D。

106.【参考答案】B

【解析】①患者是胃溃疡,发生胃出血属于急性疾病,治疗医患关系模式属于指导-合作型(B对),故本题选B。②昭昭老师将三种医患关系模式总结如下:

模 式	医护人员的作用	患者的作用	临床应用	模式的原型
主动-被动	对患者做某事	接受(不能反应或无作用)	麻醉、严重外伤、昏迷、谵妄 等	父母、婴儿
指导-合作	告诉患者做什么	合作者(服从)	急性感染过程等	父母-儿童
共同参与	帮助患者自助	合作关系的参加者	大多数慢性疾患	成人-成人

107.【参考答案】C

【解析】患者药流术后,高热伴右下腹痛,妇科检查:宫体大,右附件区压痛,宫颈举痛,白带脓性,符合急性盆腔炎诊断(C对),故本题选C。

A3/A4 型选择题(108～137 题)

108～111.【参考答案】EBEC

【解析】①陈旧性心梗双肺可闻及啰音为左心衰(E对),故本题选E。②卡维地洛为β受体阻滞剂,其具有负性肌力的作用,故而不宜应用于急性心衰者,β 受体阻滞剂可以用于慢性心衰者(B 对),故本题选 B。③Killip 分级主要用于急性心肌梗死患者。NYHA 分级主要用于非急性心肌梗死患者。该患者为非急性心肌梗死患者,故选用 NYHA 分级,该患者目前休息的时候都有症状,故诊断为:NYHA 分级 Ⅳ 级(E 对),故本题选 E。④目前一般主张血压控制目标值至少＜140/90mmHg。糖尿病、慢性肾脏病血压控制目标值＜130/80mmHg。此患者无糖尿病及肾病,故而血压控制在 140/90mmHg 即可(C 对),故本题选 C。

112～113.【参考答案】AB
　　【解析】①该患者表现为上腹部肌紧张,频繁呕吐,考虑急性胰腺炎(B 对),故 113 题选 B。急性心肌梗死多表现为胸痛;胆石症表现为右上腹痛;胃溃疡穿孔表现为突发的上腹痛,且膈下见游离气体;直肠癌表现为下腹部肿块。②急性胰腺炎首选的检查是血淀粉酶(A 对),故 112 题选 A。

114～115.【参考答案】DB
　　【解析】①中青年女性,稀便,无脓血,结合患者的实验室检查均为阴性,考虑诊断为肠易激综合征(D 对),故本题选 D。溃疡性结肠炎表现为左下腹痛,伴黏液脓血便。克罗恩病多表现为右下腹痛,糊状便,无黏液和脓血。肠结核表现为低热、盗汗及右下腹痛。慢性细菌性痢疾表现为黏液脓血便,抗生素治疗有效。②肠易激综合征最适合的治疗药物为匹维溴铵(B 对)。柳氮磺砒啶及糖皮质激素用于溃疡性结肠炎和克罗恩病的治疗。硫唑嘌呤属于免疫抑制剂。喹诺酮类抗生素如左氧氟沙星等用于细菌性痢疾的治疗。故本题选 B。

116～118.【参考答案】EBE
　　【解析】①胸部疼痛持续 30min 以上,多考虑冠心病。根据心尖部可闻及 3/6 级收缩期杂音,考虑冠脉左降支出现病变,导致乳头肌锻炼或功能不全,引发二尖瓣关闭不全所致(E 对),故本题选 E。②因患者心梗后出现急性左心衰,心电图是最快的检查(B 对),故本题选 B。③急性左心衰应用扩血管及利尿药,β 受体阻滞剂有负性肌力作用,故而不能应用于急性左心衰者(E 对),故本题选 E。

119～120.【参考答案】CA
　　【解析】①协调性子宫收缩乏力具有正常的节律性、对称性和极性,但收缩力弱,持续时间短,间歇期长且不规律,宫缩时宫体不变硬(C 对),故本题选 C。②加强宫缩可行人工破膜,适用于宫颈扩张 3cm 以上、无头盆不称且胎头已衔接者(A 对),故本题选 A。

121～122.【参考答案】CC
　　【解析】①中年女性,患者表现为巩膜明显黄染,腹壁可见静脉曲张,且有腹水(移动性浊音阳性),故诊断为肝硬化。肝硬化导致门静脉高压,胃底食管静脉曲张,是因为进食较为粗糙的食物,导致上消化道出血(C 对),故本题选 C。②胃底食管静脉曲张首选检查是上消化道钡餐造影,其典型表现为串珠样改变、虫蚀样、蚯蚓样改变等(C 对),故本题选 C。

123～125.【参考答案】AED
　　【解析】①中年男性,患者表现为意识模糊,颈部可见数枚蜘蛛痣,故诊断为肝硬化。肝硬化患者目前出现昏迷,即肝性脑病(A 对),故本题选 A。②肝性脑病最有价值的检查是血氨的检查(E 对),故本题选 E。③生理盐水或弱酸性溶液灌肠可保持肠道呈酸性环境,禁用碱性肥皂水灌肠(D 错),故本题选 D。

126～127.【参考答案】EE
　　【解析】①肥胖、高血压、糖尿病为子宫内膜癌三联征。绝经后阴道不规则流血为子宫内膜癌早期最常见的症状。故患者子宫内膜癌可能性大(E 对),故本题选 E。②分段刮宫是最可靠的诊断方法(E 对),故本题选 E。

128～130.【参考答案】BCD
　　【解析】①妊娠期高血压是指妊娠期首次出现血压≥140/90mmHg 并于产后 12 周恢复正常。故既往血压情况对妊高征的诊断最有参考价值(B 对),故本题选 B。②妊高征肾功能受损时血清肌酐、尿素氮、尿酸升高,慢性肾炎无尿酸增高(C 对),故本题选 C。③目前有胎儿宫内窘迫征象,应立即剖宫产(D 对),故本题选 D。

131～133.【参考答案】DCD
　　【解析】①饥饿痛、夜间痛即表现为疼痛→进食→缓解,是十二指肠溃疡的典型表现(D 对),故本题选 D。②十二指肠溃疡最有价值的检查是胃镜＋活检(C 对),故本题选 C。③十二指肠溃疡首选药物是质子泵抑制剂＋抗生素＋铋剂（D 对），故本题选 D。

134～135.【参考答案】CB

【解析】①脱水的程度和性质分型和诊断如下，该患者眼窝及前囟明显凹陷，哭时泪少，诊断为中度脱水；血钠 132mmol/L 诊断为等渗性脱水，故诊断为：中度等渗性脱水（C 对），故本题选 C。脱水程度的诊断如下：

分　度	临床表现	丢失量占体重百分比	昭昭老师速记
轻度	有泪,有尿	5%	一般不考试
中度	尿少明显,四肢暖	5%～10%	暖的是中度
重度	外周循环衰竭,休克的描述,四肢冷	10%～15%	冷的是重度

脱水的性质判断如下（就看钠离子浓度，儿童正常为：130～150mmol/L）：

低渗性脱水	等渗性脱水	高渗性脱水
<130mmol/L	130～150mmol/L	>150mmol/L

② 关于脱水的治疗补液选择液体如下，等渗性脱水首选液体是 1/2 张含钠液，即 2:3:1 含钠液（B 对），故本题选 B。

	低渗性脱水	等渗性脱水	高渗性脱水	重度脱水（休克患者）
补液张力	2/3 张含钠液	1/2 张含钠液	1/3 张含钠液	20mL/kg 的 2:1 等张含钠液；于 30～60min 内静脉推注
液体配比	4:3:2	2:3:1	2:6:1	
昭昭老师速记	低三下四	等"一"个儿子	6 最大最高	

136～137.【参考答案】ED

【解析】①继发于流产、足月妊娠、异位妊娠后的滋养细胞疾病，1 年以上发病的多为绒毛膜癌。（E 对），故本题选 E。②治疗原则以化疗为主（D 对），故本题选 D。

B1 型选择题（138～150 题）

138～140.【参考答案】BAE

【解析】①孕激素能使阴道上皮细胞脱落加快（B 对），故本题选 B。②雌激素能使阴道上皮细胞增生角化（A 对），故本题选 A。（昭昭老师提示：仔细看，雌激素和孕激素的作用基本上是相反的，两者只有在一个器官上的功能是相同的，这就是乳腺，雌激素让腺管增生，打通管道，而孕激素，刺激腺体增生，分泌乳汁）③泌乳素的主要作用是停经＋泌乳（E 对），故本题选 E。④关于雌激素和孕激素的主要作用，昭昭老师总结如下：

	雌激素	孕激素
阴　道	增生	脱落
宫颈黏液	增加,稀薄	减少,变稠
子宫内膜	增殖期	分泌期
子宫肌	增生,增加对催产素的敏感性	降低对催产素的敏感性
下丘脑	正反馈	负反馈
水钠潴留	增加	减少
乳　腺	腺管增多	腺泡增多
体　温	无变化	体温升高 0.3～0.5℃

141～142.【参考答案】EB

【解析】①第二产程停滞是宫口开全已1小时,胎头下降无进展(E 对),故本题选 E。②第二产程延长是初产妇宫口开全2小时尚未分娩(B 对),故本题选 B。昭昭老师总结如下:

产程	时限	昭昭老师速记
潜伏期 延长	>16 小时称潜伏期延长	(余则成"潜伏""16"年
活跃期 延长	宫口扩张 3cm 以后,>8 小时	"爸爸 8"很"活跃"
活跃期 停滞	进入活跃期后,宫口不再扩张达 4 小时以上	"至(滞)""死(4)"不渝
第二产程 延长	初产妇>2 小时	第 2=2
胎头 下降延缓	胎头下降速度初产妇<1.0cm/h经产妇<2.0cm/h	"下降""1"级别
滞产	总产程>24 小时	超过 1 天就是滞产

143～144.【参考答案】BB

【解析】①当短期内输入大量库存血(4000mL 以上)时,使库血中的枸橼酸钠在肝内转化成碳酸氢钠,而发生碱中毒(B 对),故本题选 B。②当患者有幽门梗阻时,因大量呕吐,使酸性胃液大量丧失导致碱中毒(B 对),故本题选 B。

145～146.【参考答案】CB

【解析】①MODY 是一组高度异质性的单基因遗传病,是由于 B 细胞功能遗传性缺陷(为常染色体显性遗传),不是由于胰岛素作用遗传性缺陷所致(C 对),故本题选 C。②2 型糖尿病是由于以胰岛素抵抗为主伴胰岛素分泌不足所致(B 对),故本题选 B。B 细胞胰岛素分泌不足见于 1 型糖尿病。胰岛素作用遗传性缺陷包括 A 型胰岛素抵抗、妖精貌综合征、Rabson－Mendenhall 综合征、脂肪萎缩型糖尿病。线粒体基因突变见于线粒体基因突变糖尿病。

147～148.【参考答案】CE

【解析】①儿童多见,病变多位于腰椎,且常有椎间盘受累,有低热、消瘦等全身症状为脊柱结核的特点(C 对),故本题选 C。②多见于中老年,病变先侵袭椎弓根,后累及椎体,椎间盘较少受累为脊柱肿瘤的特点(E 对),故本题选 E。多见于老年,膝关节病变常见,疼痛与关节活动关系密切为骨关节炎的特点(A 错);好发于青壮年,发病部位多为骶髂关节、脊柱及髋、膝关节为强直性脊柱炎的特点(B 错);手足等小关节先受累,关节发病有对称性为类风湿关节炎的特点(D 错)。

149～150.【参考答案】CD

【解析】①乳腺纤维腺瘤好发于乳房外上象限,约 75% 为单发,肿块增大缓慢,质地似硬橡皮球样有弹性感,表面光滑,易于推动,患者无明显自觉症状,月经周期对肿块大小无影响(C 对),故本题选 C。②乳腺癌早期表现是患者乳房出现无痛、单发的小肿块,质硬,表面不光滑,与周围组织分界不清,活动度差(D 对),故本题选 D。

第二单元

A1 型选择题(1～60题)

1.【参考答案】C

【解析】①炎症局部表现为红、肿、热、痛和功能障碍。②红、热由炎症局部血管扩张,血流加快所致(C对),故本题选 C。③肿因局部炎症充血,血液成分渗出引起。④因渗出物压迫及炎症介质直接作用于神经末梢引起疼痛。⑤炎症灶内实质细胞变性、坏死、代谢功能异常及炎性渗出物造成的机械性阻塞、压迫等,均可引起器官的功能障碍。

2.【参考答案】E

【解析】①凝固性坏死(E对):坏死组织由于蛋白质凝固且溶酶体酶水解作用较弱时,坏死区呈灰白或灰黄色,质实而干燥,与健康组织有明显分界,故本题选 E。②镜下,坏死组织细胞核消失,但组织的轮廓依稀可见,如心、肾、脾的贫血性梗死。③患结核病时,由结核杆菌引起的坏死,因含脂质成分较多,质地松软,状如奶酪,称干酪样坏死。

3.【参考答案】B

【解析】①血管壁玻璃样变:常见于高血压病时的肾、脑、脾和视网膜的细动脉(B对),故本题选 B。②由于细动脉持续痉挛,内膜通透性增高,管腔内血浆蛋白渗入内膜沉积于管壁,在内皮细胞下凝固成无结构的均匀红染物质。③同时,内膜下基底膜样物质增多,故导致血管壁增厚、管腔狭窄甚至闭塞,血管阻力增加,组织器官缺血,又称细动脉硬化。

4.【参考答案】A

【解析】①典型症状是在肌紧张性收缩(肌强直、发硬)的基础上阵发性强烈痉挛,通常最先受影响的肌群是咀嚼肌,随后顺序为面部表情肌、颈、背、腹、四肢肌,最后为膈肌(A对),故本题选 A。②相应出现的征象为:张口困难(牙关紧闭)、皱眉、口角下斜、咧嘴"苦笑"、颈部强直、头后仰;③当背、腹肌同时收缩,因背部肌群较为有力,躯干因而扭曲成弓,结合颈、四肢的屈膝、弯肘、半握拳等痉挛姿态,形成"角弓反张"或"侧弓反张"。④呼吸肌受影响后,发作时面唇青紫,通气困难,可出现呼吸暂停。

5.【参考答案】E

【解析】斜疝与直疝的鉴别要点斜疝/直疝:①发病年龄多见儿童、青壮年/多见老年;②突出途径经腹股沟管,可进阴囊/经直疝三角,不进阴囊;③疝块外形椭圆或梨形/上部呈蒂柄状半球形,底宽;④压迫深环(内口)试验疝:回纳后压住深环,增高腹内压疝块不再突出/压住深环后增高腹内压疝块仍突出(E错),故本题选 E;⑤精索与疝囊关系:精索在疝囊后方/精索在疝囊前外方;⑥疝囊颈与腹壁下动脉关系:疝囊颈在腹壁下动脉外侧/疝囊颈在腹壁下动脉内侧;⑦嵌顿机会:较多/无或极少。

6.【参考答案】D

【解析】①休克患者主要是抗休克治疗,大量补液,首选平衡盐溶液。②腹部外伤合并失血性休克,主要处理原则为积极抗休克治疗的同时手术探查止血(D对),故本题选 D。

7.【参考答案】E

【解析】①透明血栓:因为只有在显微镜下才能见到,故又称微血栓或纤维素性血栓,由纤维素构成,常见于弥散性血管内凝血(DIC),发生于微动脉毛细血管及微静脉内(E对),故本题选 E。②关于各种血栓的特点,昭昭老师总结如下:

分 类	成 分	部 位	疾 病	昭昭老师速记
白色血栓	血小板和纤维素	血栓头部,以及心瓣膜上疣状赘生物	风心病	"风"吹动了"白"发
混合血栓	血小板小梁、纤维素和大量红细胞	血栓体部,以及动脉瘤壁内的附壁血栓、房颤时形成球形血栓	房颤、二尖瓣狭窄	"二"个人"混"住在"房"子里
红色血栓	纤维素网罗大量红细胞	静脉内,血栓的尾部	—	"尾"巴是"红"的

续表

分类	成分	部位	疾病	昭昭老师速记
透明血栓	纤维素	弥散性血管内凝血,好发于微动静脉、毛细血管	DIC	"滴滴"收费很"透明"

8.【参考答案】D

【解析】①血压水平的定义和分类如下表所列,血压 170/100mmHg 是 2 级高血压。

类　别	收缩压(mmHg)	舒张压(mmHg)
正常血压	<120	<80
正常高值	120～139	80～89
1级高血压(轻度)	140～159	90～99
2级高血压(中度)	160～179	100～109
3级高血压(重度)	≥180	≥110
单纯收缩期高血压	≥140	<90

②高血压患者心血管危险分层标准如下表所列,该患者合并心梗,只要有并发症就是很高危,故本题诊断为 2 级(很高危)(D 对),故本题选 D。

其他危险因素	血压		
	1级高血压	2级高血压	3级高血压
无其他危险因素	低危	中危	高危
1～2个危险因素	中危	中危	很高危
3个以上的危险因素或靶器官损伤	高危	高危	很高危
临床并发症或合并糖尿病	很高危	很高危	很高危

9.【参考答案】C

【解析】高压灭菌后的物品一般可保留二周左右(C 对),故本题选 C。

10.【参考答案】B

【解析】主动脉瓣关闭不全,血液返流,直接增加了心脏的容量负荷,其他选项则增加压力负荷(B 对),故本题选 B。

11.【参考答案】E

【解析】肺心病导致右心衰,右心衰导致颈静脉怒张(不选 B)、肝颈静脉回流征阳性(不选 A)、剑突下心脏搏动增强(不选 C)、肺动脉高压导致肺动脉瓣区第二心音亢进(不选 D)、右心室扩大导致心脏浊音界向左扩大(E 错),故本题选 E。

12.【参考答案】B

【解析】①稽留热:体温持续在 39～40℃以上达数天或数周,24 小时内波动范围不超过 1℃,见于肺炎球菌肺炎和伤寒等(B 对),故本题选 B。②弛张热:因常见于败血症,故又称败血症热型,体温常在 39℃以上,而波动幅度大,24 小时内波动范围达 2℃以上,但最低体温仍高于正常水平。除见于败血症外,还可见于风湿热、重症肺结核和化脓性炎症等。③间歇热:体温骤升至高峰,持续数小时后骤降至正常,经过 1 天至数天后,又骤然升高,如此高热期与无热期反复交替发作。见于疟疾、急性肾盂肾炎等。④波状热:体温逐渐升高达 39℃或以上,持续数天后又逐渐下降至正常水平,数天后又逐渐上升,如此反复交替发作多次。常见于布氏杆菌病。⑤回归热:体温骤升达 39℃以上,持续数天后又骤降至正常水平,数天后又骤然升高,持续数天后又骤降,如此反复发作。可见于回归热、霍奇金淋巴瘤、周期热等。⑥不规则热:发热无一定规律。见于结核病、风湿热、支气管炎等。

13.【参考答案】B

【解析】①严重肺动脉高压时,可能出现右心室扩大,导致肺动脉瓣关闭不全。②此时可在胸骨左缘第2～4肋间闻及高调,递减型的舒张早中期杂音,呈吹风样,沿胸骨左缘向三尖瓣区传导,吸气时增强。③此乃由于肺动脉及其瓣环的扩张,造成相对性肺动脉瓣关闭不全的杂音(Graham－steell杂音)(B对),故本题选B。

14.【参考答案】D

【解析】①原发性肺结核为原发结核感染所引起的病症,包括原发综合征及胸内淋巴结结核,在X线上呈现肺部原发灶－引流淋巴管炎－肺门或纵隔淋巴结的结核性炎症的三者组合(D对),故本题选D。②原发性肺结核多见于儿童,青年和成人有时也可见。③肺部原发灶好发于上叶下部和下叶上部或中部靠肺的边缘部位。④大多数肺部原发病灶、淋巴管炎和淋巴结炎较轻并可自愈,少数由于机体免疫力低下或结核分枝杆菌毒力强、数量大及机体剧烈变态反应,发展为原发性肺结核病。⑤胸内淋巴结结核包括纵隔、气管旁淋巴结、支气管隆突部位淋巴结和肺门部位各组淋巴结,淋巴结肿大儿童较成人明显。

15.【参考答案】C

【解析】①青霉素G:为治疗本病的首选药物(C对),故本题选C;②磺胺:在我国部分基层医院仍为治疗轻型、普通型的首选药物;③三代头孢菌素;④氯霉素:脑膜炎球菌对氯霉素高度敏感,该药较易通过血脑屏障。

16.【参考答案】D

【解析】①毛细血管血压:毛细血管血压升高时,组织液生成增多。②血浆胶体渗透压:血浆胶体渗透压降低可使有效滤过压升高,组织液生成增多而引起组织水肿(D错),故本题选D。③淋巴液回流:由于一部分组织液经淋巴管回流入血,如果回流受阻,在受阻部位以前的组织间隙中,则有组织液潴留而引起水肿(E对)。④毛细血管通透性:正常毛细血管壁不能滤过血浆蛋白,而在通透性增高时则可滤出。在烧伤、过敏反应时,由于局部组胺等物质大量释放,血管壁通透性增高,致使部分血浆蛋白滤出血管,使组织液胶体渗透压升高,有效滤过压升高,组织液生成增多,回流减少,引起水肿(C对)。

17.【参考答案】C

【解析】四个选项均可引起咯血,但我国人民最常见的原因是肺结核(C对),故本题选C。

18.【参考答案】E

【解析】①急性胰腺炎患者腹部体征腹痛轻重不平行(E错),故本题选E。②其余四项内容是正确的。

19.【参考答案】D

【解析】①缩窄性心包炎最常见的临床表现是体征有颈静脉怒张、肝大、腹水、下肢浮肿、心率增快,可见Kussmaul征(D对),故本题选D。②患者腹水常较皮下水肿出现得早且明显得多,这与一般心力衰竭中所见者相反。产生这种现象的机制尚未肯定,可能与心包的局部缩窄累及肝静脉的回流以及与静脉压长期持续升高有关。

20.【参考答案】E

【解析】风心病联合瓣膜病最常侵犯的瓣膜是二尖瓣及主动脉瓣,常导致二尖瓣狭窄及主动脉狭窄或关闭不全等(E对),故本题选E。

21.【参考答案】C

【解析】右心功能不全:(1)症状:由于各脏器慢性持续淤血和水肿,患者可有食欲不振、恶心、呕吐、腹胀、腹痛和尿少、夜尿增多等等。(2)体征:①颈静脉充盈或怒张;肝颈静脉回流征阳性(该体征有助于鉴别心力衰竭和其他原因引起的肝大)(C对),故本题选C。②肝大压痛;下垂性对称性水肿;胸水和腹水,腹水多发生在病程晚期,多半与心源性肝硬化有关。③右心奔马律;发绀。

22.【参考答案】A

【解析】无症状性窦性心动过缓一般无须治疗,有症状者应进行病因治疗和去除诱因,可酌情选用阿托品、异丙肾上腺素,若出现反复晕厥等严重症状者需安装起搏器治疗(A对),故本题选A。

23.【参考答案】E

【解析】消化道内镜是诊断消化道空腔脏器疾病的最准确的检查(E对),故本题选E。

24.【参考答案】C

【解析】①胃溃疡多是由于幽门螺旋杆菌感染及胃酸自身消化所致，其最常见的好发部位是胃窦小弯侧（C对），故本题选C。②常考点知识点拓展，昭昭老师提示，胃炎、胃溃疡、胃癌的病因都与幽门螺旋杆菌感染有关，发病部位都是胃窦小弯侧。

25.【参考答案】B

【解析】①抑制胃酸药物：溃疡的愈合与抑酸治疗的强度和时间成正比。抗酸药具中和胃酸作用，可迅速缓解疼痛症状（B对），故本题选B。②H⁺受体拮抗剂（H_2RA）可抑制基础及刺激的胃酸分泌，以前一作用为佳，而后一作用不如质子泵抑制剂（PPI）充分。PPI作用于壁细胞胃酸分泌终末步骤中的关键酶H^+-K^+ATP酶，使其不可逆失活，因此抑酸作用比H_2RA更强且作用持久。③DU患者总疗程为PPI 2～4周或H_2RA 4～6周；GU患者总疗程一般为PPI 4～6周或H_2RA RA6～8周。

26.【参考答案】A

【解析】医师亲自接产后，医疗机构可以出具的证明文件是出生证明书，即医师出具的证明，只能是自己亲自接触和操作的病例（A对），故本题选A。

27.【参考答案】A

【解析】①毒蕈碱样症状这组症状出现最早，主要是副交感神经末梢兴奋所致，类似毒蕈碱作用，表现为平滑肌痉挛和腺体分泌增加。②临床表现先有恶心、呕吐、腹痛、多汗、尚有流泪、流涕、流涎、腹泻、尿频、大小便失禁、心跳减慢和瞳孔缩小（A对），故本题选A。③支气管痉挛和分泌物增加、咳嗽、气急，严重患者出现肺水肿。

28.【参考答案】A

【解析】输血几十毫升发生红细胞膜破坏，常见于急性溶血反应，严重者可导致死亡（A对），故本题选A。

29.【参考答案】E

【解析】右心功能不全：①症状：由于各脏器慢性持续淤血和水肿，患者可有食欲不振、恶心、呕吐、腹胀、腹痛和尿少、夜尿增多等。②体征：颈静脉充盈或怒张，肝颈静脉回流征阳性（该体征有助于鉴别心力衰竭和其他原因引起的肝大）（E对），故本题选E；肝大压痛；下垂性对称性水肿；胸水和腹水，腹水多发生在病程晚期，多半与心源性肝硬化有关；右心奔马律；发绀。

30.【参考答案】B

【解析】老年人高血压半数以上以收缩压升高为主，即单纯收缩期高血压，收缩力多≥140mmHg，舒张压＜90mmHg，此与老年人大动脉弹性减退、顺应性下降有关，使脉压增大（B对），故本题选B。

31.【参考答案】C

【解析】①抗甲状腺药物的副作用主要是粒细胞减少，需定期查血象，如WBC低于$3×10^9$/L，或中性粒细胞低于$1.5×10^9$/L时应停药处理（C对），故本题选C。②粒细胞缺乏症常在数天内突然发生，需立即停药入院抢救。③约5%患者发生药疹，一般不严重，对症处理，若皮疹加重需停药，用药期间还需注意肝损害。

32.【参考答案】C

【解析】等渗性脱水患者，大量输入生理盐水治疗可导致氯离子升高，导致高氯血症（C对），故本题选C。

33.【参考答案】E

【解析】瘢痕性幽门梗阻患者呕吐大量宿食，导致胃内大量电解质丢失，特别是盐酸丢失出现低钾低氯性碱中毒（B对），故本题选B。

34.【参考答案】B

【解析】①浅Ⅱ度烧伤出现水疱而非深Ⅱ度烧伤（B对），故本题选B。其余关于深Ⅱ度烧伤是正确的。②昭昭老师将三度烧伤的特点总结如下：

	Ⅰ度	浅Ⅱ度	深Ⅱ度	Ⅲ度
损伤深度	伤及表皮浅层	生发层,真皮乳头层	真皮层	全层
创面	红斑状干燥	水疱	红白相间	焦痂
痛觉	烧灼感	剧痛,感觉过敏	疼痛迟钝	痛觉消失
愈合时间	1周	1~2周	3~4周	—
愈合方式	无瘢痕	无瘢痕,有色素沉着	瘢痕愈合	需植皮愈合
昭昭老师速记	—	"乳头"很"浅"	"真""深"啊	"全""焦"了

35.【参考答案】C

【解析】①患者既往有糖尿病病史,服用格列美脲治疗。格列美脲属于促胰岛素释放剂,常见的并发症是低血糖反应。该患者目前出现神志不清,考虑发生低血糖,故应当快速血糖测定,了解有无低血糖(C对),故本题选C。②头颅CT多用于脑血管病诊断(不选A)。③心肌酶谱、心电图多用于心肌梗死的诊断(不选B、E)。④电解质测定为一般性检查,对此患者意义不大(不选D)。

36.【参考答案】E

【解析】①烧伤后应立即消除烧伤原因(E对),故本题选E。②A、B两项"一律"说法太绝对;热液烫伤者可能用较干净冷水浸泡;应转移到当地医院后给予清创。

37.【参考答案】E

【解析】对甲亢患者判断病情程度和治疗效果的重要标志是基础代谢率(E对),故本题选E。昭昭老师将不同分度的甲亢的基础代谢率总结如下:

分 度	基础代谢率	昭昭老师速记
轻度	20%~30%	儿子、小三、小六子
中度	30%~60%	
重度	>60%	

38.【参考答案】B

【解析】①尿毒症患者由于肾性高血压(A对)、酸中毒、高钾血症、水钠潴留、贫血及毒性物质等的作用,可发生心力衰竭(C对),心律失常(D对)和心肌受损等。②由于尿素的刺激作用,还可发生无菌性心包炎(E对),患者有心前区疼痛,体检时闻及心包摩擦音。③严重时心包腔中有纤维素及血性渗出物出现(B错),故本题选B。

39.【参考答案】D

【解析】下丘脑合成抗利尿激素和催产素(D对),故本题选D。

40.【参考答案】B

【解析】乳腺癌:①乳房肿块是乳腺癌最常见的表现。②乳头溢液多为良性改变,50岁以上有单侧乳头溢液者应警惕发生乳腺癌的可能性。③乳头凹陷;乳房瘙痒、脱屑、糜烂、溃疡、结痂等湿疹样改变常为乳腺佩吉特病的临床表现。④乳房皮肤及轮廓改变:肿瘤侵犯皮肤的Cooper韧带,可形成"酒窝征";肿瘤细胞堵塞皮下毛细淋巴管,造成皮肤水肿,而毛囊处凹陷形成"橘皮征";当皮肤广泛受侵时,可在表皮形成多数坚硬小结节或小条索,甚至融合成片,如病变延伸至背部和对侧胸壁可限制呼吸,形成铠甲状癌。⑤炎性乳腺癌会出现乳房明显增大,皮肤充血红肿、局部皮温增高;晚期乳腺癌会出现皮肤破溃,形成癌性溃疡。⑥淋巴结肿大:同侧腋窝淋巴结可肿大,晚期乳腺癌可向对侧腋窝淋巴结转移引起肿大;另外有些情况下还可触到同侧和或对侧锁骨上肿大淋巴结。⑦周期性的乳房胀痛是乳腺囊性增生的表现(B错),故本题选B。

41.【参考答案】E

【解析】多数胰腺癌患者缺乏特异性症状,最初仅表现为上腹部不适,隐痛,易与其他消化系统疾病混消,当患者出现腰背部疼痛为肿瘤侵犯腹膜后神经丛,为晚期表现(E对),故本题选 E。

42.【参考答案】E
　　【解析】无尿期后如出现多尿期,24 小时尿量增加至 400mL 以上(E对),故本题选 E。

43.【参考答案】D
　　【解析】①血清淀粉酶:血清(胰)淀粉酶一般在起病后 6～12 小时开始升高 24 小时达高峰,48 小时开始下降,持续 3～5 天。血清淀粉酶超过正常值 3 倍以上可确诊。②血清脂肪酶:血清脂肪酶多在起病 24～72 小时后开始上升,持续 7～10 天,对就诊较晚的急性胰腺炎患者有诊断价值,并且特异性也较高(D对),故本题选 D。③C 反应蛋白(CRP):CRP 是反映组织损伤和炎症的非特异性标志物。④尿淀粉酶升高较晚,在发病后 12～14 小时开始升高,持续 1～2 周,下降缓慢,但尿淀粉酶水平可受患者尿量的影响。

44.【参考答案】B
　　【解析】革兰阴性杆菌是尿路感染的常见致病菌,尤其大肠埃希菌最为常见(B对),故本题选 B。

45.【参考答案】D
　　【解析】一般头、面、颈部在术后 4～5 日拆线,胸部、上腹部、背部、臀部手术 7～9 日拆线(D对),四肢手术 10～12 日拆线(近关节处可适当延长)(A对),减张缝线 14 日(C对),下腹部、会阴部在术后 6～7 日拆线(B错),故本题选 B。

46.【参考答案】E
　　【解析】破伤风患者的治疗原则是清除毒素来源,中和毒素,控制和解除痉挛,关键步骤是彻底清创(E对),故本题选 E。

47.【参考答案】E
　　【解析】①滑动性疝:有少数病程较长的疝,因内容物不断进入疝囊时产生的下坠力量将囊颈上方的腹膜逐渐推向疝囊。②尤其是髂窝区后腹膜与后腹壁结合得极为松弛,更易被推移,以致盲肠(包括阑尾)、乙状结肠或膀胱随之下移而成为疝囊壁的一部分,这种疝称为滑动性疝,也属难复性疝(E对),故本题选 E。

48.【参考答案】D
　　【解析】胃肠道穿孔是气体进入腹腔,站立位 X 线出现膈下游离气体(D对),故本题选 D。

49.【参考答案】D
　　【解析】①宫体与宫颈之间最狭窄的部位称为子宫峡部,在非孕期长约 1cm(D对),故本题选 D,其上端因解剖上狭窄,称为解剖学内口,其下端因在此处子宫内膜转变为宫颈粘膜,称为组织内口(B错)。②妊娠期子宫峡部逐渐伸展变长,妊娠末期可达 7～10cm,称为软产道的一部分。

50.【参考答案】C
　　【解析】月经周期分期见下表,从表中可见月经周期第 17 日相当于分泌期早期(C对),故本题选 C。

分　　期	月经期	增殖期	分泌期
时间	1～4 天	5～14 天	15～28 天
具体分期	—	早期:第 5～7 天 中期:第 8～10 天 晚期:第 11～14 天	早期:第 15～19 天,糖原 小泡 中期:第 20～23 天 晚期:第 24～28 天
昭昭老师速记	—	"58"同城,双"11"	"1"个人"5""9",点起来吃"汤圆"(糖原)

51.【参考答案】A
　　【解析】直肠指诊可触及肛管直肠肿瘤,简单而准确(A对),故本题选 A。

52.【参考答案】E
　　【解析】①子宫颈癌是最常见的妇科恶性肿瘤,其发病与早婚、性生活紊乱、多胎、宫颈炎、地理环境等因素有关。②病理以鳞状上皮细胞癌为主,转移途径主要为直接蔓延和淋巴转移,晚期可发生血行转移。接触性出血为宫颈癌早期表现。③宫颈刮片细胞学检查是妇科普查和早期发现宫颈癌最有效的方法,阴道镜下宫颈及颈管活体组织检查是确诊子宫颈癌最可靠的方法（E对），故本题选E。

53.【参考答案】E

【解析】急性肾炎临床上表现为急性起病，以血尿、蛋白尿、水肿、高血压和肾小球滤过率下降为特点的肾小球疾病，故也常称为急性肾炎综合征（E对），故本题选E。

54.【参考答案】C

【解析】实验室检查：①红细胞形态：红细胞体积较小，并大小不等，中心淡染区扩大，MCV、MCH、MCHC值均降低。②骨髓铁染色骨髓涂片用普鲁士蓝染色后，骨髓小粒中的铁称细胞外铁，幼红细胞内的铁颗粒称细胞内铁或铁粒幼细胞。缺铁性贫血时细胞外铁消失，铁粒幼细胞减少（C对），故本题选C。③血清铁、总铁结合力血清铁降低，总铁结合力升高，转铁蛋白饱和度降低可作为缺铁诊断指标之一。④血清铁蛋白是体内储备铁的指标，低于12mg/L可作为缺铁的依据。⑤红细胞游离原卟啉：当幼红细胞合成血红素所需铁供给不足时，红细胞游离原卟啉值升高。

55.【参考答案】D

【解析】肾盂肾炎是感染性疾病，抗生素当然是最重要的治疗措施（D对），故本题选D。

56.【参考答案】B

【解析】①精神分裂症的阳性症状是指正常心理功能的偏移，涉及感知、思维、情感、意志和行为等方面。阴性症状是指正常心理功能的缺失所表现出来的各种障碍。②思维贫乏、情感平淡、情感淡漠和意志减退分别是正常思维、情感和意志活动的减弱或缺乏，属于精神分裂症的阴性症状（A、C、D、E错）。③只有病理性象征性思维是正常人的象征性思维的偏移，患者的象征性思维偏离了正常人的思维逻辑和习惯，使正常人很难理解患者的象征性思维的含义，称为病理性象征性思维，属于精神分裂症的阳性症状（B对），故答案是B。

57.【参考答案】E

【解析】①结核分枝杆菌可通过呼吸道、消化道或皮肤损伤侵入易感机体，引起多种组织器官的结核病，其中以通过呼吸道引起肺结核为最多（E对），故本题选E。②因肠道中有大量正常菌群寄居，结核分枝杆菌必须通过竞争才能生存并和易感细胞粘附。

58.【参考答案】A

【解析】职业病诊断的首要条件是有明确的职业（A对），故本题选A。

59.【参考答案】C

【解析】①导尿是解除尿潴留最直接和最有效的方法（C对），故本题选C。②导尿应在无菌操作下进行，避免将细菌带入膀胱，尿液应慢慢排出，防止膀胱内压迅速降低而引起膀胱内出血。③前列腺增生病人导尿有困难时，可采用弯头导尿管。④如尿潴留时间较长或导出尿液过多，排尿功能一时难以恢复时，应留置导尿管。导尿管留置期间应每日清洗尿道口，引流系统应每日更换。⑤耻骨上膀胱穿刺：因尿道水肿，狭窄不能插入导尿管时，可在无菌操作下行耻骨上膀胱穿刺造口术。

60.【参考答案】E

【解析】①自由联想，联想实验的基本方法之一，1897年由F·高尔顿开创。②形式分为不连续的自由联想和连续的自由联想。③可以测定人的能力和情绪等，也是精神分析学家使用的一种诊断技术和治疗方式（E对），故本题选E。

A2型选择题(61～115题)

61.【参考答案】B

【解析】①昭昭老师提示对于骨肿瘤的诊断，主要依靠其X线表现来诊断。看见肥皂泡样的改变就是骨巨细胞瘤；看见Codman三角、日光射线征就是骨肉瘤；看见干骺端的尤状物突起就是骨软骨瘤。该患者表现为肥皂泡样阴影，故诊断为骨巨细胞瘤（B对），故本题选B。

62.【参考答案】B

【解析】此患者短期之内肾功能急剧恶化（Scr 620μmol/L），符合急进型肾炎的表现（B对），故本题选B。

63.【参考答案】D

【解析】对各种原因已暴露于HBV的易感者，包括HRsAg阳性母亲所分娩的新生儿，可用高效价乙型肝炎免疫球蛋白(HBIg),属于被动免疫(D对),故本题选 D。

64.【参考答案】C

【解析】硬膜外血肿的出血来源来自脑膜中动脉;硬膜下血肿的出血来源来自脑皮质表面的小动脉和小静脉(C对),故本题选 C。

65.【参考答案】B

【解析】细胞毒药物常与糖皮质激素合用以共同对肾病综合征起到治疗作用(B对),故本题选 B。

66.【参考答案】D

【解析】①患者干咳,不规则低热,消瘦,双颈部可触及成串小淋巴结,右上肺大片密度不均阴影、有小空洞形成,抗炎治疗无效,应高度怀疑肺结核,其典型表现为咳嗽、咳痰、咯血、胸痛、呼吸困难、乏力、盗汗、食欲减退、体重减轻等,育龄妇女可有月经不调,干酪性肺炎系继发型肺结核的一种(D对),故本题选 D。②细菌性肺炎抗生素治疗有效;支原体肺炎表现为刺激性咳嗽;肺脓肿表现为咳大量脓臭痰;过敏性肺炎不是医师的考试范畴。

67.【参考答案】A

【解析】乳胶片引流一般在术后 1~2 天拔出(A对),故本题选 A;烟卷引流一般在术后 3 天左右拔出。

68.【参考答案】B

【解析】①老年女性,长期咳嗽、咳痰,考虑诊断为 COPD。②COPD 患者需要进行长期家庭氧疗。氧气吸入浓度(%)=21+4×氧流量,(27-21)/4=1.5(L/min)(B对),故本题选 B。

69.【参考答案】E

【解析】格林-巴利综合征为周围神经病变,典型表现为手套袜子样痛觉减退(E对),故本题选 E。

70.【参考答案】C

【解析】肾综合征出血热典型的临床特征有发热、出血和肾脏损害三大主症(C对),故本题选 C。

71.【参考答案】B

【解析】① Hb60g/L,MCV72fL(正常 80~100fL),MCHC27%(正常 32%~35%),均低于正常值,为小细胞低色素性贫血,结合患者有慢性失血病史(便血 3 个月),且体内的铁离子主要来源于红细胞破坏的铁),故患者丢失大量铁离子,诊断为缺铁性贫血。②缺铁性贫血组织缺铁的表现是异食癖、匙状甲、反甲等(B对),故本题选 B。③皮肤瘀斑为出血性疾病的表现,多见于凝血功能异常的患者;酱油色尿、巩膜黄染及肝脾大多见于溶血性贫血的患者。

72.【参考答案】E

【解析】①青年男性,头部外伤,出现右侧肢体瘫痪,CT 显示颅内高密度影,提示颅内出血,考虑外伤所致的脑挫裂伤(E对),故本题选 E。②脑内血肿表现为脑内局部的高密度影。硬脑膜外血肿为双凸镜形的高密度影。硬脑膜下血肿为新月形的高密度影。脑震荡 CT 检查无异常。

73.【参考答案】D

【解析】①体外冲击波治疗(ESWL)适用于肾、输尿管上段<2.5cm 的结石,具有正常肾功能(D对),故本题选 D。②关于肾结石的治疗方法,昭昭老师总结如下:

结石直径	肾结石	输尿管上段结石	输尿管中下段结石
<0.6cm	药物治疗	药物治疗	药物治疗
0.6cm~2.0cm	ESWL(体外冲击波碎石)	ESWL	URL(输尿管镜取石)
>2.0cm	PCNL(经皮肾镜取石术)	LUL(腹腔输尿管镜取石)	LUL

74.【参考答案】E

【解析】①输血相关急性肺损伤的发生是因供血者血浆中存在白细胞凝集素或 HLA 特异性抗体所致,主要表现为急性呼吸困难、严重双侧肺水肿等,预防措施主要是禁止将多次妊娠的供血者血浆作为血液制品(E对),故本题选 E。②过敏反应主要表现为荨麻疹,溶血反应表现为四肢酸痛及血红蛋白尿,细菌性感染表现为发热,循环超负荷表现为大量输液后,出现肺部少许湿啰音,而非严重的呼吸困难。

75.【参考答案】B

【解析】①患者术后服药对甲巯咪唑过敏,可换用其他甲亢药物治疗,如改用丙硫氧嘧啶(B 对),故本题选 B。②患者曾行手术,不宜再行手术治疗,对于术后复发的患者一般采用药物保守治疗,即使需要手术也要术前用药控制甲亢症状才能手术。

76.【参考答案】C

【解析】沙眼孕妇禁用多西环素及氧氟沙星,常用红霉素(C 对),故本题选 C。

77.【参考答案】C

【解析】糖尿病患者术前准备首选药物是改用短效胰岛素(C 对),故本题选 C。

78.【参考答案】C

【解析】①洗涤红细胞为 200mL 血液中含红细胞 170~190mL,内含少量血浆、无功能白细胞及血小板,去除了肝炎病毒和抗 A、B 抗体。适用于对白细胞凝集素有发热反应及肾功能不全不能耐受库存血中的高钾者。该患者肾功能不全,合并高钾血症,故最合适的输血类型为洗涤红细胞(C 对),故本题选 C。②关于各种不同红细胞的血液成分,昭昭老师总结如下:

悬浮红细胞	①慢性贫血需要输血者　②老年人、小孩、妊娠期并发贫血需输血者 ③外科手术内出血等急性失血需要输血者 (昭昭老师速记:记住一般失血的就选它,休克、手术大出血的就选它。目前,悬浮红细胞已经取代了浓缩红细胞)
洗涤红细胞	①输血后发生过敏反应(荨麻疹、过敏性休克等) ②高钾血症,急性肝肾衰竭　③自身免疫性溶血及 PNH (昭昭老师速记:洗掉一些抗体,不过敏,不溶血。速记为:在"家(K^+)"里"洗""肾"防"过敏")
去除白细胞的血液成分	①多次妊娠或反复输血者,产生白细胞抗体导致发热反应 ②需长期反复输血的患者:如再障,重度海洋性贫血 ③准备器官移植患者(昭昭老师速记:再"去"一次"地中海",太美了,那就"多次"去"反复"去)
辐照红细胞	①血液经过 γ 射线照射灭活其中的淋巴细胞,预防:移植物抗宿主病 ②新鲜冰冻血浆、冷沉淀等因为淋巴细胞已经丧失活性无需照射

79.【参考答案】A

【解析】产后大出血引起的腺垂体坏死即 Shechan 综合征(A 对),故本题选 A。

80.【参考答案】B

【解析】①农民,冬季发病,家中有老鼠。②有发热、头痛、眼痛表现。③查体:T38.5℃,低血玉,球结膜充血、水肿,双腋下出血点,肾区有叩击痛。④检查尿蛋白阳性,血白细胞升高,有异型淋巴细胞,支持肾综合征出血热的临床诊断(B 对),故本题选 B。

81.【参考答案】C

【解析】由于骨折处髓腔内血肿张力过大,骨髓被破坏,脂肪滴进入破裂的静脉窦内,可以引起肺、脑脂肪栓塞(C 对),故本题选 C。

82.【参考答案】D

【解析】癔症转换症状主要表现为将遭遇到无法解决的问题或冲突时所产生的不快情绪无意识地转换为各种躯体症状,如耳聋、失明或躯体部分或全部浅感觉的丧失等(D 对),故本题选 D。

83.【参考答案】C

【解析】妊娠糖尿病:指妊娠期初次发现的 IGT 或糖尿病,原来已有糖尿病而现在合并妊娠者不包括在内(C 对),故本题选 C。

84.【参考答案】D

【解析】①青年女性,左示指末节皮下感染病史,目前出现剧烈跳痛及肿胀,考虑诊断为脓性指头炎。如果局部症状严重,考虑切开引流,切口选择为指侧面的纵行切口(D 对),本题选 D。②经甲沟切开多用于甲沟炎的治疗。甲床富含神经血管,一般不切开。手指末端禁忌做鱼肉形切口。末节指腹横切口容易切断纵行的神经及血管,故不采用。

85.【参考答案】C

【解析】①糖尿病视网膜病变属于糖尿病导致的微血管病变,共分六期:Ⅰ期,微血管瘤(20个以下),可有出血;Ⅱ期,微血管瘤增多,出血并有硬性渗出;Ⅲ期,出现棉絮状软性渗出;Ⅳ期,新生血管形成,玻璃体积血;Ⅴ期,机化物增生;Ⅵ期,继发性视网膜脱离,失明。②该患者表现为新生血管和玻璃体积血,属于糖尿病视网膜病变Ⅳ期(C对),本题选C。昭昭老师将糖尿病微血管病变的分期总结如下:

	糖尿病肾病	糖尿病视网膜病变
特 点	1型糖尿病主要死因	病程超过10年的糖尿病常合并不同程度的视网膜病变
分 期	Ⅰ期—肾小球超滤过 Ⅱ期—尿蛋白排泄率基本正常 Ⅲ期—小动脉壁出现玻璃样变,尿蛋白排泄率持续在20～200μg/min Ⅳ期—尿蛋白排泄率>200μg/min,尿蛋白总量>0.5g/24h; Ⅴ期—尿毒症	Ⅰ期—微血管瘤可有出血 Ⅱ期—微血管瘤增多,出血+硬性渗出 Ⅲ期—出现棉絮状软性渗出 Ⅳ期—新生血管形成,玻璃体积血 Ⅴ期—机化物增生 Ⅵ期—继发性视网膜脱离,失明
昭昭老师速记	记住考试一般都考和数字无关的,所以这里经常考4期,"五四"运动	这里也经常考4期,"4后获得新生"

86.【参考答案】E

【解析】①该患者思维联想过程破裂,缺乏内在意义上的连贯性和应有的逻辑性,主题与主题之间、甚至语句之间缺乏内在的意义上的联系,旁人无法理解其用意所在(E对),故本题选E。②思维插入指患者感到有某种思想不是属于自己的,不受他的意志所支配,是别人强行塞入其脑中。③强制性思维指患者莫名其妙地体验到强制性地脑内涌现出大量无现实意义、异己的联想,又称思维云集。④音联意联指音韵联想或字意联想。

87.【参考答案】E

【解析】①非手术疗法适用于无明显移位的外展型或嵌入型等稳定性骨折(E对),故本题选E。②关于股骨颈骨折的治疗方法,昭昭老师总结如下:

保守治疗	①保守治疗:下肢皮牵引6～8周。 ②适合于稳定骨折:嵌插型骨折、不完全骨折、Pauwels角<30°。
手术治疗	①手术治疗:人工关节置换术。 ②适合于不稳定性股骨颈骨折(Pauwels角>50°)、完全性头下型骨折,关节间隙狭窄、破坏,股骨头坏死。

88.【参考答案】C

【解析】①肺炎克雷伯杆菌肺炎多见于老年人,典型痰为砖红色胶冻样痰,易有空洞或多发性脓肿形成,好发于右上叶,由于渗出物稠厚比重高,常使水平叶间裂呈弧形下坠(C对),故本题选C。②肺炎球菌肺炎多见于青壮年,咳痰特点为铁锈色痰,X线显示大叶实变,很少形成空洞或腺肿。③肺脓肿多有口腔疾病史咳脓性恶臭痰,X线显示大片浓密炎性阴影中有脓腔及液平。④干酪性肺炎系结核杆菌引起慢性病程,多有结核中毒症状如长期不规则发热、乏力、盗汗,X线显示为干酪样病灶,密度相对较高,且不均一。⑤金黄色葡萄球菌肺炎表现为咳黏稠黄脓痰或粉红色乳状脓性痰,容易合并肺脓肿、肺气囊肿和脓胸。

89.【参考答案】E

【解析】①肺气肿患者,肺总量(TLC)、功能残气量(FRC)和残气量(RV)增高,肺活量(VC)减低,表明肺过度充气,有参考价值。②由于TLC增加不及RV增高程度大,故RV/TLC增高,大于40%具有诊断意义(E对),故本题选E。

90.【参考答案】C

【解析】①患者为儿童,有上肢被牵拉史,由于幼儿桡骨小头不稳定,易造成脱位(C对),故本题选C。

②肘关节脱位的典型体征是肘后三角关系改变,桡骨头骨折及尺骨鹰嘴撕脱骨折可见局部压痛,X线可鉴别。肌肉牵拉伤表现为局部浅表组织肿胀疼痛,X线可见骨质正常。

91.【参考答案】C
　　【解析】①青年男性,右大腿清创术后,伤口内的脓液特点为稀薄、淡红色、量多,符合溶血性链球菌的典型脓液特点(C对),故本题选C。②大肠埃希菌的脓液有恶臭。金黄色葡萄球菌脓液特点是黄色、不臭。无芽胞厌氧菌,如梭状芽胞杆菌感染可导致气性坏疽,出现严重组织坏死,皮肤呈大理石样花纹。铜绿假单胞菌的脓液特点是有甜、腥、臭的表现。

92.【参考答案】C
　　【解析】①青年男性,有上感史,表现为四肢肌力差,感觉正常,即患者的运动障碍重于感觉障碍,此即吉兰-巴雷综合征的最典型表现(C对),故本题选C。②多发性肌炎属于炎症性肌病,是一组以骨骼肌间质性炎症变和肌纤维变性为特征的综合征,病变局限于肌肉时称为多发性肌炎,若病变同时累及皮肤和肌肉则称为皮肌炎,典型表现为上眼睑出现淡紫色红斑与水肿,逐渐扩展到眶周、颧部及口角,之后颈部、前胸、膝肘关节伸面和指甲周围亦出现相同的红斑与水肿。随病情进展,病变皮肤出现脱屑、萎缩及色素沉积,与硬皮病相似。③重症肌无力是一种由神经-肌肉接头处传递功能障碍所引起的自身免疫性疾病,临床主要表现为部分或全身骨骼肌无力和易疲劳,活动后症状加重,经休息后症状减轻。④周期性瘫痪多见低钾性周期性瘫痪,表现为四肢弛缓性瘫痪,程度可轻可重。⑤急性脊髓炎患者表现为受累脊髓节段以下的感觉和运动障碍,严重者可呈脊髓休克。

93.【参考答案】E
　　【解析】①注意题干的关键词"弹响",弹响指是狭窄性腱鞘炎的典型表现,故可诊断(E对),故本题选E。其余四个选项不是执业助理医师的考查内容。②神经瘤表现为局部触压时伴有放射痛。腱鞘囊肿表现为局部肌腱表面突出圆形或椭圆形、质地较软的肿块,不伴有弹响。滑囊炎及陈旧性掌指关节脱位不在执业及助理医师的考察范畴。

94.【参考答案】B
　　【解析】①颅中窝骨折的临床表现有鼻出血或脑脊液鼻漏,骨折累及蝶骨,脑脊液经蝶窦由鼻孔流出(B对),故本题选B。②脑脊液耳漏及面听神经损伤骨折累及颞骨岩部,脑膜、骨膜及鼓膜均破裂,脑脊液经中耳由外耳道流出。若鼓膜未破裂,脑脊液经咽鼓管流往鼻咽部,可误认为脑脊液鼻漏。③垂体或脑神经损伤骨折累及蝶骨和颞骨的内侧部。

95.【参考答案】A
　　【解析】原发综合征的典型表现为肺门淋巴结肿大(A对),故本题选A。

96.【参考答案】C
　　【解析】①请注意:烧伤补液量的计算只算Ⅱ、Ⅲ度烧伤面积。患者Ⅱ及Ⅲ度烧伤面积=20%+30%=50%(不要将Ⅰ度烧伤面积计入)。②成人伤后第1个24小时总补液量=体重×Ⅱ及Ⅲ度烧伤面积×1.5+水分基础需要量2000mL=60×50×1.5+2000=6500mL。③第1个24小时的前8小时补液量=24小时总补液量的一半,即3250mL(C对),故本题选C。

97.【参考答案】E
　　【解析】①青年女性,表现为特征性的面部蝶形红斑,结合患者全身多系统病变,如骨关节系统、血液系统、泌尿系统、呼吸系统等症状,故诊断为系统性红斑狼疮。SLE属于自身免疫性疾病,抗核抗体多为阳性(E对),故本题选E。②手关节X线片对诊断类风湿关节炎的意义较大,骨髓穿刺多用于血液疾病的检查,胸腔穿刺多用于胸腔积液的检查,肾穿刺多用于肾部疾病,特别是肾小球疾病的病理学诊断。

98.【参考答案】C
　　【解析】①类风湿关节炎常表现为晨僵,呈对称性、持续性多关节肿痛;抗核抗体(ANA)低滴度阳性,类风湿因子(RF)阳性,急性活动期补体增高,本例患者符合类风湿关节炎的典型表现,故可诊断(C对),故本题选C。②多肌炎虽有晨僵、关节痛、发热等表现,但主要症状是远端肢体肌无力。系统性红斑狼疮患者抗核抗体(ANA)常呈强阳性,抗dsDNA抗体及抗Sm抗体阳性。干燥综合征常表现为口腔干燥、溃疡等。混合性结缔组织病临床表现多样,抗RNP抗体阳性。

99.【参考答案】D

【解析】老年男性,胸腔内渗出液,且CEA明显增高,考虑为恶性(D对),故本题选D。

100.【参考答案】C

【解析】患者为交通性气胸引起的纵隔摆动,纵隔往往偏向健侧,处理为变交通性为闭合性(C对),故本题选C。

101.【参考答案】A

【解析】①口唇樱桃红色为一氧化碳中毒的特征性体征,患者有燃气热水器使用史,故应诊断为急性一氧化碳中毒(A对),故本题选A。②安眠药中毒应有服用大量安眠药病史,常表现为意识障碍、呼吸抑制、血压下降等。③有机磷农药中毒有农药接触史或口服史,会出现M样、N样及中枢神经系统症状。④乙醇中毒应有大量饮酒史,常表现为兴奋、情绪不稳定、共济失调、昏迷等。⑤阿托品中毒常表现为瞳孔散大。

102.【参考答案】A

【解析】①乳头湿疹样癌也称Paget病,病情发展慢,恶性程度低,预后好,腋窝淋巴结转移晚,表现为乳头和乳晕瘙痒、皮肤粗糙、糜烂如湿疹样,进而形成溃疡。部分病例乳晕区可扪及肿块。结合病史及临床表现,本例应诊断为乳头湿疹样癌(A对),故本题选A。②髓样癌的癌细胞排列成片状或巢状,密集,间质成分少于1/3,无大量淋巴细胞浸润。乳腺鳞状细胞癌罕见。黏液细胞癌的癌实质中上皮黏液成分占半量以上为其特点。大汗腺样癌的癌细胞大,呈柱状,主、间质常明显分离。可见,B、C、D、E四项均为镜下分型特点,其临床表现无特异性,鉴别有赖于病理学检查。

103.【参考答案】C

【解析】①昭昭老师速记:乳腺是25;没有淋巴结是0,1个淋巴结是N1,融合的是N2,胸骨是3)。②直径4cm属于T_2,右腋下可触及一枚可推动淋巴结为N_1,无远处转移诊断为M_0(C对),故本题选C。

T(肿瘤大小)	N(淋巴结转移)	M
$T_1 \leq 2cm$	N_0 无淋巴结转移	M_0 无远处转移
$2cm < T_2 \leq 5cm$	N_1 1个肿大的淋巴结	
$T_3 > 5cm$	N_2 2个或2个以上融合的淋巴结	M_1 远处转移
T_4 不论直径,与周围皮肤和肌肉粘连	N_3 胸骨旁淋巴结	

104.【参考答案】C

【解析】①左侧胸痛伴呼吸困难、P_2亢进符合肺栓塞表现,结合患者左下肢水肿,考虑肺栓塞栓子来源于左下肢深静脉。②肺栓塞后,局部远端缺血导致肺梗死,出现典型的"肺梗死三联征":呼吸困难、胸痛、咯血(C对),故本题选C。

105.【参考答案】B

【解析】①中年男性表现为干咳和发热,结合患者实验室检查,白细胞不高,但是PPD试验强阳性,考虑肺结核可能性大。结合患者多为低热,该患者体温较高,考虑其合并细菌感染。②干酪性肺炎即为肺结核(B对),故本题选B。

106.【参考答案】D

【解析】此患者无关节肿胀、有剧痛,符合血源性骨髓炎,而化脓性关节炎则有关节肿胀(D对),故本题选D。

107.【参考答案】B

【解析】①患者水肿半年,有血尿、蛋白尿、血肌酐轻度升高,应诊断为慢性肾小球肾炎(B对),故本题选B。②急性肾小球肾炎为自限性疾病,1个月可自愈。③急进性肾小球肾炎常表现为肾功能急剧减退。④肾病综合征的诊断标准为尿蛋白>3.5g/d,血浆白蛋白<30g/L。⑤无症状性蛋白尿和(或)血尿顾名思义,只表现为蛋白尿和(或)血尿,而无其他症状。

108.【参考答案】B

【解析】急性肾盂肾炎时常有寒战、发热、腰痛伴尿频、尿急,其中腰痛是急性肾盂肾炎所特有的(B对),故本题选B。

109.【参考答案】E

【解析】①该患者表现为典型的腰痛伴坐骨神经痛,直腿抬高试验及加强试验阳性,符合腰椎间盘突出症的表现,故诊断为腰椎间盘突出症。②定位诊断,足趾跖屈力减退及踝反射异常,此为 $L_5 \sim S_1$ 椎间盘突出压迫 S_1 神经根所致（E 对）,故答案为 E。③$L_{4\sim5}$ 椎间盘突出压迫 L_5 神经根导致足背及小腿外侧麻木,拇趾无力。$L_{3\sim4}$ 椎间盘突出压迫 L_4 神经根出现小腿内侧麻木及膝反射减弱。$L_{1\sim2}$、$L_{2\sim3}$ 椎间盘活动度小,较少发生突出。昭昭老师总结如下:

	$L_{3\sim4}$	$L_{4\sim5}$	$L_5 \sim S_1$
压迫神经根	压迫 L4 神经根	压迫 L5 神经根	压迫 S1 神经根
感觉异常	不考	足背麻木	足外缘麻木
肌力下降	膝无力	拇背伸无力	小腿三头肌无力(腓肠肌无力)
反射改变	膝反射减弱	无	踝反射减弱
昭昭老师速记	四喜(4膝)	5=无;"吾辈"应努力	在"外面""1"头扎进"怀"里;刘亦"菲""怀(踝)"了"1"个

110.【参考答案】C

【解析】①Ⅲ度烧伤面积小于 10% 属于中度烧伤（C 对）,故本题选 C。②昭昭老师将烧伤的分度总结如下:

分 度	Ⅱ度烧伤或烧伤总面积	Ⅲ度烧伤
轻度	Ⅱ度烧伤<10%	———
中度	Ⅱ度烧伤<30%	<10%
重度	烧伤总面积31%~50%	<20%
特重度	烧伤总面积>50%	>20%

111.【参考答案】A

【解析】①垂腕,各手指不能伸直是桡神经损伤表现（A 对）,故本题选 A。②昭昭老师将周围神经损伤总结如下:

神经损伤	表现和诊断	昭昭老师速记
尺神经损伤	①爪形手 ②尺神经损伤=手部外伤史+Froment 征阳性+夹纸试验阳性	骨科干活需要"尺"子"F"子;写作业有"尺"子和"纸"
正中神经损伤	①拇指对掌功能障碍 ②正中神经损伤=手部外伤史+猿手	"正中"张三丰"猴"拳一"掌"
桡神经损伤	①手背虎口区感觉障碍 ②桡神经损伤=手部外伤史+垂腕	看见"老虎","垂"着头求"饶"
腓总神经损伤	①腓骨头骨折、膝关节周围的石膏打紧了 ②腓总神经损伤=外伤史+马蹄内翻足(足外翻、跖屈功能障碍)	"腓总"坐"马"车

112.【参考答案】B

【解析】①此患者骨髓原始细胞占 0.62,占非红系细胞≥30%,可诊断为白血病。②下一步分型,需要细胞化学染色（B 对）,故本题选 B。

113.【参考答案】A

【解析】①金黄色葡萄球菌肺炎为化脓性炎,容易形成空洞,且中毒症状重。②胸部 X 线显示肺段或肺叶实变,可形成空洞,或呈小叶状浸润。③其中有单个或多发的液气囊腔是其重要特征(A 对),故本题选 A。

114.【参考答案】B

【解析】患者女,中年,突然发病,偏瘫,偏身感觉障碍,二尖瓣和房颤室,符合风湿性心脏病导致附壁血栓,脱落后导致脑栓塞(B 对)故本题选 B。

115.【参考答案】B

【解析】腹胀,双下肢无力是低钾血症的典型表现(B),故本题选 B。

A3/A4 型选择题(116～136 题)

116～117.【参考答案】AE

【解析】①炎性乳癌可见于青年妇女,尤其在妊娠期或哺乳期。由于癌细胞迅速浸润整个乳腺,局部皮肤呈炎症样改变。临床上,乳腺皮肤水肿、充血发红、发热,但无明显肿块。结合病史及临床表现,本例应诊断为炎性乳癌(A 对),故本题选 A。②炎性乳癌属于“不可切除的乳癌”,为手术禁忌证。由于病情发展迅速,预后差,病人常于 1 年内死亡,故应行穿刺活检,明确诊断后采取保守治疗如放化疗等(E 对),故本题选 E。

118～119.【参考答案】BD

【解析】①吸气时动脉收缩压较呼气时下降 10mmHg 以上,称为奇脉,索见于大量心包积液导致的心脏压塞。本例有呼吸困难,心尖搏动减弱,心界向两侧扩大,心音遥远而低钝,奇脉,可诊断为心脏压塞。大量心包积液时可在左肩胛骨下出现浊音及左肺受压所引起的支气管呼吸音,称为心包积液征(Ewart 征),Ewart 征为心包积液的特有体征(B 对),故本题选 B。DeMusset 征即点头征,Corrigan 脉即水冲脉,Quincke 征即毛细血管搏动征,Traube 征即枪击音,均常见于主动脉瓣关闭不全。②确诊心包积液简单易行,准确可靠的检查是超声心动图(D 对),故本题选 D。胸部 X 线片对心包积液的诊断价值不大。动态血压监测主要用于休克病人和生命体征的监测。心电图主要用于心律失常的诊断。肺功能检查主要用于 COPD 的诊断。

120～121.【参考答案】DB

【解析】①肠梗阻为结核性腹膜炎最常见的并发症。患者呕吐数次,肛门无排气排便,应考虑急性肠梗阻。患者长期低热,为结核的中毒症状,故本例应诊断为结核性腹膜炎并肠梗阻(D 对),故本题选 D。②结核性腹膜炎腹部 X 线平片可见到散在钙化影,为肠系膜淋巴结钙化所致;肠梗阻腹部平片示阶梯状液平面(B 对),故本题选 B。

122～124.【参考答案】CEA

【解析】①正常情况下,孕 35 周宫底高度约 30cm,本例为 35cm,提示可能为巨大儿或羊水过多。患者尿糖阳性,应考虑是否合并糖尿病。妊娠合并糖尿病的诊断标准为空腹血糖多 7.0mmol/L,但本例为 6.2mmol/L 没有达到确诊标准故需行葡萄糖耐量试验(OGTT)以明确诊断(C 对),故本题选 C。②本例胎心率正常,但无应激试验(NST)为无反应型,提示胎儿宫内储备不良,才及时终止妊娠(E 对),故本题选 E。③早产是指妊娠满 28 周至不足 37 周间分娩者,而该产妇入院治疗 2 周后妊娠已满 37 周,不属于早产,故该产妇所分娩的新生儿无需按早产儿护理(A 对),故本题选 A。

125～127.【参考答案】CBC

【解析】①妊娠高血压疾病(子痫前期)是胎盘早剥的常见高危因素。妊娠晚期突然出现有痛性大量阴道出血,应首先考虑Ⅲ度胎盘早剥(C 对),故本题选 C。②确诊胎盘早剥首选 B 超检查(B 对),故本题选 B。③本例胎心已消失,说明胎儿已窒息死亡。产妇宫颈管未消失,宫口未开大,不可能经阴道分娩,只能行剖宫产(C 对),故本题选 C。

128～130.【参考答案】EAE

【解析】①绝经期妇女阴道不规则流血,首先应考虑子宫内膜癌(E 对),故本题选 E。子宫颈癌常表现为接触性出血。子宫内膜炎常表现为阴道大量脓性分泌物,且有臭味。子宫息肉多位于宫颈,位于子宫内膜者少见。老年性阴道炎主要表现为阴道分泌物增多及外阴瘙痒、有灼热感。②经阴道 B 超已成为子宫内膜癌的首选筛查方法（A 对），故本题选 A。③确诊子宫内膜癌最常见最佳的方法是分段诊刮（E 对），故本题选 E。宫腔涂片细胞学检查、宫颈管细胞学检查都只能作为筛查。

131～133.【参考答案】CED

【解析】①该患者主要表现为高热，白细胞升高，且以中性粒细胞为主，考虑化脓性感染（C 对），故本题选 C。②化脓性脑膜炎主要表现是脑膜刺激征以颈项强直最常见，其他如 Kernig 征（克氏征）和 Brudzinski 征（布氏征）阳性（E 对），故本题选 E。③脑脊液检查是确诊本病的重要依据（D 对），故本题选 D。

134～136.【参考答案】EAD

【解析】①患者接触性出血，宫颈糜烂，应考虑宫颈上皮内瘤变、宫颈癌等，其首选检查是无创的宫颈细胞学检查（E 对），故本题选 E。②若宫颈细胞学检查结果为 HSIL，则选用阴道镜下活检＋病理学检查，以进一步明确其病理性质（A 对），故本题选 A。宫颈锥切＋活检损伤较大，主要用于宫颈细胞学检查阳性，而宫颈活检阴性者。宫颈碘试验主要用于定位细胞学检查的取材部位。分段诊刮术主要用于确诊子宫内膜癌。③宫颈上皮内瘤变的治疗方法主要根据瘤变级别决定。CINⅢ应行子宫颈锥形切除术，包括子宫颈环形电切除术（LEEP）和冷刀锥切术（D 对），故本题选 D。

B1 型选择题（137～150 题）

137～138.【参考答案】CB

【解析】①肠结核形成的溃疡呈环形（C 对），故本题选 C。②细菌性痢疾形成的溃疡为大小不等、形状不一的浅溃疡（B 对），故本题选 B。肠阿米巴病形成的是烧瓶状溃疡。肠伤寒溃疡为圆形或椭圆形。溃疡型胃癌呈火山口状溃疡。

139～140.【参考答案】BA

【解析】①头孢菌素类药物的抗菌机制是通过与细菌细胞膜上的青霉素结合蛋白结合，阻碍细菌细胞壁的合成，从而导致细菌的溶解死亡（B 对），故本题选 B。②氨基糖苷类药物的抗菌机制是阻碍细菌蛋白质的合成，使之合成异常的蛋白，阻碍已合成蛋白的释放，使细菌细胞膜通透性增加，而导致一些重要生理物质外漏，引起细菌死亡（A 对），故本题选 A。

141～142.【参考答案】DB

【解析】①维生素 B_2 缺乏可致脂溢性皮炎（D 对），故本题选 D。②维生素 A 缺乏可致毛囊角化症（B 对），故本题选 B。

143～144.【参考答案】AB

【解析】①脂肪动员的产物包括游离脂肪酸和甘油（A 对），故本题选 A。②脂肪组织中主要安甘油二酯途径合成甘油三酯，其利用经糖酵解途径生成的 3 -磷酸甘油及脂酰 CoA 为原料合成甘油三酯（B 对），故本题选 B。肝、肾等组织含有甘油激酶，能利用游离的甘油，使之磷酸化生成 3 -磷酸甘油来合成甘油三酯；而脂肪细胞缺乏甘油激酶，因此不能利用甘油合成甘油三酯。

145～146.【参考答案】BA

【解析】①某种物质从肾小球滤过后，既不被重吸收，也不被分泌，全部由尿排出，其血浆清除率即为肾小球滤过率（125mL/min），如菊粉（B 对），故本题选 B。②某物质经滤过后，又全部被肾小管重吸收，其在尿中浓度为零，如葡萄糖（A 对），故本题选 A。

147～148.【参考答案】DC

【解析】①角色行为缺如：否认自己有病，未能进入角色。②角色行为冲突：患者角色与其他角色发生心理冲突。当需要从其他角色转化为患者角色时，患者一时难以实现角色适应。③角色行为减退：因其他角色冲击患者角色，从事不应承担的活动。已进入角色的患者，由于更强烈的情感需要，不顾病情而从事力所不及的活动，表现出对病、伤的考虑不充分或不够重视，而影响到疾病的治疗（C 对），故 148 题选 C。④角色行为强化：安于患者角色的现状，期望继续享有患者角色所获得的利益（D 对），故 147 题选 D。由于依赖性加强和自信心减弱，患者对自己的能力表示怀疑，对承担原来的社会角色恐慌不安。

⑤角色行为异常：患者受病痛折磨感到悲观、失望等不良心境的影响导致行为异常。

149～150.【参考答案】AC

【解析】①椎-基底动脉血栓形成表现为眩晕、恶心、呕吐和眼球震颤；声音嘶哑，吞咽困难及饮水呛咳，交叉性感觉障碍；小脑性共济失调；同侧 Homer 征（A 对），故 149 题选 A。②双侧大脑前动脉闭塞可出现双下肢瘫痪、尿潴留，单侧则有面瘫、舌瘫、对侧偏瘫，可有淡漠、欣快等精神症状。③大脑中动脉血栓形成出现对侧偏瘫，偏身感觉障碍和同向性偏盲，可伴有双眼向病灶侧凝视（C 对），故 150 题选 C。④蛛网膜下腔出血表现为突然发生剧烈头痛，难以忍受，多伴恶心、呕吐，可有意识障碍。⑤小脑出血主要表现突然发病，眩晕，共济失调，可伴有呕吐及枕部疼痛。

国家临床执业助理医师资格考试
最后冲刺5套卷及精析（卷三）

第一单元

A1型选择题（1～77题）

1.【参考答案】E
【解析】干啰音特点：①调较高（A对）、带乐性、持续时间长（B对）。②吸气、呼气均可听到，但以呼气明显（C、D对）。③啰音强调、性质、部位易变，瞬间内数量可明显增减（E错），故本题选E。

2.【参考答案】E
【解析】支气管肺癌最可靠的依据是细胞学和病理组织学，其他选项可作为诊断依据但不是最可靠（E对），故本题选E。

3.【参考答案】C
【解析】①Aschoff小体是风湿病特征性病理病变（C对），故本题选C。②苏木素小体是梅毒的特征性病变。

4.【参考答案】C
【解析】肺动脉高压、右心室肥大是诊断慢性肺源性心脏病的主要依据，其他各项也是慢性肺源性心脏病的临床变现，但不是主要依据（C对），故本题选C。

5.【参考答案】D
【解析】槟榔肝发生于慢性肝淤血时，肝小叶中央区因严重淤血呈暗红色，两个或多个肝小叶中央淤血区可相连，而肝小叶周边部肝细胞则因脂肪变性呈黄色，致使肝脏切面肉眼呈红（淤血区）黄（脂肪变区）相间，形似槟榔切面的条纹，故称槟榔肝（D对），故本题选D。

6.【参考答案】D
【解析】①发生医疗事故争议时，可封存病历资料的复印件（D对），故本题选D。②医疗机构应按要求书写病历资料并由医考机构保管；因抢救急危患者，未及时书写病历的要在抢救结束后6小时内据实补记；医务人员书写病历时不可以涂改；病历资料包括会诊意见。

7.【参考答案】B
【解析】申请输血应由经治医师逐项填写《临床输血申请单》，由主治医师核准签字，连同受血者血样于预定输血日期前送交输血科（血库）备血（B对），故本题选B。

8.【参考答案】B
【解析】①甲状腺内发现肿块，质地硬而固定、表面不平是各型癌的共同表现（A对）。②腺体在吞咽时上下移动性小（B错），故本题选B。③未分化癌可在短期内出现上述症状，除肿块增长明显外（C对），还伴有侵犯周围组织的特性。④晚期可产生声音嘶哑（D对）、呼吸、吞咽困难和交感神经受压引起Honer综合征、侵犯颈丛出现耳、枕、肩等处疼痛和局部淋巴结及远处器官转移等表现（E对）。

9.【参考答案】D
【解析】①冠状动脉造影是诊断冠心病的一种有效方法。将导管经大腿股动脉或其他周围动脉插入，送至升主动脉，然后探寻左或右冠状动脉口插入，注入造影剂，使冠状动脉显影。能较明确地揭示冠状动脉的解剖畸形及其阻塞性病变的位置、程度与范围。②冠状动脉造影是目前唯一能直接观察冠状动脉形态的论断方法，医学界号称其为"金标准"（D对），故本题选D。

10.【参考答案】D
【解析】①变异型心绞痛的发生机制的冠状动脉痉挛，进而导致ST段一过性抬高（D对），故本题选D。②心肌梗死时可见病理性Q波（不选A）；常于劳累后发作的是稳定型心绞痛（不选B）；变异性心绞痛常在夜间发生(不选 C);发作时 ST 段明显下移是稳定型心绞痛的特点(不选 E)。

11.【参考答案】C

【解析】①75％～95％的心肌梗死病人有心律失常,而且多发生在起病1~2 天内,而以 24 小时内最多见,因而也成为导致急性心肌梗死病人早期(24 小时内)死亡的主要原因(C 对),故本题选 C。②其余亦为心肌梗死病人死亡的原因,但多在以后时期发生。

12.【参考答案】B

【解析】确定肿瘤良恶性的依据是肿瘤的是其异型性,而非其他选项(B 对),故本题选 B。

13.【参考答案】C

【解析】2 期平台期是心室肌细胞动作电位持续时间较长的原因,也是区别于神经细胞和骨骼肌细胞动作电位的主要特征(C 对),故本题选 C。

14.【参考答案】A

【解析】肝气球样变属于水变性(A 对),故本题选 A。

15.【参考答案】B

【解析】①吗啡无强心利尿功能(A 错)。②哌替啶适应症:各种剧痛的止痛,如创伤、烧伤、烫伤、术后疼痛等;心源性哮喘;麻醉前给药;内脏剧烈绞痛(胆绞痛、肾绞痛需与阿托品合用);与氯丙嗪、异丙嗪等合用进行人工冬眠。③肾上腺素无利尿功能(D 错)。④特布他林无强心利尿功能(E 错、B 对),故本题选 B。

16.【参考答案】A

【解析】①"比奈—西蒙量表"属于智力测试(A 对),故本题选 A。②关于心理学检测各种量表,昭昭老师总结如下:

分 类	量 表	昭昭老师速记
智力量表	韦克斯勒智力量表(WISC) 比奈西蒙智力量表	智力量表就是测智力的,威斯克的智力高
人格测验	①明尼苏达多项人格调查表(MMPI) ②卡特尔16 项人格因素问卷(16PF) ③艾森克人格问卷(EPQ)	"16"个妹妹"MM"都是"爱(艾)"人
投射性测验	①洛夏墨迹实验 ②主题统觉实验 ③神经心理学测验	"主"要在"夏"天"投射"
精神症状评定量表	①90 项症状自评量表(Scl-90)-精神病 ②抑郁自评量表(SDS) ③焦虑自评量表(SAS)	精神病人 90 岁;抑郁症的死(S)的(D)死(S);焦虑啊(A)

17.【参考答案】D

【解析】①胸膜腔负压对维持肺扩张状态具有非常重要的意义(A、C、E 对)。②胸膜腔负压可以作用于腔静脉和胸导管,使之扩张有利于静脉血和淋巴的回流(B 对)。③胸膜腔负压不能升高中心静脉压,中心静脉压的高低取决于心脏射血的能力与静脉回心血量的相互关系(D 错),故本题选 D。

18.【参考答案】A

【解析】稳态是指内环境的理化性质,如温度,渗透压各种液体的成分等的相对稳定状态(A 对),故本题选 A。

19.【参考答案】C

【解析】一般认为,远曲小管和集合管的管腔膜上存在两种质子泵,一种是 H^+-Na^+ ATP 酶,另一种为 H^+-K^+ ATP 酶,均可将细胞内的 H^+ 泵入小管液中(C 对),故本题选 C。

20.【参考答案】C

【解析】医患关系的性质是在信托关系基础上的契约关系(C 对),故本题选 C。

21.【参考答案】E

【解析】①心室的后负荷是心室收缩以后所遇到的负荷,主要是大动脉内的压力(E 对),故本题选 E。②左心室的后负荷主要是主动脉的血压;右心室的后负荷主要是肺动脉的压力。③昭昭老师将心脏负荷的知识点总结如下:

负　荷	常见疾病	昭昭老师速记
前负荷增加(容量)	瓣膜关闭不全、先心病、慢性贫血、甲亢	又"贫"又"甲"没"心"没肺——又没"钱"
后负荷增加(压力)	高血压和主动脉瓣狭窄(左心室,体循环);肺动脉高压及肺动脉瓣狭窄(右心室,肺循环)	"高压"和"狭窄"是"后"负荷,其余都是前负荷

22.【参考答案】C

　　【解析】肺通气的原动力来自呼吸肌的舒缩,直接动力来自肺内压和胸内压之差(C 对),故本题选 C。

23.【参考答案】A

　　【解析】抗利尿激素和醛固酮都有保钠排钾的作用,但是最主要的激素还是抗利尿激素(ADH)(A 对),故本题选 A。

24.【参考答案】D

　　【解析】从胃肠道吸收入门静脉系统的药物在到达全身血循环前必先通过肝脏,如果肝脏对其代谢能力很强,或由胆汁排泄的量大,则使进入全身血循环的有效药物量明显减少,这种作用称为首过消除(D 对),故本题选 D。

25.【参考答案】E

　　【解析】近来发现前列腺素对于维护胃黏膜具有一定的作用,而阿司匹林已证明能阻止前列腺素的合成,使胃黏膜上皮脱落增加并超过更新速度,加重溃疡的程度,使胃黏液减少(E 对),故本题选 E。

26.【参考答案】A

　　【解析】大量饮清水后血浆晶体渗透压下降,时抗利尿激素分泌减少,从而使尿量增加(A 对),故本题选 A。

27.【参考答案】E

　　【解析】支气管哮喘急性发作患者。提示病情危重的情况是 $PaCO_2$ 增高,容易导致肺心脑病(E 对,A、B、C、D 错),故本题选 E。

28.【参考答案】A

　　【解析】①结核杆菌和麻风杆菌引起结核和麻风;一种革兰阴性杆菌可引起猫爪都属于肉芽肿性炎症(A 对),故本题选 A。②梅毒螺旋体引起梅毒;真菌和寄生虫感染:组织胞质菌引起组织胞质菌病和血吸虫引起血吸虫病也属于肉芽肿性炎症。③异物如手术缝线和石棉纤维,原因不明疾病如结节病属于肉芽肿性炎症。(昭昭老师速记:"肉"体"结合"得"梅毒"很"伤"心)

29.【参考答案】B

　　【解析】①慢性肾小球肾炎以及慢性肾盂肾炎肾盂粘膜受到损害(A、E 错)。②良性高血压引起原发性颗粒性固缩肾,肾表面呈细颗粒状(D 错)。③缓进性高血压为肾小动脉玻璃样变以及小动脉硬化,恶性高血压为肾入球小动脉纤维素性坏死(C、D 错,B 对),故本题选 B。

30.【参考答案】C

　　【解析】根据医疗事故处理条例的规定,医疗事故可分为四级(C 对),故本题选 C。

31.【参考答案】D

　　【解析】磷酸戊糖途径的生理意义在于:为核酸的合成提供核糖;提供 NADPH 最为供氢体参与多种代谢反应(D 对),故本题选 D。

32.【参考答案】D

　　【解析】1,6 -双磷酸果糖不含高能磷酸键,其他四项均为常见高能磷酸化合物(D 对),故本题选 D。

33.【参考答案】D

　　【解析】①慢性阻塞性肺气肿主要表现为小气道阻塞,小气道阻塞导致呼气相延长,呼气相哮鸣音;及呼吸音减低。②肺体积增大,出现桶状胸,同时导致心音距离胸壁较远,出现心音遥远。③胸膜摩擦音是胸膜炎的表现，不是 COPD 的表现（D 错），故本题选 D。

34. 【参考答案】B

【解析】急性肾盂肾炎因引起尿路感染的主要细菌是革兰阴性菌，其中以大肠杆菌为主（B 对），故本题选 B。

35. 【参考答案】C

【解析】诊断根据患者有慢性阻塞性肺疾病、其他胸肺疾病或肺血管病变病史，并已引起肺动脉高压、右心室增大或右心功能不全的症状体征，心电图、X 线胸片、超声心动图有右心增大肥厚的征象，可以作出诊断（C 对），故本题选 C。

36. 【参考答案】E

【解析】消化性溃疡出血时疼痛并不加剧（E 错），故本题选 E。其他选项正确。

37. 【参考答案】C

【解析】肺栓塞常见症状有不明原因的呼吸困难、胸痛晕厥等，其胸痛是单侧性的，而其他选项胸痛为双侧（C 对），故本题选 C。

38. 【参考答案】A

【解析】甲亢的患者由于进食多而且易饥，加上甲状腺素分泌增多，胃肠平滑肌蠕动加快，引起腹泻（A 对），故本题选 A。

39. 【参考答案】C

【解析】糖尿病酮症酸中毒应用碳酸氢钠的指征是血 PH<7.1，HCO_3^-<5mmol/L（C 对），故本题选 C。

40. 【参考答案】D

【解析】盐酸（由壁细胞分泌）、胃蛋白酶原（由主细胞分泌）、黏液（由表面上皮细胞、泌酸腺的黏液颈细胞、贲门腺和幽门腺共同分泌）、碳酸氢盐（由胃黏膜的非泌酸细胞分泌）、内因子（由壁细胞分泌）、胃泌素（由 G 细胞分泌）（D 对），故本题选 D。

41. 【参考答案】E

【解析】①心源性哮喘，发作时的症状与哮喘相似，但患者多有高血压、冠状动脉粥样硬化性心脏病、风湿性心脏病和二尖瓣狭窄等病史和体征。②以及阵发性咳嗽，咳粉红色泡沫痰（E 对），故本题选 E。③两肺可闻及广泛的湿啰音和哮鸣音，左心界扩大，心率增快，心尖部可闻及奔马律等表现。④胸部 X 线检查可见心脏增大，肺淤血征。

42. 【参考答案】D

【解析】胸部 X 线表现有肺叶实变，多为右肺上叶、双肺下叶，可有多发性蜂窝状脓肿（D 错），可见叶间裂下垂，故本题选 D。

43. 【参考答案】C

【解析】病人道德义务包括：①如实提供病情和有关信息：如实提供病情和有关信息既是及时、正确的诊断、治疗的前提，也是防止传染性疾病扩散、蔓延的基础；②在医师指导下接受和积极配合医生诊疗（A 对）；③遵守医院规章制度（B 对）；④支持医学生学习和医学发展，可对医生的诊断提出质疑（E、D 对，C 错），故本题选 C。

44. 【参考答案】A

【解析】①肠伤寒好于回肠下段（A 对），故本题选 A。②肠结核好发于回盲部，菌痢好发于乙状结肠、直肠，肠阿米巴病好发于盲肠，升结肠。

45. 【参考答案】C

【解析】疏水作用力和氢键共同维持着 DNA 双螺旋结构的稳定（C 对），故本题选 C。

46. 【参考答案】B

【解析】绒毛状腺瘤又称乳头状腺瘤、绒毛息肉、绒毛乳头瘤、柱状或粘液腺瘤，因其恶性变率可达30%，又称恶性腺瘤，所以其恶变率较高（B 对），故本题选 B。（昭昭老师提示：带腺瘤的、带病的，就容易恶变）

47. 【参考答案】C

【解析】根除幽门螺杆菌适用于下列幽门螺杆菌感染的慢性胃炎患者：①有明显异常的慢性胃炎

(胃黏膜有糜烂、中至重度萎缩及肠化生、异型增生)(C对),故本题选 C;②有胃癌家族史;③伴糜烂性十二指肠炎;④消化不良症状经常规治疗疗效差者。

48.【参考答案】D
　　【解析】①外科治疗门静脉高压症主要是预防和控制食管胃底曲张静脉破裂出血(D对),故本题选 D。②急诊手术的适应证:以往有大出血病史,或本次出血来势凶猛,出血量大,或经短期积极止血治疗无效者;经充分的内科治疗仍不能控制出血,或短暂止血后又复发出血者;③ChildC 级患者不宜行急诊手术。

49.【参考答案】A
　　【解析】①减少肠道氨的生成和吸收:乳果糖口服到达结肠后被乳酸杆菌、粪肠球菌等分解成为乳酸、乙酸,从而能够降低肠腔内 pH 值,减少氨的生成和吸收,并能促进血液中的氨渗入肠道而有利于氨的排出(E对);乳梨醇经结肠细菌分解成为乙酸、丙酸,也可用于酸化肠道;口服抗生素可抑制肠道产尿素酶的细菌,从而减少氨的生成,常用抗生素有新霉素、甲硝唑等;导泻或灌肠可以清除肠内积食和积血,常用口服或鼻饲 25％硫酸镁 30～60mL 导泻(B对);生理盐水或弱酸性溶液灌肠可保持肠道呈酸性环境(D对)。②肝性脑病肝昏迷患者禁用碱性肥皂水灌肠,因为肥皂水是碱性的,会增加氨气的吸收,加重肝性脑病(A错),故本题选 A。

50.【参考答案】B
　　【解析】上消化道出血临床上最常见的原因是消化性溃疡,上消化道大出血最常见的原因是食管胃底静脉曲张破裂(B对),故本题选 B。

51.【参考答案】D
　　【解析】①胎儿娩出后 10 分钟内胎盘未娩出,阴道大量流血,应考虑胎盘因素,如胎盘部分剥离、嵌顿、胎盘部分粘连或植入。②疑有胎盘滞留时,立即作阴道及宫腔检查,若胎盘已剥离则应立即取出胎盘,若为胎盘粘连,可行徒手剥离胎盘后取出(D对),故本题选 D。

52.【参考答案】C
　　【解析】①易化扩散是指物质的扩散在通道或载体的帮助下完成的,这些通道或载体是位于细胞膜结构中的一些特殊蛋白质分子。②易化扩散的转运方向是顺浓度梯度或电位梯度进行,可分为经通道易化扩散和经载体易化扩散(C对),故本题选 C。

53.【参考答案】A
　　【解析】根治性手术是治疗直肠癌的方法:①局部切除术适用于瘤体小、分化程度高、局限于黏膜或黏膜下层的直肠癌,手术方式主要有:经肛局部切除术、骶后路局部切除术;②腹会阴联合直肠癌根治术(Miles 手术):原则上适用于腹膜反折以下的直肠癌;③经腹腔直肠癌切除术(Dixon 手术):又称直肠前切除术,适用于肿瘤下缘距齿状线 5cm 以上的直肠癌。原则上是以根治性切除为前提,要求远端切缘距癌肿下缘 2cm 以上;④经腹直肠癌切除、近端造口、远端封闭手术(Hartmann 手术):适用于全身情况差,不能耐受 Miles 手术或急性梗阻不宜行 Dixon 手术的直肠癌患者。这些手术方式主要依据是肿瘤距离肛门的距离(A对),故本题选 A。

54.【参考答案】D
　　【解析】①胎心率异常(＜110/分、＞160/分)、胎动异常(＜6/2h)、胎儿酸中毒(PH＜7.20)、胎粪污染羊水都是胎儿窘迫的标志。②胎位异常不一定导致胎儿窘迫(D对),故本题选 D。

55.【参考答案】E
　　【解析】胎儿窘迫的诊断依据:①胎心率＜120bpm 或＞180bpm,伴羊水Ⅱ度;②羊水污染Ⅲ度,伴羊水过少;③胎儿电子监护 CST 或 OCT 出现频繁晚期减速或重度变异减速;④胎儿头皮血 pH＜7.20(E对),故本题选 E。

56.【参考答案】C
　　【解析】①从青春期开始至绝经前,卵巢形态和功能会发生周期性变化,完成排卵功能(A对)。②每一个月经周期中一般只有一个生长卵泡成熟,并排出,左右卵巢每个月由一侧完成排卵(B、D对)。卵泡排卵后形成黄体,黄体产生孕激素和雌激素,于排卵后 7～8 天达高峰(E对)。③排卵发生在月经来潮前的 14 天左右(C错),故本题选 C。

57.【参考答案】E

【解析】①白色稠厚呈凝乳块状白带主要见于外阴阴道假丝酵母菌病（E对），故本题选E。②滴虫阴道炎是泡沫状白带；细菌性阴道病是均匀一致的白带，有臭味；淋菌性阴道炎表现为有大量脓性分泌物；萎缩性阴道炎多见有黄绿色水样白带。

58.【参考答案】E

【解析】采取综合措施是控烟的最佳策略（E对），故本题选E。

59.【参考答案】A

【解析】①食物中铁的吸收率在1%～22%，动物性食物中的铁较植物性食物易于吸收和利用。②动物血中铁的吸收率最高，在10%～76%之间；肝脏、瘦肉中铁的吸收率为7%（A对），故本题选A。

60.【参考答案】D

【解析】初级卫生保健服务包括四个方面：健康促进、预防保健、合理治疗、社区康复（A、B、C、E对，D错），故本题选D。

61.【参考答案】E

【解析】毛果芸香碱临床应用：低浓度的毛果芸香碱滴眼可用于治疗闭角型青光眼，用药后使患者瞳孔缩小、前房角间隙扩大，眼内压下降。但高浓度时可造成患者症状加重，故不宜使用。本品对开角型青光眼早期也有一定疗效，但机制未明（A、B对）；虹膜炎与扩瞳药交替使用，以防止虹膜与晶状体粘连（C对）；其他本药可增加唾液分泌，可口服用于颈部放射后的口腔干燥，但汗液分泌也明显增加，还可用作抗胆碱药阿托品中毒的解救（D对，E错），故本题选E。

62.【参考答案】E

【解析】两者一时难以鉴别，可雾化吸入β_2肾上腺素受体激动剂或静脉注射氨茶碱缓解症状后进一步检查，禁用吗啡或肾上腺素（E对），故本题选E。

63.【参考答案】B

【解析】①在糖酵解反应中，磷酸甘油酸激酶催化1,3-磷酸甘油酸与3-磷酸甘油酸互变，反应可逆，因此在糖酵解和糖异生中均起作用（B对），故本题选B。②丙酮酸激酶和葡糖激酶是糖酵解的关键酶，丙酮酸羧化酶和果糖二磷酸酶是糖异生的关键酶，这些酶催化的反应均不可逆，不可能同时在糖的分解和异生中起作用（D、E错）。

64.【参考答案】E

【解析】①变异指标：又称标志变动指标，它是综合反映总体各单位标志值及其分布的差异程度的指标。②变异指标包括以下几种：四分位差、平均差、标准差和方差（B、C对）③当比较两个不同水平总体的平均数代表性大小时，须采用变异指标中的全距指标（E错），故本题选E。

65.【参考答案】E

【解析】①糖皮质激素的作用是减少外周组织对葡萄糖的利用，升高血糖（不选A）；有刺激造血的作用，增加红细胞和淋巴细胞的数目（不选B）；增强脂肪酸的氧化，减少体内脂肪合成（不选C）；促进DNA和蛋白质分解（不选D）。②当机体出现损伤时，糖皮质激素可增强机体抗伤害刺激的能力（E对），故本题选E。

66.【参考答案】C

【解析】①副作用：由于药物的选择性低，药理效应涉及多个器官，当某一效应用作治疗目的时，其他效应就成为副反应（C对），故本题选C。②例如，当阿托品用于解除胃肠痉挛时，它的其他效应可引起口干、心悸、便秘等副反应。③副反应是在治疗剂量下发生的，是药物本身固有的作用，难以避免，但多数较轻微并可以预料。

67.【参考答案】E

【解析】①对乙酰氨基酚为非处方药，解热镇痛作用与阿司匹林相当，但抗炎作用极弱（E对），故本题选E。②通常认为在中枢神经系统，对乙酰氨基酚抑制前列腺素合成，产生解热镇痛作用，在外周组织对环氧酶没有明显的作用，这可能与其无明显抗炎作用有关。

68.【参考答案】D

【解析】心脏反应是强心苷最严重、最危险的不良反应。快速型心律失常：强心苷中毒最多见和最早见的是室性早搏，也可发生二联律、三联律及心动过速，甚至发生室颤。强心苷引起快速性心律失常的机制除因Na^+-K^+-ATP酶被高度抑制外，也与强心苷引起的迟后除极有关（D对），故本题选D。

69.【参考答案】A

【解析】病毒性心肌炎临床表现：①约半数于发病前 1～3 周有病毒感染前驱症状如发热、全身倦怠感，即所谓"感冒"样症状或恶心、呕吐等消化道症状。然后出现心悸、胸痛、呼吸困难、水肿甚至 Adams - Stokes 综合征。②体检可见与发热程度不平行的心动过速（B 对），各种心律失常，可听到第三心音或杂音（C、E 对）。或有颈静脉怒张、肺部啰音、肝大等心力衰竭体征。重症可出现心源性休克。③病毒性心肌炎，心肌收缩力减弱，第一心音减弱（A 错），故本题选 A。

70.【参考答案】D

【解析】①心律失常是急性心肌梗死早期死亡的重要原因之一。可将其分为快速心律失常和缓慢心律失常两类。②快速心律失常中以室性心律失常最多，尤其是室性期前收缩，如室性期前收缩频发成对出现或呈短阵室性心动过速，多源性或落在前一心搏的易损期时，常为心室颤动先兆（D 对），故本题选 D。

71.【参考答案】D

【解析】①散发某病发病率维持历年的一般水平，各病例间无明显的时、空联系和相互传播关系，表现为散在发生，数量不多，这样的流行强度称为散发。②流行指某病在某地区的发病率显著超过历年（散发）的发病率水平。疾病流行时，各病例间有明显的时、空联系，发病率高于当地散发发病水平的 3～10 倍。③大流行当疾病迅速蔓延，涉及地域广，短时间内可跨越省界、国界或洲界。发病率超过该地一定历史条件下的流行水平，称为大流行。④暴发指在一个局部地区或集体单位中，短时间内，突然出现大量相同患者的现象（D 对），故本题选 D。

72.【参考答案】D

【解析】心身疾病的治疗原则包括树立应激的社会观念、主动参加社会锻炼、建立正确的价值观、提倡顾全大局、注意自我调节、充分发挥家庭，社会支持系统的调节作用、求助于医务人员（D 错），故本题选 D。

73.【参考答案】D

【解析】医师在执业活动中享有的权利：①在注册的执业范围内，进行医学诊查、疾病调查、医学处置、出具相应的医学证明文件，选择合理的医疗、预防、保健方案；②按照国务院卫生行政部门规定的标准，获得与本人执业活动相当的医疗设备基本条件；③从事医学研究、学术交流，参加专业学术团体；④参加专业培训，接受继续医学教育；⑤在执业活动中，人格尊严、人身安全不受侵犯（D 对），故本题选 D；⑥获取工资报酬和津贴，享受国家规定的福利待遇；⑦对所在机构的医疗、预防、保健工作和卫生行政部门的工作提出意见和建议，依法参与所在机构的民主管理。

74.【参考答案】A

【解析】我国生活饮用水水质标准规定水中的细菌总数和总大肠菌群数不得超过 100 个/mL，3 个/L（A 对），故本题选 A。

75.【参考答案】A

【解析】①食物中毒指摄入含有生物性、化学性有毒有害物质的食品或把有毒有害物质当作食品摄入后所出现的非传染性的急性、亚急性疾病；②食物中毒分类：一般按病原分为：细菌性食物中毒，真菌及其毒素食物中毒，动物性食物中毒，有毒植物中毒。③食物中毒发病的特点：季节性；暴发性；相似性；非传染性（A 对），故本题选 A。

76.【参考答案】E

【解析】①营养素是指食物中可给人体提供能量、机体构成成分和组织修复以及生理调节功能的化学成分。凡是能维持人体健康以及提供生长、发育和劳动所需的各种物质称为营养素（E 对），故本题选 E。②人体所必需的营养素有蛋白质、脂肪、糖类、矿物质、维生素、水等六类。

77.【参考答案】E

【解析】①维系蛋白质分子中 α-螺旋的化学键是氢键（E 对），故本题选 E。②昭昭老师总结如下：

	一级结构	二级结构	三级结构	四级结构
概 念	氨基酸排列顺序	某一段肽链的局部空间结构	整条肽链中所有原子在三维空间的排布位置	蛋白质分子中各亚基间的空间排布
形 式	肽链	α-螺旋、β-折叠、β-转角、无规卷曲	结构域、分子伴侣	亚基（组成四级结构的三级结构）
维系键	肽键	氢键	疏水键、盐键、氢键、范德华力等	氢键、离子键
昭昭老师速记	"一"个"太监（肽键）"	"2"个人很"轻贱（氢键）"	—	—

A2 型选择题(78～108 题)

78.【参考答案】E

【解析】①急性胰腺炎的腹痛位于上腹部正中偏左,胆源性者开始于右上腹,后来亦转至正中偏左,并向左肩、左腰背部放射。②急性胆囊炎常在进脂肪餐后或夜间发作,表现为右上腹部的剧烈绞痛或胀痛,疼痛常放射至右肩或右背部。③右侧输尿管结石腹痛多在右下腹,但多呈绞痛,并向腰部及会阴部外生殖器放射。尿中可查到多量红细胞。④右侧输卵管妊娠破裂的腹痛从下腹开始,常有急性失血症状和腹腔内出血的体征,有停经史。⑤该患者典型的转移性右下腹痛对诊断急性阑尾炎具有很强的提示意义,右侧腹部压痛、反跳痛、肌紧张提示阑尾已穿孔(E 对),故本题选 E。

79.【参考答案】C

【解析】①根据中国新九分法成人体表面积躯干 27%,双上肢 18%,故该患者烧伤面积为 45%。第 1 个 24 小时补液每 1%烧伤面积、每千克体重补液 1.5mL(胶体和晶体液的比例为 0.5:1),另外补充水分 2000mL。②该患者第 1 个 24 小时补液总量为 1.5×45×60＋2000＝6050mL(C 对),故本题选 C。

80.【参考答案】C

【解析】该患者"胸痛、反酸、胃灼热、嗳气",最可能的诊断是胃食管反流病。检查方法中,内镜检查是最准确的方法,并能判断程度和分级,但内镜下无反流不能排除胃食管反流病。24 小时胃食管 pH 监测是判断有无酸反流的金标准(C 对),故本题选 C。上消化道气钡双重造影对反流性食管炎的敏感性不高,主要是排除食管癌等疾病,严重反流时可呈阳性;^{13}C 尿素酶呼气试验主要用于检查幽门螺杆菌;24 小时心电监测和腹部 B 超对明确诊断无意义。

81.【参考答案】B

【解析】题干中所提供的信息符合阿米巴性肝脓肿的诊断。肝癌、急性肝炎、肝包囊虫病和细菌性肝脓肿(较小的、多发性脓肿)一般不会出现"巨大液平、脓血便"(B 对),故本题选 B。

82.【参考答案】B

【解析】题干中的信息符合精索鞘膜积液的临床特点。睾丸鞘膜积液时,无压痛,也触不到睾丸和隐睾;睾丸精索鞘膜积液时,也扪不清睾丸;交通性鞘膜积液时,挤压会变小(B 对),故本题选 B。

83.【参考答案】B

【解析】根据题干信息,该患者可诊断为糖尿病。糖尿病孕妇的胎儿畸形发生率高,应行 B 超检查,除外胎儿心血管或神经管等的畸形(B 对),故本题选 B。对于糖尿病的孕妇,应首先控制饮食观察,必要时用胰岛素治疗,妊娠期应每月检查一次糖化血红蛋白以调节胰岛素用量。妊娠中晚期母儿的合并症较多,故通常需要提前终止妊娠,但糖尿病不是剖宫产的指征。另外,鼓励产妇母乳喂养,可减少胰岛素用量。

84.【参考答案】D

【解析】宫旁明显增厚提示有癌灶宫旁浸润,但未达盆腔,所以其分期为Ⅱb 期(D 对),故本题选 D。Ⅰ期时癌灶局限于子宫颈;Ⅱa 期时无宫旁浸润;Ⅲa 期时癌累及阴道,已达下 1/3。

85.【参考答案】A

【解析】先天性心脏病中肺动脉瓣区第二心音亢进者提示为患者肺循环血量增多,肺动脉内压增高,可考虑为左向右分流型先天性心脏病,故可排除法洛四联症(法洛四联症肺动脉瓣区第二心音减低)。胸骨左缘第 2、3 肋间,提示为肺动脉瓣听诊区;性质为收缩期吹风样,可排除动脉导管未闭。艾森曼格综合征是左向右分流先心发生梗阻性肺高压致右向左分流的晚期状态,杂音无特异性,甚可消失,因此可以排除。室间隔缺损杂音出现的位置应在胸骨左缘第 3、4 肋间,而且程度多为Ⅲ－Ⅳ/6 级(A 对),故本题选 A。

86.【参考答案】B

【解析】该患儿经激素治疗后尿蛋白,但用药 8 周尿蛋白仍阳性,所以其激素疗效判断为激素耐药(B 对),故本题选 B。

87.【参考答案】E

【解析】根据"腹痛""双下肢出现对称性成片状小出血点"和"血尿"的表现,应考虑到肾型过敏性紫癜的可能(E 对),故本题选 E。

88.【参考答案】D

【解析】①患者并未合并有甲亢,所以不可能出现甲状腺危象。②气管塌陷是因甲状腺肿压迫气管软化,切除甲状腺肿后软化的气管壁失去支撑所致,也会出现较早,并且会因气道堵塞出现喘鸣,该患者无此表现。③在术中损伤双侧喉返神经,当时就会出现严重呼吸困难或窒息,不会等到术日当晚才出现,亦可排除。④患者术中未使用气管插管全麻,喉头水肿的机会应减少,且无喘鸣音及急性呼吸道梗阻的表现,最大的可能是因渗血未能通畅引流至体外,而是集在切口内造成压迫使患者呼吸困难(D 对),故本题选 D。

89.【参考答案】A

【解析】该产妇既往有流产史,妊娠 31 周出现流产征兆,应积极治疗,抑制宫缩,减少疼痛,避免胎盘剥离,制止继续阴道流血,促胎儿肺成熟(A 对),故本题选 A。左侧卧位、注意休息,并给以镇静剂、氧气吸入,给予止血剂,均为辅助治疗措施。

90.【参考答案】B

【解析】①青年女性,有妊高症病史,出现疼痛,子宫硬如板状,胎位扪不清,胎心听不清,符合胎盘早剥的临床特点(B 对),故本题选 B。(昭昭老师提示:看见妊高症＋腹痛＋阴道流血＝胎盘早剥)②急性阑尾炎典型表现为转移性疼痛。前置胎盘为无痛性阴道流血。先兆子宫破裂有子宫病理性缩复环形成。先兆早产常发生在妊娠不足 28 周。

91.【参考答案】C

【解析】根据该病特点:上腹不适,食欲缺乏,消瘦,黄疸,胆囊肿大等,推测可能为肝、胆、胰疾病的可能。血胆红素 15mL/dL,尿胆红素阳性提示该患者黄疸为梗阻性,基本排除肝炎的诊断,慢性胰腺炎一般不引起黄疸和胆囊肿大,也可排除。患者无发热、腹痛等症状,不支持胆石症。肝癌病变主要在肝内,不会引起胆囊肿大。胰头癌时,肿大的胰头可压迫或侵犯胆总管和胰管,造成胆囊肿大、梗阻性黄疸进行性加重、食欲下降、消瘦等症状的出现。故最大可能是胰头癌(C 对),故本题选 C。

92.【参考答案】B

【解析】血液存时间越长,血液成分变化越大。红细胞的活力及携带氧的能力均下降。血小板的活性降低。唯有钾离子的浓度随着血液储存时间的延长而增高。库血钾主要来自红细胞(B 错),故本题选 B。

93.【参考答案】D

【解析】患者的病史和体检所见符合克罗恩病的表现,特别是结肠镜所见"回盲部铺路石样改变"符合克罗恩病结肠镜的典型表现(D 对),故本题选 D。

94.【参考答案】E

【解析】①该患儿外周血涂片红细胞大小不等,中心淡染,符合营养性缺铁性贫血的诊断(E 对),故本题选 E。②营养性巨幼细胞贫血常有精神神经症状和消化系统症状,血象呈大细胞性贫血。③地中海贫血血象中网织红细胞正常或增高,出现异形红细胞等改变。④再生障碍性贫血血象呈全血细胞减少,肝、脾、淋巴结不肿大。

95.【参考答案】E

【解析】伤部皮肤完整者称闭合伤,如挫伤、扭伤、挤压伤、震荡伤等。该患者伤部皮肤未见破损,而压痛明显,故为闭合伤(E对),故本题选 E。

96.【参考答案】A

【解析】该患者持续胃肠减压已有半月余,钾从肾外途径丧失。2 天前出现腹胀、肠鸣音消失等肠麻痹表现,提示存在低钾血症。化验血钾浓度<3.5mmol/L 可明确诊断(A对),故本题选 A。

97.【参考答案】B

【解析】桡神经在肱骨中、下 1/3 交界处紧贴肱骨,该处骨折所致的桡神经损伤最为常见,主要表现为伸腕、伸拇、伸指、前臂旋后障碍及手背桡侧和桡侧 3 个半手指背面皮肤,主要是手背虎口处皮肤麻木区,典型的畸形就是垂腕(B对),故本题选 B。

98.【参考答案】D

【解析】手术后阴道流血时间长,血量多或流血停止后再出现多量流血,应考虑吸宫不全(D对),故本题选 D。

99.【参考答案】B

【解析】①硬脑膜下积液为化脑的常见并发症,好发于 1 岁以下的婴儿,多发生于化脓性脑膜炎起病后 7～10 天,常表现为化脑治疗过程中体温不降,或退而复升;或一般症状好转后又出现意识障碍、惊厥、颅内压增高,如前囟隆起、颅缝分离等。结合病史及临床表现,本例应诊断为硬脑膜下积液(B对),故本题选 B。②脑膜炎复发不会如此迅速出现(不选 A)。③脑水肿晚期常出现落日眼,神经精神症状逐渐加重。④脑脓肿大多继发于颅外感染。⑤脑膜炎后遗症系患急性脑膜炎经治疗后遗留下手足震颤、反应迟钝等病症(不选 E)。

100.【参考答案】C

【解析】①患者突发腹痛,停止排气排便,腹膜刺激征(+),腹部平片见多发气液平面,应诊断为急性肠梗阻。②由于诊断性腹穿抽出血性液体,应考虑梗阻肠管已发生绞窄。故本例最可能的诊断为急性绞窄性肠梗阻,③急性绞窄性肠梗阻治疗首选手术探查(C对),故本题选 C。

101.【参考答案】A

【解析】首先肺循环血量增多提示存在左向右分流,左室血量少,分流应未导致左心室血量增加,故考虑分流存在于心房水平(A对),故本题选 A。

102.【参考答案】C

【解析】①胰腺外伤后,最容易出现的并发症是胰腺假性囊肿。②从病变的部位来说,上腹部的位置是胰腺的位置,而其他选项中的位置都不在上腹部,现外伤后 4 个月出现腹部包块,考虑胰腺假性囊肿(C对),故本题选 C。

103.【参考答案】A

【解析】①停经、阴道少量出血伴下腹痛为流产的征兆(A对),故本题选 A。②输卵管间质部妊娠破裂,常发生于妊娠 12～16 周,症状极严重,直接出现破裂大出血,低血容量休克症状,无前期症状,可排除(不选 B)。

104.【参考答案】B

【解析】收受回扣对于药厂的处罚部门是工商行政管理部门,对于医师的处罚则由卫生行政部门(B对),故本题选 B。

105.【参考答案】A

【解析】昭昭老师总结:医疗机构的医务人员将不符合国家规定标准的血液用于患者造成的法律责任。将不符合国家规定标准的血液用于患者,应责令改正(A对),故本题选 A。

情　形	处　罚
将不符合国家规定标准的血液用于患者	责令整改
给献血者健康造成影响	依法赔偿
对直接负责的主管人员和其他直接负责人员	行政处分
构成犯罪的	追究其法律责任

106.【参考答案】B

　　【解析】①本例为子宫收缩乏力性出血,首选子宫收缩药,静注缩宫素加强宫缩(B对),故本题选 B。②不是胎盘残留,不需手入宫腔探查(不选 A);不是宫颈裂伤和阴道血肿(不选 C、D)。③胎盘娩出后阴道流血时多时少,是子宫收缩乏力性产后出血的特征。

107.【参考答案】B

　　【解析】①中年男性,右上腹痛,右上腹有压痛,多为胆囊疾病所致,结合选项诊断为急性胆囊炎(B对),故本题选 B。②急性阑尾炎多表现为转移性右下腹痛;急性胰腺炎表现为中、左上腹部疼痛;胃十二指肠溃疡表现为周期性腹痛;胆囊癌可触及右上腹肿物。

108.【参考答案】D

　　【解析】①患者上呼吸道感染后发热、血尿、蛋白尿、水肿、高血压,应考虑急性肾小球肾炎。②急性肾小球肾炎最有价值的检查当然是肾穿刺活检(D对),故本题选 D。③双肾 CT 及 B 超主要用于肾肿瘤及肾外伤的检查;24 小时尿蛋白定量多用于确定肾病综合征;尿沉渣镜检多用于检查肾小球源性血尿。

A3/A4 型选择题(109～142 题)

109～111.【参考答案】CDE

　　【解析】①停经两个半月,子宫小于停经周数,阴道曾排出肉样组织为妊娠物,宫口松弛,故诊断为不全流产(C对),故本题选 C。②对于不全流产,应立即清除妊娠物,但由于该患者合并有感染,所以只能钳夹妊娠物,不能全面搔刮宫腔,以免造成感染扩散(D对),故本题选 D。③染色体异常是早期流产(该患者为妊娠早期流产)最常见的原因,半数以上的流产与胚胎染色体异常有关(E对),故本题选 E。

112～114.【参考答案】EAC

　　【解析】①该患者具有典型的 Charcot 三联征,且血压正常,意识清楚,诊断应为胆石症(E对),故本题选 E。②肝外胆管结石 B 超诊断准确率 80% 左右,且无创、经济、方便(A对),故本题选 A。③手术治疗原则是解除梗阻、通畅引流,常用手术方式是胆总管切开取石加 T 管引流(C对),故本题选 C。

115～116.【参考答案】EA

　　【解析】①高血压、水肿、尿少可见于肾脏疾病的各个时期,尿蛋白、BUN、Cr 是评价肾功能的重要指标,这三项指标的升高提示着肾功能减退(E对),故本题选 E。②根据我国慢性肾功能不全的分期标准,慢性肾炎尿毒症期的血肌酐应>707μmol/L(A对),故本题选 A。

117～118.【参考答案】CA

　　【解析】①"宫口 8cm,先露 0"提示产程已进入第一产程的活跃期,此时宫缩持续时间短(30 秒)、间隔时间长(5 分钟)、强度低(有宫缩时子宫体部不变硬),故考虑子宫收缩乏力(C对),故本题选 C。②此患者为第一产程协调性宫缩乏力,胎膜未破,且宫口扩张>3cm,无头盆不称,胎头已衔接,所以此病例最适宜的处理是人工破膜。破膜后胎头直接紧贴子宫下段及宫颈内口,引起反射性子宫收缩,加速产程进展(A对),故本题选 A。

119～120.【参考答案】DC

　　【解析】①根据"胎膜早破、产后发热、子宫复旧不良、压痛阳性、恶露污浊有臭味"等临床特点,首先应考虑到急性子宫内膜炎的可能(D对),故本题选 D。②急性子宫内膜炎多与胎膜早破、产程长、手术产有关(C对),故本题选 C。

121～123.【参考答案】DAE

　　【解析】①患者老年女性,摔倒致髋部受伤,最可能是髋部骨折。右下肢外旋 50 度畸形,考虑股骨颈骨折(D对),故本题选 D。它属于关节囊内骨折,所以以下肢外旋角度一般较粗隆间骨折(关节囊外骨折)的小,即小于 90 度。②首先应该进行 X 线检查判定其骨折部位(A对),故本题选 A。③股骨颈骨折,尤其头下型,因为容易引起旋股内侧动脉损伤(供应股骨头 2/3 的血运),所以最容易发生股骨头缺血性坏死(E对),故本题选 E。

124～126.【参考答案】ABB

　　【解析】①患者急性起病,贫血,出血,胞质出现棒状小体,POX 强阳性,多见于急性粒细胞白血病,急性单核细胞白血病时 POX 是弱阳性或阴性,又因"骨髓增生活跃,幼稚细胞占 80%",故诊断为急性早幼粒细胞白血病(A对),故本题选 A。②DIC 是急性早幼粒细胞白血病常见的并发症(B对),故本题选 B。巨脾见于 CML，中枢神经系统受侵。常见于 ALL，其次是 M_4、M_5、M_2 型，牙龈肿胀多见于 M_4、M_5 型，严重感染见于任何类型白血病。③急性早幼粒细胞白血病的治疗**首选全反式维 A 酸**（B 对），故本题选 B。DA 方案属于缓解诱导治疗，羟基脲是慢性粒细胞白血病首选治疗，VP 方案是急性淋巴细胞白血病的急性期诱导方案，骨髓移植主要适用于药物治疗无效的患者。

127～129.【参考答案】BBB

【解析】①患者为**青年女性**，有**高代谢症状**，**甲状腺弥漫性肿大**，有杂音，**摄碘率增高且高峰前移**，因此最可能的诊断为**弥漫性毒性甲状腺肿**（B 对），故本题选 B。②该患者症状符合**甲亢危象的表现**（B 对），故本题选 B。③**丙硫氧嘧啶**起效快，且有抑制外周组织 T4 向 T3 转化的作用，因此**危象治疗时首选**（B 对），故本题选 B。

130～134.【参考答案】BCDEC

【解析】（1）该患儿**神经系统表现明显**，如前囟饱满、惊厥、意识障碍等，**全身感染中毒症状明显**，故考虑该患儿患**化脓性脑膜炎**可能性大（B 对），故本题选 B。低钙血症虽然会出现抽搐等症状，但不会出现高热、前囟饱满等症状。热性惊厥发生在热性疾病初期，体温骤然升高时。（2）**脑脊液检查可明确化脓性脑膜炎的诊断**，并能鉴定致病菌（C 对），故本题选 C。（3）对于化脓性脑膜炎患儿应**尽早使用抗生素治疗**，以静脉治疗为主，力争选药准确，而且所选药物应对血脑屏障有良好的通透性，联合用药时还应注意药物之间的相互作用，用药量要足，疗程要适当，注意药物的不良反应（D 对），故本题选 D。（4）硬脑膜下积液多发生在**化脓性脑膜炎起病 7～10 天后**，其临床特征是：①化脓性脑膜炎在积极的**治疗过程中体温不降**，或退而复升。②病程中出现**进行性前囟饱满**、颅缝分离、头围增大、**呕吐、惊厥**、意识障碍，或叩诊有破壶音等（E 对），故本题选 E。③硬脑膜下积液量少时不需要处理，**积液较多**时，特别是**已引起颅内压增高或局部刺激症状时**，应进行**穿刺放液**（C 对），故本题选 C。

135～137.【参考答案】BBB

【解析】①**指头炎**是手指末节掌面的皮下组织感染，**多由刺伤引起**。甲沟炎是指（趾）甲周围软组织的化脓感染，是细菌通过甲旁皮肤的微创破损侵袭至皮下并生长繁殖引起（B 错），故本题选 B。②指头炎时，应**悬吊前臂平置患手**，**避免下垂**以减轻疼痛（B 对），故本题选 B。③指头炎一旦出现跳痛，指腹张力显著增高时。应立即切开减压、引流，应在**末节指侧面纵切口**，远侧应超过甲沟的 1/2，近侧不超过指节横纹（B 对），故本题选 B。

138～140.【参考答案】ADA

【解析】①根据病史如反复上腹痛、饥饿痛、进食可缓解，考虑既往有十二指肠溃疡的病史，腹痛加重并出现右下腹腹膜炎的体征，提示穿孔，综合分析考虑为**十二指肠溃疡穿孔**，漏出液顺升结肠旁沟流至右下腹回盲部所致。为明确病因应做**腹部平片**观察有无**膈下游离气体**（A 对），故本题选 A。②根据病史，腹部平片发现膈下游离气体考虑为**十二指肠溃疡穿孔**（D 对），故本题选 D。③**术后半年**出现**痛、吐、胀、停**等症状，结合手术史首先考虑**粘连性肠梗阻**（A 对），故本题选 A。

141～142.【参考答案】BA

【解析】该患者可诊断为**肝硬化**，**肝功能失代偿期**。肝硬化伴有腹水时，一般不影响肝浊音界和心浊音界叩诊，当存在大量腹水时，患者肠鸣音常减弱；由于腹水渗出在腹腔（不是在肠腔内有积液及积气），因此不会出现振水音。肝硬化门脉高压引起腹壁静脉曲张时，说明已有侧支循环建立，此时患者门静脉血流可通过再通的脐静脉进入腹壁静脉，向上流入上腔静脉，向下流入下腔静脉。因此查体可出现**脐以上静脉血流向上**，**脐以下血流向下的体征**（A 对），故 142 题选 A，并在剑突下可闻静脉"营营"音（B 对），故 141 题选 B。

B1 型选择题（143～150 题）

143～144.【参考答案】EB

【解析】①**溃疡性结肠炎**的病变大多位于**直肠、乙状结肠**，导致多发前小溃疡，出现粘液脓血便（E 对），故本题选 E。②**Crohn 病**的病变大多位于**末段回肠**（B 对），故本题选 B。③肠结核的好发部位是**回盲部**。

145～146.【参考答案】DB

【解析】①**糖尿病肾病大量蛋白尿**患者应给予**血管紧张素转换酶抑制剂（ACEI）**类药物，其既可以减少尿蛋白,也不影响血糖(D 对),故本题选 D。②甲状旁腺素可升钙降磷,甲状旁腺功能亢进患者磷低,故而给予磷结合剂(B 对),故本题选 B。

147～148.【参考答案】DE

【解析】①患者目前出现心衰(血压 100/70mmHg),同时患者合并房颤,昭昭老师提示,心衰伴房颤首选洋地黄(D 对),故本题选 D。②二度Ⅰ型房室传导阻滞,患者目前心率较慢,只有 50 次/分,提高房式传导药物首选阿托品(E 对),故本题选 E。三度房室传导阻滞首选临时心脏起搏器植入;心绞痛首选硝酸甘油;室颤患者首选直流电复律。

149～150.【参考答案】BE

【解析】①子痫的治疗原则:控制抽搐,纠正缺氧和酸中毒,控制血压,抽搐控制后终止妊娠。抽搐控制后 2 小时即可考虑终止妊娠(B 对),故本题选 B。②胎心 116 次/分,羊水轻度胎粪污染,表明存在急性胎儿窘迫,且宫口开全,胎先露已达坐骨棘平面以下 3cm,吸氧同时尽快助产经阴道娩出胎儿(E 对),故本题选 E。

第二单元

A1 型选择题(1~60题)

1.【参考答案】B

【解析】①Na⁺ 通过钠离子通道的跨膜转运过程是经通道的易化扩散,属于被动转运。Na⁺ 经钠泵的转运过程属于主动转运。本题中,通过离子通道的转运过程是异化扩散(B 对),故本题选 B。②单纯扩散为大多数脂溶性物质和少数分子很小的水溶性物质的跨膜转运方式。出胞和入胞为大分子物质的跨膜转运方式。昭昭老师总结如下:

转运方式	常见物质	昭昭老师速记
单纯扩散	O_2、CO_2、N_2,类固醇激素、乙醇、水	所有的气体都是
经通道易化扩散	K^+、Na^+、Ca^{2+}	所有的离子都是
经载体易化扩散	葡萄糖,氨基酸	大分子营养物质
原发性主动转运	①钠-钾泵(Na^+-K^+-ATP 酶) ②钙泵(Ca^{2+}-ATP 酶)	各种泵
继发性主动转运	①小肠黏膜上皮吸收葡萄糖、氨基酸 ②近端肾小管上皮重吸收葡萄糖、氨基酸	记住这两个关键部位
出胞	①小肠黏膜杯状细胞分泌黏液 ②神经末梢释放神经递质,如神经末梢释放乙酰胆碱	记住神经末梢
入胞	巨噬细胞吞噬细菌、死亡细胞等	巨噬细胞吞噬

2.【参考答案】E

【解析】①丙酮酸氧化生成的乙酰 CoA 主要进入三羧酸循环被氧化,不会堆积而缩合生成酮体,②因为当乙酰 CoA 过多,不能进入三羧酸循环时,则丙酮酸将羧化生成草酰乙酸,后者则与乙酰 CoA 合成柠檬酸,起始三羧酸循环。③作为酮体合成原料的乙酰 CoA 来源于脂肪酸 β-氧化(E 错),故本题选 E。④其他四个备选答案均正确。

3.【参考答案】E

【解析】癌变波及上皮全层,但未突破基底膜侵及黏膜下层,最能体现原位癌的特征(E 对),故本题选 E。

4.【参考答案】B

【解析】①组织和细胞损伤后,周围细胞增殖、修复的过程是再生(B 对),故本题选 B。②一种成熟的细胞取代另外一种成熟的细胞称为化生。

5.【参考答案】B

【解析】①蛋白质的一级结构指的是氨基酸在多肽链中的排列顺序。②蛋白质分子的二级结构是指多肽链骨架中原子的局部空间排列,并不涉及侧链的构象。在所有已测定的蛋白质中均有二级结构的存在,主要形式包括 α 螺旋结构、β-折叠和 β-转角等(B 对),故本题选 B。③具有二级结构的一条多肽链,由于其序列上相隔较远的氨基酸残基侧链的相互作用,而进行范围广泛的盘曲与折叠,形成包括主、侧链在内的空间排列,这种在一条多肽链中所有原子在三维空间的整体排布称为三级结构。④一些分子量大的蛋白质三级结构常可分割成 1 个和数个区域,折叠得较为紧密,各行其功能,这种结构称为结构域。⑤许多有生物活性的蛋白质由两条或多条肽链构成,每条肽链被称为一个亚基。蛋白质由多个亚基构成的结构称为蛋白质的四级结构。昭昭老师总结如下:

	一级结构	二级结构	三级结构	四级结构
概　念	氨基酸排列顺序	某一段肽链的局部空间结构	整条肽链中所有原子在三维空间的排布位置	蛋白质分子中各亚基间的空间排布
形　式	肽链	α-螺旋、β-折叠、β-转角、无规卷曲	结构域、分子伴侣	亚基（组成四级结构的三级结构）
维系键	肽键	氢键	疏水键、盐键、氢键、范德华力等	氢键、离子键
昭昭老师速记	"一"个"太监(肽键)"	"2"个人很"轻贱(氢键)"	—	—

6.【参考答案】B

【解析】①通过下丘脑－腺垂体－肾上腺皮质轴参与的机体对有害刺激的反应称为应激(不选A)。②机体根据外环境情况而调整体内各部分活动关系的功能，称为适应性(不选C)。③在中枢神经系统参与下机体或机体的一部分对内外环境的刺激所做的有规律应答称为反射(不选D)。④细胞外液称为机体的内环境，需要维持相对稳定状态，即稳态(不选E)。⑤兴奋性是指机体或组织细胞对刺激发生反应的能力(B对)，故本题选B。

7.【参考答案】C

【解析】病毒性肝炎的基本病变是以肝细胞的变性坏死为主，同时伴有不同程度的炎症细胞浸润，间质反应性增生和肝细胞再生(C错)，故本题选C。

8.【参考答案】E

【解析】①组胺不具有阳性趋化作用，组胺的作用是导致血管扩张(E错)，故本题选E。其余四种关于炎症介质描述是正确的。②昭昭老师将其他的炎症介质特点总结如下：

炎症介质	功　能	昭昭老师速记
组胺、缓激肽、5－HT	血管扩张	"组"织"激"进部队"扩张"领地
组胺、缓激肽、C3a、C5a、P物质	血管通透性升高	35岁"太太"放的"P""通透性"很高
缓激肽、前列腺素E2(PGE₂)	疼痛	"太太"丢了"2块钱"很心"疼"
IL-1、IL-8、C5a、TNF、白细胞三烯B₄	趋化作用	"18"大的"5"年规划，很有"驱动"性
IL-1、IL-6、TNF	发热	"周一"到"周六"天气"热"
氧自由基、溶酶体酶、NO	组织损伤	"自由""溶解""损伤组织"

9.【参考答案】D

【解析】糖皮质激素的作用：①可抑制外周组织摄取和利用葡萄糖，加速肝糖异生；②可刺激骨髓造血，使红细胞和血小板增多，淋巴细胞降低；③可促进脂肪分解，抑制脂肪合成；④可加速肝内蛋白质合成，促进肝外(肌肉)组织蛋白质分解(D对)，故本题选D；⑤参与应激，提高机体抗伤害刺激的能力。

10.【参考答案】B

【解析】①剧烈运动时，肌糖原酵解产生大量乳酸，部分乳酸由尿排出，大部分乳酸经血液运至肝，通过糖异生作用生成肝糖原和葡萄糖(B错)，故本题选B。②肝脏将葡萄糖释放入血，葡萄糖又可被肌肉摄取利用，这样就构成了乳酸循环。

11.【参考答案】B

【解析】①异烟肼能够引起周围神经炎(B对)，故本题选B。②昭昭老师对结核药物的副作用的特点总结如下：

药　物	简　写	昭昭老师速记	并发症	昭昭老师速记
异烟肼	INH,H	"H"像"烟"筒	周围神经炎	"一(异)""周"
利福平	RFP,R	三十而立(R利)	肝毒性	立竿见影(利肝)
比嗪酰胺	PZA,Z	擒贼(嗪Z)	高尿酸血症	"比"赛谁"尿"的高
乙胺丁醇	EMB,E	E=乙	视神经炎	喝点"醇""视力"受损
链霉素	SM,S	"链"子像"S"型	耳毒性、肾毒性	学英语,先"练耳"朵

12.【参考答案】E

【解析】恶性程度最高,预后程度最差的乳腺癌是炎性乳癌(E对),故本题选E。

13.【参考答案】D

【解析】①呼吸衰竭的分型和诊断如下。②PaO_2 为 50mmHg<60mmHg,$PaCO_2$ 为 40mmHg 正常,诊断为Ⅰ型呼吸衰竭(D对),故本题选D。(昭昭老师速记:1型1个指标,2型2个指标)

	Ⅰ型呼吸衰竭	Ⅱ型呼吸衰竭
定　义	$PaO_2<60mmHg$	$PaO_2<60mmHg$,$PaCO_2>50mmHg$
机　制	弥散功能损害	肺泡通气功能障碍
病　因	严重肺部感染性、ARDS、肺栓塞	COPD、呼吸肌功能障碍

14.【参考答案】D

【解析】本题考查青霉素G的抗菌谱,铜绿假单胞菌对庆大霉素较为敏感,青霉素对其无效(D对),故本题选D。

15.【参考答案】B

【解析】①由于磺酰脲类药物的降糖机制主要是促进胰岛残存的B细胞释放胰岛素,因此其降糖作用的前提是胰岛B细胞功能尚存,至少要有1/3以上的B细胞残存,磺酰脲类才能发挥降血糖作用(B对),故本题选B。②其余四项属于胰岛素治疗的适应证。

16.【参考答案】B

【解析】①β受体阻断剂作用在支气管的β受体,导致支气管痉挛收缩,可诱发或加重哮喘发作(B对),故本题选B。②β受体阻断药可使心率减慢、心排量减少。

17.【参考答案】B

【解析】①同侧手术人员换位,一人应先退一步,首先转身90°,然后平移换位,如果直接平移换位可能会导致术者的无菌区域污染(B错),故本题选B。②其余选项中关于手术无菌原则的描述都是正确的。

18.【参考答案】E

【解析】①小细胞低色素贫血包括缺铁性贫血、慢性失血性贫血、海洋性贫血,铁粒幼细胞性贫血等(E错),故本题选E。昭昭老师速记:"小""铁"船在"海洋"里面"慢慢"滑。②常考点知识点拓展,昭昭老师将几种常见的细胞色素贫血的特点总结如下:

类　型	MCV(fL)	MCH(pg)	MCHC(%)
大细胞性贫血(巨幼细胞贫血) (昭昭老师速记:看见>100的就是巨细胞)	>100	26~32	32~35
正细胞性贫血 (再生障碍性贫血、急性失血性贫血)	80~100	26~32	32~35
小细胞性贫血(慢性病性贫血)	<80	<26	32~35
小细胞低色素性贫血 (缺铁性贫血、铁粒幼细胞贫血、海洋性贫血) (昭昭老师速记:看见<80的就是小细胞贫血,速记:"小""铁"船在"海洋"里"慢"慢滑)	<80	<26	<32

19.【参考答案】A

【解析】①在选项中限定了栓塞的性质是血栓栓塞，那么引起脑动脉栓塞的血栓栓子只能来自左心或主动脉。因此来自左心房附壁血栓是正确的（A对），故本题选A。②来自右心房、右心室和下肢股静脉的血栓栓子仅能引起肺动脉血栓栓塞。③而来自门静脉的栓子则在肝内门静脉引起栓塞。

20.【参考答案】B

【解析】①血清铁就是指在血液中与转铁蛋白结合了的那些铁，是和转铁蛋白结合形成的复合物。②总铁结合力是指血清中转铁蛋白与铁结合的总量，实际反映转铁蛋白的水平，由于血清铁降低，故而转铁蛋白增多（B对），故本题选B；③转铁蛋白饱和度指血清铁与转铁蛋白结合能力的比值，即血清铁除以总铁结合力的百分比。

21.【参考答案】C

【解析】中枢性瘫又称硬瘫，表现为肌张力增高、腱反射亢进、有病理反射、无肌肉萎缩；其余选项皆为周围性瘫即软瘫表现（A、B、D、E错，C对），故本题选C。

22.【参考答案】B

【解析】①慢性阻塞性肺疾病，因为小气道不可逆阻塞，其体征包括呼吸音减弱（不选A）、呼气相延长（不选E）、肺充气变大导致桶状胸（不选D）、心音遥远（不选C）。②支气管呼吸音属于大叶性肺炎的体征（B错），故本题选B。

23.【参考答案】B

【解析】①DNA分子中所含的碱基是G、A、C、T（B对），故本题选B。②RNA分子中所含的碱基是G、U、C、T。

24.【参考答案】E

【解析】①风湿痛既可为浆液性渗出，又可为纤维素性渗出。②风湿性关节炎是浆液性渗出，故易吸收，不遗留关节畸形（E错），故本题选E。③风湿性关节炎是浆液性渗出＋纤维素性渗出，渗出物可完全吸收，不遗留关节畸形。④类风湿关节炎呈纤维素性渗出，不易吸收，容易遗留关节畸形。

25.【参考答案】D

【解析】①系统性红斑狼疮中具有该病标记性意义的抗体是抗Sm抗体（D对），故本题选D。②关于其余几个选型抗体的意义，昭昭老师总结如下：

抗 体	意 义	昭昭老师速记
抗核抗体（ANA）	筛查	"筛""核"桃
抗双链DNA（dsDNA）抗体	①与病情活动有关 ②与狼疮肾损害相关	"活""D""肾""D"
抗Sm抗体	诊断SLE最有价值的抗体	格乌"特"斯（S）
抗RNP抗体	与SLE的雷诺现象和肌炎相关	雷R肌R（雷阿肌阿）
抗SSA抗体	与SLE/继发干燥综合征有关	北方天气"干""S"了
抗SSB抗体	与继发干燥综合征有关	北方天气"干""S"了
抗rRNP抗体	神经性狼疮	神啊（r）
抗磷脂抗体	抗心磷脂抗体、狼疮抗凝物、抗β₂－糖蛋白I	—
皮肤狼疮带试验	确诊	活检是疾病确诊的金标准

26.【参考答案】D

【解析】主要用于预防Ⅰ型变态反应所致哮喘的药物是色甘酸钠（D对），故本题选D。（昭昭老师速记："防""色"狼）

27.【参考答案】B

【解析】阿托品可提高房室传导，可用于治疗强心苷中毒引起的房室传导阻滞或窦性心动过缓（B对），故本题选B。

28.【参考答案】E

【解析】维生素 K 临床用途为治疗凝血因子Ⅱ、Ⅶ、Ⅸ、Ⅹ缺乏（不选 A）、早产儿和新生儿（不选 B）、阻塞性黄疸（不选 C）及水杨酸类药物过量（不选 D）等原因所致的出血，上述因素均与维生素 K 缺乏有关，但对低纤维蛋白所致出血是没有疗效的（E 错），故本题选 E。

29.【参考答案】B

【解析】①创伤时机体对糖的利用率下降，容易发生高血糖、糖尿（B 对），故本题选 B。②蛋白质分解增加，尿氮排出增加，出现负氮平衡（不选 C）。③糖异生过程活跃，脂肪分解明显增加（不选 E）。

30.【参考答案】D

【解析】①急性黄疸型肝炎——点状坏死；亚急性重型肝炎、急性重型肝炎——大片状坏死。②桥接坏死是慢性肝炎的特征；慢性持续性肝炎——可见点状坏死，炎细胞浸润比较明显。③慢性活动性肝炎——肝细胞变性、坏死严重，可见明显碎片状坏死和桥接坏死（D 对），故本题选 D。昭昭老师总结如下：

坏死类型	概　念	肝炎类型	昭昭老师速记
嗜酸性坏死	就是细胞凋亡，是最小范围的坏死	普通型肝炎	"酸""痛"
点状坏死	仅累及几个肝细胞，散在的灶性坏死	普通型肝炎	"普通""点"
溶解性坏死	最常见的坏死类型	重型肝炎	重的都溶解了
碎片坏死	带状坏死	慢性肝炎	慢点别碰碎了
桥接坏死	为肝细胞带状坏死的融合	中重度慢性肝炎	过桥慢点
大片坏死	桥接坏死融合成片	重型肝炎	重大事件

31.【参考答案】C

【解析】口服药物在吸收过程中受到胃肠道或肝脏药物代谢酶的灭活代谢，导致进入体循环的活性药量减少，这种现象称为首关消除（C 对），故本题选 C。

32.【参考答案】B

【解析】鸟嘌呤与胞嘧啶之间的联系是由三对氢键形成的而非两对氢键（B 错），故本题选 B。其余的关于核酸的描述是正确的。

33.【参考答案】B

【解析】慢性阻塞性肺疾病的慢性气道炎症最主要的效应细胞是中性粒细胞（B 对），故本题选 B。

34.【参考答案】B

【解析】①如果肾小球病变较轻微，大分子量的蛋白质还是难以通过，尿中出现的蛋白以中分子量蛋白为主，大分子量蛋白含量很少，称为选择性蛋白尿，如白蛋白、α_1 球蛋白、转铁蛋白及 γ 球蛋白（B 对），故本题选 B。②关于各种蛋白尿，昭昭老师总结如下：

蛋白尿	概　念	昭昭老师速记
生理性蛋白尿	功能性蛋白尿和体位性蛋白尿	生理功能、生理体位
肾小球性蛋白尿	选择性蛋白尿：电荷屏障受损，以白蛋白为主	"选择""电"大肤色"白"美女
	非选择性蛋白尿：分子屏障受损，以大分子蛋白为主	"非"要"大"的
肾小管性蛋白尿	小分子量蛋白：β_2 微球蛋白为主、溶菌酶等，重吸收障碍	店小"2""管"店
溢出性蛋白尿	多发性骨髓瘤轻链蛋白（本一周蛋白），及血红蛋白、肌红蛋白等异常增多，超出了肾小管的重吸收能力	"本周"要"出"去等山"峰"
分泌性蛋白尿	髓袢升支后段及药物刺激时，分泌黏蛋白（T-H 蛋白）增多	"分泌""黏蛋白"
组织性蛋白尿	组织遭受破坏后可以释放胞质中各种酶及蛋白质，若分子量较小，肾小球滤液中浓度超过肾小管重吸收阈值，则可自尿中排出	"组织""酶"和"蛋白质"开会

35.【参考答案】C

【解析】①RNA 主要有 mRNA、tRNA 和 rRNA 等。②mRNA 分子中含有遗传密码,作为蛋白质合成的模板;tRNA 作为氨基酸转运载体;rRNA 参与组成核糖体而作为蛋白质合成场所。③hnRNA 存在于核内,是 mRNA 的前体,而 mRNA、tRNA 和 rRNA 等主要存在于细胞浆中(C 错),故本题选 C。

36.【参考答案】E

　　【解析】支气管哮喘是多种炎性细胞参与的气道慢性炎症,临床表现为反复发作性的喘息、呼气性呼吸困难等症状,多数患者可自行或经治疗后缓解(E 对),故本题选 E。

37.【参考答案】C

　　【解析】临床上也有以反复咯血为唯一症状的"干性支气管扩张",其病变多位于引流良好的上叶支气管(C 对),故本题选 C。

38.【参考答案】A

　　【解析】①孕激素的主要生理作用是为胚泡着床做好准备,并为妊娠的维持提供适宜环境。②孕激素能使增生期子宫内膜进一步增厚,进入分泌期(A 对),故本题选 A。③并能降低子宫平滑肌的兴奋性(B 错),降低子宫对缩宫素的敏感性(C 错),抑制输卵管蠕动(D 错),抑制母体对胚胎的免疫排斥反应,总之是起到安宫保胎的作用。④备选答案中除促进子宫内膜腺体分泌属于孕激素特有的作用外,其他各项都是雌激素的生理作用,而促进子宫内膜增生则是雌、孕激素共有的生理作用。

39.【参考答案】C

　　【解析】①吗啡的呼吸抑制作用较哌替啶弱(C 错),故本题选 C。②其余四项关于吗啡与哌替啶比较是正确的。

40.【参考答案】C

　　【解析】代谢性酸中毒常伴有高血钾是由于肾小管 K^+-Na^+ 交换减弱,导致钾离子蓄积,导致高钾血症(C 对),故本题选 C。

41.【参考答案】C

　　【解析】叶酸和维生素 B_{12} 缺乏导致巨幼红细胞贫血,故叶酸可治疗巨幼红细胞贫血(C 对),故本题选 C。

42.【参考答案】B

　　【解析】①条件反射是指通过后天学习和训练而形成的反射,其中枢部位在大脑皮层。"叩击股四头肌肌腱引起小腿前伸"(膝反射)的反射中枢位于腰髓 2～4,不在大脑皮层,因此不属于条件反射。②条件反射的建立要求在时间上把某一无关刺激与非条件刺激结合多次,因此只有多次闻到食物香味,才能形成分泌唾液的条件反射(B 对),故本题选 B。③咀嚼、吞咽食物引起胃酸分泌,无需反复训练才能建立,这是非条件反射。④强光刺激视网膜引起瞳孔缩小、异物接触角膜引起眼睑闭合,都是正常的神经反射,属于非条件反射。

43.【参考答案】E

　　【解析】①促胃液素是胃窦部 G 细胞分泌的一种肽类激素,能促进胃酸和胃蛋白酶原的分泌。促胃液素能促进胃体和胃窦的收缩,有利于增加胃内压。②在胃肠激素中,促胃液素、促胰液素、缩胆囊素和抑胃肽等,均可促进胰岛素的分泌。③促胃液素能刺激胃泌酸腺区黏膜和十二指肠黏膜 DNA、RNA 和蛋白质的合成从而促进消化道黏膜生长。④促胃液素通过促进胃酸分泌,引起促胰液素释放,进而促进胰液分泌。⑤胰岛素和甲状腺激素能促进胆固醇合成,胰高血糖素和皮质醇能抑制胆固醇合成,但促胃液素对胆固醇的合成影响不大(E 对),故本题选 E。

44.【参考答案】A

　　【解析】地西泮具有抗焦虑、镇静、催眠、抗惊厥和中枢性肌肉松弛作用等,由于此药安全范围大,作用快而确实,是目前治疗癫痫持续状态的首选药(A 对),故本题选 A。

45.【参考答案】D

　　【解析】①慢性肺淤血时,由于肺泡壁纤维化,质地变硬,肉眼呈棕褐色,称为肺褐色硬化。②慢性肺淤血时,肺泡毛细血管壁通透性增高,大量红细胞漏出,被巨噬细胞吞噬后释放出含铁血黄素,在巨噬细胞内出现棕黄色含铁血黄素颗粒。这种细胞常在左心衰竭等情况下出现,称为心衰细胞(D 对),故本题选 D。

46.【参考答案】B

【解析】①心室肌细胞在一次兴奋过程中兴奋性的周期性变化为：有效不应期（绝对不应期＋局部反应期）→相对不应期→超常期。②心肌细胞兴奋性变化的特点是有效不应期特别长，这是使心肌不会产生强直收缩的原因（B 对），故本题选 B。

47.【参考答案】B

【解析】①抗利尿激素的生理作用是促进肾远曲小管和集合管对水的重吸收，使尿量减少，有利于留住细胞外液中的水分。②循环血量减少、血浆晶体渗透压增高和动脉血压降低时，均可引起抗利尿激素的分泌，通过抗利尿激素的上述作用以利于维持循环血量、血浆晶体渗透压和动脉血压的相对稳定。③抗利尿激素也是应激激素之一，因此在疼痛刺激时也将分泌增多。④但在这些因素中以对血浆晶体渗透压增高的刺激最为重要。胶体渗透压增高与 ADH 的分泌无直接关系（B 对），所以正确答案是 B。

48.【参考答案】E

【解析】①遗忘综合征系一种选择性或局灶性认知功能障碍，患者意识清晰，智能相对完好。②突出的临床表现为近事记忆障碍和言谈虚构倾向。③患者对新近发生的事情，特别是新近接触过的人名、地名和数字，最易遗忘（E 对），故本题选 E。

49.【参考答案】E

【解析】功能复位的标准：①旋转移位、分离移位必须完全矫正（E 对），故本题选 E。②缩短移位：在成人下肢骨折不超过 1cm；儿童无骨骺损伤者下肢短缩不超过 2cm（D 错）。③成角移位：下肢侧方成角移位，与关节活动方向垂直，必须完全矫正，否则易引起创伤性关节炎（B 错）；轻微向前或向后成角，与关节活动方向一致，日后可在骨痂改造期内自行矫正；上肢肱骨干稍有畸形对功能影响不大，前臂双骨折要求对位对线均好，否则影响旋转功能（C 错）。④长骨干横形骨折：骨折端对位至少达 1/3，干骺端骨折至少应对位 3/4（A 错）。

50.【参考答案】D

【解析】直接血红素水溶性大，故可通过尿液排出（D 错），故本题选 D。其余的四种关于直接胆红素的说法是正确的。

51.【参考答案】C

【解析】①由于肾上腺素对 α 受体和 β 受体均有强大的激动作用，当其激动血管平滑肌上 α 受体时，引起血管收缩，血压升高，当升压作用消失后，由于 β_2 受体激动，血管舒张作用显现出来，表现为血压下降。②由于酚妥拉明能选择性阻断 α 受体，可取消肾上腺素的升压作用，但对氏受体激动所导致的降压作用无影响，所以可使肾上腺素的升压作用翻转。③而其他 4 种药物均无 α 受体阻断作用（C 对），故本题选 C。

52.【参考答案】C

【解析】弥漫性膜性增生性肾小球肾炎患者系膜细胞增生和系膜基质增多，基底膜弥漫增厚，增生的系膜细胞和基质插入基底膜呈双线或双轨状（C 对），故本题选 C。

53.【参考答案】D

【解析】①防止间日疟复发和传播的药物是伯氨喹（D 对），故本题选 D。②昭昭老师将疟疾的药物治疗总结如下：

药　物	特　点	昭昭老师速记
氯喹	最常用和最有效	"最常见"的颜色是"绿"色
伯氨喹	控制复发	"伯""父"
乙胺嘧啶	用于预防	"预""乙"＝"寓意"深刻
青蒿素	同时杀死细胞内外疟原虫	家里"内外"都是"青"草

54.【参考答案】B

【解析】①骨母细胞瘤、软骨母细胞瘤、肌母细胞瘤属于良性肿瘤（B对），故本题选B。②昭昭老师将常见的良性和恶性肿瘤总结如下：

	良性肿瘤	恶性肿瘤	昭昭老师速记
母细胞瘤	骨母细胞瘤、软骨母细胞瘤、肌母细胞瘤	肾母细胞瘤、神经母细胞瘤、髓母细胞瘤、视网膜母细胞瘤、肝母细胞瘤	跟"骨科"相关的都是良性的，其余的都是恶性的
神经鞘瘤	神经鞘瘤	恶性神经鞘瘤	加恶的就是恶性
间皮瘤	良性间皮瘤	恶性间皮瘤	加恶的就是恶性
畸胎瘤	成熟畸胎瘤	恶性（不成熟）畸胎瘤	不成熟的是恶性的
其他	①葡萄胎 ②血管瘤 ②淋巴管瘤 ③骨瘤、骨样骨瘤、骨软骨瘤、软骨瘤	①白血病 ②精原细胞瘤、黑色素瘤、骨髓瘤、无性细胞瘤、淋巴瘤、绿色瘤、脊索瘤、尤文氏（肉）瘤 ③Bowen病	"葡萄""淋"里的"管"道

55.【参考答案】D

【解析】①HMG—CoA还原酶为胆固醇合成的限速酶（D对），故本题选D。②胆固醇7α-羟化酶为胆汁酸合成的限速酶。

56.【参考答案】E

【解析】①每分钟吸入或呼出的气体总量称为肺通气量；肺泡通气量是指每分钟吸入肺泡的新鲜空气量，它等于潮气量和无效腔气量之差与呼吸频率的乘积。②由于无效腔的存在，每次吸入的新鲜空气不能都到达肺泡与血液进行气体交换。因此，为了计算真正有效的气体交换量，应去除无效腔气量，所以应以肺泡通气量为准（E对），故本题选E。③肺总量是指肺所能容纳的最大气体量；答案A和B与如何较好地评价肺通气功能有关，均非正确答案。

57.【参考答案】E

【解析】①酶原无活化中心或活性中心未暴露，只有酶原被激活后才有能起催化作用的活性中心。②酶的必需基团在一级结构上可能相距很远，但在空间结构上彼此靠近，组成具有特定空间结构的区域，能和底物特异结合并将底物转化为产物，这一区域称为酶的活性中心。③必需基团既可存在于活性中心内，也可存在活性中心外。④酶的活性中心多为氨基酸残基的疏水基团组成。⑤酶的活性中心含有必需基团，必需基团分为结合基团和催化基团两类（E对），故本题选E。

58.【参考答案】E

【解析】有感染高危因素为金黄色葡萄球菌、铜绿假单胞菌、肠杆菌属、肺炎克雷白杆菌等，排在首位的是金黄色葡萄球菌（E对），故本题选E。

59.【参考答案】A

【解析】①胆红素主要源于衰老红细胞内血红素的降解。②胆红素在血液中主要与白蛋白结合而运输，此称游离胆红素，具有脂溶性、不能透过肾小球、有毒性、与重氮试剂呈间接反应等特点（A对），故本题选A。③游离胆红素可自由通透血窦面的肝细胞膜而被摄取。在肝细胞胞浆，胆红素与Y蛋白或Z蛋白（Y蛋白为主）结合并转运至内质网，在此被结合转化成葡糖醛酸胆红素，此称结合胆红素，具有水溶性、能透过肾小球、无毒性、与重氮试剂呈直接反应等特点。④在血浆中存在的球蛋白、载脂蛋白和运铁蛋白都不能与胆红素结合。

60.【参考答案】B

【解析】①非霍奇金淋巴瘤化疗首选的方案是CHOP方案（B对），故本题选B。②霍奇金淋巴瘤首选治疗是MOPP方案；急性淋巴细胞白血病首选的化疗方案是VDP方案；多发性骨髓瘤首选的化疗方案是MP方案。

A2 型选择题(61～111 题)

61.【参考答案】E

【解析】心肌损伤标记物升高是心肌梗死的典型特点(E 对),故本题选 E。

62.【参考答案】D

【解析】①主动脉瓣区收缩期喷射样杂音,杂音先增强后减弱,向颈部传导,杂音的响度随心排出量的大小而异。当心率增加或心排出量减少时,杂音减轻,吸入亚硝酸异戊酯和期外收缩后杂音增强(D 对),故本题选 D。②主动脉瓣狭窄患者的收缩期杂音通常在主动脉瓣区听诊最清楚,老年患者的杂音也可能在心尖部最清楚。③左心室收缩压极度升高时,偶可引起二尖瓣关闭不全,产生相应杂音。④窦性心律的主动脉瓣狭窄患者有较大跨瓣压力阶差时,心尖部可闻及收缩期 S2 消失或轻度分裂。

63.【参考答案】E

【解析】①慢性期:病情稳定。②加速期:发热,体重下降,脾进行性肿大,逐渐出现贫血和出血。慢性期有效的药物失效。嗜碱性粒细胞增高＞20%,血或骨髓细胞中原始细胞＞10%而未达到急变期标准。除 Ph 染色体又出现其他染色体异常(E 对),故本题选 E。③急变期:临床表现同急性白血病。骨髓中原始细胞或原淋＋幼淋＞20%,一般为 30%～80%;外周血中原粒＋早幼粒＞30%,骨髓中原粒＋早幼粒＞50%;出现髓外原始细胞浸润。④慢粒急变多数为急粒变,也可转为急淋,少数转为 M₄、M₅、M₆、M₇。

64.【参考答案】C

【解析】①4 个月来一直腹胀,低热,盗汗,可初步诊断患有结核。②全腹压痛,右上腹可触及不易推动的肿块,边界不清,近 3 天频繁呕吐,符合肠梗阻的诊断(C 对),故本题选 C。

65.【参考答案】C

【解析】①费尔蒂(Felty)综合征首先由 Felty(1924)报道,其特点为类风湿关节炎合并脾肿大和白细胞减少,与普通型类风湿关节炎不同(C 对),故本题选 C。②Hanrakar 等(1932)把具有类风湿关节炎脾肿大和白细胞减少三个主症的疾病称为费尔蒂综合征。

66.【参考答案】E

【解析】急性一氧化碳中毒的临床表现为口唇呈樱桃红色(E 对),故本题选 E。

67.【参考答案】A

【解析】结核性腹膜炎:①腹痛早期腹痛不明显,以后可出现持续性钝痛或隐痛,也可以始终没有腹痛,疼痛多位于脐周、下腹,有时在全腹。②全身症状结核毒血症常见,主要是发热与盗汗。③腹部触诊腹壁柔韧感是腹膜遭受轻度刺激或有慢性炎症的一种表现,是结核性腹膜炎的常见体征(A 对),故本题选 A。④腹水常有腹胀感,可由结核病毒血症或腹膜炎伴有肠功能紊乱引起,不一定有腹水。⑤腹部肿块多见于粘连型或干酪型,常位于脐周,也可位于其他部位。(昭昭老师提示:看见腹壁柔韧感就是结核性腹膜炎)

68.【参考答案】D

【解析】患者有风湿性心脏病史,而且突然发病,首先考虑脑栓塞(D 对),故本题选 D。

69.【参考答案】C

【解析】①细菌性肝脓肿起病较急,主要症状是寒战、高热、肝区疼痛和肝大,伴有恶心、呕吐、食欲不振和周身乏力(C 对),故本题选 C。②巨大的肝脓肿可使右季肋呈饱满状态,局部皮肤可出现凹陷性水肿。③实验室检查白细胞计数增高,明显左移。B 型超声波检查可明确其部位和大小,为首选的检查方法。④X 线胸腹部检查:右叶脓肿可使右膈肌升高;肝阴影增大;有时可出现右侧反应性胸膜炎或胸腔积液。左叶脓肿,X 线钡餐检查有时可见胃小弯受压、推移现象。必要时可做 CT 检查。

70.【参考答案】C

【解析】①重度脱水:失水量为体重的 10% 以上(100～120mL/kg)。②精神极度萎靡,表情淡漠,口唇黏膜极度干燥,眼窝和前囟深凹,哭时无泪,皮肤弹性极差,尿量极少或无尿,休克症状。③患儿腹泻丢失大量消化液,引起低钾血症。休克时有代谢性酸中毒(C 对),故本题选 C。

71.【参考答案】D

【解析】①腹部揉面感是结核性腹膜炎的典型表现。患者低热、腹胀、腹痛,腹部弥漫性压痛,腹水征阳性,应考虑结核性腹膜炎。在所给的 5 个选项中,只有腹腔穿刺液检查可确诊本病(D 对),故本题选 D,若腹水培养发现结核杆菌即可确诊,但阳性率很低。②结核菌素试验阳性只能说明患者曾受结核杆菌感染,并不能确诊结核性腹膜炎。血清结核抗体阳性说明患者曾受结核杆菌感染,且已产生抗体,但也不能确诊结核病。血沉是反映结核病是否处于活动期的指标,不能确诊结核性腹膜炎。血常规检查无特异性。

72.【参考答案】E
【解析】腰痛是大多数本症患者最先出现的症状,发生率约为91%(E对),故本题选E。

73.【参考答案】E
【解析】糖皮质激素应用视病情及初治或复治者决定足量用药时间,一般为6~8周(短期治疗有效者,亦应坚持此期限),必要时可延长到12周。对于激素依赖和激素无效的患者可以加用或改用其他免疫抑制药物以提高疗效(E对),故本题选E。

74.【参考答案】C
【解析】①急进性高血压:少数患者病情急骤发展,舒张压持续多≥130mmHg。②并有头痛、视力模糊、眼底出血、渗出和乳头水肿,肾损害突出,持续蛋白尿、血尿与管型尿。③病情进展迅速,如不及时有效降压治疗,预后很差,常死于肾衰竭、脑卒中或心力衰竭(C对),故本题选C。

75.【参考答案】E
【解析】①患者Hb80g/L,应诊断为中度贫血。患者红细胞平均体积(MCV)>100fL,红细胞平均血红蛋白含量(MCH)>34pg,红细胞平均血红蛋白浓度(MCHC)32%~35%之间,应诊断为大细胞性贫血。大细胞性贫血临床上以维生素B_{12}、叶酸缺乏所致的巨幼细胞贫血最多见。为明确诊断,首选的检查是血清叶酸、维生素B_{12}测定(E对),故本题选E。②尿Rous试验主要用于鉴别真性血尿和含铁血黄素尿。粪隐血试验主要用于诊断便血。血清铁、铁蛋白测定主要用于诊断缺铁性贫血。Coombs试验主要用于诊断温抗体型自身免疫性溶血性贫血。

76.【参考答案】C
【解析】出血为主+三系细胞中以血小板减少为主=特发性血小板减少性紫癜(C对),故本题选C。

77.【参考答案】B
【解析】肾活检是最有意义的诊断方法,可诊断疾病的病理类型,更有利于针对性治疗(B对),故本题选B。

78.【参考答案】C
【解析】①上尿路结石常表现为阵发性腰部或上腹部剧痛,并沿输尿管行径放射至同侧腹股沟。由于输尿管与肠管有共同的神经支配,故可导致恶心呕吐。根据题干,本例应诊断为上尿路结石(C对),故本题选C。②胆石病常表现为脂肪餐后右上腹痛,黄疸,寒战高热。急性胆囊炎常表现为脂肪餐后右上腹绞痛,Murphy征阳性。急性阑尾炎常表现为转移性右下腹疼痛。急性肾盂肾炎常表现为尿频尿急尿痛,发热,肾区叩痛。

79.【参考答案】E
【解析】①乳头肌功能失调或断裂:发生率高达50%。②二尖瓣乳头肌因缺血、坏死等使收缩功能发生障碍,造成不同程度的二尖瓣脱垂并关闭不全,心尖区出现收缩中晚期喀喇音和吹风样收缩期杂音;第一心音可不减弱或增强。③可突然出现心功能不全、急性肺水肿或心源性休克,轻症者,可以恢复,其杂音可消失。④断裂多发生在二尖瓣后乳头肌,见于下壁心肌梗死,心力衰竭明显,可迅速发生肺水肿,在数日内死亡(E对),故本题选E。

80.【参考答案】B
【解析】①心界向两侧扩大是诊断扩张型心肌病较有价值的体征。扩张型心肌病患者可有心尖部杂音,颈静脉怒张,肝脏肿大,水肿等体征;若合并急性左心衰,则可闻及两肺湿啰音。本例腹胀,下肢水肿,颈静脉怒张,双肺湿啰音,心界向两侧扩大,应诊断为扩张型心肌病(B对),故本题选B。②冠心病常表现为阵发性胸痛,无心界扩大,无双肺湿啰音,故不选A。肥厚型心肌病常于胸骨左缘3~4肋闻及收缩期杂音。风湿性心脏病多幼年发病,有相应瓣膜受损的表现。缩窄性心包炎常有心尖搏动减弱,心浊音界不大,心音遥远,通常无杂音,故不选E。

81.【参考答案】B
【解析】患者腰痛,阴道流血多于平时,而且宫口有阻塞,立即进行手术(B对),故本题选B。

82.【参考答案】A
【解析】①初孕妇+宫口闭+子宫大小与孕周相符=先兆流产(A对),故本题选A。②稽留流产因为胎儿已经停止生长发育,故胎儿大小明显小于孕周(不选 B)。③难免流产的患者宫口开＋子宫大小与孕周相符或略小(不选 C)。④不全流产的患者宫口开＋子宫大小明显小于孕周,容易并发感染(不选 C)。⑤早期流产主要是指妊娠 12 周以前发生的流产,该孕妇妊娠已经 14 周,故不考虑(不选 E)。

83.【参考答案】C

【解析】①局部切除术适用于瘤体小、分化程度高、局限于黏膜或黏膜下层的直肠癌。手术方式主要有:经肛局部切除术、骶后路局部切除术。②腹会阴联合直肠癌根治术(Miles 手术)原则上适用于腹膜反折以下的直肠癌(C 对),故本题选 C。③经腹腔直肠癌切除术(Dixon 手术)又称直肠前切除术。适用于肿瘤下缘距齿状线 5cm 以上的直肠癌。原则上是以根治性切除为前提,要求远端切缘距癌肿下缘 2cm 以上。④经腹直肠癌切除、近端造口、远端封闭手术(Hartmann 手术)适用于全身情况差,不能耐受 Miles 手术或急性梗阻不宜行 Dixon 手术的直肠癌患者。

84.【参考答案】E

【解析】慢性硬膜下血肿:①常有头部轻伤或被忽略的受伤史,症状常在伤后 3 周以上出现。②慢性颅内增高症状如头痛、呕吐和视神经乳头水肿,婴幼儿出现惊厥、呕吐、前囟膨隆和头围增大,至晚期可出现脑疝。部分病人以精神症状较为突出或以局灶性脑症状为主。③头部 X 线摄片多显示慢性颅内压增高表现,少数可见血肿钙化征象。幕上血肿者,超声波检查中线波向对侧移位。脑血管造影、头部 CT 或核磁共振检查可显示新月状低密度(E 对),故本题选 E。

85.【参考答案】B

【解析】扩张型心肌病临床表现:①起病缓慢,多在临床症状明显才就诊,如有气急,甚至端坐呼吸、水肿和肝大等充血性心力衰竭的症状和体征时,才被诊断。②部分患者可发生栓塞或猝死。③主要体征为心脏扩大,有奔马律,常合并各种类型的心律失常(B 对),故本题选 B。

86.【参考答案】B

【解析】①支气管哮喘病人突发胸痛、呼吸困难,应考虑哮喘并发自发性气胸,此为哮喘的常见并发症(B 对),故本题选 B。②支气管哮喘急性发作时,用氨茶碱、甲泼尼龙治疗后常可缓解,甲泼尼龙为治疗支气管哮喘效果最好的药物。③支气管哮喘继发感染不会突然出现胸痛。心力衰竭不会突发胸痛,且使用氨茶碱可缓解心源性哮喘的症状。肺不张不会出现胸痛,症状也不会突然出现。

87.【参考答案】E

【解析】患者有结核的症状,而且痰涂片抗酸试验阳性,可初步诊断为结核(E 对),故本题选 E。

88.【参考答案】D

【解析】①门窗紧闭、煤炉取暖、浴室洗澡后出现昏迷,首先应考虑急性 CO 中毒,急救时首先应将患者撤离现场,转移到空气清新的地方,停止 CO 继续吸入(D 对),故本题选 D。②撤离现场后,应保持呼吸道通畅、吸入高浓度氧。口对口人工呼吸、给予呼吸兴奋剂为呼吸骤停的急救措施。

89.【参考答案】A

【解析】①患者左股骨干骨折第 2 天,突发胸痛、咳嗽、低氧血症,应考虑脂肪栓塞综合征(A 对),故本题选 A。②急性呼吸窘迫综合征常发生于严重创伤后,早期主要表现为低氧血症进行性加重,不能为一般吸氧所缓解。肺血栓栓塞常表现为胸痛、呼吸困难、咯血三联征,但多于卧床 1 周后下床活动时突然发生。胸膜炎与题干所述病史无关。肺不张肺部检查常有阳性发现。

90.【参考答案】B

【解析】①患者有胃溃疡病史,饱餐后突发上腹剧痛,应考虑胃溃疡穿孔。②为明确诊断,应首选立位腹部平片检查,若发现膈下游离气体即可确诊(B 对),故本题选 B。

91.【参考答案】C

【解析】①患者突发腹痛,停止排气排便,腹膜刺激征(＋),腹部平片见多发气液平面,应诊断为急性肠梗阻。②由于诊断性腹穿抽出血性液体,应考虑梗阻肠管已发生绞窄。故本例最可能的诊断为急性绞窄性肠梗阻,其治疗首选手术探查(C 对),故本题选 C。

92.【参考答案】C

【解析】①老年妇女左肩部外伤,X 线片示左侧肱骨外科颈骨皮质连续性中断,应诊断为肱骨外科颈骨折。对于无明显移位的肱骨外科颈骨折,无需手法复位,仅需用三角巾悬吊 3～4 周贴胸位固定即可(C 对),故本题选 C。②切开复位内固定主要用于粉碎性骨折。小夹板外固定、石膏外固定主要用于外展型骨折的治疗。尺骨鹰嘴骨牵引＋夹板固定主要用于青壮年严重粉碎性骨折的治疗。

93.【参考答案】E

【解析】①Billroth Ⅱ式胃大部切除术后,若碱性肠液反流至残胃将胃酸中和,可导致胃黏膜充血、水肿、糜烂,破坏胃黏膜屏障,称为碱性反流性胃炎。临床表现为"三联征"(上腹或胸骨后烧灼痛,进食加重,制酸剂无效;胆汁性呕吐,呕吐后腹痛仍旧;体重下降),多发生于术后数月至数年,故本例应诊断为碱性反流性胃炎。②治疗上可采取少食多餐、餐后勿平卧、口服胃黏膜保护剂、胃动力促进剂、消胆胺等。重症者可采取手术治疗,将 Billroth Ⅱ式吻合改为 Roux-en-Y 吻合＋迷走神经切断。本例经内科治疗无效,应手术治疗,故本题选 E。

94.【参考答案】D

【解析】①肾输尿管结石的典型表现为阵发性腰部绞痛及血尿,可有肾区叩痛(D 对),故本题选 D。②肾肿瘤常表现为无痛性血尿。肾结核常表现为终末血尿。急性肾盂肾炎常表现为发热、腰背部疼痛、脓尿、肾区叩痛。肾积水早期无症状,晚期表现为腹部包块。

95.【参考答案】C

【解析】肝脏每日分泌胆汁 600～1000mL,行胆总管探查后放置 T 管,约 1/3 的肝胆汁从 T 管流出(约 200～400mL/d)。若超过 400mL/d,则表示胆总管下端有梗阻。如胆汁正常且引流量逐渐减少,手术后 10 日左右,经夹管 2～3 天,患者无腹痛发热,可先行 T 管胆道造影,如无异常,造影 24 小时后,再次夹管 2～3 天,仍无症状可拔出 T 管。本例胆总管探查术后 10 天,T 管每天引流胆汁 400～600mL,应考虑胆总管下端不通畅(C 对),故本题选 C。

96.【参考答案】A

【解析】老年患者,突发少尿,血肌酐、血尿素氮增高,应考虑急性肾衰竭。患者发病前腹泻稀水样便 3 天,故最可能为血容量减少导致的肾前性肾衰竭(A 对),故本题选 A。

97.【参考答案】C

【解析】①胫腓骨中 1/3 骨折易并发骨筋膜室综合征,胫骨中下 1/3 骨折易并发骨折延迟愈合(C 对),故本题选 C。②腓骨颈骨折易并发腓总神经损伤。

98.【参考答案】C

【解析】①患者右颈部明显肿胀、压痛、皮肤不红,说明病变部位在颈部软组织。②淋巴管炎一般沿淋巴管走行分布,呈条索状红线,不会导致颈部肿胀。③急性蜂窝织炎为皮下疏松结缔组织的弥漫性炎症,病变边界不清,本例局部无波动感,说明无脓肿形成(C 对),故本题选 C。

99.【参考答案】D

【解析】①患者体重指数 BMI＞28,应诊断为肥胖症。肥胖型 2 型糖尿病应首选二甲双胍治疗,因二甲双胍不增加体重,但可改善血脂谱(D 对),故本题选 D。②格列本脲适用于非肥胖型 2 型糖尿病。③吡格列酮适用于胰岛素抵抗明显者。④阿卡波糖适用于肥胖型餐后高血糖。⑤那格列奈适用于非肥胖型餐后高血糖。

100.【参考答案】B

【解析】此患者间断喘息,可排除肺栓塞,血常规正常可排除慢支(不选 A),无心脏病史,可排除心源性哮喘(不选 C),以上症状是典型的支气管哮喘表现(B 对),故本题选 B。

101.【参考答案】E

【解析】①患者表现为三系细胞减少,且骨髓象原始细胞占 60%(骨髓象原始细胞＞20%诊断为急性白血病)。②急性单核细胞白血病表现为牙龈肿胀,检查为非特异性酯酶阳性,阳性反应可被氟化钠抑制。该患者表现符合急性单核细胞白血病的特点,故诊断为急性单核细胞白血病(E 对),故本题选 E。

102.【参考答案】D

【解析】本例无糖尿病病史,无昏迷,无尿糖强阳性,可排除高渗性非酮症昏迷。无咳嗽、咳痰,可排除肺、咽喉部感染。无胸痛、呼吸困难,可排除气胸。腹部无压痛反跳痛,可排除小肠瘘导致腹腔感染的可能。结合患者有颈内静脉插管史,因此可诊断为导管性脓毒症(D 对),故本题选 D。

103.【参考答案】B

【解析】本例血肌酐＞442μmol/L,血钾＞6.5mmol/L,均属于肾透析的指征(B 对),故本题选 B。昭昭老师总结如下:

血液透析	①血肌酐超过 442μmol/L	②血钾超过 6.5 mmol /L
	③严重代谢性酸中毒	④明显的尿毒症综合征
	⑤容量负荷过重利尿剂无效	⑥出现水中毒症状和体征
	⑦pH＜7.20（昭昭老师速记：这个也是补碱的指征）	

104.【参考答案】D

【解析】湖北人（有水），发病前到过湖中游泳，其间皮肤出现过皮疹。有发冷、发热、肝区不适表现。查体肝脏增大，检查白细胞总数及嗜酸性粒细胞百分比明显升高,支持急性血吸虫病的临床诊断(D对)，故本题选 D。

105.【参考答案】D

【解析】妊娠早、中期的甲亢患者应考虑手术治疗,但晚期妊娠者考虑药物治疗(D对)，故本题选 D。昭昭老师总结如下:

分　期	时　间	处　理
妊娠早期	妊娠1～3 个月	首选丙硫氧嘧啶（MMI 有致畸作用）
妊娠中期	妊娠4～6 个月	首选手术治疗
妊娠晚期	妊娠7～9 个月	首选甲巯咪唑（PTU 长时间的肝毒性作用）

106.【参考答案】C

【解析】精神分裂的诊断:①早期性格改变;②认知功能障碍（核心症状）,也就是说患者的行为无法用正常人逻辑来理解。该患者具有精神分裂症的典型表现(C对)，故本题选 C。

107.【参考答案】B

【解析】①出血时间(BT)正常参考值 1～3 分钟。②凝血时间(CT)正常参考值 4～12 分钟,＜4 分钟为高凝,＞12 分钟为低凝。③CT 延长见于:血友病、凝血酶原或纤维蛋白原明显缺乏时;抗凝物质增多时;抗凝药物,如肝素等的应用时。④此患者出血时间及凝血酶原时间正常,而凝血时间延长,考虑凝血酶生成障碍(B对)，故本题选 B。

108.【参考答案】B

【解析】此患者表现为闭锁综合征,只有眼球能动,其他部位皆不能动,病变部位在脑桥基底部(B对)，故本题选 B。

109.【参考答案】B

【解析】临床上以普通型急性菌痢最常见,表现为急性起病、畏寒、发热,体温可达 39℃ 左右,全身肌肉酸痛、食欲缺乏等,继而腹痛、腹泻,可伴呕吐(B对)，故本题选 B。

110.【参考答案】A

【解析】此患者为肺心病,肺型 P 波,说明右心房肥大(A 对)，故本题选 A。

111.【参考答案】D

【解析】IgA 肾炎以反复发作的单纯血尿为突出表现(D对)，故本题选 D。

A3/A4 型选择题(112～144 题)

112～114.【参考答案】AEE

【解析】①患者老年男性,有发热、咳嗽、痰中带血症状,胸片示肺右上叶片状阴影,应考虑肺癌可能。X 线与 CT 检查是诊断肺癌的一个重要手段,大多数肺癌可以经胸部 X 线摄片和 CT 检查获临床诊断(A对)，故本题选 A。②患者出现右侧颈交感神经节受压表现,结合胸片可见右胸顶部致密块影,所以考虑为右侧 Pancoast 肿瘤(E对)，故本题选 E。③患者以上症状为 Horner 综合征,为肿瘤压迫患侧颈交感神经节 所致(E对)，故本题选 E。

115～116.【参考答案】AD

【解析】①根据 $PaCO_2$ 57mmHg,$PaCO_2$ 30mmHg,可判断该患者为 I 型呼衰;再根据 pH(7.48)升高,可判断该患者同时存在呼吸性碱中毒(A对)，故本题选 A。②特发性肺间质纤维化患者呼吸膜增厚引起低氧血症和肺容积减小,氧疗时应给予高浓度吸氧,鼻导管给氧时即使加大氧流量也很难达到50%以上高浓度。肺间质纤维化患者肺顺应性极差、机械通气并发症多,该患者 $PaCO_2$ 57mmHg,应首先给予面罩高浓度给氧观察治疗效果（D对）,故本题选 D。

117～119.【参考答案】AAC

【解析】①根据超声心动图检查结果应首先考虑到扩张型心肌病,再结合病史和临床表现可推断该患者最可能的诊断是扩张型心肌病（A对）,故本题选 A。②本病易出现充血性心力衰竭,预后不良。死亡原因多为心力衰竭和严重心律失常。目前常用血管紧张素转换酶(ACE)抑制剂进行治疗。由于较易发生洋地黄中毒,故应慎用（A对）,故本题选 A。③患者进食量少加之大量利尿,易发生电解质紊乱,尤其是应注意防止低血钾的发生（C对）,故本题选 C。

120～121.【参考答案】DB

【解析】①面神经麻痹表现为:患侧额纹消失、闭眼不能、鼻唇沟变浅;示齿出现口角歪向健侧,该患者的健侧为右侧（D错）,故本题选 D。②面神经麻痹的治疗应以应用激素为主（B对）,故本题选 B。

122～124.【参考答案】EAD

【解析】①肾综合征出血热的表现有出血,其出血的原因是多方面的,包括血管损伤、血小板减少和功能障碍、肝素样物质增多和 DIC 所致的凝血机制异常,而肾综合征出血热时凝血因子的合成正常而不是减少,所以肾综合征出血热的出血不是因为凝血因子合成减少引起的（E对）,故本题选 E。②脏器出血危险性最大的是脑出血,可致死亡（A对）,故本题选 A。③流行性出血热患者最主要的治疗是及时补液（D对）,故本题选 D。

125～127.【参考答案】CAA

【解析】①根据患者的病史、症状、体征、辅助检查可诊断为急性肺脓肿（C对）,故本题选 C。肺结核空洞壁较厚,一般无液平面,空洞周围炎性病变较少。癌性空洞壁较厚,多呈偏心空洞,残留的肿瘤组织使内壁凹凸不平,空洞周围亦少见炎症浸润。肺炎球菌肺炎和支原体肺炎一般不会空洞。②根据患者10天前醉酒,呕吐、呛咳,考虑为吸入性肺脓肿（A对）,故本题选 A。③痰培养与药敏试验有助于确定病原体和选择有效的抗菌药物（A对）,故本题选 A。

128～130.【参考答案】DCC

【解析】①根据心尖区舒张期隆隆样杂音的特点,应首先考虑到风心病二尖瓣狭窄的可能（D对）,故本题选 D。②超声心动检查是诊断二尖瓣狭窄重要的可靠的方法。可发现二尖瓣瓣膜增厚、钙化、瓣膜僵硬,典型表现可见二尖瓣前叶的活动曲线斜率降低,双峰消失,前后叶相向运动,左室舒张期充盈速度下降等异常（C对）,故本题选 C。③该患者的表现说明患者并发了心房纤颤。此时最为合适的处置为静推洋地黄,可减慢房颤患者的心室率,改善右心衰竭症状（C对）,故本题选 C。

131～133.【参考答案】BDD

【解析】①高血压、糖尿病、吸烟都是冠心病的高危因素。老年患者2年来于剧烈活动后出现剑突下疼痛,持续数分钟可自行缓解,应考虑稳定型心绞痛。2周来发作频繁,应考虑已恶化为不稳定型心绞痛。2小时前出现剑突下剧痛,持续不缓解,应诊断为急性心肌梗死（B对）,故本题选 B。②急性心肌梗死患者早期可发生各种类型的心律失常,以室性心律失常最多见,易恶化为室颤,成为最重要的死亡原因（D对）,故本题选 D。③为确诊急性心肌梗死,首选检查当然是心电图（D对）,故本题选 D。

134～136.【参考答案】AEC

【解析】①老年男性,患者有慢性咳嗽咳痰病史,首先考虑 COPD 可能。患者突发针刺样疼痛,伴呼吸困难,考虑 COPD 并发自发性气胸。目前该患者应询问病史的重点是胸痛的部位性质及变化,有助于鉴别心绞痛（A对）,故本题选 A。②气胸患者的典型体征是肺部叩诊为鼓音,及听诊呼吸音消失。故本患者应重点检查胸部叩诊音及呼吸音双侧对比（E对）,故本题选 E。③气胸的患者首选检查是胸部 X 线检查（C对）,故本题选 C。

137～138.【参考答案】EA

【解析】①特异性感染包括:伤风、结核病、真菌气性、坏疽等（E对）,故本题选 E。（昭昭老师速记:凤姐真坏）②疖一般无需应用抗生素治疗（A对）,故本题选 A。

139～140.【参考答案】DB

【解析】①支气管肺炎常见病原体是肺炎链球菌（D对）,故本题选 D。②肺脓肿的常见病原体是金黄色葡萄球菌(B 对)，故本题选 B。

141～142.【参考答案】BE

【解析】①急性早幼粒细胞白血病(M₃ 型)常导致弥漫性血管内凝血(DIC)(B 对)，故本题选 B。②急性淋巴细胞白血病易导致肝、脾、淋巴结明显肿大的是(E 对)，故本题选 E。昭昭老师总结如下：

部　位	表　现	疾　病	昭昭老师速记
肝、脾和淋巴结	肿大	急淋	淋巴结是淋巴细胞
骨骼和关节	胸骨下端压痛	急性白血病	—
眼部	粒细胞肉瘤(绿色瘤)	急粒	"眼"睛有麦"粒"肿
口腔和皮肤	牙龈增生、肿胀，皮肤出现蓝灰色丘疹	急单	"单"身的人最注意自己的"皮肤和牙齿"
中枢神经系统	最常见白血病髓外浸润部位，出现头痛、头晕等	急淋	"脑袋"怕"淋"雨
睾丸	多为一侧睾丸无痛性肿大	急淋	"小鸡鸡"怕"淋"雨
毛细血管	弥漫性血管内凝血(DIC)	早幼粒(M3)	3 个英文字母：DIC

143～144.【参考答案】DE

【解析】①乙肝、艾滋病患者主要是血液血制品传播，故乙肝、艾滋病等疾病应采取血液和体液隔离(D 对)，故本题选 D。②大面积烧伤、免疫缺陷、白血病极易发生感染，故对大面积烧伤、免疫缺陷、白血病等应采取保护性隔离，防止发生感染(E 对)，故本题选 E。昭昭老师总结如下：

疾　病	隔离措施
鼠疫、霍乱、呼吸道疾病(如 SARS、流感)	严密隔离
伤寒、痢疾、甲肝、戊肝(这些都是消化道传播的疾病)	消化道隔离
乙肝、丙肝、AIDS、钩体病(这些都是血液传播的疾病)	血液隔离
破伤风、炭疽、梅毒、淋病	接触隔离
乙脑、疟疾(这些都是蚊虫传播的疾病)	昆虫隔离
长期应用大量免疫抑制剂、严重烧伤、早产婴儿和器官移植患者	保护性隔离

B1 型选择题(145～150 题)

145～146.【参考答案】CB

【解析】①氯喹能杀灭裂殖体以及红细胞内各期疟原虫。②乙胺嘧啶能杀灭速发型子孢子，对红细胞内未成熟裂殖体有抑制作用(C 对)，故本题选 C。③伯氨喹能杀灭肝细胞内各型子孢子，杀灭配子体(B 对)，故本题选 B。

147～148.【参考答案】DE

【解析】①二尖瓣狭窄使血液自左房进入左心室受阻，导致左心房内压升高，结果左心房扩大而衰竭，依次引起肺静脉和肺毛细血管压被动性升高，导致肺淤血，所以二尖瓣狭窄致肺淤血是因左心房衰竭(D 对)，故本题选 D；②当主动脉瓣关闭不全时，舒张期血流从主动脉反流入左心室，左心室同时接纳左心房的充盈血流，致左心房容量负荷增加而肥厚和扩大，当代偿不全而衰竭时，依次引起左心房压增高和肺淤血、肺水肿，所以主动脉瓣关闭不全致肺淤血、肺水肿是因左心室衰竭(E 对)，故本题选 E。

149～150.【参考答案】DB

【解析】①产生大炮音的条件是心房及心室几乎同时发生收缩才有可能。三度房室传导阻滞时，心房及心室分别按自己的规律收缩，因此完全有可能出现房室同时收缩从而产生大炮音(D 对)，故本题选 D。②第一心音强弱与 PR 间期的长短和规律性相关，PR 间期越短，第一心音越强，反之，第一心音越弱。二度Ⅰ型房室传导阻滞的特点是 PR 间期逐渐延长直至 QRS 波脱落，此后再次缩短，周而复始，循环出现，因此临床上可显示第一心音由强变弱的现象(B 对)，故本题选 B。

国家临床执业助理医师资格考试
最后冲刺5套卷及精析(卷四)

第一单元

A1型选择题(1~76题)

1.【参考答案】E
【解析】腹部闭合性损伤合并出血性休克时应积极挽救已发生休克的内出血伤者,力争收缩压回升至90mmHg以上进行手术,但若在积极的抗休克治疗下,仍未能纠正,提示腹内有进行性大出血,则应在抗休克的同时手术探查、剖腹止血(E对),故本题选E。(昭昭老师提示:有休克的首先要抗休克治疗)

2.【参考答案】B
【解析】慢性肾盂肾炎患者有时没有尿路刺激(尿急、尿频、尿痛)症状(B错),故本题选B。其余的选项是正确的。

3.【参考答案】B
【解析】①新生儿胆红素代谢的肠肝循环的特性,使血中的间接胆红素升高引起黄疸(B对),故本题选B。②而母乳内葡萄糖醛酸酶活性增高,可使胆红素代谢的肠肝循环增加,加重黄疸。即葡萄糖醛酸酶通过分解胆红素－葡萄糖醛酸酯键,将直接胆红素水解成间接胆红素,后者从小肠重吸收进入肠－肝循环,使血清中的间接胆红素升高。

4.【参考答案】C
【解析】①Guthrie细菌生长抑制试验一般用于新生儿可疑病例筛查。②尿三氯化铁试验一般用于婴儿或较大儿童可疑病例初筛(C对),故本题选C。③昭昭老师总结如下:

分 类	检查选项	昭昭老师速记
典型的苯丙酮尿症	①筛查:新生儿首选Guthrie细菌生长抑制试验 ②筛查:年长儿首选尿三氯化铁试验	①"新"的"细菌"在"生长" ②"年长""3"岁
	确诊:血中苯丙氨酸的浓度	—
非典型的苯丙酮尿症	生物蝶呤分析	非典型的致病因素就是生物蝶呤所以故蝶呤分析

5.【参考答案】C
【解析】大阴唇是邻近两股内侧的一对纵行隆起的皮肤皱褶,起自阴阜,止于会阴。大阴唇皮下脂肪层含有丰富的血管,淋巴管和神经,受伤后易出血形成血肿(C对),故本题选C。②昭昭老师总结如下:

部 位	概 念	特 点	昭昭老师速记
阴阜	耻骨联合前方的皮肤隆起	阴毛呈倒三角形	女性 倒"
阴蒂	性反应器官	富含神经末梢	—
大阴唇	两股内侧一对纵行隆起的皮肤皱襞	外伤后易形成血肿	大中电器
小阴唇	两侧大阴唇内侧一对薄皮肤皱襞	富含神经末梢	小神
前庭大腺	位于大阴唇后部被球海绵体肌覆盖	感染后形成前庭大腺脓肿	"大海"后面
阴道前庭	菱形区域,前为阴蒂,后为阴唇系带,两侧为小阴唇	有前庭大腺开口,尿道口和阴道口的开口	—

6.【参考答案】D

【解析】多数肾小球疾病是免疫介导性炎症疾病。一般认为，免疫机制是其始发机制，在此基础上炎症介质的参与最终导致肾小球损伤和产生临床症状，在慢性进展过程中也有非免疫非炎症机制参与（D对），故本题选D。

7.【参考答案】A

【解析】膀胱肿瘤的组织类型95％以上为上皮性肿瘤，其中绝大多数为移行细胞乳头状癌，鳞癌和腺癌各占2％～3％非上皮性肿瘤（多为肉瘤）极少见（A对），故本题选A。

8.【参考答案】D

【解析】①胎儿有两条脐动脉，一条脐静脉，脐静脉来自胎盘，进入胎儿肝脏和下腔静脉，含氧较充分。②脐动脉来自胎儿，注入胎盘与母体进行物质交换，所含血属静脉血。进入右心房的有来自脐静脉养分高的血液和来自胎儿下半身含氧量较低的混合血，胎儿体内无动脉血（D对），故本题选D。③左右心房之间的卵圆孔，于出生后数分钟开始关闭，出生后肺循环建立后动脉导管闭锁。

9.【参考答案】C

【解析】国际上对围生期的定义有4种：①妊娠28周至产后1周；②妊娠20周至产后4周；③妊娠28周至产后4周；④胚胎形成至产后1周。目前国内统一的围生期的时间范围为妊娠28周至产后1周（C对），故本题选C。

10.【参考答案】B

【解析】前列腺素是胃十二指肠黏膜的防护因子，而胃酸/胃蛋白酶、胆盐、胰酶、药物（NSAID）都是破坏因子（B对），故本题选B。

11.【参考答案】D

【解析】肾结核绝大多数起源于肺结核，少数继发于骨关节结核或消化道结核（D对），故本题选D。

12.【参考答案】B

【解析】①少数GU可发生癌变，DU则不会癌变（A错误）。GU癌变发生于溃疡边缘，癌变率在1%以下（B对，C错），故本题选B。②长期慢性病史、年龄在45岁以上（E错）、溃疡顽固不愈者应提高警惕。症状顽固而经8周以上内科治疗无效者应考虑癌变可能（D错）。

13.【参考答案】D

【解析】①骨盆漏斗韧带即卵巢悬韧带，起自骨盆，止于卵巢，不与子宫相连（D对），故本题选D。②子宫的韧带如主韧带（不选A）、圆韧带（不选B）、宫骶韧带（不选C）等，均与子宫相连。③卵巢固有韧带起自卵巢止于子宫，与子宫相连（不选E）。

14.【参考答案】D

【解析】肝硬化的内分泌紊乱主要有雌激素增多（雌激素在肝脏代谢灭活，当肝功能受损时，肝脏对雌激素的灭活作用减弱），雄激素减少，有时糖皮质激素亦减少。肝硬化患者肝合成凝血因子减少。患者常有不同程度的贫血，血红蛋白减低（D错），故本题选D。

15.【参考答案】B

【解析】在孕妇腹壁上听诊，与胎心率一样的音响应该是脐带杂音（B对），故本题选B。腹主动脉音、子宫杂音及胎盘血流杂音的频率与孕妇的脉率一致；胎动杂音在节律和强弱方面均没有规律。（昭昭老师速记："子宫"当然是母亲的；"脐带"当然是"胎儿"的）

16.【参考答案】A

【解析】语言发育经过语言前阶段（发声与学语，0～9个月）及语言阶段。语言的理解在语言前阶段即已开始，一般经3～4个月表达语言（A对），故本题选A。

17.【参考答案】E

【解析】乙型脑炎疫苗不属于国家计划免疫的范畴（E错），故本题选E。

18.【参考答案】D

【解析】①选项A、B、C虽都是治疗方法，但疗程长、价格较贵，有的反应大，并且不能去除病灶，结石容易复发。②选项E是在合并有某些情况时才考虑，如有胆道梗阻或黄疸史，胆总管有扩张或合并有结石，或胆囊泥沙样结石等。一般单纯胆囊结石不需常规行胆总管探查引流术。③胆囊切除是治疗胆囊结石的首选方法（D对），故本题选D。

19.【参考答案】E

【解析】胎膜早破时，羊膜镜检查可直视到胎先露，因胎膜已破应看不到前羊膜囊（E错），故本题选E。

20.【参考答案】D

【解析】门静脉高压症的治疗主要是针对并发症，尤其是预防和治疗食管胃底静脉曲张破裂出血（D对），故本题选D。

21.【参考答案】E

【解析】根据意识障碍程度、神经系统体征和脑电图改变，可将肝性脑病的临床过程分为前驱期、昏迷前期、昏睡期和昏迷期。其中前驱期的表现为：焦虑、欣快激动、淡漠、睡眠倒错、健忘等轻度精神异常，可有扑翼样震颤。此期临床表现不明显，易被忽略（E对），故本题选E。

22.【参考答案】B

【解析】呕血与黑便是上消化道出血的特征性表现，主要由出血的速度和出血量决定。如出血量较少、速度慢，即使出血部位在幽门以上，也可无呕血。反之，幽门以下如出血多、快，也可出现呕血（B对），故本题选B。

23.【参考答案】C

【解析】腹壁肿胀及静脉曲张与急性化脓性腹膜炎无关（C错），故本题选C。

24.【参考答案】D

【解析】对于妊娠合并心脏病的患者，应积极防治上呼吸道感染，抗生素适于治疗，但不用于常规预防（D对），故本题选D。

25.【参考答案】E

【解析】病理性黄疸的诊断标准：①生后24小时内出现黄疸（不选C）；②血清总胆红素值已达到相应日龄及相应危险因素下的光疗干预标准，或超过小时胆红素风险曲线的第95百分位数，或胆红素每日上升超过 $85\mu mol/L$ 或每小时 $>0.5mg/dL$（不选D）；③黄疸持续时间长，足月儿 >2 周（不选A），早产儿 >4 周；④黄疸退而复现（不选B）；⑤血清结合胆红素 $>34\mu mol/L$（E错），故本题选E。

26.【参考答案】C

【解析】跨耻征阳性是指胎头高于耻骨联合前面，表示头盆明显不称，胎头不能入盆，胎头衔接受阻（C对），故本题选C。

27.【参考答案】E

【解析】羊水中的有形成分进入母体后可引起急性肺栓塞、休克、弥散性血管内凝血（羊水中富含凝血活酶）、肾功能衰竭或突发死亡等分娩严重并发症，临床分为急性休克期、出血期（DIC）、肾衰竭三期（E错），故本题选E。

28.【参考答案】E

【解析】婴幼儿易患上呼吸道感染与呼吸道解剖特点有关。小儿的鼻腔相对短小，喉腔相对狭窄，黏膜血管丰富，鼻黏膜柔嫩，乳儿没有鼻毛，易发生感染，黏膜易充血、肿胀而发生鼻塞。轻微炎症即可引起喉头肿胀而致呼吸困难（E对），故本题选E。

29.【参考答案】E

【解析】当肺动脉压力增高超过主动脉时，产生右向左分流，肺动脉血流逆向分流入主动脉，患儿出现差异性发绀即左上肢和下半身青紫。右上肢和面部血供来自左，右颈总动脉和右锁骨上动脉，后者与右颈总动脉有一共同出自主动脉弓，并在动脉导管近端，因此面部和右上肢不紫（E错），故本题选E。

30.【参考答案】A

【解析】子宫内膜癌的治疗原则是以手术为主的综合治疗。根据手术，病理分期和组织病理学高危因素，决定是否给予术后辅助治疗（A对），故本题选A。

31.【参考答案】D

【解析】①上皮性肿瘤占原发性卵巢肿瘤的 $50\%\sim70\%$，其恶性肿瘤占卵巢恶性肿瘤的 $85\%\sim90\%$，生殖细胞肿瘤占原发性卵巢肿瘤的 $20\%\sim40\%$，子宫内膜样肿瘤属上皮性肿瘤，卵巢转移性肿瘤可来自胃肠道、乳腺、生殖器官。②颗粒细胞瘤为功能性卵巢瘤，可分泌雌激素（D对），故本题选D。

32.【参考答案】E

【解析】肠结核患者多有开放性肺结核,因经常吞下含结核杆菌的痰液而致病,所以肠结核多不伴有肺结核的提法是不正确的(E错),故本题选E。其他四项描述的临床表现都符合肠结核。

33.【参考答案】E

【解析】细菌性阴道病的诊断标准,下列4项中满足3项即可:①匀质、稀薄、白色的阴道分泌物;②阴道PH>4.5;③氨臭味试验阳性;④线索细胞阳性。挖空细胞为HPV感染时,鳞状上皮细胞被HPV感染后具有的典型细胞学改变(E错),故本题选E。

34.【参考答案】C

【解析】临床症状消失、局部用药3个疗程、连续3次月经前检查滴虫阴性、治疗后悬滴法检查滴虫阴性都不能作为治愈标准。连续3次月经后检查滴虫性阴性是滴虫性阴道炎的治愈标准(C对),故本题选C。

35.【参考答案】B

【解析】①由于大网膜的包裹粘连,脓液不多时可被吸收,脓液较多时可形成阑尾周围脓肿(A对)。②脓肿可向小肠或大肠内穿破,亦可向膀胱、阴道或腹壁穿破形成各种内瘘或外瘘(C、D对)。③如急性炎症扩散,在阑尾静脉中的感染性血栓沿肠系膜上静脉至门静脉,可致门静脉炎症(E对,B错),故本题选B。

36.【参考答案】C

【解析】重症胃食管反流病需要强的抑酸的药物治疗,备选项中,奥美拉唑的抑酸作用最强,对胃食管反流病的疗效优于H2RA或促胃肠动力药,特别适用于症状重、有严重食管炎的患者,所以宜首选,其余药物多适用于轻、中症患者(C对),故本题选C。

37.【参考答案】B

【解析】食管癌患者出现持续背痛,表示癌已侵犯食管外组织,为晚期症状(B对),故本题选B。

38.【参考答案】A

【解析】直肠肛管周围脓肿的感染灶多来自肛腺,最多见的是肛腺感染向下蔓延至肛门周围皮下形成脓肿(A对),故本题选A。

39.【参考答案】C

【解析】结核性腹膜炎早期腹痛不明显,以后可呈持续性隐痛或钝痛,疼痛多位于脐周、下腹,不会像阑尾炎那样呈转移性疼痛(C对),故本题选C。

40.【参考答案】B

【解析】直疝三角是由腹壁下动脉构成外侧边,腹直肌外缘构成内侧边,腹股沟韧带构成底边所围成(B对),故本题选B。

41.【参考答案】D

【解析】骨折愈合过程分为三个过程:血肿炎症机化期、原始骨痂形成期及骨板形成塑形期,血肿炎症机化期一般需2周,原始骨痂形成期一般需4~8周,骨板形成塑形期一般需8~12周(D对),故本题选D。

42.【参考答案】B

【解析】肱骨外科颈为肱骨大、小结节移行为肱骨干的交界部位,是松质骨和密质骨的交接处,易发生骨折。其内侧有臂丛神经和腋血管,骨折时可合并神经血管损伤(B对),故本题选B。

43.【参考答案】D

【解析】完全性葡萄胎不会出现胎儿或者胚胎,超声可见宫腔内充满不均质密集状或短条状回声,呈"落雪状"(D对),故本题选D。

44.【参考答案】A

【解析】①髋关节脱位多为直接暴力所致,可以分为前、后脱位和中心脱位,以后脱位最为常见。后脱位患肢缩短,髋关节呈屈曲、内收、内旋畸形。前脱位患肢呈外展、外旋和屈曲畸形(A对),故本题选A。
②关于几种下肢畸形,昭昭老师总结如下:

骨　折	临床表现	昭昭老师速记
股骨颈骨折	屈曲、短缩、外旋畸形,外旋45°～60°	"古井"贡酒是"45°～60°"
股骨转子间骨折	屈曲、短缩、外旋畸形,外旋90°	"转""90°"
髋关节后脱位	屈曲、内收、内旋畸形	"后""内内"
髋关节前脱位	屈曲、外展、外旋畸形	"前""外外"

45.【参考答案】C

【解析】腹股沟斜疝约占腹外疝的90%(C对),故本题选C。

46.【参考答案】D

【解析】维生素D缺乏性佝偻病的主要临床表现为处于生长中的骨骼病变、肌肉松弛和神经兴奋性的改变等三大症状,在临床上可分为四期:初期、激期、恢复期和后遗症期。后遗症期除不同程度的骨骼畸形外,无任何临床症状,无血生化改变和骨骼干骺端X线改变(D对),故本题选D。

47.【参考答案】C

【解析】生后1分钟的Apgar评分标准为:0～3分为重度,4～7分为轻度,若出生后8～10分,而数分钟后降到7分以下者亦属窒息(C对),故本题选C。

48.【参考答案】E

【解析】药物撤退试验用于评估体内雌激素水平以确定闭经程度。孕激素试验是将黄体酮注射到体内,连续5天后停药,之后3～7日出现撤药性出血(阳性反应),提示子宫内膜已受一定水平的雌激素影响,为Ⅰ度闭经(E对),故本题选E。

49.【参考答案】C

【解析】①破伤风是由破伤风梭菌进入创口所致的一种特异性感染(A错)。②典型症状主要由痉挛毒素引起:是在肌紧张性收缩的基础上,阵发性强烈痉挛(B错,C对),故本题选C。③该病的诊断主要靠临床的典型表现,伤口厌氧菌培养很难发现(D错)。④破伤风可以预防,创伤后早期彻底清创,改善局部循环是预防该病的关键,通过人工免疫的方法可产生较稳定的免疫力,破伤风抗毒素的作用是中和毒素(E错)。

50.【参考答案】D

【解析】宫颈脱出但宫体未脱出属于Ⅱ度轻;宫颈及部分宫体脱出阴道口属于Ⅱ度重(D对),故本题选D;宫颈及全部宫体脱出属于Ⅲ度。

51.【参考答案】D

【解析】人工流产综合征反应发生的主要原因是术中对宫颈和子宫的刺激引起迷走神经反射所致,导致心动过缓、血压下降、面色苍白、出冷汗、昏厥等(D对),故本题选D。

52.【参考答案】E

【解析】五个选项都为溃疡性结肠炎的并发症,以中毒性结肠扩张最常见,而瘘管形成最少见(溃疡性结肠炎病变多为浅溃疡,一般局限于黏膜和黏膜下层,很少深入肌层,所以并发结肠穿孔、瘘管少见)(E对),故本题选E。

53【参考答案】E

【解析】呕吐呈反射性,吐出物为食物或胃液时往往是早期肠梗阻的表现。当出现肠管绞窄时,多数患者呕吐物为棕褐色或血性(E错),故本题选E。其他选项都属于绞窄性肠梗阻的临床表现。

54.【参考答案】E

【解析】白细胞减少和低增生性急性白血病(因早期肝、脾、淋巴结不肿大,外周两系或三系血细胞减少),易与再生障碍性贫血混淆。通过多部位骨髓检查,可发现原始粒细胞、单核细胞或原始淋巴细胞明显增多(E对),故本题选E。

55.【参考答案】E

【解析】区别急、慢性白血病的主要根据是白血病细胞的分化程度,急性白血病的细胞分化停滞在较早阶段,多为原始细胞和早期幼稚细胞;慢性白血病的细胞停滞在较晚的阶段,多为较成熟幼稚细胞和成熟细胞(E对),故本题选E。

56.【参考答案】A

【解析】原发性甲状腺功能减低时,病变在甲状腺,血中甲状腺激素水平低下,经负反馈调节,垂体TSH分泌增多;继发性甲状腺功能减退症,是垂体或下丘脑的病变,原发的TSH(或TRH)分泌减少,表现为血中TSH与甲状腺激素均减少(A对),故本题选A。

57.【参考答案】B

【解析】乙型溶血性链球菌感染后,链球菌菌体成分及其产物与相应的抗体作用,形成免疫复合物,沉积在关节、心肌、心脏瓣膜,导致Ⅲ型变态反应性组织损伤,风湿热发病(B对),故本题选B。

58.【参考答案】B

【解析】阴道流水实际上是胎膜破裂,羊水从阴道中流出,一般在宫口近开全时发生,少数在临产前发生(胎膜早破),是一种病理情况(B错),故本题选B。

59.【参考答案】A

【解析】与过期妊娠有关的因素为:①雌孕激素比例失调,使子宫不收缩,延缓分娩发动;②头盆不称;③巨大胎儿;④遗传因素(如家族遗传胎盘硫酸酯酶缺乏症等)(A错),故本题选A。

60.【参考答案】E

【解析】麻疹潜伏期9~14天。前驱期约3~5天,有发热、卡他症状,麻疹早期诊断最有意义的临床表现是麻疹黏膜斑,又称Koplik斑(E对),故本题选E。

61.【参考答案】E

【解析】结核的发病机制为迟发型变态反应,由T细胞介导,初次感染结核,产生变态反应的时间为4~8周(E对),故本题选E。

62.【参考答案】C

【解析】甲亢患者出现大便次数增多或腹泻主要是因为肠蠕动增强所致(C对),故本题选C。

63.【参考答案】C

【解析】轮状病毒侵入肠道后,在小肠绒毛顶端柱状上皮细胞复制,使绒毛肿胀、不规则和变短,受累的肠黏膜上皮细胞脱落,使小肠黏膜重吸收水分和电解质的能力受损,肠液在肠腔积聚,更重要的是顶端柱状上皮是成熟的上皮细胞,其内双糖酶活性高,受累的上皮细胞脱落后使发生病变的肠黏膜分泌双糖酶不足,活性降低,使食物中双糖消化不全而积滞在肠腔内,肠液渗透压因之增高产生渗透性腹泻(C对),故本题选C。选项A、B、D均为细菌性肠炎的发病机制。

64.【参考答案】E

【解析】①急性肾小球肾炎时,在全身高血压基础上,脑内阻力小血管痉挛可导致脑缺氧脑水肿,进而引起惊厥,所以急性肾小球肾炎病程早期突然惊厥,应首先想到高血压脑病的可能(E对),故本题选E。②高热惊厥和低钙惊厥多见于婴幼儿;低钠惊厥多由严重水潴留血钠被稀释所致;低血糖引起惊厥在新生儿常见,儿童及成年人多与糖尿病有关。

65.【参考答案】E

【解析】氰化物中毒时,患者的呼吸气味呈苦杏仁味,有机磷杀虫药中毒患者的呼吸气味呈蒜味(E对),故本题选E。

66.【参考答案】A

【解析】以正常人血胆碱酯酶活力值作为100%,胆碱酶活力在50%~70%时为轻度有机磷中毒,中度有机磷中毒时的胆碱酯酶活力是30%~50%,重度有机磷中毒胆碱酯酶活力在30%以下(A对),故本题选A。

67.【参考答案】B

【解析】小儿高热惊厥分为单纯性和复杂性两型。单纯性高热惊厥的发作类型为全面性;复杂性高热惊厥的发作类型全面性或局灶性(B错),故本题选B。

68.【参考答案】B

【解析】非腹部手术,是在腰麻或硬膜外麻醉下进行的,待患者麻醉恢复后可进食,无须等待2~3天以后(B错),故本题选B。

69.【参考答案】E

【解析】①胰液中的各种酶被激活后可导致胰腺和胰周组织广泛充血、水肿甚至出血、坏死,并在腹腔和腹膜后渗出大量的液体。患者在早期可出现休克。②到了疾病后期所产生的坏死组织又将因为细菌移位而继发感染,在腹膜后、网膜囊或游离腹腔形成脓肿,在这些并发症中休克最常见(E对),故本题选E。

70.【参考答案】C

【解析】壶腹周围癌位于总管下端的壶腹部或十二指肠乳头部,易阻塞胆胰管的开口,黄疸及消化不良等消化道症状出现较早,能被引起注意,较易早就医、早检查、早发现、早诊断、早治疗,而取得较好的疗效(C对),故本题选C。

71.【参考答案】C

【解析】根据9分法估算,成人膝以下(小腿和足)一侧为10%,故双膝下面积应为20%(C对),故本题选C。

72.【参考答案】C

【解析】外上象限是乳腺癌的好发部位,约1/3的乳腺癌发生于此(C对),故本题选C。

73.【参考答案】C

【解析】急性有机磷杀虫药中毒可根据有机磷杀虫药接触史,结合临床呼出气多有蒜味、瞳孔针尖样缩小,大汗淋漓、腺体分泌增多、肌纤维颤动和意识障碍等中毒表现,一般已可作出诊断。如有全血胆碱酯酶活力降低,更可确诊(C对),故本题选C。

74.【参考答案】C

【解析】火器伤初期处理为:①检查全身及伤处;②积极防治休克,尽早手术;③防治感染;④绝大多数火器伤应作清创术。清创后伤口一般不作一期缝合,只能在开放伤口引流3~5天后,再根据情况延期缝合。但头、胸、腹及关节的伤口应缝闭其体腔,同时引流(C错),故本题选C。

75.【参考答案】D

【解析】高渗性昏迷常由高渗性脱水引起,细胞外液渗透压升高,细胞内液脱水,血清Na+浓度升高到150mmol/L以上。实验室检查可有血浆渗透压升高,这是与酮症酸中毒的主要区别(D对),故本题选D。

76.【参考答案】B

【解析】腺垂体功能减退症的病因包括垂体瘤、下丘脑病变、希恩综合征、蝶鞍区手术、放疗和创伤、感染、炎症、糖皮质激素长期治疗和垂体卒中,其中最常见的原因为垂体瘤(B对),故本题选B。

A2型选择题(77～99题)

77.【参考答案】E

【解析】①根据题干信息,该产妇第一产程的潜伏期已持续20小时,可诊断为潜伏期延长。②胎心110次/分(<120次/分),胎心监护出现多个晚期减速,均提示胎儿缺氧严重,发生胎儿窘迫,所以此时应立即行剖宫产术结束分娩(E对),故本题选E。

78.【参考答案】D

【解析】①单纯性甲状腺肿除甲状腺肿大外,往往无其他症状。②甲状腺常呈轻度或中度弥漫性肿大,质地较软,无压痛。随着病情的发展,甲状腺可逐渐增大,甚至引起压迫症状。③本例患者甲状腺摄碘试验及心率、血压均正常,甲状腺无结节仅弥漫性肿大,符合单纯性甲状腺肿的特点(D对),故本题选D。

79.【参考答案】B

【解析】①本例患者的特点是右下腹触及可疑肿块,X线钡餐检查显示回盲部有钡影跳跃征象,结合病史最可能的诊断是肠结核(B对),故本题选B。②Crohn病和右半结肠癌虽可在右下腹触及可疑肿块,但回盲部X线片不会出现钡影跳跃征象(A错)。③体征和X线片亦不支持阿米巴痢疾和溃疡性结肠炎(C、E错)。

80.【参考答案】E

【解析】①由于小儿其桡骨头未发育好,桡骨颈部的环状韧带只是一片薄弱的纤维膜,一旦小儿的前臂被提拉,桡骨头即向前端滑移,恢复原位时,环状韧带的上半部不及时退缩,卡压在肱桡关节内,称为桡骨头半脱位。常见于5岁以下小儿,有上肢被牵拉病史。小儿诉肘部疼痛,不肯用该手取物和活动肘部,拒绝别人触摸。检查所见体征很少,无肿胀和畸形,肘关节略屈曲,桡骨头处有压痛。X线检查阴性。②该患儿表现为典型的桡骨小头半脱位的表现(E对),故本题选E。(昭昭老师提示:看见"牵拉"就是

桡骨小头半脱位）

81.【参考答案】B

【解析】①题中的患儿为急性起病，尿检有蛋白、红细胞，可初步判断为急性肾小球肾炎。②再结合头痛、眼花、恶心的症状和血压150/100mmHg的体征（高血压脑病的症状），可进一步诊断为急性肾小球肾炎合并高血压脑病（B对），故本题选B。

82.【参考答案】C

【解析】成人烧伤严重程度分类：①轻度烧伤：总面积在10%以下的Ⅱ度烧伤；②中度烧伤：总面积在11%～30%或Ⅲ度烧伤面积在10%以下的烧伤；③重度烧伤：总面积在31%～50%之间或Ⅲ度烧伤面积在11%～20%之间；或总面积不超过30%，但有下列情况之一者：全身情况严重或有休克者，有复合伤或合并伤（如严重创伤、化学中毒等），有中、重度吸入性损伤者；④特重烧伤：总面积在50%以上，或Ⅲ度烧伤面积＞20%（C对），故本题选C。

83.【参考答案】D

【解析】①急性膀胱炎下腹部疼痛，不会引起里急后重（A错）。②肛旁脓肿因其表浅局部症状重而全身症状轻，一般不发热（B错）。③血栓外痔只是局部疼痛无全身症状（C错）。④坐骨直肠窝脓肿因位置较深容易引起全身症状，并出现里急后重和排尿困难，局部症状也很突出。此患者局部和全身症状都很重，因此是坐骨直肠窝脓肿（D对），故本题选D。

84.【参考答案】A

【解析】①患者有早期休克的表现，不能排除外伤后内脏损伤有内出血的可能，腹部表现腹膜刺激征（＋），右膈升高，应考虑到右上腹部脏器损伤，②但胃肠道破裂多有气腹及弥漫性腹膜炎症状，且不应引起血色素的下降，故可排除肾（E错）、胃（C错）、腹膜后（D错）和左侧脾脏（B错）的损伤，肝破裂的可能性最大（A对），故本题选A。

85.【参考答案】D

【解析】丹毒临床表现为起病急，局部出现界限清楚之片状红疹，颜色鲜红，并稍隆起，压之褪色。皮肤表面紧张炽热，迅速向四周蔓延，右小腿烧灼样痛，是由乙型溶血性链球菌所致的急性真皮炎症（D对），故本题选D。

86.【参考答案】E

【解析】①肾结核的手术治疗适用于：药物治疗6～9个月无效，肾结核破坏严重者。②根据"右肾IVU不显影，穿刺造影可见广泛破坏，肾盂肾盏严重积水扩张"可判断患者的右肾破坏严重，应在药物治疗的配合下行右肾切除术。③术前抗结核治疗不应少于两周，肾结核为全身结核的一部分，因此术后要继续抗结核治疗（E对），故本题选E。

87.【参考答案】A

【解析】①无宫缩时应避免静脉滴注缩宫素引产，以免引起子宫不协调性收缩，进而发展为先兆子宫破裂或子宫破裂（E错）。②无宫缩时，不能进行人工破膜，避免引起胎儿窘迫（C错）。③妊娠36周，无宫缩，胎心率正常，胎位正常，可期待疗法至自然分娩（A对，B错），故本题选A。

88.【参考答案】A

【解析】①根据"停经，不规则阴道流血，子宫异常增大（孕四个半月大）、变软，摸不到胎体，无胎心胎动"应首先考虑到葡萄胎的可能（A对），故本题选A。②侵蚀性葡萄胎常继发于葡萄胎（B错）；双胎妊娠和妊娠合并子宫肌瘤都应能听到胎心（C、D错）；先兆流产的子宫多正常大小，且应能触及胎体（E错）。（昭昭老师提示：子宫大小明显大于孕周的就是葡萄胎）

89.【参考答案】C

【解析】①股骨颈骨折和股骨转子骨折的畸形是患肢屈曲、内收、外旋、短缩，股骨颈骨折外旋很少超过60°，股骨转子骨折可达90°。②患肢屈曲内收内旋短缩畸形，是髋关节后脱位的典型症状（C对），故本题选C。髋关节前脱位的典型畸形是患肢屈曲、外展、外旋。③内收肌扭伤可有局部压痛、肌紧张和外展受限，一般无特殊畸形。

90.【参考答案】C

【解析】胸片主动脉影增宽是动脉导管未闭与房缺、室缺的区别，后两者主动脉结缩小。法洛四联症及艾森曼格综合征胸片右心室大（C对），故本题选C。

91.【参考答案】B
　　【解析】根据题干信息可知该患者具有对造血原料需求增加及食欲缺乏的病史,且小细胞低色素性贫血是缺铁性贫血的特点。维生素 B12 缺乏属大细胞性贫血(B 对),故本题选 B。

92.【参考答案】C
　　【解析】该患者妊娠已 38 周,前置胎盘且阴道出血多,所以应尽快终止妊娠,剖宫产能迅速结束分娩,达到止血目的,使婴儿相对安全,是该患者目前最适宜的处理措施(C 对),故本题选 C。

93.【参考答案】C
　　【解析】①根据该患者阴道分泌物的特点(稀薄灰白色)及镜检所见(线索细胞),应首先考虑到细菌性阴道病的可能(C 对),故本题选 C。②滴虫阴道炎分泌物典型特点为稀薄脓性,黄绿色,泡沫状,有臭味(A 错)。③念珠菌阴道炎的临床表现主要为外阴瘙痒,灼痛,分泌物为白黏稠呈凝乳或豆腐渣样(B 错)。

94.【参考答案】E
　　【解析】预产期的计算为末次月经的第 1 天算起,月份减 3,日数加 7(E 对),故本题选 E。

95.【参考答案】D
　　【解析】①足月儿的生理性黄疸在 2~3 天出现,血清总胆红素<205.2μmol/L。②根据该患儿的其他表现:吃奶好—说明患儿一般状况良好,推测可能为生理性黄疸(D 对),故本题选 D。③由血型母 A 子 O,排除了新生儿溶血病(不选 A);脐无分泌物排除了新生儿败血症(不选 C);无发热、肝脾不大排除了新生儿肝炎(不选 B);新生儿胆道闭锁多在出生后 2 周始显黄疸并进行性加重(不选 E)。

96.【参考答案】A
　　【解析】患者既有呼吸困难,说明是左心衰,也有下肢水肿及肝颈静脉回流征阳性,说明还有右心衰,股患者诊断为全心衰(A 对),故本题选 A。

97.【参考答案】A
　　【解析】出生时头围是 34cm,1 岁时是 46cm。该婴儿 44cm 头围,接近 1 岁,结合婴儿体重 7.5kg(1 岁时为 10kg,故推断肯定在 1 岁以内),故该婴儿为 8 个月左右(A 对,B、C、D、E 错),故本题选 A。

98.【参考答案】C
　　【解析】①小儿的头围,出生的时候 34cm,1 岁的时候 46cm,2 岁的时候 48cm。②该病例中,儿童的头围是 48cm,故初步判断小儿的年龄是 2 岁(C 对),故本题选 C。

99.【参考答案】D
　　【解析】①长期的肝炎病史,肝炎导致肝硬化,肝硬化患者后期出现门脉高压,导致胃底食管静脉曲张。患者在进食较为粗糙食物时,可导致胃底食管静脉破裂,导致出血(D 对),故本题选 D。②胃十二指肠溃疡大出血患者既往多有胃十二指肠溃疡病史;应激性溃疡患者多有应激事件刺激所致;胃癌出血及肝脏出血的患者往往伴有胃疾病及肝疾病的病史。

A3/A4 型选择题(100~137 题)

100~102.【参考答案】CDD
　　【解析】①饥饿痛是十二指肠溃疡的典型表现;进食痛是胃溃疡患者的典型表现,该患者主要表现为饥饿痛,故诊断为十二指肠溃疡即消化性溃疡(C 对),故本题选 C。②该患者突发剧烈上腹痛,此为消化性溃疡的典型并发症:穿孔,患者可出现板状腹,肝肺浊音界消失等(D 对),故本题选 D。③穿孔的典型体征是肝浊音界消失或缩小(D 对),故本题选 D。腹壁柔韧感是结核性腹膜炎的典型体征;胃肠型是肠梗阻的典型体征;墨菲征阳性是急性胆囊炎的典型体征。

103~105.【参考答案】BCC
　　【解析】①前置胎盘的高危因素包括多次刮宫、分娩、子宫手术史等,表现为无诱因、无痛性反复阴道流血。该患者表现为无痛性的阴道流血,当前置胎盘附着于子宫前壁时,可在耻骨联合上方听到胎盘杂音故诊断为前置胎盘(B 对),故本题选 B。②胎盘早剥及前置胎盘的首选检查是 B 超(C 对),故本题选 C。③对于妊娠<34 周、胎儿体重<2000 克、胎儿存活、阴道流血量不多、一般情况良好的孕妇,应给予期待疗法,期待治疗至 36 周,胎儿已成熟,可适时终止妊娠(C 对),故本题选 C。

106~107.【参考答案】BA
　　【解析】①中年女性,长期肝炎病史,目前患者出现肝病面容(面色晦暗)同时伴有牙龈出血的表现,此肝硬化的典型表现,故诊断为肝硬化。患者目前出现发热,考虑并发腹膜炎。肝硬化并发的腹膜炎多为自发性腹膜炎(B对),故本题选 B。②诊断自发性腹膜炎最有意义的检查是腹水常规、生化及细菌培养,致病菌多为革兰阴性杆菌(A对),故本题选 A。

108～110.【参考答案】DCC

【解析】①患者主要表现为胸痛及呼吸困难,胸骨左缘第3～4肋间闻及较粗糙的喷射性收缩期杂音,此为主动脉瓣狭窄或肥厚型梗阻性心肌病的典型表现。昭昭老师提示,主动脉瓣狭窄一般没有第四心音。该患者有明显的第四心音,故考虑诊断为肥厚型梗阻性心肌病(D对),故本题选 D。②肥厚型及扩张型心肌病首选的检查是 B 超(C对),故本题选 C。③肥厚型心肌病首选的药物是被他受体阻滞剂如普纳洛尔(C对),故本题选 C。(昭昭老师速记:肥肥是我的 baby(β))

111～113.【参考答案】CDD

【解析】①中年女性,长期肝病史,目前出现肝脏肿大,甲胎蛋白(AFP)明显升高,此为肝癌的典型表现,故诊断为原发性肝癌(C对),故本题选 C。②对肝癌有定位诊断意义的是肝穿刺针吸细胞学检查(D对),故本题选 D。③对原发性肝癌早期诊断最有价值的是增强 CT 检查,可发现占位性病变(D对),故本题选 D。

114～115.【参考答案】DB

【解析】①患儿有不洁饮水史,表现为明显的中毒症状,淋巴细胞升高,此为病毒感染的典型特点,故诊断为病毒性肠炎(D对),故本题选 D。生理性腹泻主要表现为腹泻,但是全身一般情况良好;细菌性痢疾主要表现为粘液脓血便;肠结核主要表现为低热、盗汗等表现;肠伤寒表现为寒战、高热、玫瑰疹、缓脉等。②精神萎靡,眼眶及前囟凹陷,体重下降8%,考虑中度脱水(昭昭老师提示:精神好的是轻度脱水;精神萎靡是中度脱水;昏迷是重度脱水),中度脱水患者补液量是 120～150mL/(kg·d);Na$^+$ 135mmol/L 为等渗性脱水,等渗性脱水首选 2:3:1 液(B对),故本题选 B。

116～117.【参考答案】ED

【解析】①中年女性,患者既往有胆囊结石病史,目前出现持续性剧烈上腹痛,疼痛向腰背部放射,考虑诊断为急性胰腺炎(E对),故本题选 E。(昭昭老师提示:向右肩放射的疾病是胆囊炎;向左肩放射的疾病的冠心病;向腰背放射的疾病是急性胰腺炎)②急性胰腺炎首选检查是血淀粉酶,常在发病数小时后即可升高(D对),故本题选 D。

118～119.【参考答案】DD

【解析】①患儿有特殊面容,通贯掌合并先天性心脏病,考虑21—三体综合征,确诊需要染色体检测(D对),故本题选 D。②确诊先天愚型需要进行染色体检测(D对),故本题选 D。

120～121.【参考答案】EB

【解析】①中年女性,表现为进行性黄疸,考虑胰头癌或者胆管癌,结合选项,考虑诊断为胰头癌(E对),故本题选 E。胆囊炎表现为右上腹痛,无黄疸;结肠癌表现为局部肿块;肝癌表现为肝脏进行性肿大;胃癌表现为剑突下肿物。②胰头癌首选的检查方法是腹部 B 超,最有价值的检查是腹部增强 CT(B对),故本题选 B。

122～123.【参考答案】EA

【解析】①患儿表现为反复咳嗽,凌晨加重及查体见双肺的哮鸣音,结合患者有过敏的病史,此为支气管哮喘的典型表现,故诊断为支气管哮喘。目前患儿咳嗽2个月,咳嗽时间大于1个月,考虑咳嗽变异性哮喘(E对),故本题选 E。(昭昭老师提示:哮喘患者的咳嗽时间只要超过一个月就是咳嗽变异性哮喘)②肺部疾病首选检查是胸片(A对),故本题选 A。

124～125.【参考答案】DE

【解析】①粘液脓血便伴里急后重是溃疡性结肠炎的表现,故本题诊断为溃疡性结肠炎(D对),故本题选 D。②溃疡性结肠炎首选结肠镜检查(E对),故本题选 E。

126～127.【参考答案】EC

【解析】①急性肾小球肾炎的表现为1～3周前有上感史,主要表现为血尿。该患者2周前患过上感(扁桃体炎),目前表现为红细胞(＋＋＋),故诊断为急性肾小球肾炎(E对),故本题选 E。②急性肾炎患者,患者肾功能减退,严重者出现氮质血症及血钾升高(C对),故本题选 C。

128～129.【参考答案】AE

【解析】①葡萄胎清宫术后长期不规则阴道流血,子宫增大,质软,尿 HCG 长期阳性,应考虑妊娠滋养层细胞肿瘤。葡萄胎妊娠后既可继发侵蚀性葡萄胎,也可继发绒癌。本例在葡萄胎清宫后半年以内发病应诊断为侵蚀性葡萄胎(A 对),故本题选 A。绒毛膜癌一般于清宫后 1 年发病。不全流产一般不会出现尿 hCG 持续阳性,也不会出现卵巢黄素化囊肿。卵巢囊肿一般为单侧,而黄素化囊肿一般为双侧。②侵蚀性葡萄胎的治疗原则是以化疗为主(E 对),故答案为 E。

130～131.【参考答案】ED
【解析】①老年男性,右侧腹股沟区可复性肿块 6 年,考虑腹股沟疝。腹股沟疝分为直疝和斜疝,直疝患者疝内容物不进入阴囊;斜疝患者疝内容物可进入阴囊。该患者表现为耻骨结节上外方有一个 4cm×4cm 半球形肿物,未进入阴囊(E 对),故本题选 E。②腹股沟直疝最有效的治疗方法是疝修补术(D 对),故本题选 D。

132～135.【参考答案】CBBA
【解析】①老年女性,主要表现为胸痛,且口服硝酸甘油无效,心电图提示 ST 段抬高,考虑诊断为:ST 段抬高的心肌梗死(C 对),故本题选 C。②Ⅱ、Ⅲ、AVF 对应下壁(B 对),故本题选 B。(昭昭老师速记:有"2,3"个"夫"人都是地"下"情)③ST 段抬高的心肌梗死的典型的心电图的表现为病理性 Q 波、ST 段抬高呈弓背向上型等,但最有特征是病理性 Q 波(B 对),故本题选 B。④Q 波型急性心肌梗死心电图特征为浅而宽的 Q 波,ST 段抬高,T 波倒置(A 对),故本题选 A。

136～137.【参考答案】EA
【解析】①中年女性,表现为左乳外上象限肿物,首先考虑乳腺癌(E 对),故本题选 E。②此患者癌的位置是外上象限,双手叉腰时肿块活动度明显受限,说明肿瘤已累及胸肌,但未侵及胸壁,应选择乳腺癌根治术,乳腺癌根治术需行胸大肌及胸小肌切除术(A 对),故本题选 A。

B1 型选择题(138～150 题)

138～140.【参考答案】DBE
【解析】①妊娠期间羊水量超过 2000mL 称为羊水过多(B 对),故 139 题选 B。②妊娠晚期羊水量少于 300mL 称为羊水过少(D 对),故 138 题选 D。③正常妊娠 38 周时的羊水量 1000mL(E 对),故 140 题选 E。

141～142.【参考答案】AD
【解析】①肩关节脱位临床表现是方肩畸形即肩部失去圆浑的轮廓,用手触摸肩部,原肩胛盂处有空虚感及 Dugas 征阳性即有脱位时,将患侧肘紧贴胸壁时,手掌搭不到健侧肩部;或手掌搭在健侧肩部时,肘部无法贴近胸壁,称为 Dugas 征阳性(A 对),故本题选 A。②伸直型(Colles 骨折)的典型畸形为"银叉"畸形,外伤后,因远折端向背侧移位,侧面看呈"银叉"畸形(D 对),故本题选 D。"枪刺样"畸形因远折端向桡侧移位,且有缩短移位时,桡骨茎突上移至尺骨茎突同一平面,甚至高于尺骨茎突的平面,正面看呈"枪刺样"畸形。

143～144.【参考答案】EC
【解析】①患儿神经系统以智能发育落后为主,外观出生数月后因黑色素合成不足,毛发、皮肤和虹膜色泽变浅,尿和汗液有鼠尿臭味是苯丙酮尿症的典型表现(E 对),故本题选 E。②患儿表情呆滞,眼距宽,眼裂小,鼻梁低,口半张,舌伸出口外,右侧通贯手为 21-三体综合征的典型表现(C 对),故本题选 C。

145～146.【参考答案】BD
【解析】①未经患者或其家属同意,对患者进行实验性治疗的,由卫生行政部门给予的处理是暂停执业活动六个月至一年(B 对),故本题选 B。②擅自开办医疗机构行医给患者造成损害的承担赔偿责任(D 对),故本题选 D。

147～148.【参考答案】CD
【解析】①肝硬化并发自发性腹膜炎的腹水是介于渗、漏之间的(C 对),故本题选 C。②肝癌腹水是血性或渗出性(D 对),故本题选 D。心源性的腹水多为漏出液;结核性腹膜炎导致腹水多为渗出液;淋巴管回流受阻的腹水多为乳糜性的。

149～150.【参考答案】EA
【解析】①属于医学伦理学基本规范的是廉洁奉公(E 对),故本题选 E。②属于医学伦理学基本范畴的是权利、义务(A 对),故本题选 A。

第二单元

A1 型选择题(1～103 题)

1.【参考答案】B

【解析】①血糖水平是调节胰岛素分泌的最重要的因素。②在胃肠激素中,促胃液素、促胰液素、缩胆囊素和抑胃肽均有促进胰岛素分泌的作用(A、D 错)。③胰高血糖素、肾上腺糖皮质激素(皮质醇)、生长激素和甲状腺激素均是通过升高血糖而间接促进胰岛素分泌(C、E 错);生长抑素抑制胰岛素分泌(B 对),故本题选 B。

2.【参考答案】D

【解析】肿瘤的间质是指结缔组织和血管,有时还有淋巴管,它们主要起支持和营养作用(D 对),故本题选 D。

3.【参考答案】A

【解析】《母婴保健法》第十八条:经产前诊断,有下列情形之一的,医师应当向夫妻双方说明情况,并提出终止妊娠的医学意见:①胎儿患严重遗传性疾病的(C 对);②胎儿有严重缺陷的(B 对);③因患严重疾病,继续妊娠可能危及孕妇生命安全或者严重危害孕妇健康的(D、E 对)。选项 A 所述曾经接触过致畸物质,但未具体说明接触时间、接触剂量以及后果,所以并非一定需要终止妊娠(A 错),故本题选 A。

4.【参考答案】D

【解析】①有利原则是指医务人员的诊治行为以保护患者的利益、促进患者健康、增进其幸福为目的。②有利原则要求医务人员的行为对患者确有助益,必须符合以下条件:患者确实患有疾病;医务人员的行动与解除患者的疾苦有关(A 对);医务人员的行动可能解除患者的疾苦(B 对);患者受益不会给别人带来太大的损害(C 对,D 错),故本题选 D;人体实验也是符合有利原则的(E 对)。

5.【参考答案】B

【解析】①宫颈癌的转移途径包括直接蔓延、淋巴道转移和血道转移。②淋巴道转移是宫颈癌最重要和最常见的转移途径,一般是先转移至宫颈旁淋巴结,再至闭孔、髂内外等淋巴结(B 对),故本题选 B。

6.【参考答案】E

【解析】①半数有效量(ED50)指能引起 50％的实验动物出现阳性反应的药物剂量。②若效应为死亡,则称为半数致死量(LD50)(E 对),故本题选 E。

7.【参考答案】D

【解析】①一种分化成熟的细胞类型被另一种分化成熟的细胞类型所取代的过程称为化生。②化生以鳞状上皮化生最为常见,鳞化是正常不存在鳞状上皮的器官组织发生鳞状上皮癌的结构基础。③在备选答案中,食管、皮肤、子宫颈和阴茎的被覆上皮均为复层鳞状上皮;而膀胱的被覆上皮则为移行上皮,也就是说膀胱黏膜本来是没有鳞状上皮的,如果发生膀胱鳞癌,则必然与化生相关(D 对),故本题选 D。

8.【参考答案】A

【解析】阻塞血管的异常物质称为栓子。栓子可以是固体、液体或气体。最常见的栓子是脱落的血栓碎片或节段(A 对),故本题选 A。

9.【参考答案】D

【解析】①阿托品可以拮抗大量乙酰胆碱堆积所致的 M 样症状,但筒箭毒碱不可以。②虽然有机磷酸酯类中毒的表现是患者全身肌张力增高,甚至发生肌震颤,严重者会由肌力增高转为肌力降低,筒箭毒碱可使肌肉松弛,但主要作为麻醉时的辅助用药,可使手术术野肌肉松,以便于手术。③有机磷中度中毒应该选用解磷定和阿托品,解磷定复活胆碱胆碱酯酶,阿托品可阻断 M 受体,缓解危及生命的中毒症状(D 对),故本题选 D。

10.【参考答案】C

【解析】①病例对照研究是选择患有和未患有某特定疾病的人群分别作为病例组和对照组,调查各组人群过去暴露于某种或某些可疑危险因素的比例或水平,通过比较各组之间暴露比例或水平的差异,判断暴露因素是否与研究的疾病有关联及其关联程度大小的一种观察性研究方法。②所以本项研究为病例对照研究,在选择对照组时采用了匹配方式,因此属于匹配的病例对照研究(C 对),故本题选 C。

11.【参考答案】E
　　【解析】布洛芬较强的抗炎、解热、镇痛作用,主要用于治疗风湿性及类风湿性关节炎,也可用于一般解热镇痛,主要特点是胃肠反应较轻,患者易耐受(E 对),故本题选 E。

12.【参考答案】D
　　【解析】β受体阻断药对心脏的作用,既可阻断心脏比受体,可使心率减慢,心收缩力减弱,心输出量减少,又可以延缓心房和房室结的传导,延长房室传导时间,故不可应用于房室传导阻滞(D 对),故本题选 D。

13.【参考答案】D
　　【解析】①ACEI 主要的药理作用是抑制 ACE 活性,减少血管紧张素Ⅱ的生成(A 对);减少缓激肽的水解(B 对),导致血管舒张、血容量减少、血压下降(D 错),故本题选 D。②ACEI 还可通过抑制交感神经系统及醛固酮分泌(C、E 对),发生间接作用使血压下降。

14.【参考答案】B
　　【解析】①大叶性肺炎大多是由肺炎球菌引起的肺炎,是纤维素性炎,呈大叶分布,主要累及肺泡,细小支气管很少受累(A、D 对,B 错),故本题选 B。②肺肉质变、肺脓肿、中毒性休克、败血症是常见的并发症(C、E 对)。

15.【参考答案】B
　　【解析】①心房颤动时,心房的过多冲动可能下传到达心室,引起心室频率过快,妨碍心输出量,导致严重循环障碍。②强心苷主要通过抑制房室传导(负性传导),使较多冲动不能传到心室,从而降低心室率,从而起到治疗心房颤动的作用(B 对),故本题选 B。

16.【参考答案】A
　　【解析】集中趋势用于反映一组同质观察值的平均水平,适用于正态或近似正态分布的定量资料(A 对),故本题选 A。

17.【参考答案】C
　　【解析】①RNA 的基本组成:碱基(A、C、U、G,少量稀有碱基),核糖(β-D-核糖),磷酸;②DNA 的基本组成:碱基(A、C、T、G),核糖(β-D-2'-脱氧核糖),磷酸(C 对),故本题选 C。

18.【参考答案】E
　　【解析】①酶分子中与酶活性密切相关的化学基团称作酶的必需基团。②这些必需基团在空间结构上组成具有特定空间结构的区域,能与底物特异的结合并将底物转化为产物。这一区域称为酶的活性中心或活性部位,所有的酶都有活性中心。③但也有些基团不在活性中心内(C 错),但对维持酶的活性中心结构是不可缺少的,也是必需基团,称活性中心外的必需基团。④在结合酶类中,辅酶或辅基参与酶活性中心的组成,但单纯酶中没有辅基或辅酶(A 错)。⑤金属离子是最多见的辅助因子,约 2/3 的酶含有金属离子(B 错)。抑制剂对酶的抑制不一定作用于酶的活性中心(D 错,E 对),故本题选 E。

19.【参考答案】E
　　【解析】患者权利包括基本医疗权、自我决定权、知情同意权、要求保密权,但不具有保管病志权(E 错),故本题选 E。

20.【参考答案】E
　　【解析】本题考查考生能否应用流行病学方法中有关队列研究的指标来判断暴露与疾病发生的关系。尽管发病率也是队列研究中的一个重要指标,但这里的问题是要估计某因素与某疾病关联强度,所以,应该选择相对危险度,即 RR(E 对),故本题选 E。

21.【参考答案】E
　　【解析】①肝细胞增生可发生在任何肝细胞受损的情况下,如病毒性肝炎、中毒性肝炎等(A 错)。②小胆管增生也可发生于任何导致汇管区炎症的情况(B 错)。③纤维组织增生是肝硬化的必需条件,但不是充分条件,有肝内纤维组织增生的情况如血吸虫性肝纤维化、淤血性肝纤维化等,肝内纤维化程度可以很重,但因无肝细胞再生结节形成,都只能称为肝纤维化而不能称为肝硬化(C 错)。④肝细胞坏死可以导致肝硬化,但只有肝细胞坏死尚不能构成肝硬化(D 错)。⑤假小叶形成为肝硬化特征性病变(E 对),故本题选 E。

22.【参考答案】C

【解析】①CM 为乳糜微粒，主要运送外源性甘油三酯及胆固醇。②VLDL 转运内源性甘油三酯及胆固醇（在肝细胞）。③LDL 的主要功能是转运内源性胆固醇从肝到各组织（在血浆）（C 对），故本题选 C。④HDL 则逆向转运胆固醇，将各组织的胆固醇转运至肝。

23.【参考答案】E

【解析】①乙胺丁醇是一种常用的抗结核药，对结核菌有较强的抑菌作用。②其不良反应较少，但剂量过大时可引起球后视神经炎，停药后多可恢复（E 对），故本题选 E。

24.【参考答案】A

【解析】不同类型的肺癌对放射治疗的敏感性是不同的，一般来说，小细胞癌对于放射治疗敏感性较高，鳞癌次之，腺癌和细支气管肺泡癌最低（A 对），故本题选 A。

25.【参考答案】D

【解析】①维生素 B6 包括吡哆醇、吡哆醛和吡哆胺，其活化形式是磷酸吡哆醛和磷酸吡哆胺，两者可相互转变。②磷酸吡哆醛是体内百余种酶的辅酶，参与氨基酸脱氨与转氨作用、鸟氨酸循环、血红素的合成、糖原分解等，在代谢中发挥着重要作用（D 对），故本题选 D。

26.【参考答案】A

【解析】碳酸锂中毒量与治疗量很接近，早期表现为恶心、呕吐、腹泻、厌食等消化道症状，继而出现肌无力、四肢震颤、共济失调、嗜睡、意识模糊或昏迷等神经系统症状（A 对），故本题选 A。

27.【参考答案】D

【解析】妊娠梅毒的治疗首选青霉素，青霉素过敏者可选用红霉素或多西环素（D 对），故本题选 D。

28.【参考答案】B

【解析】①峰电位是动作电位的标志，一旦在细胞的某个部位产生，就会迅速沿着细胞膜不衰减地传导至整个细胞（B 对），故本题选 B。②终板电位、感受器电位和突触后电位都是局部电位，不能进行远距离不衰减传导，只能在局部形成电紧张传播，传播的范围很局限（C、D、E 错）。③静息电位是细胞未受刺激时膜内、外的电位差，绝大多数细胞的静息电位都是稳定和分布均匀的（A 错）。

29.【参考答案】A

【解析】滤过分数＝肾小球滤过率/肾血浆流量（A 对），故本题选 A。

30.【参考答案】A

【解析】钙拮抗药通过阻滞 Ca2＋内流，能明显舒张血管（主要舒张动脉，对静脉影响较小），其中尼莫地平和氟桂利嗪舒张脑血管作用较强，能增加脑血流量（A 对），故本题选 A。

31.【参考答案】C

【解析】①内脏痛一般发生缓慢、持续时间较长（A 对），常呈渐进性增强，但有时也可迅速转为剧痛。②内脏痛定位不准确（B 对）。③对扩张、牵拉刺激较敏感，而对切割、烧灼等却不敏感（C 错），故本题选 C。④某些内脏疾病常引起远隔的体表部位发生疼痛或痛觉过敏，称为牵涉痛（E 对）。

32.【参考答案】E

【解析】①硝酸酯类和 β 受体阻断药合用治疗心绞痛，能协同降低心肌耗氧量，同时能对抗硝酸酯类所引起的反射性心率加快（E 对），故本题选 E。②硝酸酯类可缩小 β 受体阻断药所致的心室容积增大和心室射血时间延长，可相互取长补短，合用时用量应减少，副作用也少。

33.【参考答案】C

【解析】①急性心肌梗死患者行其他疾病的择期手术，最早应在心肌梗死后半年即 6 个月进行（C 对），故本题选 C。②心力衰竭患者一般控制心衰 3～4 周后可行手术治疗。③对手术耐受力最差的心脏疾病是急性病毒性心肌炎。

34.【参考答案】A

【解析】Hb 中第一个亚基与 O_2 结合以后，促进第二及第三个亚基与 O_2 的结合，当前三个亚基与 O_2 结合后，又大大促进第四个亚基与 O_2 结合，这种效应称为正协同效应，正协同效应是协同效应的一种（A 对），故本题选 A。

35.【参考答案】A

【解析】①强制性思维突出的特征是异己体验，突然的、大量的异己的思维内容进入脑内（A 对），故本题选 A。②思维散漫是联想连贯性障碍,联想松弛,内容散漫,缺乏逻辑性。③强迫性思维的患者能意识到思维内容是自己的,并具有强迫和反强迫的特点。④思维奔逸的患者思维活动量增多,转变速度加快。⑤被洞悉感的患者认为其内心所想已经被他人所得知。

36.【参考答案】C

【解析】在进行多个率、多组构成比之间差别的假设检验时,如 $P<\alpha$,则拒绝 H_0,接受 H_1,这时只能认为这些总体率总的来看有差别,但究竟哪些组间有差别,尚应进一步检验(C 对),故本题选 C。

37.【参考答案】C

【解析】常见的慢性非传染性疾病都与吸烟、饮酒、不健康饮食、静坐生活方式等几种共同的危险因素有关,不包括晚睡(C 错),故本题选 C。

38.【参考答案】C

【解析】①硫脲类药物具有抗甲状腺的作用,可抑制过氧化物酶→酪氨酸碘化↓→T_3、T_4 合成↓,轻度抑制甲状腺刺激性免疫球蛋白(TG)的生成。②丙硫氧嘧啶还能抑制周围组织中 T_4 向 T_3 转化(C 对),故本题选 C。

39.【参考答案】C

【解析】正态分布时,变量 X 在区间上的取值概率为 95%,可得标准差 S＝2.821(C 对),故本题选 C。

40.【参考答案】C

【解析】①空气动力学直径小于 $15\mu m$ 的尘粒可进入呼吸道,称为可吸入性粉尘(C 对),故本题选 C。②空气动力学直径在 $5\mu m$ 以下的粒子可到达呼吸道深部和肺泡区,称之为呼吸性粉尘。

41.【参考答案】B

【解析】①发病率是表示特定人群在一定时间内(一般为一年)发生某病新病例的频率(A 错)。②患病率又称现患率或流行率,是指某特定时间内总人口中某病新旧病例所占的比值。③罹患率与发病率一样是测量新发病例频率的指标,但罹患率常用来衡量人群中在较短时间内新发病例的频率,使用灵活,常用于疾病的流行或暴发时病因的调查(B 对),故本题选 B。

42.【参考答案】E

【解析】医学心理学的基本观点包括:①心身统一的观点。②社会影响的观点。③认知评价的观点。④主动调节的观点(E 错),故本题选 E。⑤情绪作用的观点。⑥个性特征的观点。上述 6 个观点贯穿于医学心理学研究的各个领域,指导医学心理学在临床各个方面的工作和研究。

43.【参考答案】D

【解析】慢性脓胸合并肺严重病变,最适宜的手术方式是病肺切除术加胸廓改形术,切除病变肺组织,胸廓改形可减少复发(D 对),故本题选 D。

44.【参考答案】C

【解析】患者的血压虽经输血但不见回升说明该患者存在进行性血胸的征象,对于进行性血胸应尽早行剖胸探查术(C 对),故本题选 C。

45.【参考答案】A

【解析】①心理是脑的功能,脑是心理活动的器官。②客观现实是心理活动的内容源泉,心理活动是客观现实的主观映像。③心理的实质是人脑对客观现实的主观能动反映(A 对),故本题选 A。

46.【参考答案】A

【解析】①胸骨左缘第 2 肋间是肺动脉瓣听诊区,闻及收缩期杂音应为肺动脉瓣狭窄(A 对),故本题选 A。②动脉导管未闭时在此部位可闻及连续性杂音;主动脉瓣狭窄在胸骨右缘第 2 肋间可闻及收缩期杂音;二尖瓣狭窄在心尖部可闻及舒张期隆隆样杂音;三尖瓣狭窄一般没有杂音。

47.【参考答案】E

【解析】阻塞性通气功能障碍肺可导致 VC 减低或正常、RV 增加、TLC 正常或增力 FEV1/FVC 减低和 MMFR 减低(E 错),故本题选 E。(昭昭老师提示:COPD 或者哮喘时,基本上所有的指标都是降低的,只有 RV 和 TLC 是升高的)

48.【参考答案】E

【解析】心理健康又称心理卫生,是指以积极的有效的心理活动,平稳正常的心理状态,对当前和发展着的社会和自然环境做出良好的适应(E 对),故本题选 E。

49.【参考答案】E

【解析】①在慢性肺心病,肺血管阻力增加、肺动脉高压的原因包括功能性因素和解剖学因素,功能性因素较解剖学因素更为重要。②肺血管阻力增加的功能性因素有:缺氧、高碳酸血症和呼吸性酸中毒,使肺血管收缩、痉挛,其中缺氧是肺动脉高压形成的最重要的因素(E对),故本题选 E。

50.【参考答案】B

【解析】茶碱类除能抑制磷酸二酯酶,提高平滑肌细胞内的 cAMP 浓度外(B对),故本题选 B;还能拮抗腺苷受体;刺激肾上腺分泌肾上腺素,增强呼吸肌的收缩;增强气道纤毛清除功能和抗炎作用。

51.【参考答案】C

【解析】坚持医疗卫生保健实践是医德修养的根本途径和方法。所以,医德修养要坚持实践性(C对),故本题选 C。

52.【参考答案】A

【解析】浅昏迷时生命体征无变化,可有无意识的自主运动,腱反射存在,无法唤醒(B、C、D、E 错,A 对),故本题选 A。

53.【参考答案】A

【解析】保守医疗秘密一般包括两方面的内容,第一,为患者保密,即询问病史、查体从疾病诊断的需要出发,不有意探听患者的隐私,不泄露在诊疗中知晓的患者的隐私;第二,对于某些可能给患者带来沉重精神打击的诊断和预后,应对患者保密(A对),故本题选 A。

54.【参考答案】E

【解析】①"医乃仁术",道德是医学的本质特征,是医疗卫生工作的目的。②医学工作的特殊性质要求医生具有高尚的职业道德,历代医家都认为,道德高尚是医师角色的重要特征,只有品德高尚的人才能做医生,故能反映医学本质特征的不是人才、技术、设备和管理,而是医德(E对),故本题选 E。

55.【参考答案】E

【解析】根据《母婴保健法》第八条,婚前医学检查包括对下列疾病的检查:①严重遗传性疾病;②指定传染病;③有关精神病。经婚前医学检查,医疗保健机构应当出具婚前医学检查证明(E对),故本题选 E。

56.【参考答案】C

【解析】实施临床预防服务的原则包括:①重视危险因素的收集(A对);②医患双方共同决策(B对);③以健康咨询与教育为先导(C错),故本题选 C;④合理选择健康筛检的内容(D对);⑤根据不同年龄阶段的特点开展针对性的临床预防服务(E对)。

57.【参考答案】D

【解析】传染病在人群触发流行的三个环节是:传染源,传播途径和易感人群,这三个环节相互依赖、相互联系,缺一不可(D对),故本题选 D。

58.【参考答案】D

【解析】我国卫生行政管理部门规定,一名供精者的精子最多只能提供给 5 名妇女受孕(D对),故本题选 D。

59.【参考答案】C

【解析】①腹部手术的病人,一般术后 3~4 日肛门排气,说明肠道功能恢复,可以开始进少量饮食(A对)。②减张缝线多应用在术后患者可能有腹压增加、年老体弱、营养不良等情况的病人,缝线拆除一般在术后 14 天左右(B对)。③术后病人如无特殊情况,原则上应该早期活动(D对),对减少肺部并发症,改善全身血液循环,促进切口愈合,减少下肢血栓形成的发生,促进肠道和膀胱功能的恢复等均是有利的。④术后发现病人有尿潴留,以致导尿时尿液量超过 500mL 时,应留置尿管 1~2 日,有利于膀胱壁的逼尿肌恢复收缩力(E对)。⑤而术后伤口乳胶片引流多用在皮下等表浅伤口,一般应在术后 1~2 日拔除,术后 4~7 日拔除是不正确的(C错),故本题选 C。

60.【参考答案】C

【解析】心肌梗死时,血清 CK-MB 在起病 4 小时内增高,16~24 小时达高峰,3~4 日恢复正常(C对),故本题选 C。

61.【参考答案】E

【解析】《传染病防治法》规定的传染病分为甲类、乙类和丙类,其中甲类 2 种,乙类 25 种,丙类 11 种,共 38 种(E 对)，故本题选 E。

62.【参考答案】B

【解析】《突发公共卫生事件应急条例》第二十条：突发事件监测机构、医疗卫生机构和有关单位发现有本条例第十九条规定情形之一的，应当在 2 小时内向所在地县级人民政府卫生行政主管部门报告(B 对)，故本题选 B。

63.【参考答案】E

【解析】①天冬氨酸氨基转移酶和乳酸脱氢酶一般在心肌梗死 6～10 小时开始升高；②肌钙蛋白在心肌梗死 3～4 小时后开始升高；③肌酸激酶同工酶在心肌梗死 4 小时内升高；④肌红蛋白在心肌梗死 2 小时内升高(E 对)，故本题选 E。

64.【参考答案】C

【解析】①心房颤动为二尖瓣狭窄相对早期的常见并发症，也是二尖瓣狭窄最常见的心律失常，可能为患者就诊的首发病症，也可为首次呼吸困难发作的诱因和患者体力活动明显受限的开始(C 对)，故本题选 C。②房性期前收缩常为其前奏，初始为阵发性心房扑动和颤动，之后转为慢性心房颤动。

65.【参考答案】E

【解析】1948 年 WHO 给健康下的三维(生物、心理、社会)定义是，健康不仅仅是没有疾病和虚弱，而且包括在躯体、精神和社会适应方面的完好状态。"(E 对)，故本题选 E。

66.【参考答案】E

【解析】统计工作的基本步骤是设计(调查设计和实验设计)、资料的搜集、整理和分析(A、B、C、D 对，E 错)，故本题选 E。

67.【参考答案】B

【解析】①主动脉瓣狭窄时，左心室后负荷增加，泵血受阻，排血量下降。②故主动脉狭窄患者心输出量易受影响，加重心输出量的不足，从而造成脑供血明显不足，发生晕厥(B 对)，故本题选 B。

68.【参考答案】A

【解析】题目中的五个选项都是亚急性感染性心内膜炎的心脏并发症，其中心力衰竭最为常见，主要由瓣膜关闭不全所致(A 对)，故本题选 A。

69.【参考答案】D

【解析】根据口腔所测温度，发热可分为：①低热：37.3～38℃。②中等热度：38.1～39.1℃。③高热：39.1～41℃(D 对)，故本题选 D。④超高热：41℃以上。

70.【参考答案】C

【解析】题目中的五个选项都可以出现咯血，但在国内肺结核仍是咯血的首要原因(C 对)，故本题选 C。

71.【参考答案】D

【解析】①肥厚型梗阻性心肌病的主要病理改变是室间隔发生不对称肥厚，致使心室在收缩期时出现心室流出道狭窄梗阻。②超声心动图检查能确切地观察到室间隔的厚度及心脏收缩期时心室流出道的情况，是肥厚型梗阻性心肌病确诊的最重要手段(D 对)，故本题选 D。③胸部 X 线检查、心电图、心音图及心功能检查等都无特异性。

72.【参考答案】A

【解析】①在急性期从心内膜、心肌、心包或心包穿刺液中检测出病毒、病毒基因片段或病毒蛋白抗原，即可从病原学上确诊为急性病毒性心肌炎②若只有血清检查、心电图检查、超声心动图检查及心肌放射性核素显像法的阳性指征，而没有活检指标，只能拟诊为急性病毒性心肌炎(A 对)，故本题选 A。

73.【参考答案】B

【解析】①病毒性肺炎为吸入性感染，肺间质质受累(E 错)，表现为增宽、水肿，间质炎细胞浸润(主要为单核细胞、淋巴细胞)。②该病好发于冬春季，一般临床症状较轻，但起病较急(B 对)，故本题选 B。③本病无显著肺部体征(C 错)，X 线胸片常为肺纹理增多，呈小片状浸润或广泛浸润(D 错)，但少见大叶实变或胸腔积液(A 错)。

74.【参考答案】C

【解析】①利尿剂的降压作用主要通过排钠，减少细胞外容量，降低外周血管阻力。②降压起效较平稳、缓慢，持续时间相对较长，作用持久，服药 2～3 周后作用达高峰。③适用于轻、中度高血压，对盐敏感性高血压、合并肥胖或糖尿病、更年期女性和老年人高血压有较强降压效应。可单独使用,并更适宜与其他类降压药合用。④利尿剂是心力衰竭治疗中最常用的药物,通过排钠排水减轻心脏的容量负荷,对缓解淤血症状,减轻水肿有十分显著的效果,所以伴发心力衰竭者可选用(C对),故本题选C。

75.【参考答案】B
【解析】①吸入性肺脓肿(病原体经口、鼻、咽腔吸入致病)的病原菌绝大多数为厌氧菌(B对),故本题选B。②血液播散性多为金黄色葡萄球菌(A错)。③大肠杆菌肺脓肿多由膈下或肝脓肿转移而来(D错)。④克雷伯杆菌、肺炎球菌等所致的肺脓肿多为原发肺感染并发肺脓腔形成(C、E错)。

76.【参考答案】B
【解析】①Ⅰ型呼吸衰竭的主要问题为氧合功能障碍而通气功能基本正常,较高浓度给氧可以迅速缓解低氧血症而不会引起CO_2潴留。②当肺内动静脉解剖分流增加时,肺动脉内的静脉血未经氧合直接流入肺静脉,导致PaO_2降低,是通气/血流比例失调的特例。在这种情况下,提高吸氧浓度并不能提高分流静脉血的血氧分压(B对),故本题选B。

77.【参考答案】E
【解析】①当右心衰竭体循环淤血时,会有水肿、颈静脉征、肝大和心脏体征,肝颈静脉反流征阳性具有特征性(E对),故本题选E。②而端坐呼吸、心源性哮喘、劳力性呼吸困难和夜间阵发性呼吸困难为左心衰竭的症状(A、B、C、D错)。

78.【参考答案】B
【解析】DNA分子中,A—T之间存在2个氢键,而G—C之间存在3个氢键,A—T较G—C更容易解链,所以A—T的比例越高,DNA的解链温度越低(B对),故本题选B。

79.【参考答案】A
【解析】①冠心病心绞痛与心肌梗死时胸痛的部位、性质、放射部位和是否伴发恶心方面都相似。②冠心病心绞痛的胸痛持续时间短,含服硝酸甘油的疗效显著;而心肌梗死时胸痛的持续时间长,含服硝酸甘油的疗效差(A对),故本题选A。

80.【参考答案】D
【解析】动脉血压骤降时,窦弓感受器传入冲动减少,窦弓反射减弱,引起交感紧张增加,迷走紧张减弱,最后使血压回升(D对),故本题选D。

81.【参考答案】E
【解析】①医疗保健机构、卫生防疫机构发现传染病时,应当及时采取下列控制措施:对甲类传染病患者和病原携带者,乙类传染病中的非典、肺炭疽患者和人感染高致病性禽流感患者,予以隔离治疗。②隔离期限根据医学检查结果确定。③拒绝隔离治疗或者隔离期未满擅自脱离隔离治疗的,可以由公安部门协助治疗单位采取强制隔离治疗措施(E对),故本题选E。

82.【参考答案】A
【解析】实验证实,在环境温度低于30℃时,机体散热的方式包括辐射、传导和对流,以辐射的方式散发的热量占总热量的60%,为绝大多数(A对),故本题选A。

83.【参考答案】C
【解析】结核性胸膜炎的胸水为渗出液,因细胞免疫受刺激,T淋巴细胞活性增强,典型渗出性胸水腺苷脱氨酶>40U/L(C错),故本题选C。

84.【参考答案】B
【解析】①β-受体兴奋剂为拟肾上腺素药物,主要作用为激发腺苷酸环化酶,增加cAMP的合成,提高细胞内cAMP的浓度,舒张支气管平滑肌(A对)。②茶碱类药物能抑制磷酸二酯酶,提高平滑肌cAMP浓度(B错),故本题选B。③抗胆碱类主要机制为减少cGMP浓度,使生物活性物质释放减少,有利于平滑肌松弛(C对)。④色苷酸钠作用机制之一为稳定肥大细胞膜,阻止其释放介质(D对)。⑤酮替芬的作用为抑制肥大细胞、嗜碱性粒细胞、中性粒细胞等释放组胺和慢反应物质,对抗其致痉挛作用(E对)。

85.【参考答案】E
【解析】①慢性咳嗽、咳痰,反复咯血,大量咳痰且分层,肺部湿啰音等临床特点可在其他病变中出现,如慢性支气管炎、肺脓肿等,不能依此来确诊支气管扩张。②支气管造影对诊断支气管扩张症有特异性能够明确诊断,但近来高分辨CT已基本取代支气管造影(E对),故本题选E。

86.【参考答案】B

【解析】①第4～7肋长而薄,易发生骨折(B对),故本题选B。②第1～3肋粗短,有锁骨肩胛骨保护,不易发生骨折。③第8～10肋前端为软骨且形成弓,第11、12肋前端游离,弹性较大,均不易发生骨折。

87.【参考答案】D

【解析】①大叶性肺炎的特点是,会出现胞质内有大量含铁血黄素颗粒的巨噬细胞;②小叶性肺炎的特点是,出现小叶性分布的化脓灶;③间质性肺炎的特点则为肺泡间质内出现大量单核性细胞浸润及肺间质水肿、纤维化;④左心衰竭时则会出现两肺的慢性弥漫性肺淤血,慢性肺淤血的特征为肺广泛纤维化及大量弥漫分布的胞质内有含铁血黄素颗粒的巨噬细胞存在,这种细胞又被称为心衰细胞(D对),故本题选D;⑤病毒性肺炎以肺间质性炎症为特征。

88.【参考答案】B

【解析】①镜下,在分化好的鳞状细胞癌的癌巢中,细胞间可见到细胞间桥,在癌巢的中央可出现层状的角化物,称为角化珠或癌珠(B对),故本题选B。分化较差的鳞状细胞癌无角化珠形成,甚至也无细胞间桥。②腺上皮癌可分为分化比较好的、具有腺体结构的腺癌,以及分化比较低的、形成实体癌巢的实性癌和分泌黏液较多的黏液癌。

89.【参考答案】D

【解析】归因危险度(AR)是暴露组发病率(或死亡率)与非暴露组病率(或死亡率)的差值,所以该研究的归因危险度为0.15－0.1＝0.05(D对),故本题选D。

90.【参考答案】A

【解析】①休克时,有效循环血容量锐减及组织灌注不足,以及产生炎症介质是各类休克共同的病理生理基础;②其本质并不是血压下降,如休克代偿期,收缩压正常或稍升高,舒张压增高,脉压缩小(A错),故本题选A。

91.【参考答案】C

【解析】①支原体肺炎发病一般缓慢,潜伏期较长(A对),②发病时可有头痛(B对),咳嗽,少量咳痰,一般无大量咳黏痰的临床表现,咳嗽症状可持续到发热退完后(C错、D对),故本题选C。③累及胸膜者可有胸膜摩擦音及胸水体征(E对)。

92.【参考答案】D

【解析】医患关系的重要性至少包括两方面。保障医疗工作的顺利开展:(1)从诊断方面看,医患之间如果没有充分的信息交流,医生就难以收集到完整、准确的病史资料;(2)从治疗方面看,患者遵从医嘱是治疗成功的关键之一,而患者的依从性与医患关系的好坏有着密切的联系。营造良好的心理气氛:①对于患者来说,良好的医患关系可以减轻患者因为疾病所造成的心理应激,增强患者对医生的信任感、安全感,提高患者的遵医率。②良好的医患关系本身就具有心理治疗的作用,它为患者带来的愉悦的情绪反应,可以消除或减轻患者的疾病。③对于医生来说,良好的医患关系使医疗活动充满生气,医务人员能从中得到更多的心理满足,从而有益于保持与增进医护人员的心理健康(D错),故本题选D。

93.【参考答案】B

【解析】下肢深静脉血栓如脱落进入肺动脉,可引起肺栓塞,大块肺栓塞可致死,为下肢深静脉血栓最严重的并发症(B对),故本题选B。

94.【参考答案】D

【解析】①传统上将依赖分为躯体依赖和心理依赖(D对),故本题选D。②躯体依赖也称为生理依赖,是由于反复用药所造成的一种病理适应状态。③心理依赖又称精神依赖,它使使用者产生一种愉快满足或欣快的感觉,驱使使用者为寻求这种感觉而反复使用药物。

95.【参考答案】A

【解析】①ABO血型系统相符合者之间进行输血时也需要进行交叉配血,这是因为除ABO血型外还有其他血型系统;②交叉配血检验除可进一步验证ABO血型系统的血型检验是否正确外,还可排除因其他血型系统血型不合造成的严重后果(A错),故本题选A。

96.【参考答案】E

【解析】肺循环血管管壁薄,可扩张性高,对血流阻力小,所以肺动脉压远较主动脉压低,但左、右心的输出量是相等的(E对),故本题选E。

97.【参考答案】E

　　【解析】流行性出血热早期的病理改变为毛细血管的感染中毒性损伤,原发性低血压的原因主要是血管通透性增加,血浆外渗于疏松组织,使血容量下降所致(E对),故本题选E。

98.【参考答案】E

　　【解析】菌痢的确诊需依靠粪便细菌培养痢疾杆菌阳性(E对),故本题选E。

99.【参考答案】B

　　【解析】阵发性室上性心动过速:①起病及终止突然(E对);②发作时心室率可达150～250次/分(A对),心室律绝对规则(B错),故本题选B。③心电图表现为QRS波群形态可完全正常,也可因伴有室内传导阻滞而显示QRS波群形态异常(C对);P波可在部分病例中见到,但常为逆行的P波(D对)。

100.【参考答案】C

　　【解析】二度Ⅰ型房室传导阻滞表现为:①P-R间期进行性延长,直至一个P波受阻不能下传心室;②相邻R-R间期进行性缩短,直至一个P波不能下传心室;③包含受阻P波在内的R-R间期小于正常窦性PP间期的两倍(C对),故本题选C。

101.【参考答案】C

　　【解析】Q波心肌梗死的定位与范围可根据出现心肌梗死的特征性改变的心电图导联来判断,特征性改变出现在V3导联为前间壁心肌梗死的特点(C对),故本题选C。

102.【参考答案】E

　　【解析】艾滋病的呼吸系统感染主要是肺孢子菌引起的肺孢子菌肺炎,约占艾滋病肺部感染的70%～80%,是艾滋病主要致死原因之一(E对),故本题选E。

103.【参考答案】C

　　【解析】①在局麻药中普鲁卡因是毒性较小的常用局麻药之一,可用于浸润麻醉、传导麻醉、蛛网膜下腔麻醉和硬膜外麻醉。②但其亲脂性低,对黏膜的穿透力弱,一般不用于表面麻醉(C对),故本题选C。

A2型选择题(104～120题)

104.【参考答案】D

　　【解析】对于乙类传染病中的非典、肺炭疽和人感染高致病性禽流感患者应采取甲类防控措施。故杨某应立即选择在丁县进行医学观察,并隔离治疗(D对),故本题选D。

105.【参考答案】B

　　【解析】①青年女性,低热、盗汗,右肺尖有病变支持浸润型肺结核的诊断(B对),故本题选B。(昭昭老师提示:看见低热、盗汗就是肺结核)②支气管扩张多有大量脓痰及咯血,X线胸片典型者可见卷发样改变。③慢性肺脓肿多有高热、咳大量脓臭痰,胸片表现为带有液平面的空洞伴周围浓密的炎性阴影。④癌性空洞伴感染的X线表现为肿块呈分叶,有毛刺、切迹,可形成偏心空洞。⑤金黄色葡萄球菌肺炎X线表现为肺叶或小叶浸润,早期空洞,脓胸,可见液气囊腔。

106.【参考答案】D

　　【解析】①中年男性,3个月来有刺激性咳嗽,痰中偶带血丝,应考虑到肺癌可能。X线片显示右肺上叶前段有块状阴影,边缘不整分叶状,为周围型肺癌的表现(D对),故本题选D。痰细胞学检查3次阴性不能否定诊断。②肺结核球在X线片上块影密度不均匀,可见到稀疏透光区和钙化点。③肺脓肿X线上空洞壁薄内壁光滑,常有液平面。④肺良性肿瘤临床上大多没有"刺激性咳嗽,痰中偶有血丝"等症状。

107.【参考答案】B

　　【解析】患者有长期站立史、右下肢静脉迂曲扩张史,深静脉通畅试验(-)示深静脉通畅,大隐静脉瓣膜功能试验(+)示大隐静脉瓣膜功能不全,同时伴有色素沉着,符合单纯性下肢静脉曲张的诊断(B对),故本题选B。

108.【参考答案】B

　　【解析】①根据患者的临床表现,即伤后昏迷半小时,清醒后左侧肢体力弱,腰穿血性脑脊液,以后逐渐好转,最可能诊断为脑挫伤(B对),故本题选B。②脑震荡腰穿应正常。③急性硬膜外血肿、急性硬膜下血肿、脑内血肿随着病情进展可出现脑沛症状,且头部CT有典型表现。

109.【参考答案】C

【解析】①主动脉瓣区收缩期粗糙的喷射性杂音 是主动脉狭窄及梗阻型肥厚型心肌病的典型体征,根据题干诊断为主动脉瓣狭窄(C对),故本题选C。②冠心病心绞痛 主要表现为胸痛,可自行缓解;主动脉瓣关闭不全 表现为呼吸困难及出现周围血管征如水冲脉等;高血压心脏病 主要表现长期高血压病史导致左心发生衰竭。

110.【参考答案】C

【解析】根据PR间期＞0.20秒(每个P波后均随QRS波),应诊断为一度房室传导阻滞(C对),故本题选C。

111.【参考答案】A

【解析】医生要帮助患者选择诊治方案,必须向患者提供正确、易于理解、适量、有利于增强患者信心的信息,以得到患者的同意(A对),故本题选A。

112.【参考答案】E

【解析】①普通线图 适用于连续性资料,用线段升降表达事物的动态变化趋势(E对),故本题选E。②直条图适用于比较、分析独立的或离散变量的多个组或多个类别的统计指标。③圆图适合事物内部各部分的百分构成比资料。④直方图适合数值变量的频数表资料。⑤散点图适用于双变量连续性资料,用点的密集程度和趋势表达两个变量的相互关系。昭昭老师总结如下:

图 形	对应情况	昭昭老师速记
线图	一事物随另一事物变迁的情况	一个事物一个事物出现
半对数线图	比较事物动态变化的速度	"变化的速度"算对了一"半"
直方图	表示连续性资料的频数分布	"直"接说别"贫"了
直条图	表示相互独立的各指标的大小	每个"指标"占"一条"
圆形图	表示全体中各部分的比重	"各部分"组成一个"圆"图
散点图	表示两事物的相关关系	两个事物散开了
统计地图	表示某现象的数量在地域上的分布	地图就是地域

113.【参考答案】D

【解析】在t检验中,自由度1,即19-1=18(D对),故本题选D。

114.【参考答案】D

【解析】癔症转换症状主要表现为将遭遇到无法解决的问题或冲突时所产生的不快情绪无意识地转换为各种躯体症状,如耳聋、失明或躯体部分或全部浅感觉的丧失 等(D对),故本题选D。

115.【参考答案】A

【解析】①患者有饮食不洁史,出现腹痛腹泻及粘液脓血便 均符合菌痢 诊断(A对),故本题选A。②病毒性肠炎、肠伤寒、霍乱和食物中常无里急后重;霍乱先泻后吐,粪便呈米泔样,病毒性肠炎以淋巴细胞升高为主。

116.【参考答案】E

【解析】①对于肺癌空洞、肺结核空洞、肺脓肿空洞,利用胸部X线片、断层摄影、支气管碘油造影和胸部超声波探查都无法明确空洞的真正病因。②痰脱落细胞学检查和细菌学检查 可直接发现其细胞类型、细菌种类(肺癌患者可找到癌细胞、肺结核患者有可能发现抗酸杆菌、肺脓肿患者有可能找到致病菌)而明确诊断,故为最可靠的鉴别方法(E对),故本题选E。

117.【参考答案】E

【解析】①对于疟疾的病原学治疗,首先用杀灭红细胞内裂体增殖疟原虫的药物,如氯喹;再应用杀灭红细胞内疟原虫配子体和肝细胞内迟发型孢子的药物,如伯氨喹,防止复发(E对),故本题选E。②关于抗疟疾药物,昭昭老师总结如下:

药 物	特 点	昭昭老师速记
氯喹	最常用和最有效	"最常见"的颜色是"绿"色
伯氨喹	控制复发	"伯""父"
乙胺嘧啶	用于预防	"预""乙"="寓意"深刻
青蒿素	同时杀死细胞内外疟原虫	家里"内外"都是"青"草

118.【参考答案】D

【解析】根据《执业医师法》医师经注册后,在医疗、预防、保健机构中应按照注册的执业地点、执业类别、执业范围执业,从事相应的医疗、预防、保健业务(D对),故本题选D。

119.【参考答案】D

【解析】心脏按压有效者可扪及颈动脉或股动脉搏动,收缩期血压可达80~100mmHg(D对),故本题选D。

120.【参考答案】D

【解析】①蛛网膜下腔出血是指脑底部或脑及脊髓表面血管破裂的急性出血性脑血管病,血液直接流入蛛网膜下腔,因此临床以头痛、呕吐和脑膜刺激征为主要表现,一般无偏瘫。②脑出血是指脑实质内的出血,实质受累常出现相应部位的瘫痪,血液破入蛛网膜下腔时,也可出现血性脑脊液。③所以,两者最主要的区别是有无偏瘫(D对),故本题选D。

A3/A4型选择题(121~137题)

121~123.【参考答案】CCC

【解析】①根据"发热,胸痛呈放射性且与体位有关",应首先考虑到心包炎的可能,并可基本排除题目中的其他选项(C对),故本题选C。②心包积液缓慢积聚可产生慢性心脏压塞症,表现为体循环静脉淤血、颈静脉怒张、静脉压升高、奇脉等(C对),故本题选C。③大量心包积液导致心脏压塞时,应行心包治疗性穿刺抽液减压(C对),故本题选C。

124~126.【参考答案】ADE

【解析】①抑郁症首要症状为对日常活动兴趣显著减退,感到生活无意义,对前途悲观失望,常沉思过去不愉快的事,遇事常往坏处想,精神不振,脑力迟钝,反应缓慢,对工作、学习缺乏信心,自我评价下降,对赞扬、奖赏无相应情绪反应,不愿主动与别人交往。该患者表现为情绪低落、兴趣减退等,符合抑郁症的表现(A对),故本题选A。②脑器质性精神障碍的主要表现为精神症状一般多发生于躯体疾病高峰期,亦偶有精神症状为首发者,精神症状多与躯体疾病的严重度相平行,即躯体疾病严重时精神症状明显,待躯体疾病好转后,精神疾病亦减轻(D对),故本题选D;病程和预后主要取决于原发躯体疾病的状况及处理是否恰当;躯体疾病所致精神障碍患者除表现明显的精神症状外,多伴有躯体和(或)神经系统的病理体征及实验室的阳性发现。③抑郁症的治疗包括药物治疗和心理治疗,药物以阿普唑仑常用,对有明显心理社会因素作用的抑郁症患者在药物治疗的同时常需合并心理治疗(E对),故本题选E。

127~128.【参考答案】DC

【解析】①从该患者的起病情况似急性过程,但查体有蜘蛛痣、肝掌和脾大肯定为慢性肝病,甲肝IgM抗体为阳性,又有肝功异常,故考虑在慢性肝病基础上重叠感染甲型肝炎。患者无肝病史,但10年前因外伤后输过血,而抗-HBs阳性,抗-HCV阳性,应存在丙型肝炎病毒的感染,诊断最应考虑慢性丙型肝炎重叠急性甲型肝炎(D对),故本题选D。②有助于进一步明确诊断和下阶段治疗,最应做的检查是HCV-RNA。若HCV-RNA(+),则诊断明确,也有助于下阶段的抗病毒治疗(C对),故本题选C。

129~131.【参考答案】EAA

【解析】①据题干,该患者"反复咳嗽、咳痰25年"符合慢性支气管炎的表现,又"双肺叩诊过清音"说明存在肺气肿,所以该患者可诊断为慢性阻塞性肺疾病(E对),故本题选E。感染能够加重气道炎性反应,是慢性阻塞性肺疾病急性加重的主要诱发因素。②排除诱发因素为首选治疗,故目前主要的治疗是应用抗生素（A 对），故本题选 A。③该患者诊断为慢性阻塞性肺疾病，突然出现呼吸困难，并伴有明显的发绀，右肺呼吸音明显较前减弱，应考虑并发自发性气胸的可能，应立即做胸部 X 线以确诊（A 对），故本题选 A。

132～134.【参考答案】CAD

【解析】①根据题干中"未见颈静脉充盈"的暗示可以排除心力衰竭；根据患侧肺（右中下肺）"叩浊、语音震颤减弱和呼吸音消失"可以排除肺炎和气胸，所以该患者最可能的诊断是胸腔积液（C 对），故本题选 C。②根据患侧肺触觉语颤减弱，局部叩诊浊音，呼吸音消失，可以进一步推测该患者为中至大量积液，所以患者还可能伴有气管、纵隔向健侧移位，而胸膜摩擦音见于少量积液（A 对），故本题选 A。③诊断性胸腔穿刺和胸腔积液检查对明确积液性质及病因诊断均至关重要（D 对），故本题选 D。

135～137.【参考答案】DCA

【解析】①题干中患者的病史、临床表现及相关检查结果符合感染性心内膜炎的特点（D 对），故本题选 D；"血红蛋白 84g/L"支持贫血存在，但题干中没有给出铁代谢的相关指标，所以可排除缺铁性贫血；肺炎一般不会出现心脏杂音。②血培养是诊断菌血症和感染性心内膜炎的最重要方法。在近期未接受过抗生素治疗的患者血培养阳性率可高达 95％以上（C 对），故本题选 C。③80％～85％的感染性心内膜炎患者可闻及心脏杂音，可由基础心脏病和（或）心内膜炎导致瓣膜损害所致，尤以主动脉瓣关闭不全多见，而且该患者"胸骨左缘第三肋间舒张期叹气样杂音"符合主动脉瓣关闭不全的特点（A 对），故本题选 A。

B1 型选择题（138～150 题）

138～140.【参考答案】BAD

【解析】①泌尿系结核病变往往在膀胱，由于结核杆菌的刺激，患者往往伴有尿路刺激症状。排尿终末，膀胱收缩导致膀胱黏膜出血，故其特点是终末血尿伴膀胱刺激征（B 对），故本题选 B。②泌尿系肿瘤，当肿瘤未侵犯脏器表面包膜时，患者往往无明显疼痛，同时肿瘤不断坏死、出血，故其血尿特点是无痛性全程肉眼血尿（A 对），故本题选 A。③输尿管结石，结石卡在输尿管中，诱发输尿管痉挛产生剧烈疼痛，同时由于结石对输尿管壁的机械性损伤，患者出现血尿，故泌尿系统结石的血尿特点是疼痛伴血尿（D 对），故本题选 D。血红蛋白尿多见于血管内溶血；初始血尿多见于前尿道损伤。

141～142.【参考答案】CB

【解析】①胃肠癌患者可出现血 CEA 升高（C 对），故本题选 C。②骨肉瘤患者可出现血碱性磷酸酶升高（B 对），故本题选 B。肝癌患者可出现血 AFP 升高；前列腺癌可出现血 PSA 升高；VCA－IgA 抗体是 EB 病毒的抗体，多见于鼻咽癌患者。

143～144.【参考答案】BA

【解析】①头孢菌素类药物的抗菌机制是抑制细菌细胞壁合成（B 对），故本题 B。②氨基苷类药物的抗菌机制是抑制细菌蛋白质合成（A 对），故本题选 A。

145～146.【参考答案】BD

【解析】①属于烷化剂抗癌药物的是环磷酰胺（B 对），故本题选 B。②属于抗生素类抗癌药物的是阿霉素（D 对），故本题选 D。作用于 DNA 的化学结构的抗癌药物是卡铂；氟尿嘧啶属于抗代谢的肿瘤药；红霉素属于抗生素。

147～148.【参考答案】CB

【解析】①肩关节脱位的主要体征是 Dugas 征阳性，即患侧肘紧贴胸壁时，手掌搭不到健侧肩部；或患侧手掌搭在健侧肩部时，肘部无法贴近胸壁（C 对），故本题选 C。②肱骨外上髁炎主要体征是 Mills 征阳性（B 对），故本题选 B。压头试验阳性多见于神经根型颈椎病；直腿抬高试验（Lasegue）阳性多见于腰椎间盘突出症；"4"字试验阳性多见于髋关节挛缩。

149～150.【参考答案】CA

【解析】①属于Ⅰ类切口的手术是腹腔镜疝修补术（C 对），故本题选 C。②属于Ⅱ类切口的手术是小肠切除吻合术（A 对），故本题选 A。化脓性阑尾炎手术、结肠脾曲癌引起的急症肠梗阻手术及胃后壁穿孔手术都属于污染切口。昭昭老师将三类切口总结如下：

分 类	特 点	昭昭老师速记
清洁切口 （Ⅰ类切口）	①无菌切口 ②甲状腺大部切除术	完全没有污染的切口
可能污染切口 （Ⅱ类切口）	①手术时可能带有污染的缝合切口 ②胃大部切除术，皮肤不容易彻底消毒的部位 ③6小时内的伤口经过清创缝合 ④新缝合的伤口再度切开者	如甲状腺手术切口 再次切开
污染切口 （Ⅲ类切口）	①邻近感染区或组织直接暴露于污染或感染的切口 ②阑尾穿孔的阑尾切除术、肠梗阻坏死肠管切除术等	污染的就是

国家临床执业助理医师资格考试 最后冲刺5套卷及精析(卷五)

第一单元

A1 型选择题(1~54 题)

1.【参考答案】B

【解析】代谢性酸中毒最明显的表现是呼吸变得又深又快,呼吸肌收缩明显,呼吸频率有时可高达每分钟 40~50 次(B 错),故本题选 B。

2.【参考答案】C

【解析】①X 线检查对骨折的诊断治疗有重要价值,凡疑有骨折者应常规进行。可以显示临床上难以发现的深部骨折、不全骨折、关节内骨折和小的撕脱骨折。②即使临床上已表现为明显骨折者仍应进行,以了解骨折的类型和移位情况,指导治疗,在治疗过程中,也应定期复查,以了解治疗是否满意和骨折的愈合情况。③X 线检查不能用来了解骨折的发生机制(C 错),故本题选 C。

3.【参考答案】E

【解析】围生期是指从胎儿后期至新生儿早期,我国定为妊娠第 28 周至出生后足 7 天的时期(满一周)(E 对),故本题选 E。

4.【参考答案】E

【解析】当疝发生绞窄时症状多较严重,肠袢坏死、穿孔时,疼痛可因疝块压力骤降而暂有所缓解,所以疼痛减轻,但肿块仍在并不说明病情好转(E 错),故本题选 E。

5.【参考答案】C

【解析】①非出血坏死性重症胰腺炎血钙和血糖的改变大多不明显(A、B 错)。②血清淀粉酶在发病3~4 小时后即可高于正常。血脂肪酶的升高也在发病 24 小时以后,但不如尿淀粉酶检查简便易行,临床上很少用(D 错)。③尿淀粉酶增高出现较迟,一般在 24 小时以后开始增高且持续时间较长(E 错)(C 对),故本题选 C。④关于胰腺炎的几个酶,昭昭老师总结如下:

酶	特　点	昭昭老师速记
血淀粉酶	①首选检查:血淀粉酶,数小时开始增高,24~48 小时达高峰,持续 3~5 天 ②血淀粉酶和疾病的严重程度不成正比	"1""2""35""8"一起去玩吧
血清脂肪酶	24~72 小时开始升高,持续 7~10 天	施放="10""脂"
尿淀粉酶	24 小时开始升高,48h 达高峰,持续 1~2 周	尿了 12 周

6.【参考答案】A

【解析】①我国规定 2 个月内必须完成的计划免疫是卡介苗(A 对),故本题选 A。(昭昭老师速记:出生乙肝卡介苗,二月脊髓炎正好,三四五月百白破,八月麻疹岁乙脑)② 关于儿童保健的疫苗接种时间,昭昭老师总结如下:

时　间	接种疫苗
刚出生(0 个月)	卡介苗,乙肝疫苗(第 1 次)
1 个月	乙肝疫苗(第 2 次)
2 个月	脊髓灰质炎糖丸(第 1 次)
3 个月	脊髓灰质炎糖丸(第 2 次),百白破(第 1 次)
4 个月	脊髓灰质炎糖丸(第 3 次),百白破(第 2 次)

续表

时　间	接种疫苗
5个月	百白破（第3次）
6个月	乙肝疫苗（第3次）
8个月	麻疹疫苗
1.5～2岁	百白破（复种）
4岁	脊髓灰质炎糖丸（复种）
6～7岁	麻疹疫苗（复种），百白破（复种）

7.【参考答案】E

【解析】①早产的临产与足月妊娠的临产诊断标准相同（A错）。②早产的治疗原则为：若无胎儿窘迫、胎膜未破应抑制宫缩，使妊娠继续（B错）；若胎膜已破，早产不可避免，应设法提高早产儿存活率，如给予地塞米松、抗生素，预防新生儿呼吸窘迫综合征、感染等（D错）；临产时应行会阴切开防止新生儿颅内出血等。③先兆早产者予左侧卧床休息可改善胎盘功能,减少子宫自发性宫缩（C错）（E对），故本题选E。

8.【参考答案】E

【解析】①受精卵于子宫体腔外着床，称为异位妊娠。②包括输卵管妊娠、卵巢妊娠、宫颈妊娠及腹腔妊娠。③子宫残角妊娠属于发育异常的残角子宫的宫腔内妊娠,不属异位妊娠（E错），故本题选E。

9.【参考答案】B

【解析】①重度营养不良患儿,总热量从40～60kcal/（kg·d）、蛋白质1.3g/（kg·d）、脂肪0.4g/（kg·d）开始，首先满足基础代谢需要，逐渐少量增加（B对），故本题选B。②饮食选择应容易消化，例如乳类、鱼、肝、肉，多种维生素食品。

10.【参考答案】A

【解析】①题中所列各项都是骨盆骨折可能发生的并发症，其中最危险的是出血（A对），故本题选A。②骨盆内有丰富的互相交通的血管网络，尤其是静脉，管壁薄，弹性回缩差，周围又多为疏松组织，无压迫止血作用，所以损伤后可引起大出血，若合并内脏损伤，则出血更为明显。③盆腔内出血，极易导致出血性休克，是引起死亡的主要原因。

11.【参考答案】E

【解析】①腓总神经于腘窝顶端由坐骨神经分出后，沿股二头肌内缘斜向外下，经腓骨长肌两头间绕腓骨颈后分支支配小腿前外侧的伸肌群和外翻肌群，以及小腿前外侧和足背的皮肤感觉。②腓总神经易在腘部及腓骨上端处受损伤，该处骨折时可被伤及，出现足背伸外翻无力,小腿外侧感觉消失（E对），故本题选E。③关于常见周围神经损伤，昭昭老师总结如下：

神经损伤	表现和诊断	昭昭老师速记
尺神经损伤	①爪形手 ②尺神经损伤＝手部外伤史＋Froment征阳性＋夹纸试验阳性	骨科干活需要"尺"子"F"子，写作业有"尺"子和"纸"
正中神经损伤	①拇指对掌功能障碍 ②正中神经损伤＝手部外伤史＋猿手	"正中"张三丰"猴"拳一"掌"
桡神经损伤	①手背虎口区感觉障碍 ②桡神经损伤＝手部外伤史＋垂腕	看见"老虎"，"垂"着头求"饶"
腓总神经损伤	①腓骨头骨折、膝关节周围的石膏打紧了 ②腓总神经损伤＝外伤史＋马蹄内翻足（足外翻、跖屈功能障碍）	"腓总"坐"马"车

12.【参考答案】B
　　【解析】正常出生体重儿为出生体重 2500～4000g 的新生儿,出生体重＞4000g 的新生儿称为巨大儿(B 对),故本题选 B。

13.【参考答案】B
　　【解析】脂酰 CoA 进入线粒体是脂肪酸 β 氧化的限速步骤,其中肉碱脂酰转移酶 I 是关键酶(B 对,A、C、D、E 错),故本题选 B。

14.【参考答案】A
　　【解析】①本患儿为足月新生儿,血清总胆红素达 15mg/dl(＞12mg/dl,高于正常值),结合胆红素大于 1.5mg/dl,间接胆红素增高为主,属于病理性黄疸,应予治疗。②光照治疗是降低胆红素的常用方法,可使间接胆红素转变成水溶性异构体,经胆汁和尿排出(A 对),故本题选 A。

15.【参考答案】C
　　【解析】苯丙酮尿症病因是缺乏苯丙氨酸羟化酶,导致体内苯丙氨酸不能转化为酪氨酸,过多苯丙氨酸代谢产物体内堆积在血和脑脊液中(C 对),故本题选 C。

16.【参考答案】B
　　【解析】消化性溃疡可有穿孔、出血、幽门梗阻和癌变等并发症,其中最常见的是出血,一般不会有瘘管形成(B 对),故本题选 B。

17.【参考答案】C
　　【解析】①肝硬化最严重的是肝性脑病,最常见的并发症是上消化道出血,多突发大量呕血或黑便,其余各项均相对少见(C 对),故本题选 C。②关于肝硬化常见的并发症,昭昭老师总结如下:

并发症	特 点	昭昭老师速记
上消化道出血	最常见的并发症	出血最常见
肝性脑病	最严重的并发症,也是最常见的死亡原因	脑病最严重
原发性肝癌	肝增大＋AFP 阳性	AFP 升高是肝癌
自发性腹膜炎	①患者体温升高(38～39℃)＋腹膜刺激征 ②大肠杆菌为主 ③最有意义体征:腹部压痛及反跳痛	腹膜刺激是炎症
肝肺综合征	肝硬化病史＋呼吸症状(低氧血症,呼吸困难)	肝和肺同时出问题
肝肾综合征	肝硬化＋少尿或无尿,肌酐升高	肝和肾同时出问题
电解质紊乱	低钾低氯性碱中毒	基本上都是碱中毒

18.【参考答案】B
　　【解析】正常新生儿出生时身长平均约为 50cm,正常新生儿出生时头围平均约为 34cm(B 对),故本题选 B。

19.【参考答案】D
　　【解析】手术阻断门奇静脉间的反常血流是断流手术的一部分(D 错),故本题选 D。其余的选项关于门脉高压的描述是正确的。

20.【参考答案】B
　　【解析】①终止蛋白质饮食(减少氨的来源)、新霉素保留灌肠(通过抑制相应细菌减少氨的生成)都可减少肠内毒物的生成和吸收(A、C 对);②谷氨酸钾可与氨结合形成谷氨酰胺而降低血氨(E 对);③冰帽降低颅内温度可减少能量消耗,保护脑细胞功能(D 对);④而肥皂水为碱性溶液,可以促进肠内氨的生成(B 错),故本题选 B。

21.【参考答案】E
　　【解析】甲胎蛋白增高可见于原发性肝癌、肝炎、肝硬化炎症活动期、妊娠妇女、生殖腺胚胎癌以及少数转移性肿瘤(A、B、C、D 错),(E 对),故本题选 E。

22.【参考答案】D

【解析】急性糜烂性胃炎确诊依赖急诊胃镜检查,内镜可见以弥漫分布的多发性糜烂、出血和浅表性溃疡为特征的胃黏膜病变(D对),故本题选 D。

23.【参考答案】A

【解析】①胆总管探查术后置 T 管通常在两周后拔除(A 错),故本题选 A。②一定要在患者无感染(C 对)、黄疸消退、无腹部症状(D 对)、肝功能检查正常(B 对)、T 管造影显示肝内外胆管正常(E 对)时方可拔除,此时在 T 管周围已初步形成包裹。这样拔除可避免发生胆汁性腹膜炎等并发症。

24.【参考答案】D

【解析】急性化脓性胆管炎的治疗原则是手术解除胆管梗阻、减轻胆管内压力和引流胆汁(D对),故本题选 D。其余选项也是治疗急性化脓性胆管炎的正确的治疗措施,但不是最关键的。

25.【参考答案】C

【解析】对 HP 感染引起的慢性 B 型胃炎,特别是有活动性者及重度肠上皮化生者,应给予根除 HP菌治疗,尤其是该患者又存在胃癌家族史(C对),故本题选 C。

26.【参考答案】E

【解析】①老年男性＋咳嗽,咳痰、喘息数十年＝COPD。②COPD 患者目前出现了 2 型呼吸衰竭。高二氧化碳血症会麻醉中枢,导致中枢化学感受器不能收到有效刺激维持呼吸,此时呼吸主要靠低氧刺激外周化学感受器,故 COPD 患者的吸氧措施是持续低流量鼻导管吸氧,为什么要低流量低浓度呢,就是为了保持低氧对颈动脉体化学感受器的刺激(E对,A、B、C、D 错),故本题选 E。

27.【参考答案】E

【解析】手法复位的优点是免去了手术之苦,缺点是疝没有得到根治,大部分患者迟早仍需手术治疗,所以要严格掌握手法复位的适应证(E 错),故本题选 E。

28.【参考答案】B

【解析】①尿潴留是指膀胱内充满尿液而不能排出,病因很多,可分为机械性和动力性两大类,A、C、D、E 选项均属于机械性。②外伤性高位截瘫系损伤了脊髓,引起的尿潴留属于动力性(非机械性)(B对),故本题选 B。

29.【参考答案】B

【解析】溃疡病穿孔的典型 X 线表现为:站立位检查约80％的患者右膈下可见游离气体影(B对),故本题选 B。

30.【参考答案】D

【解析】行胃癌根治性大部分切除术时,胃壁切线必须距癌外缘 5cm 以上,且均应切除胃组织的 3/4～4/5(D对),故本题选 D。

31.【参考答案】A

【解析】①任何泌尿系统疾病能破坏肾的正常结构和功能者都可引起肾衰竭。②在我国,常见病因顺序为:原发性慢性肾小球肾炎、糖尿病肾病、高血压肾病、多囊肾和梗阻性肾病等(A对),故本题选 A。

32.【参考答案】B

【解析】①增生期在月经周期的第 5～14 日,分为早、中、晚三期。②早期在月经周期的第 5～7 日,中期在月经周期的第 8～10 日,晚期在月经周期的第 11～14 日(B对),故本题选 B。

33.【参考答案】B

【解析】通常情况下,卵子从卵巢排出进入输卵管内,停留在输卵管峡部与壶腹部连接处等待受精(B对),故本题选 B。

34.【参考答案】B

【解析】①急性阑尾炎的腹痛特点是转移性右下腹痛。②泌尿系结石的腹痛多为阵发性绞痛并放射至下腹部或腹股沟部。③外伤性肝破裂时腹痛为受伤部位的持续性钝痛,内出血症状明显。④单纯性肠梗阻时多为阵发性腹痛。⑤绞窄性肠梗阻时会有腹痛呈持续性并阵发性加重(炎症和梗阻并存)(B对),故本题选 B。

35.【参考答案】C

【解析】①X 线小肠钡剂造影对肠结核的诊断具有重要价值(C对),故本题选 C。②在溃疡型肠结核,钡剂于病变肠段呈现激惹征象,排空很快,充盈不佳,而在病变的上、下肠段则钡剂充盈良好,称为 X

线钡影跳跃征象。③病变肠段如能充盈,则显示黏膜皱襞粗乱、肠壁边缘不规则,有时呈锯齿状,可见溃疡。也可见肠腔变窄、肠段缩短变形、回肠盲肠正常角度消失。④结肠镜可以对全结肠和回肠末段进行直接观察,因病变主要在回盲部,故常可发现病变,且镜下取活体组织送病理检查具有确诊价值,但开展起来没有 X 线小肠钡剂造影便利。其他三项检查都没有特异性。

36.【参考答案】D
　　【解析】①衔接指胎头双顶径进入骨盆入口平面,胎头颅骨最低点接近或达到坐骨棘水平。②胎头以半俯屈状态以枕额径进入骨盆入口,由于枕额径大于骨盆入口前后径,胎头矢状缝坐落在骨盆入口右斜上,胎头枕骨在盆骨左前方(D 对),故本题选 D。

37.【参考答案】A
　　【解析】①X 线检查是诊断肾及输尿管结石的重要方法,约 95% 以上的尿路结石可在 X 线平片上显影。②辅以排泄性或逆行性肾盂输尿管造影,可确定结石的部位、有无梗阻及梗阻程度、对侧肾功能是否良好、区别来自尿路以外的钙化阴影、排除上尿路的其他病变、确定治疗方案以及治疗后结石部位、大小及数目的对比等都有重要价值(A 对),故本题选 A。(昭昭老师提示:如果有 B 超,首选 B 超检查)

38.【参考答案】D
　　【解析】卵巢静脉出卵巢门后形成静脉丛,与同名动脉伴行,右侧汇入下腔静脉,左侧汇入左肾静脉,故左盆腔静脉曲张较多见(D 对),故本题选 D。

39.【参考答案】A
　　【解析】①在第一产程,子宫收缩能增加周围循环阻力,同时每次宫缩时心排血量约增加 24%。②另外,每次宫缩约有 250～500mL 血液从子宫中被挤出,所以第一产程中心静脉压升高(A 错),故本题选 A。

40.【参考答案】B
　　【解析】急进性肾小球肾炎、肺出血—肾炎综合征(Goodpasture 综合征)、系统性红斑狼疮肾炎、过敏性紫癜肾炎等均可引起新月体肾小球肾炎(B 错),故本题选 B。

41.【参考答案】E
　　【解析】①该产妇坐骨结节间径(7cm)＋出口后矢状径(7cm)＜15cm,提示骨盆出口平面狭窄。②骨盆出口狭窄的产妇,不应进行试产,而应行剖宫产术结束分娩(E 对),故本题选 E。③关于骨盆正常值的记忆方法,昭昭老师总结如下:

径　线	正常值	意　义
髂棘间径	23～26cm	间接推测骨盆上口横径长度(昭昭老师速记:360°都是"棘")
髂嵴间径	25～28cm	间接推测骨盆上口横径长度(昭昭老师速记:"58"同城爬山"脊")
骶耻外径	18～20cm	间接推测骨盆上口前后径长度(昭昭老师速记:"八"荣八"耻")
坐骨结节间径	8.5～9.5cm	出口横径,如＜8cm,应加测出口后矢状径
出口后矢状径	8～9cm	出口后矢状径＋坐骨结节间径≥15cm 时骨盆出口无明显狭窄
耻骨弓角度	90°	骨盆出口横径的宽度,如小于 80°,则为异常

42.【参考答案】A
　　【解析】目前急性宫颈炎最常见病原体为淋病奈瑟菌和沙眼衣原体(A 对),故本题选 A。

43.【参考答案】B
　　【解析】子宫肌瘤最常见的变性是玻璃样变(B 对),故本题选 B。囊性变常继发于玻璃样变。红色变多见于妊娠期或产褥期。肉瘤变较少见,多见于年龄较大的妇女。钙化多见于蒂部狭小、血供不足的浆膜下肌瘤及绝经后妇女的肌瘤。

44.【参考答案】C
　　【解析】子宫内膜活组织检查不仅能判断有无排卵和分泌期子宫内膜的发育程度,而且能间接反映卵巢的黄体功能,并有助于子宫内膜疾患的诊断,是鉴别功血和子宫内膜息肉的最好方法(C 对),故本题选 C。

45.【参考答案】B

【解析】①子宫内膜异位症是目前常见妇科病之一,绝大多数位于盆腔内的卵巢、宫骶韧带、子宫下部后壁浆膜面以及覆盖直肠子宫陷凹、乙状结肠的腹膜层和阴道直肠隔,其中以侵犯卵巢者最常见,约占80%（B对）,故本题选B。②其他如宫颈、阴道、外阴亦有受累及者。

46.【参考答案】E

【解析】①短效避孕药是问世最早应用最广泛的避孕药物,大多由雌激素和孕激素配伍而成（E对）,故本题选E。②目前常用的有炔诺酮、甲地孕酮、炔诺孕酮、左炔诺孕酮等孕激素与炔雌醇组成的各种复方制剂。

47.【参考答案】D

【解析】①90%以上的CML细胞中出现Ph染色体,显带分析为t(9;22)(q34;q11)（D对）,故本题选D。②是9号染色体长臂上的C-ABL原癌基因易位至22号染色体长臂的断裂点簇集区（BCR）形成的BCR-ABL融合基因。③其编码的蛋白主要为p210。P210具有酪氨酸激酶活性,导致CML的发生。

48.【参考答案】A

【解析】①结核性脑膜炎分三期:前驱期（早期）约1～2周;脑膜刺激期（中期）:脑膜刺激征阳性,约1～2周;昏迷期（晚期）约1～3周。②晚期患者常常惊厥频繁发作后进入昏迷,阵挛性或强直性惊厥;颅压增高,脑积水,角弓反张;最终脑疝死亡（A对）,故本题选A。

49.【参考答案】E

【解析】特发性血小板减少性紫癜一般不会有Coombs试验阳性,Coombs试验阳性见于温抗体型自身免疫性和血管原始免疫细胞性T细胞淋巴瘤（E错）,故本题选E。

50.【参考答案】D

【解析】①淡漠型甲亢多见于老年患者（A对）。②起病隐袭,高代谢综合征、眼征和甲状腺肿均不明显（E对）。主要表现为明显消瘦、心悸、乏力、头晕、昏厥、神经质或神志淡漠、腹泻、厌食（B对）。③可伴有心房纤颤、震颤和肌病等体征（C对）,70%患者无甲状腺肿大。如不及时治疗易并发甲亢危象（D错）,故本题选D。

51.【参考答案】C

【解析】①甲状腺癌是由数种不同生物学行为以及不同病理类型的癌肿组成,主要包括乳头状腺癌、滤泡状癌、未分化癌、髓样癌四种类型。它们的发病年龄、生长速度、转移途径、预后都明显不同。②乳头状腺癌术后10年生存率将近90%;滤泡状腺癌可在手术切除后相隔很长时间才见复发,但其预后不及乳头状腺癌好;未分化癌病程很短,一般仅生存几个月,预后最差（C对）,故本题选C。昭昭老师关于几种甲状腺癌的特点总结如下（昭昭老师速记:"乳头""最好最常见";外伤以后起"血""泡";"未"来不会"最差";"随"便"降"低标准):

	乳头状癌	滤泡状癌	未分化癌	髓样癌
发生率	约占成人60%及儿童甲状腺癌的全部	20%	15%	7%
特 点	乳头状癌是最常见的甲状腺癌,与滤泡状癌统称为分化型甲状腺癌	发展迅速,高度恶性,生存率低		内分泌功能分泌降钙素
转移方式	淋巴转移早	血行转移（昭昭老师速记:"血""泡"）	早期淋巴结转移,常发生血行转移	可有淋巴结和血行转移
恶性程度	低	中	高	中
预 后	最好	较好	最差	较差

52.【参考答案】B

【解析】子宫内膜癌分为腺癌、腺角化癌、鳞腺癌和透明细胞癌,其中腺癌约占90%（B对）,故本题选B。

53.【参考答案】B

【解析】葡萄胎一经确诊应立即予以清除。目前采用的主要方式为吸宫术,清宫时注意减少出血及预防子宫穿孔(B对),故本题选 B。

54.【参考答案】A

【解析】等渗性缺水常见的病因有:①消化液的急性丧失,如大量呕吐、肠瘘等(A对),故本题选 A。②体液体内转移,丧失在感染区或软组织内;如腹腔感染、肠梗阻、烧伤等,其丧失的体液与细胞外液成分基本相似。

A2 型选择题(55～111 题)

55.【参考答案】B

【解析】①患者人工流产术中出现心动过缓、心律不齐、面色苍白、头晕、胸闷、大汗淋漓,严重者出现血压下降、昏厥、抽搐等,需考虑人工流产综合征。②人工流产综合征可加用阿托品 0.5mg 静脉注射(B对),故本题选 B。

56.【参考答案】B

【解析】①结核性脑膜炎呈亚急性起病,不规则发热 1～2 周后才出现脑膜刺激征、惊厥或意识障碍等表现,或于昏迷前先有脑神经或肢体麻痹。具有结核接触史、PPD 阳性或肺部等其他部位结核病灶者支持结核性脑膜炎诊断。典型结核性脑膜炎脑脊液外观呈毛玻璃样,白细胞数多<500×10⁶/L,分类以淋巴细胞为主,糖和氯化物同时降低,蛋白增高达 1～3g/L。脑脊液静置,24 小时可有薄膜形成,薄膜涂片抗酸染色可找到结核菌,结核菌培养阳性可帮助确立诊断。②本例患者,有发热,脑脊液典型改变,符合结核性脑膜炎的表现(B对),故本题选 B。

57.【参考答案】B

【解析】①子宫均匀一致地增大,导致经量增多及经期延长,此为子宫腺肌病的典型表现(B对),故本题选 B。(昭昭老师提示:看见子宫均匀增大就是子宫腺肌病)②子宫内膜异位症表现为进行性痛经,但是子宫无均匀增大;子宫内膜癌表现为绝经后阴道流血;子宫黏膜下肌瘤表现为经量增多及经期延长,体征是子宫局部增大。

58.【参考答案】C

【解析】①药物撤退性试验:孕激素试验方法为每日肌肉注射黄体酮 20mg,或口服甲羟孕酮,每日 10～20mg,连用 5 日。②若停药后 3～7 日出现撤退性出血,为阳性反应,属Ⅰ度闭经,说明子宫内膜已受雌激素影响。③如孕激素试验无撤退性出血,则为阴性反应,应进一步做雌、孕激素序贯试验,患者每日服戊酸雌二醇 1～2mg,连服 20 日。最后 5 日加用甲羟孕酮,每日 10mg,停药后 3～7 日发生撤退性出血为阳性,属Ⅱ度闭经,提示闭经原因不在子宫(C对),故本题选 C。④无撤退性出血为阴性,则应重复激素序贯试验,若仍无出血,提示子宫内膜有缺陷或被破坏,可诊断为子宫性闭经。

59.【参考答案】C

【解析】①昭昭老师关于疝的总结如下,斜疝和直疝最有价值的诊断是,用手按住肿物后再不在突出,突出的是直疝。不在突出是斜疝。该患者,压住腹股沟韧带内点上方咳嗽时仍可见肿块突出,故诊断为腹股沟直疝(C对),故本题选 C。②鞘膜积液和疝的鉴别点主要是透光试验,鞘膜积液透光试验为阳性;疝的鉴别点是透光试验为阴性。

疾 病	诊断公式	昭昭老师速记
斜疝	斜疝=青少年或儿童+按住深环后肿物不再突出	"小"孩带"邪"气
直疝	直疝=老年人+半球形肿物+按住深环后肿物再突出	"老"年人性子"直"
股疝	股疝=中年女性+腹股沟韧带下方半球形肿物	"中"年女性爱炒"股"
绞窄疝	绞窄性疝=腹外疝+血性腹腔积液或血性呕吐物	"血"性就是"绞窄疝"

60.【参考答案】E

【解析】①患儿有明显的蛋白(++++),白蛋白 15g/L,此为肾病综合征的典型表现。②目前,该病例中,该患儿在典型的"三高一低"的基础上存在镜下血尿、高血压、肾功能不全,此为肾炎的表现,故可诊断肾炎性肾病(E对),故本题选 E。③昭昭老师将单纯性肾病和肾炎性肾病的区别总结如下:

疾病	特 点
肾炎性肾病	①大量蛋白尿和低蛋白血症 ②2 周内 3 次以上离心尿检查,红细胞≥10/HP,并证实为肾小球源性血尿,反复或持续高血压,肾功能不全,持续低补体血症
单纯性肾病	只有蛋白尿和低蛋白血症

61.【参考答案】D

【解析】患者停经后阴道流血,子宫异常增大,B 超有葡萄胎典型的"落雪状"特征(D 对)故本题选 D。

62.【参考答案】A

【解析】①胸骨左缘第 3、4 肋间听到响亮粗糙的全收缩期杂音是室间隔缺损的心脏听诊特点,常伴震颤,肺动脉瓣第 2 音可稍增强(A 对),故本题选 A。②昭昭老师将先心病的听诊特点总结如下:

	房间隔缺损	室间隔缺损	动脉导管未闭	法洛四联症
杂音	胸骨左缘第 2~3 肋间全收缩期杂音	胸骨左缘第 3~4 肋间可闻及收缩期杂音	胸骨左缘第 2 肋间有粗糙响亮的连续性机器样杂音	胸骨左缘第 2~4 肋间全收缩期杂音

63.【参考答案】E

【解析】①慢性萎缩性胃炎可见黏膜呈颗粒状、黏膜血管显露、色泽灰暗、皱襞变小(E 对),故本题选 E。②其余四个选项疾病的诊断公式如下:

疾病	诊断公式
消化性溃疡	消化性溃疡=周期性饱餐痛,进食痛、饥饿痛
急性胃炎	急性胃炎=饮酒/NSAID+上腹不适或隐痛+黑便
慢性浅表性胃炎	慢性浅表性胃炎=胃部不适+胃镜检查显示胃粘膜红白相间,以红为主
胃癌	胃癌=上腹部不规则疼痛+消瘦+贫血+剑突下肿块

64.【参考答案】B

【解析】①车祸伤及腹部,患者目前出现意识模糊,皮肤黏膜苍白,腹部压痛、反跳痛、腹肌紧张,血压 85/60mmHg,诊断为休克。②休克的治疗应首选抗休克治疗,同时剖腹探查(B 对),故本题选 B。

65.【参考答案】A

【解析】①老年女性,出现腹部疼痛,以右下腹为主,出现右下腹压痛,肌紧张,考虑阑尾疾病。②患者目前出现白细胞增高,腹部透视可见少量气液平面,诊断为:阑尾周围脓肿(A 对),故本题选 A。

66.【参考答案】D

【解析】①患儿有不洁饮食史、腹泻、排黏液脓血便伴里急后重,细菌性痢疾诊断明确。②患儿起病急骤、突发高热,病情严重,迅速恶化并出现惊厥、昏迷,应属于急性细菌性痢疾的危重型,即中毒型细菌性痢疾(简称毒痢)(D 对),故本题选 D。

67.【参考答案】B

【解析】宫缩 8 小时、宫口开大 3cm 是第一产程潜伏期的正常值,表明该产妇的产程顺利,且产妇、胎儿各项指标均在正常范围,密切观察产程进展,无需任何干预(B 对),故本题选 B。

68.【参考答案】B

【解析】患者妊娠 35 周出现高血压,血压较高、有自觉症状,尿蛋白(++)且有眼底改变,故诊断成立(B 对),故本题选 B。

69.【参考答案】C

【解析】①中年男性,表现为腹痛、便量多,为暗红色,有腥臭味,符合阿米巴痢疾的典型表现,故考虑诊断为阿米巴痢疾(C对),故本题选C。②细菌性痢疾和溃疡性结肠炎是黏液脓血便;肠伤寒表现为腹泻及典型的缓脉、胸前出血点(玫瑰疹);血吸虫病多有疫区疫水接触史。

70.【参考答案】C
　　【解析】房颤患者容易发生栓塞,疼痛、麻木、发凉、苍白为动脉栓塞表现(C对),故本题选C。
(昭昭老师提示:左脑右肺)

71.【参考答案】C
　　【解析】①葡萄糖耐量试验即空腹12小时后,口服葡萄糖75g,其正常上限:空腹5.6mmol/L,1小时10.3mmol/L,2小时8.6mmol/L,3小时6.7mmol/L,其中有2项或2项以上达到或超过正常值,可诊断为妊娠期糖尿病。仅1项高于正常值,诊断为糖耐量异常。②该孕妇餐后2小时及餐后3小时血糖均高于正常,故诊断妊娠期糖尿病(C对),故本题选C。

72.【参考答案】B
　　【解析】①肥厚型心肌病流出道常有梗阻,有梗阻者在左心室腔与流出道间有收缩期压差(B对),故本题选B。②扩张型心肌病的特征为左或右心室或双侧心室扩大,并伴有心室收缩功能减退,伴或不伴充血性心力衰竭,超声心动图显示左心室明显扩大,左心室流出道扩张,室间隔及左室后壁搏动幅度减弱。③限制型心包炎主要表现为心排出量下降和体循环淤血等。④心肌梗死主要表现是胸痛伴心肌酶升高。

73.【参考答案】B
　　【解析】①心包摩擦音是急性心包炎的典型特征,疼痛可放射至颈部、左肩、左臂等。②心包积液是由肿瘤、特发性心包炎及肾衰竭等疾病引起的,患者由于心包内大量液体存在,导致心室壁的活动障碍,出现Beck三联征:低血压、心音遥远、颈静脉怒张。该病例中,病人有典型的动脉压低、心音低而遥远,故诊断为心包积液(B对),故本题选B。③肾功能不全患者尿量减少,肌酐升高;肝硬化表现为肝功能减退及门脉高压;肺部感染表现为咳嗽咳痰及肺部湿啰音。

74.【参考答案】D
　　【解析】①猩红热是由A组β溶血性链球菌引起的急性出疹性传染病。②临床以发热、咽炎、草莓舌、全身鲜红皮疹、口周苍白圈、帕氏线、疹退后脱皮为特征。题干所述与本病特点相符,考虑为本病诊断(D对),故本题选D。③风疹多有耳后淋巴结肿痛;麻疹的特征性改变是口腔有Koplik斑;水痘的典型表现为水疱;幼儿急疹的典型表现是热退疹出。

75.【参考答案】C
　　【解析】本患儿有低热、盗汗,且消瘦、面色苍白。OT试验(++),中性粒细胞稍高,血培养(-),胸片显示肺门淋巴结肿大,考虑诊断原发型肺结核成立(C对),故本题选C。(昭昭老师提示:儿童的低热、盗汗乏力就是原发性肺结核;成人最常见的是继发性肺结核)

76.【参考答案】E
　　【解析】①患者绝经后阴道不规则流血,首先考虑子宫内膜癌。②分段刮宫是子宫内膜癌最可靠的诊断方法(E对),故本题选E。

77.【参考答案】B
　　【解析】①血栓闭塞性脉管炎多见于年轻人,患者往往有吸烟史,可同时伴有游走性浅静脉病史,由于动脉闭塞,患肢有不同程度的缺血性症状,查体可见患肢足背动脉搏动减弱或消失。该病例中,中年女性,左下肢疼痛及麻木,考虑血栓闭塞性脉管炎(B对),故本题选B。②动脉硬化性闭塞症多见于中老年人,既往有糖尿病、高血压等疾病,表现与血栓闭塞性脉管炎相似。

78.【参考答案】D
　　【解析】①该患儿表现为高热、频咳,并表现为精神萎靡,且出现昏迷,病情较重,此为腺病毒肺炎的典型表现(D对),故本题选D。②关于腺病毒肺炎和呼吸道合胞病毒肺炎的鉴别点,昭昭老师总结如下:

	呼吸道合胞病毒肺炎	腺病毒肺炎
发病率	最高	稍低
表现	多见于1岁以内的婴儿，出现发热、喘憋、呼吸困难、鼻翼煽动及三凹征	腺病毒3、7型，多见于6个月~2岁儿童，高热、中毒症状重
X线	两肺可见小点片状、斑片状阴影	大小不等，片状阴影或融合成大病灶
诊断	呼吸道合胞病毒肺炎=1岁以内+发热、喘憋、呼吸困难及三凹征	腺病毒肺炎=6个月~2岁儿童+高热、中毒症状重
昭昭老师速记	买东西要"三""胞"	"命"悬一"线（腺）"

79.【参考答案】A

【解析】转移性右下腹疼痛是急性阑尾炎的典型临床表现，伴有恶心、呕吐、体温升高等表现，白细胞计数及中性粒分类升高（A对），故本题选A。

80.【参考答案】D

【解析】①老年女性，检查发现心浊音界向两侧扩大，最常见的疾病如心包积液及扩张型心肌病等；此外，患者出现低血压、颈静脉怒张、心音遥远此为Beck三联征，为心包积液特有体征，故诊断为心包积液。（昭昭老师提示：看见心音遥远就是心包积液）②患者目前症状较重，夜间不能平卧，严重影响了日常的生活，需要紧急心包穿刺抽液，既可以缓解症状又能够查找病因（D对），故本题选D。

81.【参考答案】E

【解析】①中年女性，有急性坏疽性阑尾炎伴弥漫性腹膜炎病史，术后出现寒战、高热等，结合患者出现里急后重等。盆腔处于腹腔最低部位，腹腔内炎症渗出物或脓液易流入其间，而形成盆腔脓肿。②盆腔脓肿临床表现包括急性腹膜炎经治疗后体温再升高、脉快，下腹部坠胀不适或钝痛，大便次数增多、黏液便及里急后重等直肠刺激症状（E对），故本题选E。

82.【参考答案】B

【解析】患者继发性痛经、经期加重，不孕，查子宫后倾，双侧附件增厚、压痛，符合子宫内膜异位症诊断（B对），故本题选B。

83.【参考答案】B

【解析】①患儿贫血貌，Hb89g/L，提示贫血。②中性粒细胞变大并有分叶过多，骨髓象示幼红细胞巨幼变，可诊断营养性巨幼细胞贫血。③可选用血清维生素B_{12}、血清叶酸检测（B对），故本题选B。

84.【参考答案】A

【解析】口服避孕药，生育年龄的健康妇女均可应用，尤其适用于宫颈糜烂的妇女（A对），故本题选A。

85.【参考答案】A

【解析】①据外伤史和失血表现，考虑为腹腔实质性脏器损伤。②受伤部位及右侧膈肌升高进一步考虑为肝破裂（A对），故本题选A。

86.【参考答案】D

【解析】①甲减患者表现为特殊面容和体态皮肤粗糙、面部黏液水肿，舌体宽大。（昭昭老师速记：对比记忆21—三体综合征表现为皮肤细腻）神经系统症状表现为智能发育低下，故该病例诊断为：甲减。②甲减患者检查可见T_3、T_4降低，TSH升高（D对），故本题选D。

87.【参考答案】E

【解析】该患者表现为无痛性黄疸，查体可触及肿大的胆囊，即Courvoisier征阳性，诊断为胆管癌或胰头癌，根据选项，诊断为胰头癌（E对），故本题选E。

88.【参考答案】C

【解析】①该患儿表现为肋膈沟，下肢轻度"O"形腿，血清钙稍低，诊断为维生素D缺乏性佝偻病。②骨骼改变属于佝偻病临床分期的激期（C对），故本题选C。

89.【参考答案】C

【解析】P波消失，代之大小不等的f波是房颤的特点，房颤会出现脉短绌（C对），故本题选C。

90.【参考答案】C

【解析】胃溃疡术后多次出现大出血。术后2~4小时以内出血,多为结扎线脱落;术后4~6日出血,多为吻合口黏膜坏死脱落(C对),故本题选C;术后10~20日出血,缝合线处有感染。

91.【参考答案】E

【解析】①老年男性,既往有风湿性心脏瓣膜病,最常见的侵犯是二尖瓣。②患者目前出现心律绝对不齐一,心音强弱不等,诊断为房颤。③房颤患者,为控制该患者的心室率首选β受体阻滞剂如美托洛尔。④普罗帕酮不适宜用于器质性心脏病的患者(E对),故本题选E。

92.【参考答案】C

【解析】①突发急腹症患者,肝浊音界消失是胃十二指肠溃疡穿孔的典型体征,故诊断为胃十二指肠溃疡穿孔(C对),本题选C。②阑尾炎穿孔表现为右下腹痛,麦氏点压痛;急性肠梗阻穿孔多有痛、吐、胀、闭的表现;胆囊穿孔不会出现肝浊音界消失;胃癌表现为剑突下肿物。(昭昭老师提示:看见肝肺浊音界消失就是胃十二指肠溃疡穿孔)

93.【参考答案】E

【解析】①阵发性室上性心动过速可表现为突发突止,持续时间长短不一,出现心悸、胸闷等表现,体检可以发现心尖区第一心音强度恒定,心律绝对规则,发作时心率150~250次/分。刺激迷走神经常可以终止其发作,如颈动脉窦按摩或做Valsalva吞咽动作。②该病例中,年轻女性,心律整齐,心率快,压迫颈动脉窦后心率正常,符合阵发性室上性心动过速的特点(E对),故本题选E。

(昭昭老师提示:看见突发突止就是室上速)

94.【参考答案】D

【解析】有多汗、枕秃、方颅等佝偻病表现,结合临床出现反复发作的无热惊厥和实验室检查血清钙低于1.75~1.88mmol/L,可诊断为维生素D缺乏性手足搐搦症(D对),故本题选D。

95.【参考答案】D

【解析】慢性乙肝多年病史,查体肝大、质硬,肝边缘不整,故诊断为肝癌(D对),故本题选D。

(昭昭老师提示:乙肝的三部曲是慢性肝炎→肝硬化→肝癌)

96.【参考答案】E

【解析】①患者有停经史,阵发性下腹剧痛,阴道大量流血。查宫口开大2cm,考虑难免流产。②难免流产一旦确诊,应尽早使胚胎及胎盘组织完全排出,因此应该选行负压吸宫术(E对),故本题选E。

97.【参考答案】D

【解析】①儿童出现经典的三联征:腹痛、果酱样大便、腹部肿块,此为肠套叠的三联征,诊断为:肠套叠。②肠套叠患者已出现腹膜炎体征,说明可能有绞窄,故需要手术治疗(D对),故本题选D。

98.【参考答案】E

【解析】如果收受了药品的提成,有权决定给予行政处分并没收其违法所得的部门是卫生行政部门(E对),故本题选E。

99.【参考答案】E

【解析】①念珠菌阴道炎临床表现:白带增多,呈白色豆渣样或凝乳样,外阴痒,可伴外阴、阴道烧灼感。②妇科检查可见外阴局部充血、肿胀,小阴唇内侧及阴道黏膜表面有白色片状薄膜或凝乳状物覆盖(E对),故本题选E。

100.【参考答案】D

【解析】风湿病的主要诊断标准:①主要指标(心肌炎、多关节炎、舞蹈病、环形红斑、皮下小结);②次要指标(发热、关节痛、血沉增快、C反应蛋白阳性、P-R间期延长);③链球菌感染的证据(ASO和(或)其他抗链球菌抗体阳性、咽拭子培养或快速链球菌抗原试验阳性)。在确定有链球菌感染的前提下,当具有2项主要表现,或1项主要表现和2项次要表现时,均需排除与风湿热类似的其他疾病后方能作出诊断。患儿有咽峡炎病史,有心肌炎、关节痛、发热表现,故应考虑风湿热可能(D对),故本题选D。

101.【参考答案】C

【解析】根据题干得知,心脏杂音为主动脉瓣区可闻及收缩期喷射样杂音伴震颤,此为主动脉瓣狭窄的典型体征(C对),故本题选C。

102.【参考答案】C

【解析】根据《献血法》规定,对刘某等人可没收其非法所得的单位是**县级以上地方人民政府卫生行政部门**(C 对),故本题选 C。

103.【参考答案】A

【解析】该孕妇无痛性阴道流血,无宫缩,诊断**前置胎盘**可能,但胎儿已 36 周,**基本成熟,胎心正常**,可待其足月(A 对),故本题选 A。

104.【参考答案】A

【解析】①**二尖瓣狭窄**导致心脏在舒张期时候,通过二尖瓣的血流急促,产生心尖区**舒张中期的隆隆样杂音**,左侧卧位时明显,运动或用力呼吸可使其增强,常伴舒张期震颤。该病例患者出现明显的心尖区闻及舒张期隆隆样杂音,诊断为二尖瓣狭窄;结合患者有四肢关节疼痛病史诊断为风湿病,故诊断为风湿性心脏病二尖瓣狭窄(A 对),故本题选 A。

105.【参考答案】B

【解析】①早产的治疗原则:胎儿存活、无胎儿窘迫、胎膜未破,应抑制宫缩,使妊娠继续;胎膜已破、早产不可避免,应设法提高早产儿存活率。②该孕妇腹部受到撞击后,有**先兆早产症状及体征**,孕周为 33 周,**胎龄尚小**,应住院**保胎治疗**,尽量延长孕周,密切观察病情变化,卧床休息(B 对),故本题选 B。

106.【参考答案】C

【解析】①新生儿败血症早期症状、体征常不典型,一般表现为**"五不一低下"**的非特异症状:不吃、不哭、不动、体重不增、体温不升,反应低下。(昭昭老师速记:东方"不""败")②当出现**黄疸**、肝脾大、出血倾向、休克、**皮肤呈大理石样花纹**等较特异表现时应高度怀疑**败血症**(C 对),故本题选 C。

107.【参考答案】C

【解析】①**肝内肿物**,且 **AFP 增高**考虑肝癌。②肝癌首选**手术切除**(C 对),故本题选 C。

108.【参考答案】C

【解析】①该患儿,腹部皮下脂肪约 0.3cm<0.4cm,为**中度营养不良**(C 对),故本题选 C。②昭昭老师将营养不良的分度总结如下:

	Ⅰ度(轻度)	Ⅱ度(中度)	Ⅲ度(重度)
体重低于正常均值	15%~25%	25%~40%	>40%
腹部皮褶厚度	0.4~0.8cm	0.4cm 以下	消失
肌张力	基本正常	降低、肌肉松弛	低下、肌肉萎缩
精神状态	基本正常	不稳定、易疲乏、烦躁不安	精神萎靡、反应低下、抑制或烦躁交替

109.【参考答案】C

【解析】①心绞痛发作时一般持续 **3~5 分钟,极少超过半个小时**。②心绞痛的心电图典型表现是 **ST 段压低**大于 0.1mV。③该患者,中年女性,胸骨后压榨样疼痛,伴有窒息感,疼痛持续约 5 分钟左右,Ⅰ、Ⅱ、aVF、V₅、V₆ 导联 ST 段水平型压低 0.1mV,诊断为心绞痛(C 对),故本题选 C。

110.【参考答案】B

【解析】自发性细菌性腹膜炎是肝硬化伴腹水患者常见并发症之一,表现为短期内腹水迅速增加,对利尿剂反应差,伴腹泻、腹痛、腹胀、发热。本题中患者出现发热、腹痛、腹胀、尿少,推测可能发生了**自发性细菌性腹膜炎**,因此查体应关注有无腹膜刺激征,即**腹部压痛、反跳痛和肌紧张**(B 对),故本题选 B。

111.【参考答案】C

【解析】①停经 49 天,腹痛伴阴道流血,首先考虑**流产**。②患者无妊娠物排出,妇科检查宫口未开、胎膜未破、子宫大小与停经周数相符,提示**先兆流产**(C 对),故本题选 C。

A3/A4 型选择题(112~137 题)

112~114.【参考答案】EED

【解析】①脱水应用渗透性利尿药配合降温处理,以减轻脑组织水肿和降低颅内压,有助于大脑功能恢复。通常选用 20%甘露醇、25%山梨醇或 30%尿素快速静脉滴注。联合使用呋塞米((C 对)、25%白蛋白或地塞米松有助于避免或减轻渗透性利尿导致的"反跳现象"。在脱水治疗时,应注意防止过度脱水,以免造成血容量不足,难以维持血压的稳定(E 错),故本题选 E。②降温在复苏后的高代谢状态或其他原因引起的体温增高可导致脑组织氧供需关系的明显失衡,从而加重脑损伤。心搏骤停复苏后,应密切观察体温变化,积极采取降温退热措施,体温以 33～34℃为宜(E 错),故本题选 E。③肾上腺皮质激素的应用时有一定指征的,不能在心跳呼吸恢复后立即使用(D 错),故本题选 D。

115～116.【参考答案】EE

【解析】①褥疮(又称压疮,压力性溃疡)是由于局部组织长期受压,发生持续缺血、缺氧、营养不良而致组织溃烂坏死。创面周围伴有红、肿、热、痛的局部炎症,如果还有化脓、恶臭症状者即可认定为局部感染征兆,伴发热则说明具有全身反应。多见于截瘫、慢性消耗性疾患、大面积烧伤及深度昏迷等长期卧床患者。多发于骶骨、坐骨结节等骨隆突处。在持续受压部位出现红斑、水泡、溃疡三步曲病理改变(E 对),故本题选 E。②临床表现以局部皮肤暗红色、肿胀、灼热、疼痛为主症,皮肤的完整性尚未破坏,及时治疗,有望完全恢复正常而不溃烂,这就是褥疮一期的表现。治疗应首先增加患者的翻身次数,以改善局部血液循环,纠正缺血缺氧,还要尽可能去除导致褥疮的病变因素。其次用过氧化氢液擦拭创面,再用生理盐水清洗创面,用 75%酒精对褥疮周围皮肤进行消毒,再用无菌纱布覆盖(E 对),故本题选 E。

117～119.【参考答案】ABC

【解析】①患者有长时间咳嗽、咳痰史,诊断为 COPD。气道阻塞导致二氧化碳潴留,进而导致 $PaCO_2$ 升高,导致呼酸。患者使用大量速尿,造成体内钾离子的丢失,形成低钾,低钾可导致代谢性碱中毒(A 对),故本题选 A。②医生给了大量利尿剂,导致钾离子丢失发生低钾血症,要补充氯化钾(B 对),故本题选 B。③为缓解抽搐症状可选用的药物是水合氯醛(C 对),故本题选 C。

120～122.【参考答案】BEC

【解析】①应激性溃疡起病较急,在原发病的病程中突发上消化道出血,表现为呕血及黑粪,单独黑粪者少见。出血常为间歇性,大量出血可引起晕厥或休克,伴贫血。出血者中上腹隐痛不适或有触痛。内镜检查特别是发病 24～48 小时内行急诊内镜检查可见胃粘膜糜烂、出血或浅表溃疡,尤以高位胃体部多见(B 对),故本题选 B。②应积极治疗原发病,除去可能的致病因素。呕血停止后给予流质饮食。静脉滴注组胺 H_2 受体拮抗剂如西米替丁、雷尼替丁、法莫替丁;质子泵抑制剂如奥美拉唑等维持胃内 pH>4 可明显减少出血。弥漫性胃粘膜出血可应用冰盐水洗胃,小动脉出血者可在胃镜直视下采用高频电凝止血或激光凝固止血。前列腺素制剂米索前列醇能预防应激性溃疡的发生,最后如经上述治疗仍未能控制大出血者,可考虑手术治疗,而非一开始就手术(E 错),故本题选 E。③患者腹肌紧张,全腹压痛、反跳痛均阳性,说明患者发生了急性腹膜炎,根据病史,患者最可能的诊断是溃疡穿孔(C 对),故本题选 C。

123～124.【参考答案】DC

【解析】①气性坏疽局部表现病人自觉患部沉重,有包扎过紧感,可突然出现患部"胀裂样"剧痛,不能用一般止痛剂缓解。患部肿胀明显,压痛剧烈。该患者表现为典型的气性坏疽的表现,故诊断为气性坏疽(D 对),故本题选 D。②气性坏疽的处理:紧急手术处理;高压氧疗法;抗生素首选青霉素,而非庆大霉素(C 错);全身支持疗法,故本题选 C。

125～126.【参考答案】CC

【解析】①轻度休克收缩压正常或稍偏高,舒张压增高,中度休克收缩压 90～70mmHg,重度休克收缩压低于 70mmHg(C 对),故本题选 C。②患者血压低至 60/40mmHg,属于重度休克,应立即补充血容量并积极进行手术(C 对),故本题选 C。

127～129.【参考答案】CBE

【解析】①根据病史,有咳嗽、咳痰史 8 年,伴喘息,入院前 3 天因受寒咳嗽、喘息加重,咳黄痰入院。入院时查体:桶状胸,叩诊过清音,肺肝浊音界在右锁骨中线第 7 肋间,双肺干、湿性啰音及散在哮鸣音,以及肺功能检查,可诊断为慢性气管炎喘息型,阻塞性肺气肿(C 对),故本题选 C。②残气量和肺总量的比值是评价阻塞性肺气肿最重要的指标(B 对),故本题选 B。③"右胸叩诊鼓音,呼吸音消失,发绀"可以推断自发性气胸的可能(E 对),故本题选 E。

130～131.【参考答案】AD

解析：①患者出现淋巴结转移，结合典型临床表现可诊断为乳腺癌（A 对），故本题选 A。②活组织冰冻切片是诊断乳腺癌最可靠的方法（D 对），故本题选 D。

132～134.【参考答案】CDD

　　【解析】①急性肾小球肾炎多见于儿童，男性多于女性。通常于前驱感染后 1～3 周起病，表现为血尿，几乎全部患者均有肾小球源性血尿，可伴有轻、中度蛋白尿。该患儿有上感史，且目前主要表现以血尿为主，故诊断为肾小球肾炎（C 对），故本题选 C。②出现精神萎靡，水肿加重，尿量减少，氮质血症，血钾增高和代谢性酸中毒，BP125/85mmHg 首先考虑急性肾功能衰竭（D 对），故本题选 D。③透析治疗的目的是为了维持生命。根据医疗及经济条件的不同，透析时机尚无统一一标准。透析开始过早或过晚对患者均不利。目前多主张当肌酐清除率降低到 10～15mL/min 时，可开始维持血液透析。血尿素氮大于28.5mmol/L，血肌酐大于 707umol/L，有明显代谢性酸中毒、高血钾及尿少致水潴留心力衰竭者均是开始透析治疗的参考指标（D 对），故本题选 D。

135～137.【参考答案】ACC

　　【解析】①患者有停经病史，考虑妊娠。目前患者突发下腹坠痛及肛门坠胀感，少量阴道流血及低血压，考虑异位妊娠破裂大出血（A 对），故本题选 A。②阴道后穹隆穿刺是一种简单可靠的诊断方法，适用于疑有腹腔内出血的患者，抽出不凝血液，说明有血腹症存在。异位妊娠首选经阴道后穹隆穿刺（C 对），故本题选 C。③异位妊娠破裂伴有休克，应该在抗休克基础上迅速剖腹探查（C 对），故本题选 C。

B1 型选择题（138～150 题）

138～139.【参考答案】BD

　　【解析】①胃溃疡症状是进餐后上腹痛，至下一餐前缓解（B 对），故本题选 B。②十二指肠溃疡的症状特点是空腹及夜间上腹痛，进食后可缓解（D 对），故本题选 D。食管癌的表现是进行性吞咽困难；胃食管反流病的表现是反酸、胃灼热伴胸骨后烧灼样痛。

140～141.【参考答案】ED

　　【解析】①细菌性肝脓肿的典型表现是突发寒战、高热，肝区疼痛，肝大（E 对），故本题选 E。②阿米巴肝脓肿的特点是肝穿刺抽出棕褐色脓液（D 对），故本题选 D。肝癌患者的典型表现是甲胎蛋白阳性；胆管结石及胆管炎的典型表现是右上腹绞痛及黄疸。

142～143.【参考答案】AC

　　【解析】①肠结核好发部位是回盲部（A 对），故本题选 A。②克罗恩病好发部位是回肠远段（C 对），故本题选 C。③溃疡性结肠炎的好发部位是直肠和乙状结肠；十二指肠溃疡好发部位是十二指肠球部。

144～145.【参考答案】BE

　　【解析】①急性感染性心内膜炎由金黄色葡萄球菌感染导致（B 对），故本题选 B。②亚急性感染性心内膜炎由草绿色链球菌感染导致（E 对），故本题选 E。大叶性肺炎的致病菌主要是肺炎球菌；间质性肺炎的致病菌主要是支原体；淋病的致病菌主要是淋球菌。昭昭老师将其他不同疾病的致病菌总结如下：

疾病	致病菌	昭昭老师速记
病毒性心肌炎	柯萨奇病毒 B 组	"科比"得了"心肌炎"
疱疹性咽峡炎	柯萨奇病毒 A 组	"萨""疱"尿照照自己
咽结合膜热	腺病毒	"咽""腺"菜
幼儿急疹	人类疱疹病毒－6 型	"6"岁"幼儿"
手足口病	肠道病毒－71 型	"71"个"手足"
猩红热	溶血性链球菌	"猩猩""链球"
血源性肺脓肿	金黄色葡萄球菌	"金子"是"血淋淋"
吸入性肺脓肿	厌氧菌	"吸""烟（厌）"
社区获得性肺炎	肺炎链球菌	"社区"里面"链球"
医院获得性肺炎	有高位因素：阳性球菌是金葡菌、阴性杆菌是铜绿假单胞菌	"有"很"金铜"
急性肾小球肾炎	溶血性链球菌	"肾"小"球"

146～147.【参考答案】CD

【解析】①重度妊娠高血压综合征易并发胎盘早剥(C对)，故本题选 C。②临产后出现下腹剧痛、烦躁不安、呼叫、下腹拒按等症状，为先兆子宫破裂的表现(D对)，故本题选 D。前置胎盘的阴道流血特征：妊娠晚期或临产时，无诱因、无痛性反复阴道流血。

148～150.【参考答案】ACB

【解析】①早期减速与宫缩时胎头受压有关，第一产程末，宫口开全，胎儿即将分娩，宫缩胎头受压时可出现早期减速(A对)，故本题选 A。②变异减速与宫缩时脐带受压有关(C对)，故本题选 C。③晚期减速一般为胎盘功能不良、胎儿缺氧的表现。过期妊娠，羊水过少时，胎盘功能不良，胎儿缺氧的并发症多见，此时会出现晚期减速(B对)，故本题选 B。

第二单元

A1 型选择题(1～81 题)

1.【参考答案】C
　　【解析】①大叶性肺炎多数是由肺炎球菌引起的,由于有大量纤维素渗出,病变的性质属于纤维素性炎症,(C 对),故本题选 C。②在肺炎的发病过程中有过敏因素在其中起作用,因此血管通透性增加明显,有大量纤维素渗出伴明显出血。

2.【参考答案】D
　　【解析】需要预防性应用抗生素:①涉及感染病灶或切口接近感染区域的手术;②肠道手术(不选 E);③操作时间长、创伤大的手术;④开放性创伤,创面已污染或有广泛软组织损伤,创伤至实施清创的间隔时间较长,或清创所需时间较长以及难以彻底清创者;⑤癌肿手术(不选 B);⑥涉及大血管的手术(不选A);⑦需要植入人工制品的手术(不选 C);⑧脏器移植术。甲状腺腺瘤切除术常规不应用抗生素(D 对),故本题选 D。(昭昭老师速记:较小良性肿瘤切除术,严格按照无菌手术操作即可,无需应用抗生素)

3.【参考答案】A
　　【解析】①凝固性坏死是最常见,细胞微细结构消失,而组织结构轮廓仍可保存。②凝固性坏死最常见的部位是心、肝、肾和脾脏等(A 对),故本题选 A。③昭昭老师将坏死类型及疾病总结如下:

类　型	病理改变	常见疾病
凝固性坏死	①最常见 ②细胞微细结构消失,而组织结构轮廓仍可保存	心、肝、肾和脾脏 等
液化性坏死	死亡细胞完全被消化,局部组织快速被溶解	脑、胰腺、乳房
纤维素样坏死	病变部位形成细丝状、颗粒状或小条块状无结构物质	①变态反应性疾病 ②急进型高血压
干酪样坏死	①彻底的凝固性坏死,镜下坏死部位不见原有组织结构的残影 ②病灶中脂质较多,坏死区呈黄色、细腻,状似干酪,可见嗜酸性颗粒样物	①结核病 ②某些梗死、肿瘤和结核样麻风 等
脂肪坏死	属于液化性坏死,包括酶解性和创伤性脂肪坏死等,可有特征性钙化灶形成	①急性胰腺炎 ②乳房创伤
坏疽	指局部组织大块坏死并继发腐败菌感染	干性坏疽、湿性坏疽和气性坏疽

4.【参考答案】A
　　【解析】①慢性肉芽肿性炎是由单核细胞和局部增生的巨噬细胞形成结节样病灶(A 错),故本题选 A。②其余四种关于慢性肉芽肿的描述是正确的。

5.【参考答案】E
　　【解析】降钙素主要作用于骨、肾脏和小肠,抑制破骨细胞的破骨过程,抑制骨的吸收,抑制肾小管重吸收钙、磷,起到降低血钙、血磷的作用(E 对),故本题选 E。

6.【参考答案】E
　　【解析】甲肝、戊肝病毒的主要传播途径是以粪—口传播;乙、丙、丁型肝炎病毒的主要传播途径是以血液血制品传播为主(E 对),故本题选 E。(昭昭老师速记:五种肝炎,一头一尾是消化道粪口传播,其余的都是血液血制品传播)

7.【参考答案】B

【解析】①食物中的铁以三价铁为主（A错），转铁蛋白结合的铁为三价铁（C错），体内铁蛋白中结合的铁为三价铁（D错）。②血红蛋白中的铁为二价铁（E错）（B对），故本题选B。（昭昭老师速记：除了吸收时候和利用时候的铁是二价铁外，其余都为三价铁）

8.【参考答案】B

【解析】慢性阻塞性肺气肿早期病变局限于细小气道，表现为细小气道的梗阻（B对），故本题选B。

9.【参考答案】E

【解析】①大量蛋白尿、低蛋白血症、高胆固醇血症、水肿是肾病综合征的典型表现。②肾炎的主要表现为血尿、水肿、高血压及肾功能异常（肌酐和尿素氮升高）（E对），故本题选E。

10.【参考答案】C

【解析】①中枢性尿崩症主要的病因是激素减少。②中枢性尿崩症首选的药物治疗是激素替代治疗，其首选药物是去氨加压素（1－脱氨－8－右旋精氨酸加压素，DDAVP，弥凝）：代表药物，为目前治疗尿崩症的首选药物（C对），故本题选C。

11.【参考答案】E

【解析】①卡他性炎是一种不引起组织破坏的黏膜渗出性炎症。②依渗出物不同分为浆液性卡他、黏液性卡他、脓性卡他，答案E为浆液性卡他（E对），故本题选E。

12.【参考答案】D

【解析】①影响酶促反应的各种因素是设计酶活性测定反应体系的基础。当其他因素固定在最适（佳）条件时，底物（作用物）浓度与酶反应速度呈双曲线型，可用米－曼方程来表示，而不是直线关系（A错）。②不同的酶有不同的最适pH，不一定为中性（E错）；为维持反应体系pH稳定，酶反应在一定缓冲溶液中进行（C错）；反应时间因酶而异（B错），凡临床检测或国际生化与分子生物学会酶学分会有规定"标准方法"的均应按规定时间及各项条件进行反应。③可见，备选答案B、C、E叙述错误。唯有D叙述，即在0～40℃范围内，反应速度随温度升高而加快，这对绝大多数酶促反应是正确的，因此是最佳参考答案（D对），故本题选D。

13.【参考答案】C

【解析】①痈一般不需要切开皮肤全层（C错），故本题选C。②其余四种关于痈的说法是正确的。

14.【参考答案】D

【解析】癌主要来自上皮组织，肉瘤主要来自间叶组织，两者主要的区别是来源不同（D对），故本题选D。

15.【参考答案】D

【解析】主要临床表现为慢性咳嗽，咳大量脓性痰和或反复咯血（D对），故本题选D。（昭昭老师提示：支气管扩张的特异性表现是咳血，看见咳血的多是支扩）

16.【参考答案】C

【解析】①交叉配血主侧和次侧：供血者的红细胞和受血者的血清进行配合实验，称为交叉配血主侧。再将受血者的红细胞与供血者的血清做配合实验，称为交叉配血次侧。②如果交叉配血的两侧都没有发生凝集反应即为配血相合，则可以进行输血；主侧发生凝集反应，则为配血不合，不可输血。故输血时主要考虑给血者红细胞不被受血者血清凝集（C对），故本题选C。

17.【参考答案】E

【解析】①除慢性肾上腺皮质功能不足患者外，凡是正在应用或在6～12个月内曾用激素治疗超过1～2周者，可在手术前、当日、术后给予氢化可的松，直至手术应激过去后，便可停用；②此患者应用激素未超过2周，故不必再用激素（E对），故本题选E。

18.【参考答案】A

【解析】二尖瓣狭窄→左心房淤血→左心房增大（梨形心）→肺静脉高压→肺毛细血管高压→肺动脉高压→右心室高压→右心衰（左心室不大）（A对），故本题选A。

19.【参考答案】C

【解析】①小叶性肺炎早期，病变的细支气管黏膜充血水肿，表面附着黏液性渗出物，周围肺组织或肺泡间隔仅轻度充血；随着病情进展，病灶中支气管、细支气管管腔内及其周围的肺泡腔内出现较多中性粒细胞、少量红细胞；病灶周围肺组织充血，可有浆液渗出，部分肺泡过度扩张；严重病例呈完全化脓性炎症改变(C 对),故本题选 C。②大叶性肺炎属于纤维素性炎症,不是化脓性炎症。

20.【参考答案】A

【解析】①骨关节炎为关节软骨变性,风湿性疾病中的退行性病变(A 对),故本题选 A。②类风湿关节炎、系统性红斑狼疮、痛风、干燥综合征是以炎症性改变为其病变基础的。

21.【参考答案】A

【解析】①脱水药静注后不宜从毛细血管渗入组织,能迅速提高血浆渗透压,使组织间液向血浆转移而产生组织脱水作用,可降低颅内压。②甘露醇作为脱水药,因此是治疗脑水肿,降低颅内压的安全有效的首选药物(A 对),故本题选 A。③螺内酯、氢氯噻嗪、氨苯蝶啶和呋塞米均为一般利尿剂,常用于治疗水肿,但治疗脑水肿的效果较差。

22.【参考答案】C

【解析】①根据脓肿部位选择放射状切口或乳晕边缘弧形切口,避免损伤乳管,深部或乳房后脓肿选择乳房下缘弧形切口(B、D、E 对,C 错),故本题选 C;②切开后以手指打通各脓腔以保证充分引流;③脓腔较大时于最低处做对口引流(A 对)。

23.【参考答案】B

【解析】①骑跨式外伤最易损伤尿道是球部(B 对),故本题选 B。(昭昭老师速记:骑马需要"前",打球需要"前")②骨盆骨折最易损伤尿道是膜部。

	前尿道损伤	后尿道损伤
病　因	骑跨伤	骨盆骨折
发病部位	尿道球部	尿道膜部
昭昭老师速记	"气(骑)""球"	"骨""膜"

24.【参考答案】B

【解析】①糖酵解是指葡萄糖在无氧条件下转变成乳酸并释放能量的过程(B 对),故本题选 B。只要掌握糖酵解的定义就可以得出正确答案。②D 是指体外生醇过程。E 也是错误的,因为糖酵解的中间产物丙酮酸,在无氧条件下可继续生成乳酸,乳酸是糖酵解的最终产物。③在有氧的情况下,丙酮酸进入线粒体进行有氧氧化。A 和 C 是说有氧条件下的反应,显然是错误的。

25.【参考答案】B

【解析】苯二氮䓬类药物的催眠作用机制是增强 GABA 能神经传递和突触抑制(B 对),故本题选 B。属于记忆性内容。

26.【参考答案】E

【解析】①肝素是黏多糖硫酸酯带负电大分子物质,不易通过生物膜、肠道破坏灭活,故口服无效(D 错),应静脉给药。②肝素在体内、体外均有迅速而强大的抗凝血作用,主要是通过激活抗凝血酶Ⅲ(AT-Ⅲ)实现,使血液凝固时间、凝血酶及凝血酶原时间延长(B、C 错,E 对),故本题选 E。③主要是防止血栓的形成和扩大,对已凝固血栓无效(A 错)。

27.【参考答案】B

【解析】①弥漫性膜性肾小球肾炎时肾近曲小管上皮细胞水肿、脂肪变性。肉眼观肾体积增大,颜色苍白(B 对),故本题选 B。②弥漫性毛细血管内增生性肾炎的肉眼变化为大红肾、蚤咬肾;固缩肾多见于原发性高血压和慢性肾小球肾炎。

28.【参考答案】D

【解析】①胆红素主要源于衰老红细胞内血红素的降解。②在肝细胞胆红素与葡萄糖醛酸结合生成水溶性的胆红素(结合胆红素),后者由肝主动分泌,经胆管排入小肠。③溶血性黄疸时,产生过量的血红素,使血液中的非结合胆红素浓度增加(D 对),故本题选 D。④在溶血性黄疸早期,肝功能正常时,仍能进行正常胆红素代谢,结合胆红素进入肠道代谢,粪便颜色并不变浅(E 错)。而且结合胆红素不反流入血,所以血中结合胆红素也不增高(A 错)。

29.【参考答案】B

【解析】糖酵解的关键酶是己糖激酶、磷酸果糖激酶－1、丙酮酸激酶（B对），故本题选B。

（昭昭老师提示：糖酵解的关键酶都带"激"字）

30.【参考答案】C

【解析】①RNA分类主要有mRNA、tRNA和rRNA三类，tRNA分子量比mRNA和rRNA小，rRNA可与蛋白质结合，RNA一般都是单链结构，但并不全是单链结构。②胞质中不仅有mRNA，还有rRNA、tRNA等（C错），故本题选C。

	mRNA	tRNA	rRNA
二级结构	为线性单链结构	三叶草形	花状（花开状）
分　布	胞核、胞质	胞质	胞质
特　点	差异大、种类多、寿命短	分子量最小	含量最多
速　记	M＝妹，妹妹种类多，差异大，而且还"红颜薄命"（命短），特别是"模"特妹妹	"特（T）"别"稀有"的"小""3"	"场所"好"多""啊（r）"

31.【参考答案】B

【解析】①髋关节结核早期病变以单纯性滑膜结核多见（B错），故本题选B。②其余四项描述是正确的。

32.【参考答案】D

【解析】消化期有胆汁分泌，非消化期肝脏也分泌胆汁（A、B错），胆汁中不含脂肪酶（C错），胆盐可促进脂肪的消化和吸收（E错，D对），故本题选D。

33.【参考答案】D

【解析】肌肉中氨基酸脱氨基的主要方式是嘌呤核苷酸循环（D对），故本题选D。

34.【参考答案】B

【解析】①尺神经支配小指及环指尺侧半感觉，及控制手的内在肌。当损伤尺神经时，可导致小指和环指尺侧半感觉消失，手的内在肌收缩及舒张功能障碍，导致不能夹住纸张，即夹纸试验阳性（B对），故本题选B。②昭昭将关于其他几个常考的神经损伤总结如下：

神经损伤	表现和诊断	昭昭老师速记
尺神经损伤	①爪形手 ②尺神经损伤＝手部外伤史＋Froment征阳性＋夹纸试验阳性	骨科干活需要"尺"子"F"子；写作业有"尺"子和"纸"
正中神经损伤	①拇指对掌功能障碍 ②正中神经损伤＝手部外伤史＋猿手	"正中"张三丰"猴"拳一"掌"
桡神经损伤	①手背虎口区感觉障碍 ②桡神经损伤＝手部外伤史＋垂腕	看见"老虎"，"垂"着头求"饶"
腓总神经损伤	①腓骨头骨折、膝关节周围的石膏打紧了 ②腓总神经损伤＝外伤史＋马蹄内翻足（足外翻、跖屈功能障碍）	"腓总"坐"马"车

35.【参考答案】E

【解析】应该在深吸气屏气时拔除引流管（A错）；在血胸时的插管位置，气胸时在锁骨中线第2肋间隙（B错）；C应为2～3cm；压力差保证3～4cm水柱（D错，E对），故本题选E。

36.【参考答案】B

【解析】脂蛋白的生理功能分别是：①CM（乳糜微粒）转运外源性甘油三酯，指食物中消化吸收进入体内的甘油三酯;②VLDL(极低密度脂蛋白)转运内源性甘油三酯,主要是肝细胞利用葡萄糖为原料合成的甘油三酯;③LDL(低密度脂蛋白)转运内源性胆固醇(B对),故本题选 B;④HDL(高密度脂蛋白)逆向转运胆固醇;⑤IDL 代表中间密度脂蛋白,是 VLDL 代谢的中间产物。

37.【参考答案】C

【解析】肺结核与支扩都好发在上叶尖后段和下叶背段,这两个段都是人平卧时的最低点(C 对),故本题选 C。(昭昭老师速记:结合起来的人勾"肩"搭"背")

38.【参考答案】C

【解析】①三叉神经痛首选卡马西平(C 对),故本题选 C。(昭昭老师速记:"三"驾"马"车)②其余药物有苯妥英钠、加巴喷丁;同时应用大剂量的维生素 B_{12}。

39.【参考答案】A

【解析】严重腹泻导致机体失水多于溶质的丢失,血浆晶体渗透压升高,视上核及其周围区域渗透压感受器受刺激,使神经垂体释放抗利尿激素,集合管管腔膜对水的通透性增加,水的重吸收增多,尿液浓缩,尿量减少(A 对,B、C、D、E 错),故本题选 A。

40.【参考答案】E

【解析】①颈动脉窦压力升高时,通过减压反射会减少心排血(B 错)。②动脉血压升高时,血压的一时搏动性升高可通过减压反射减少心排血量,如长时间持续的血压升高将因为增加后负荷不利于心室射血而使心排血量减少(A、C 错)。③心迷走神经兴奋时,一般会抑制心脏活动而使心排血量减少。④使用去甲肾上腺素时主要增加外周阻力而使血压升高,同时由于通过减压反射使心率减慢,从而掩盖了其对心肌的 β 受体效应,心排血量反而下降,临床多作为升压药(D 错)。⑤使用肾上腺素可直接作用于心脏 β 受体而使心排血量明显增加,临床上将其作为强心药(E 对),故本题选 E。

41.【参考答案】D

【解析】DNA 二级结构主要叙述为:①DNA 是反向平行、右手螺旋的双链结构;②两条多聚核苷酸链间以 A－T 以及 G－C 方式形成碱基配对(B 对);③两条链围绕着同一个螺旋轴形成右手螺旋的结构;④由脱氧核糖和磷酸基团组成的亲水性骨架位于双螺旋结构的外侧,而疏水的碱基位于内侧;⑤从外观上,DNA 双螺旋结构的表面存在一个大沟和一个小沟。上述的 5 个答案中 D 述及 DNA 链的骨架,应为脱氧核糖和磷酸基团组成的亲水性骨架,而不是脱氧核糖和碱基组成的骨架(D 错),故本题选 D。

42.【参考答案】C

【解析】孕妇感染梅毒的治疗,首选青霉素(C 对),故本题选 C。(昭昭老师速记:"青""梅"竹马)

43.【参考答案】B

【解析】①肾脏对葡萄糖重吸收的描述是经过载体蛋白介导的易化扩散方式进行(B 对)的,故本题选 B。②其余四项关于肾脏对葡萄糖重吸收的说法都是正确的。

44.【参考答案】B

【解析】心室肌细胞和窦房结 P 细胞动作电位的形成机制如下,可见窦房结细胞动作电位 0 期去极化是由于 Ca^{2+} 内流所致(B 对),故本题选 B。

	心室肌细胞	窦房结 P 细胞
0 期(去极化过程)	快钠通道开放,Na^+ 内流	慢钙通道开放,Ca^{2+} 内流
1 期(复极化过程)	主要是一过性 K^+ 外流	无
2 期(平台期)	缓慢 Ca^{2+} 内流 逐渐加强的 K^+ 外流	无
3 期(复极化过程)	逐渐加强的 K^+ 外流	K^+ 外流
4 期(静息期/自动去极化期)	①钠泵(排出 Na^+ 摄入 K^+) ②Na^+-Ca^{2+} 交换体排出 Ca^{2+} 钙泵排出 Ca^{2+}(少量)	①K^+ 外流逐渐减少 ②Na^+ 内流逐渐增加 ③Ca^{2+} 内流逐渐增加

45.【参考答案】A
【解析】①肺表面活性物质的功能是 降低吸气阻力,减少吸气做功;降低肺泡表面张力,有助于肺泡的稳定性(吸气时,肺泡变大,DPPC 密度减小,使肺表面张力增大,可防止肺泡过度膨胀;呼气时肺泡变小,DPPC 密度增大,使肺表面张力减小,可防止肺泡塌陷);防止肺水肿。②肺表面活性物质减少将导致肺弹性阻力增大(不选 B);肺顺应性降低(不选 C);肺泡内液体表面张力增加(不选 D);由于肺泡表面活性物质减少,导致小肺泡内压大于大肺泡内压(不选 E)。③肺表面活性物质减少将导致肺难以扩张(A 对),故本题选 A。

46.【参考答案】B
【解析】①酶可以分为单纯酶和结合酶两大类。②结合酶不仅含有蛋白质,还含有小分子有机物,作为辅助因子。辅酶属于辅助因子,与酶的蛋白质部分构成全酶(A 对)。③酶促反应的底物专一性由酶的蛋白质部分决定,辅酶则决定酶促反应的类型(D 对,B 错),故本题选 B。④此外,辅酶确实可用透析方法从酶中去除(C 对)。

47.【参考答案】E
【解析】①分泌 胃蛋白酶原的主要细胞是 主细胞(E 对),故本题选 E。②分泌 盐酸和内因子的主要细胞是 壁细胞。

48.【参考答案】E
【解析】①膜增生性肾炎的特点是系膜细胞增生和系膜基质增多＋肾小球基膜增厚。增厚的基膜呈双轨征。②系膜增生性肾炎的病理特点是系膜细胞增生和系膜基质增多,而无肾小球基膜增厚(E 错),故本题选 E。③膜性肾病的病理特点是肾小球毛细血管基底膜弥漫性增厚,形成钉状突起。

49.【参考答案】A
【解析】破伤风的治疗:①创伤后早期彻底清创,改善局部循环,是预防破伤风发生的重要措施(A 对),故本题选 A。(昭昭老师提示:由于破伤风梭菌是厌氧菌,其生长繁殖必须有缺氧的环境才能生长)。②镇静解痉药物:0%水化氯醛保留灌肠,冬眠Ⅰ号合剂静脉滴注等。③营养支持:保证能量供应,纠正水电解质失衡。④抗生素治疗:青霉素和甲硝唑可抑制厌氧菌生长。⑤人工免疫:分为主动免疫和被动免疫。前者采用破伤风类毒素抗原注射使人体产生抗体。

50.【参考答案】B
【解析】①扑米酮是用于癫痫大发作的药物。②氯丙嗪临床上主要用于精神分裂症的治疗。③甲丙氨酯虽然属于镇静催眠药,但其主要是缩短快动眼睡眠。④苯巴比妥也属于镇静催眠药,通过缩短快动眼睡眠,改变睡眠模式,引起非生理性睡眠,所以 A、C、D、E 均可排除。⑤而 地西泮是临床上最常用的镇静催眠药,对快动眼睡眠影响小,依赖性及戒断症状也较轻(B 对),故本题选 B。

51.【参考答案】C
【解析】①氯丙嗪有较强镇吐作用,小剂量可对抗多巴胺受体激动剂去水吗啡引起的呕吐反应,可对抗化学物质如强心苷、四环素等药物以及肿瘤、尿毒症、放射病等刺激引起的呕吐;大剂量可直接抑制呕吐中枢。但 氯丙嗪不能对抗前庭刺激(如晕动病)引起的呕吐(C 错),故本题选 C。②氯丙嗪也可用于顽固性呃逆,可能与抑制催吐化学感受区旁的呃逆的中枢调节部位相关。③选择晕动病为正确答案的考生仅占 26.1%,多数考生选择其他答案是由于对呕吐病理及氯丙嗪镇吐机制及特点没掌握,导致随意选择答案。

52.【参考答案】C
【解析】影响神经递质释放的因素:影响突触前膜递质释放量的主要因素是进入突触前膜的 Ca^{2+} 量,递质的释放量与进入轴浆内的 Ca^{2+} 量呈正相关。凡能影响末梢处 Ca^{2+} 内流的因素都能改变递质的释放量。如细胞外 Ca^{2+} 浓度升高和(或) Mg^{2+} 浓度降低能使递质释放增多;反之,则递质释放减少。到达 突触前末梢动作电位的频率或幅度增加,也可使进入末梢的 Ca^{2+} 量增加(C 对),故本题选 C。

53.【参考答案】D
【解析】①管型形成于肾小管,出现 白细胞管型肯定是上尿路感染(D 对),故本题选 D。②上、下尿路感染都可以表现为尿频、尿急、尿痛;上、下尿路感染都可以有尿细菌培养阳性;上尿路感染容易出现全身表现如高热、腰痛,但不绝对。③血尿、蛋白尿多见于肾小球性疾病。

54.【参考答案】D

【解析】①血栓的形成条件：内皮细胞的损伤是血栓形成的最重要和最常见的原因；血流状态改变主要指血流减慢和血液产生漩涡等改变，有利于血栓的形成；血液中血小板和凝血因子增多，或纤维蛋白溶解系统活性降低，导致血液的高凝状态。②纤维蛋白溶解系统活性降低导致血液的高凝状态而非纤维蛋白溶解系统活性增加（D错），故本题选D。

55.【参考答案】A

【解析】对手术耐受力最差的心脏病类型是急性心肌炎（A对），故本题选A。心肌收缩力弱导致患者在围手术期易发心脏并发症。

56.【参考答案】B

【解析】静息电位主要是由K^+外流形成的（B错），故本题选B。其余四项关于细胞静息电位的描述是正确的。

57.【参考答案】B

【解析】①激活肾上腺β_1受体后导致心率加快、传导加速、心肌收缩力加强（B对），故本题选B。（昭昭老师速记："一""心"一意）②支气管平滑肌分布的肾上腺受体是β_2受体。

58.【参考答案】E

【解析】肉芽组织由新生的毛细血管、增生的成纤维细胞及炎性细胞构成，肉眼表现为鲜红色，颗粒状，柔软湿润，形似鲜嫩的肉芽故而得名（E对），故本题选E。

59.【参考答案】C

【解析】①交感神经是支配内脏器官的自主神经之一，其节前纤维释放乙酰胆碱，节后纤维除支配温热性汗腺和与发动防御反应有关的骨骼肌血管的属于胆碱能纤维外，大多数节后纤维释放去甲肾上腺素（C对），故本题选C。②多巴胺和甘氨酸主要是中枢递质。③在外周，肾上腺素是由肾上腺髓质分泌的内分泌激素而不属于神经递质。

60.【参考答案】C

【解析】隐性感染又称亚临床感染，是指病原体侵袭人体后，仅导致机体发生特异性免疫应答，而不引起或只引起轻微的组织损伤，因而在临床上不显出任何症状和体征，甚至亦无生化变化，只能通过免疫学检查才能发现的感染（C对），故本题选C。

61.【参考答案】D

【解析】①麻疹、白喉和百日咳主要靠飞沫传播。②乙型病毒性肝炎主要靠体液传播。③甲型病毒性肝炎以粪—口为主要传播途径（D对），故本题选D。

62.【参考答案】D

【解析】风湿性心内膜炎时，心内膜上皮受损，胶原暴露，诱导血小板聚集，形成的白色血栓（主要由血小板组成，其间黏附一些中性粒细胞、红细胞和少量纤维蛋白等），即赘生物，与瓣膜紧密粘连，不易脱落（D对），故本题选D。

63.【参考答案】C

【解析】①完全再生指由损伤周围的同种细胞来修复，而且完全恢复了原组织的结构及功能的修复方式。②动脉吻合口愈合（大血管的修复是瘢痕修复，而小血管可以通过芽生的方式完全修复，注意二者的区别）、皮肤伤口愈合、肌肉断端愈合和肌腱断端愈合均为瘢痕修复。③骨折愈合是先通过纤维性骨痂形成、骨性骨痂形成、组织重建几个步骤而达到完全再生（C对），故本题选C。

64.【参考答案】C

【解析】硝酸甘油口服，经门静脉入肝，在进入体循环的药量约为10%左右，90%的药量在肝脏中代谢掉，即硝酸甘油的首过消除显著（C对），故本题选C。

65.【参考答案】B

【解析】①劳力性呼吸困难是左心衰竭最早出现的症状，系因运动使回心血量增加，左心房压力升高，加重了肺淤血，引起呼吸困难的运动量随心衰程度加重而减少。②随着心功能不全的加重，患者可出现于夜间入睡后突然发生胸闷、气急而被迫坐起，即夜间阵发性呼吸困难（B对），故本题选B。

66.【参考答案】D

【解析】开放性气胸引起患者一系列严重病理生理改变危及生命的关键是胸壁上的开放性伤口，因此开放性气胸急救处理要点为：迅速封闭胸壁伤口将开放性气胸立即变为闭合性气胸，赢得挽救生命的时间，并迅速转送至医院（D对），故本题选D。

67.【参考答案】A

【解析】①洋地黄临床常用于治疗收缩性心力衰竭（增强心肌收缩力）。另外，洋地黄可抑制交感活性、增强迷走兴奋、延长房室结的传导时间和不应性，所以常用于减慢心房扑动或颤动的心室率（A对），故本题选A。②洋地黄没有预防心室性心律失常的作用。③由于洋地黄具有延缓房室结传导的作用，因此在实施电转复前属禁用药物。

68.【参考答案】C

【解析】①左心衰竭是以肺淤血及排血量降低表现为主。②左心功能不全时，可引起肺静脉压力增高而不是肺微小动脉压增高（C错），故本题选C。

69.【参考答案】D

【解析】①由于总体中存在个体变异，抽样研究中所抽取的样本，只包含总体中一部分个体，这种由抽样引起的差异称为抽样误差（D对），故本题选D。②抽样误差越小，用样本推断总体的精度越高。由于生物的个体差异是客观存在的，因而抽样误差是不可避免的。

70.【参考答案】D

【解析】①日本血吸虫成虫主要寄生于肠系膜下静脉与直肠痔上静脉内。②血吸虫的成虫一般不寄生于肝脏，肝脏的损害主要是由于沉积于结肠壁黏膜下的虫卵，经门静脉流至肝内引起（D对），故本题选D。

71.【参考答案】C

【解析】①结核性心包炎在我国是心包炎常见病因。临床表现除结核病的全身反应外，可有心包炎及心脏受压症状。患者有长期低热、疲乏、体重减轻及心包积液体征等，但心前区疼痛及心包摩擦音少见（心包摩擦音在纤维素性心包炎较常见）（C错），故本题选C。②心包渗液大量或中等，为浆液纤维蛋白性或血性，早期诊断和及时抗结核治疗对防止转变为缩窄性心包炎甚为重要，糖皮质激素对积液的吸收与病情的改善有一定的作用。

72.【参考答案】D

【解析】有效循环血量是指单位时间内通过心血管系统进行循环的血量，但不包括存于肝、脾和淋巴窦及停滞于循环中的血量（D对），故本题选D。

73.【参考答案】A

【解析】①流脑普通型可分为四期：前驱期、败血症期、脑膜脑炎期和恢复期。②败血症期出现特征性体征皮肤瘀点和瘀斑（A对），故本题选A。

74.【参考答案】E

【解析】①在稀有卫生资源的使用上，可以按公正原则进行患者选择，这是有利原则与公正原则相冲突的情况（不选A）。②有些疾病使患者不能履行其社会义务，不能继续某些社会责任。因此，这些患者有免除社会责任的权利，但是有限度的（不选B、D）。③当患者要求保密的权利对社会可能产生危害时，医师的干涉权可以超越患者的这种权利要求（不选C）。④知情同意是患者自主权的一个最重要而又具体的形式（E对），故本题选E。

75.【参考答案】D

【解析】①不伤害原则指在诊治过程中不使患者的身心受到损伤。但不伤害原则不是绝对的。②如当妊娠危及胎儿母亲的生命时进行引产来挽救母亲的生命是有益的效应，而胎儿死亡是可预见的效应（D对），故本题选D。

76.【参考答案】D

【解析】①记住计算公式：$V = V_{max} \times [S]/K_m + [S]$。②$80\% V_{max} = V_{max} \times [S]/0.05 + [S]$，即$[S] = 0.2mol/L$（D对），故本题选D。

77.【参考答案】E

【解析】常伴恶心、呕吐等自主神经兴奋症状是内脏性疼痛的特点（E错），故本题选E。其余四项选择的描述是躯体性腹痛的特点。

78.【参考答案】E

【解析】AB血型人的红细胞膜上和血清中分别含A、B凝集原,不含抗A抗B凝集素(E对),故本题选E。

79.【参考答案】A

【解析】集中趋势指标是用于描述一组同质观察值的平均水平或中心位置的指标,常用指标为算术均数、几何均数、中位数和百分位数(A对),故本题选A。其他四个选项为离散度指标。

80.【参考答案】E

【解析】颅脑损伤发生颅内血肿并脑疝形成时,会导致颅内压升高,严重者危及生命(E对),故本题选E。

81.【参考答案】B

【解析】①病原体被清除的特点是,病原体在体内被消灭或排出体外;②病原携带状态的特点是引起轻度病理损害,而人体不出现疾病的临床表现;③潜伏性感染的特点是病原体一般不排出体外,不易成为传染源;显性感染导致组织损伤,引起严重病理改变和临床表现;④隐性感染不引起或只引起轻微的组织损伤,因而在临床上不显出任何症状、体征,甚至生化改变,只能通过免疫学检查才能发现,是传染病中最常见的表现(B对),故本题选B。

A2型选择题(82～106题)

82.【参考答案】E

【解析】①根据题干信息考虑患者存在感染后的哮喘急性加重,并有循环血容量不足,造成痰黏稠且尿少,呼吸音低可能与支气管痉挛和痰液阻塞气道有关。②应给予抗感染及补液治疗(A、B对),加强支持治疗,给予雾化吸入沐舒坦排痰(D对),在抗感染的基础上可给予糖皮质激素缓解气道高反应性(C对),解痉平喘;但不应给予镇静剂,以避免抑制呼吸中枢,加重气道梗阻,甚至诱发肺性脑病(E错),故本题选E。

83.【参考答案】C

【解析】①大约半数脑出血患者是高血压所致,而不是凝血机制异常引起的,因此止血治疗无实际意义(A错);②脑出血后血压升高是对颅内压增高情况下为保持相对稳定的脑血流量的脑血管自动调节反应,当颅内压下降时血压也会随之下降,因此急性期不需迅速降低血压(B错);③而降低颅内压却是脑出血后应迅速采取的治疗措施,因为脑水肿可使颅内压增高,并致脑疝形成,是影响脑出血死亡率及功能恢复的主要因素(C对),故本题选C。

84.【参考答案】E

【解析】①根据患者发病半个月,有发热、乏力等全身感染症状,有食欲缺乏和转氨酶升高的肝炎症状,有尿色浓茶样和胆红素升高的黄疸表现,可明确为急性黄疸型肝炎;②结合HAVIgM(＋),支持急性甲型黄疸型肝炎;③患者还有HBsAg(＋)和抗HBcIgG(＋),说明是乙肝病毒携带(E对),故本题选E。

85.【参考答案】B

【解析】①该患者有发冷、寒战、高热,大汗后缓解,隔日发作一次的临床表现;②脾大,且Hb100g/L,贫血,有南方的疟疾接触史,故符合间日疟的诊断(B对),故本题选B。③其他四个选项都不会出现间歇性定时发作的寒战、高热、继以大汗而缓解的特点。

86.【参考答案】B

【解析】①该患者有肺结核的临床表现如发热、咳嗽和乏力,并且消瘦,查体可闻及支气管呼吸音,且PPD试验硬结20mm,表面有水疱,表现为强阳性。胸片于右上2～4前肋处见密度高、浓淡不均阴影,符合肺结核的诊断(B对),故本题选B。②肺癌X线表现常呈分叶状,有毛刺、切迹(A错);肺脓肿多有高热、咳大量脓臭痰(C错);大叶性肺炎大都起病急伴有发热、咳嗽、咳痰明显(D错);支气管扩张多有大量脓痰(E错)。

87.【参考答案】C

【解析】血胸患者,受伤已12小时,目前生命体征平稳,无呼吸困难,胸穿抽出不凝固血液,估计出血已停止,出血量不多,其主要治疗是胸腔穿刺排除积血,减少感染机会(C对),故本题选C。

88.【参考答案】D

【解析】①根据"发热、头痛、呕吐、皮肤黏膜可见出血点、有颈抵抗,同时肺部体征有右下肺叩浊、可闻支气管呼吸音和湿啰音"，可诊断为肺炎并发脑膜炎。②又由于肺炎球菌肺炎有 15%～20% 可以形成肺外感染，包括脑膜炎、心包炎、中耳炎等，口角单纯疱疹也多见于本病，故对该患者诊断的可能性最大（D 对），故本题选 D。

89.【参考答案】A
【解析】由于 ACEI 制剂对早期糖尿病性肾病伴有高血压可有效地减少蛋白尿，具有肾脏保护作用，此类患者选用 ACEI 制剂治疗最合适（A 对），故本题选 A。

90.【参考答案】B
【解析】[80×（1/3＋2/3）×13×1.5＋2000]/2＝1780（B 对），故本题选 B。

91.【参考答案】B
【解析】①儿童患者，主要表现为头痛及呕吐，全身皮肤散在瘀点和瘀斑，脑脊液外观混浊，白细胞升高，糖减少、氯化物减少及蛋白质升高，符合流行性脑脊髓膜炎的表现（B 对），故本题选 B。（昭昭老师提示：看见瘀点瘀斑就是流脑）②结核性脑膜炎起病较缓，出现非特异性感染症状后有脑膜刺激征阳性。③流行性乙型脑炎与病毒性脑炎都为病毒感染所致，其血象多无白细胞明显升高，且以淋巴细胞为主。④肾综合征出血热表现为高热、出血及肾功能下降，如蛋白尿等，该患者目前表现为高热、低血压、出血及尿蛋白。⑤疟疾多有蚊虫叮咬史，出现周期性寒战、高热、大汗、恢复期等。

92.【参考答案】C
【解析】组织感染可以诱发 DIC，实验室检查帮助诊断的常有：血小板、血浆纤维蛋白原含量、3P 试验、PT 时间、FDP（A、B、D、E 对，C 错），故本题选 C。

93.【参考答案】A
【解析】①老年男性，表现为咳嗽咳痰，出现高热，考虑肺部感染；胸部 X 线提示多个气囊腔，故考虑小叶性肺炎导致的肺脓肿（昭昭老师速记：小叶性肺炎多见于中老年人，年老体弱者，肺部典型 X 线表现为多发小空洞）。②小叶性肺炎致病菌是金黄色葡萄球菌，金黄色葡萄球菌可释放透明质酸酶等，破坏周围的组织，导致肺组织坏死，产生小空洞（A 对），故本题选 A。（昭昭老师提示：看见小空洞及看见气囊腔就是金黄色葡萄球菌肺炎）

94.【参考答案】C
【解析】①肾母细胞瘤的临床表现特点是体质虚弱儿童出现腹部包块。②该患儿，表现为左上腹包块进行性增大，无肉眼血尿，故诊断为肾母细胞瘤（C 对），故本题选 C。

95.【参考答案】C
【解析】①面神经炎属于周围神经病变，表现为头面部肌肉损伤，出现周围瘫，即面神经控制的面部肌肉弛缓性瘫痪（周围瘫），如患侧额纹消失、鼻唇沟变浅、眼裂不能闭合、不能鼓腮。②该患者表现为右口角流口水，右眼闭合不全，口角偏左，右额纹消失，符合右面神经炎的典型表现，诊断为右面神经炎（C 对），故本题选 C。

96.【参考答案】D
【解析】甲状腺癌者要求做颈清扫淋巴结（D 对），故本题选 D。

97.【参考答案】B
【解析】①此患者为被害妄想，有幻觉等表现，此为精神分裂症的阳性症状。②精神分裂症首选氯丙嗪（B 对），故本题选 B。

98.【参考答案】C
【解析】药物治疗适用于：①甲状腺较小，病情中度以下，甲亢初治（C 对），故本题选 C；②年龄较小，不宜手术者和妊娠期甲亢；③甲状腺术前准备和甲状腺次全切除后甲亢复发者。

99.【参考答案】C
【解析】①肺炎克雷伯杆菌肺炎多见于老年人，典型痰为砖红色胶冻样痰，易有空洞或多发性脓肿形成，好发于右上叶，由于渗出物稠厚比重高，常使水平叶间裂呈弧形下坠（C 对），故本题选 C。②肺炎球菌肺炎多见于青壮年，咳痰特点为铁锈色痰，X 线显示大叶实变，很少形成空洞或脓肿。③肺脓肿多有口腔疾病史，咳脓性恶臭痰，X 线显示大片浓密炎性阴影中有脓腔及液平。④干酪性肺炎系结核杆菌引起慢性病程，多有结核中毒症状如长期不规则发热、乏力、盗汗，X 线显示为干酪样病灶，密度相对较高，且不均匀。⑤金黄色葡萄球菌肺炎表现为咳黏稠黄脓痰或粉红色乳状脓性痰，容易合并肺脓肿、肺气囊肿和脓胸。

100.【参考答案】D

【解析】此为克雷伯杆菌肺炎,初期经验治疗可用第三代头孢菌素联合氨基糖苷类抗生素,待细菌培养结果明确后调整抗生素治疗(D对),故本题选 D。

101.【参考答案】C

【解析】①肾综合征出血热表现为高热、出血及肾功能下降,如蛋白尿等,该患者目前表现为高热(39℃)、低血压、出血及尿蛋白(＋＋＋),符合肾病综合征的典型表现。流行性出血热还可表现为出现三痛(头痛、腰痛、眼眶痛)等。②该患者表现为三痛及尿量明显减少,故诊断为流行性出血热(C对),故本题选 C。

102.【参考答案】C

【解析】青年男性,有明确昏迷→清醒→昏迷病史,即有典型的中间清醒期,此为硬脑膜外血肿的典型表现(C对),故本题选 C。

103.【参考答案】B

【解析】①肝颈回流征阳性说明该患者肺心病产生右心衰,全身淤血,水钠潴留,可用利尿剂;②慢性心力衰竭的常规治疗包括联合使用三大类药物,即利尿剂、ACEI(或 ARB)和 β 阻滞剂;③利尿剂仍是治疗的主要药物,它能缓解心力衰竭"充血"症状,疗效确切而迅速(B对),故本题选 B。

104.【参考答案】C

【解析】①抗- HAV IgM(＋)可诊断为甲型肝炎,结合患者合并尿黄出现黄疸,即诊断为急性甲型黄疸型肝炎。②青年女性,HBsAg 阳性,诊断为:乙肝携带者,故本题诊断为:急性甲型黄疸型肝炎,乙型肝炎病毒携带者(C对),故本题选 C。

105.【参考答案】A

【解析】①糖尿病周围神经病变常为对称性,下肢较上肢严重,先有感觉异常,后出现运动异常(肌无力、肌萎缩、瘫痪等)。本例有糖尿病病史 12 年,有下肢感觉异常,双手运动异常,故诊断为糖尿病周围神经病变(A对),故本题选 A。②糖尿病自主神经病变常影响胃肠、心血管、泌尿生殖系统功能,表现为瞳孔改变、排汗异常、胃排空延迟、腹泻、直立性低血压等。糖尿病视网膜病变常表现为视力模糊。糖尿病脑血管病变主要表现为脑动脉硬化、缺血性脑血管病、脑出血、脑萎缩等。糖尿病肾病常表现为蛋白尿。

106.【参考答案】D

【解析】①患者有长期水肿病史,结合患者初选高血压及蛋白尿,肾小球肾炎。患者病情时间较长,长达 10 余年,故诊断是慢性肾小球肾炎。(昭昭老师速记:"时间很重要,性别不重要",看见时间 1 年,即可诊断为慢性肾炎)②隐匿性肾炎主要表现为血尿和蛋白尿,但是无任何症状;急性肾小球肾炎表现为血尿＋水肿＋高血压＋肾功能异常;慢性肾盂肾炎表现为长期的尿频、尿急、尿痛;肾病综合征表现为大量蛋白尿、低蛋白血症等。

A3/A4 型选择题(107～124 题)

107～108.【参考答案】CE

【解析】①儿童,8 月份发病,有发热、意识障碍,颈抵抗及病理征阳性,检查血白细胞升高,中性粒细胞比例不高,支持流行性乙型脑炎的临床诊断(C对),故本题选 C。②流行性乙型脑炎的确诊检查是乙脑病毒特异性抗体 IgM 阳性(E对),故本题选 E。

109～110.【参考答案】CE

【解析】①重症肺炎的标准如下,主要标准:需要有创机械通气;感染性休克需要血管收缩剂治疗。次要标准:呼吸频率≥30 次/分;氧合指数 PaO_2/FiO_2≤250;多肺叶浸润;意识障碍或定向障碍;氮质血症(BUN≥20mg/dl);白细胞减少(<4.0×10⁹/L);血小板减少(<10.0×109/L);低体温(T<36℃);低血压,需要强力的液体复苏。符合 1 项主要指标,或 3 项次要指标以上者可诊断重症肺炎(C对),故本题选 C。②呼吸衰竭的唯一治疗就是通过呼吸机进行机械通气(E对),故本题选 E。

111～112.【参考答案】CC

【解析】①青年男性,受凉后出现发热、咳嗽及咳痰,符合大叶性肺炎的典型特点。大叶性肺炎的致病菌是肺炎链球菌(C对),故本题选 C。(昭昭老师速记:"大""连")②肺炎链球菌肺炎首选青霉素(C对),

故本题选 C；对青霉素过敏者，或感染耐青霉素菌株者，用呼吸喹诺酮类、头孢噻肟后头孢曲松，感染 MDR 者可用万古霉素、替考拉宁及利奈唑胺。

113～114.【参考答案】DD

　　【解析】①老年患者慢性咳嗽数十年提示患者诊断为 COPD。②目前患者出现 $P_2 > A_2$，提示有肺动脉高压，三尖瓣区可闻及 3/6 级收缩期吹风样杂音，提示有右心室肥厚与扩大导致三尖瓣关闭不全；出现下肢水肿、颈静脉怒张提示右心衰竭，故诊断为慢性肺源性心脏病（D 对），故本题选 D（昭昭老师提示：双下肢水肿是心衰；眼睑水肿是肾炎）。③慢性肺源性心脏病，肺动脉高压导致右心室扩大（D 对），故本题选 D。

115～116.【参考答案】DC

　　【解析】①肺癌首选的检查是纤支镜＋活检（D 对），故本题选 D。②老年男性，反复咳嗽、咳痰、痰中带血，X 线显示左肺门明显增大，考虑中央型肺癌（C 对），故本题选 C。

117～118.【参考答案】EB

　　【解析】①青年男性，明确外伤史，患者出现胸部术后出血。如果胸腔中每小时出血量大于 200mL，连续超过 3 小时，即可诊断为进行性血胸。该患者 2 小时已经出血 600mL，1 小时引流量高达 300mL，故诊断为进行性血胸（E 对），故本题选 E。②进行性血胸，出血较多，可能导致失血性休克，最佳的治疗方案是开胸探查，有效止血（B 对），故本题选 B。

119～121.【参考答案】EDE

　　【解析】①骨髓中原始细胞占 83%＞60%，诊断为急性白血病。急性淋巴细胞白血病表现为肝、脾、淋巴结明显肿大，易侵犯中枢（E 对），故本题选 E。②在儿童首选 VP 方案，在成人首选 VDP 方案（D 对），故本题选 D。③如果出现头痛、时有呕吐、脑脊液压力增高、脑脊液可见少量幼稚细胞，说明急性淋巴细胞白血病发生了颅内浸润，首选鞘内注射甲氨蝶呤（E 对），故本题选 E。

122～124.【参考答案】BCA

　　【解析】①患者青年男性，发作性喘息十年，可触及奇脉，考虑为支气管哮喘（B 对），故本题选 B。②目前患者病情较重，出现意识障碍，考虑重度哮喘，首选检查为动脉血气分析，看有无二氧化碳明显升高（C 对），故本题选 C。③糖皮质激素（简称激素）为目前治疗哮喘最有效的药物，严重哮喘发作时应及早静脉给予琥珀酸氢化可的松或甲基强的松龙治疗。患者目前病情危重，可给予静滴激素＋氨茶碱（A 对），故本题选 A。

B1 型选择题（125～150 题）

125～127.【参考答案】EAB

　　【解析】①新生儿期筛查：新生儿喂奶 3 日后，采用 Guthrie 细菌生长抑制试验可以半定量测定新生儿血液苯丙氨酸浓度（E 对），故本题选 E。如苯丙氨酸含量＞0.24mmol/L，应复查或采静脉血进行苯丙氨酸定量测定。患儿血浆苯丙氨酸通常可高达 1.2mmol/L 以上。②尿三氯化铁试验和 2,4－二硝基苯肼试验是检测尿中苯丙酮酸的化学呈色法，一般用于对较大婴儿和儿童的初筛（A 对），故本题选 A。③血浆游离氨基酸分析和尿液有机酸分析该试验不仅为本病提供生化诊断依据，同时可鉴别其他可能的氨基酸、有机酸代谢缺陷。尿蝶呤分析：应用高压液相层析测定尿液中新蝶呤和生物蝶呤的含量，可以鉴别三种非典型 PKU（B 对），故本题选 B。DNA 分析：苯丙氨酸羟化酶的编码基因位于 12 号染色体长臂，目前已有 cDNA 探针做产前基因诊断。

128～129.【参考答案】CE

　　【解析】①肾盂肿瘤临床特征为间歇性无痛肉眼血尿，常无肿物或疼痛，偶因血块堵塞输尿管出现肾绞痛，体征不明显，尿细胞学检查容易发现病癌细胞，膀胱镜检查可见输尿管口喷出血性尿液（C 对），故本题选 C。②"高回声占位，后方有声影"是结石的超声特征（E 对），故本题选 E。

130～132.【参考答案】BCE

　　【解析】①孕 35 周，体重 2.6kg，身长 47cm。胎龄＜37 周的新生儿称为早产儿，又称未成熟儿（B 对），故本题选 B。②孕 38 周属于足月儿；体重 2.4kg＜2.5kg，属于低体重儿（C 对），故本题选 C。③孕周不详，体重 1.3kg，体重＜1.5kg 属极低出生体重儿（E 对），故本题选 E。

133～134.【参考答案】DA

【解析】①第一小题患者 Colles 骨折首选保守治疗，即手法复位石膏外固定（D 对），故本题选 D。②第二小题患者手法复位失败，应选手术切开复位（A 对），故本题选 A。

135～137.【参考答案】DCE

【解析】①宫颈癌的主要转移途径是直接蔓延和淋巴转移，血行转移极少见。其中，以直接蔓延最常见，表现为癌组织局部浸润，向邻近器官及组织扩散（D 对），故本题选 D。②直接蔓延及腹腔种植是卵巢癌的主要转移途径，淋巴转移也是重要的转移途径，血行转移少见（C 对），故本题选 C。③绒毛膜癌侵袭破坏血管的能力很强，极易经血道转移，以肺转移最常见，其次可转移至脑、胃肠道、肝、阴道壁等处（E 对），故本题选 E。

138～139.【参考答案】AB

【解析】①膳食中维生素 A 的主要来源是动物肝、肾、牛奶（A 对），故本题选 A。②膳食中维生素 B_1 的主要来源是粮谷类（B 对），故本题选 B。

140～142.【参考答案】ADE

【解析】婴儿肺炎维持体液平衡应选用2∶1等张含钠液（A 对），故本题选 A。婴儿肺炎维持体液平衡应选用 1∶4(1/5 张) 混合液（D 对），故本题选 D。高渗性缺水时，用1/3 张含钠液（E 对），故本题选 E。

143～145.【参考答案】BCE

【解析】①此题目属于记忆类题目。②昭昭老师速记：被别人打了，"死死(4)""捂(5)"住自己的"头和脸"，速记为：45 脸，然后依次往下增加，67 会阴下腹部（B 对），故 143 题选 B；79 上腹胸部，1012 为四肢（E 对），故 145 题选 E；减张切口是 14（C 对），故 144 题选 C（见下表）。

部 位	拆线时间	切口类别	拆线时间
头、面、颈部	4～5 天	减张切口	14 天
下腹及会阴部	6～7 天	电刀切口	推迟1～2 天
上腹部、背部和臀	7～9 天		
四肢	10～12 天		

146～148.【参考答案】ADC

【解析】①X 线表现肺段、肺叶实变，在实变阴影中可见支气管气道特征为大叶性肺炎，即肺炎球菌肺炎（A 对），故本题选 A。②X 线表现多发性蜂窝状肺脓肿，叶间隙下坠为肺炎克雷伯杆菌肺炎的典型表现（D 对），故本题选 D。③X 线表现肺部多种形态浸润，呈节段性分布，以肺下叶多见，常需 3～4 周才消散为肺炎支原体肺炎的典型表现（C 对），故本题选 C。

149～150.【参考答案】CE

【解析】①对医疗废物处置活动中疾病防治工作实施统一监督管理的是卫生行政主管部门（C 对），故本题选 C。②对医疗废物环境污染防治工作实施统一监督管理的是环境保护行政主管部门（E 对），故本题选 E。

参考答案速查表

国家临床执业助理医师资格考试
最后冲刺5套卷及精析(卷一)

第一单元

1	2	3	4	5	6	7	8	9	10
E	C	D	C	B	E	B	D	C	C
11	12	13	14	15	16	17	18	19	20
C	B	D	B	A	D	B	C	A	A
21	22	23	24	25	26	27	28	29	30
A	E	A	A	A	C	B	A	B	D
31	32	33	34	35	36	37	38	39	40
B	C	E	E	B	D	B	D	D	A
41	42	43	44	45	46	47	48	49	50
C	B	C	A	C	E	E	A	C	D
51	52	53	54	55	56	57	58	59	60
C	A	B	E	B	E	E	B	E	E
61	62	63	64	65	66	67	68	69	70
B	B	B	D	C	B	E	E	E	D
71	72	73	74	75	76	77	78	79	80
A	D	E	D	A	E	B	A	E	B
81	82	83	84	85	86	87	88	89	90
C	D	A	C	A	B	B	B	C	A
91	92	93	94	95	96	97	98	99	100
A	A	E	B	C	E	D	C	A	C
101	102	103	104	105	106	107	108	109	110
B	B	D	C	C	B	C	C	B	C
111	112	113	114	115	116	117	118	119	120
E	B	C	C	C	C	E	C	D	A
121	122	123	124	125	126	127	128	129	130
A	B	B	C	A	A	C	E	E	A
131	132	133	134	135	136	137	138	139	140
C	D	D	B	C	B	A	B	A	C
141	142	143	144	145	146	147	148	149	150
A	D	B	A	E	B	A	B	D	A

第二单元

1	2	3	4	5	6	7	8	9	10
C	A	C	A	B	A	D	C	D	D
11	12	13	14	15	16	17	18	19	20
E	E	B	D	D	A	C	C	E	A
21	22	23	24	25	26	27	28	29	30
C	C	A	D	A	A	A	B	A	B
31	32	33	34	35	36	37	38	39	40
B	C	D	A	B	B	D	A	C	C
41	42	43	44	45	46	47	48	49	50
C	E	A	B	D	D	B	B	D	A
51	52	53	54	55	56	57	58	59	60
D	D	E	A	A	D	C	C	C	E
61	62	63	64	65	66	67	68	69	70
D	B	B	E	E	E	A	A	B	D
71	72	73	74	75	76	77	78	79	80
D	E	D	B	C	A	C	A	D	D
81	82	83	84	85	86	87	88	89	90
C	C	D	D	C	A	B	E	C	B
91	92	93	94	95	96	97	98	99	100
E	E	C	C	A	B	C	A	B	E
101	102	103	104	105	106	107	108	109	110
E	C	E	B	C	E	D	C	B	C
111	112	113	114	115	116	117	118	119	120
E	E	C	A	E	A	C	B	D	B
121	122	123	124	125	126	127	128	129	130
B	D	C	A	B	A	C	D	A	B
131	132	133	134	135	136	137	138	139	140
C	C	B	D	A	B	A	B	C	A
141	142	143	144	145	146	147	148	149	150
E	C	E	C	A	D	C	B	D	A

国家临床执业助理医师资格考试
最后冲刺5套卷及精析(卷二)

第一单元

1	2	3	4	5	6	7	8	9	10
B	B	E	C	B	B	B	D	A	D
11	12	13	14	15	16	17	18	19	20
B	B	D	B	E	C	D	A	B	C
21	22	23	24	25	26	27	28	29	30
A	C	D	D	B	C	C	C	E	E
31	32	33	34	35	36	37	38	39	40
B	A	E	C	D	C	C	C	C	E
41	42	43	44	45	46	47	48	49	50
E	D	D	D	C	D	A	B	A	E
51	52	53	54	55	56	57	58	59	60
A	D	D	C	A	B	C	E	C	B
61	62	63	64	65	66	67	68	69	70
B	D	E	E	C	A	C	C	A	E
71	72	73	74	75	76	77	78	79	80
D	E	D	C	A	E	C	D	C	E
81	82	83	84	85	86	87	88	89	90
B	B	A	C	E	B	C	E	C	C
91	92	93	94	95	96	97	98	99	100
D	B	A	C	C	D	E	C	E	C
101	102	103	104	105	106	107	108	109	110
E	A	E	C	D	B	C	E	B	E
111	112	113	114	115	116	117	118	119	120
C	A	B	D	B	E	B	E	C	A
121	122	123	124	125	126	127	128	129	130
C	C	A	E	D	C	E	B	C	D
131	132	133	134	135	136	137	138	139	140
D	C	D	C	B	E	D	B	A	E
141	142	143	144	145	146	147	148	149	150
E	B	B	B	C	B	C	E	C	D

第二单元

1	2	3	4	5	6	7	8	9	10
C	E	B	A	E	D	E	D	C	B
11	**12**	**13**	**14**	**15**	**16**	**17**	**18**	**19**	**20**
E	B	B	D	C	D	C	E	D	E
21	**22**	**23**	**24**	**25**	**26**	**27**	**28**	**29**	**30**
C	A	E	C	B	A	A	A	E	B
31	**32**	**33**	**34**	**35**	**36**	**37**	**38**	**39**	**40**
C	C	E	B	C	E	E	B	D	B
41	**42**	**43**	**44**	**45**	**46**	**47**	**48**	**49**	**50**
E	E	D	B	B	E	E	D	D	C
51	**52**	**53**	**54**	**55**	**56**	**57**	**58**	**59**	**60**
A	E	E	C	D	B	E	A	C	E
61	**62**	**63**	**64**	**65**	**66**	**67**	**68**	**69**	**70**
B	B	D	C	B	D	A	B	E	C
71	**72**	**73**	**74**	**75**	**76**	**77**	**78**	**79**	**80**
B	E	D	E	B	C	C	C	A	B
81	**82**	**83**	**84**	**85**	**86**	**87**	**88**	**89**	**90**
C	D	C	D	C	E	E	C	E	C
91	**92**	**93**	**94**	**95**	**96**	**97**	**98**	**99**	**100**
C	C	E	B	A	C	E	C	D	C
101	**102**	**103**	**104**	**105**	**106**	**107**	**108**	**109**	**110**
A	A	C	C	B	D	B	B	E	C
111	**112**	**113**	**114**	**115**	**116**	**117**	**118**	**119**	**120**
A	B	A	B	B	A	E	B	D	D
121	**122**	**123**	**124**	**125**	**126**	**127**	**128**	**129**	**130**
B	C	E	A	C	B	C	E	A	E
131	**132**	**133**	**134**	**135**	**136**	**137**	**138**	**139**	**140**
C	E	D	E	A	D	C	B	B	A
141	**142**	**143**	**144**	**145**	**146**	**147**	**148**	**149**	**150**
D	B	A	B	B	A	D	C	A	C

国家临床执业助理医师资格考试
最后冲刺 5 套卷及精析（卷三）

第一单元

1	2	3	4	5	6	7	8	9	10
E	E	C	C	D	D	B	B	D	D
11	**12**	**13**	**14**	**15**	**16**	**17**	**18**	**19**	**20**
C	B	C	A	B	A	D	A	C	C
21	**22**	**23**	**24**	**25**	**26**	**27**	**28**	**29**	**30**
E	C	A	D	E	A	E	A	B	C
31	**32**	**33**	**34**	**35**	**36**	**37**	**38**	**39**	**40**
D	D	D	B	C	E	C	A	C	D
41	**42**	**43**	**44**	**45**	**46**	**47**	**48**	**49**	**50**
E	D	C	A	C	B	C	D	A	B
51	**52**	**53**	**54**	**55**	**56**	**57**	**58**	**59**	**60**
D	C	A	D	E	C	E	E	A	D
61	**62**	**63**	**64**	**65**	**66**	**67**	**68**	**69**	**70**
E	E	B	E	E	C	E	D	A	D
71	**72**	**73**	**74**	**75**	**76**	**77**	**78**	**79**	**80**
D	D	D	A	A	E	E	E	C	C
81	**82**	**83**	**84**	**85**	**86**	**87**	**88**	**89**	**90**
B	B	B	D	A	B	E	D	B	B
91	**92**	**93**	**94**	**95**	**96**	**97**	**98**	**99**	**100**
C	B	D	E	E	A	B	D	B	C
101	**102**	**103**	**104**	**105**	**106**	**107**	**108**	**109**	**110**
A	C	A	B	A	B	B	D	C	D
111	**112**	**113**	**114**	**115**	**116**	**117**	**118**	**119**	**120**
E	E	A	C	E	A	C	A	D	C
121	**122**	**123**	**124**	**125**	**126**	**127**	**128**	**129**	**130**
D	A	E	A	B	B	B	B	C	B
131	**132**	**133**	**134**	**135**	**136**	**137**	**138**	**139**	**140**
C	D	E	C	B	B	B	A	D	A
141	**142**	**143**	**144**	**145**	**146**	**147**	**148**	**149**	**150**
B	A	E	B	D	B	D	E	B	E

第二单元

1	2	3	4	5	6	7	8	9	10
B	E	E	B	B	B	C	E	D	B
11	12	13	14	15	16	17	18	19	20
B	E	D	D	B	B	B	E	A	B
21	22	23	24	25	26	27	28	29	30
C	B	B	E	D	D	B	E	B	D
31	32	33	34	35	36	37	38	39	40
C	B	B	B	C	E	C	A	C	C
41	42	43	44	45	46	47	48	49	50
C	B	E	A	D	B	B	E	E	D
51	52	53	54	55	56	57	58	59	60
C	C	D	B	D	E	E	E	A	B
61	62	63	64	65	66	67	68	69	70
E	D	E	C	C	E	A	D	C	C
71	72	73	74	75	76	77	78	79	80
D	E	E	C	E	C	B	C	E	B
81	82	83	84	85	86	87	88	89	90
B	A	C	E	B	B	E	D	A	B
91	92	93	94	95	96	97	98	99	100
C	C	E	D	C	A	C	C	D	B
101	102	103	104	105	106	107	108	109	110
E	D	B	D	D	C	B	B	B	A
111	112	113	114	115	116	117	118	119	120
D	A	E	E	A	D	A	A	C	D
121	122	123	124	125	126	127	128	129	130
B	E	A	D	C	A	A	D	C	C
131	132	133	134	135	136	137	138	139	140
B	D	D	A	E	C	E	A	D	B
141	142	143	144	145	146	147	148	149	150
B	E	D	E	C	B	D	E	D	B

国家临床执业助理医师资格考试
最后冲刺5套卷及精析（卷四）

第一单元

1	2	3	4	5	6	7	8	9	10
E	B	B	C	C	D	A	D	C	B
11	12	13	14	15	16	17	18	19	20
D	B	D	D	B	A	E	D	E	D
21	22	23	24	25	26	27	28	29	30
E	B	C	D	E	C	E	E	E	A
31	32	33	34	35	36	37	38	39	40
D	E	E	C	B	C	B	A	C	B
41	42	43	44	45	46	47	48	49	50
D	B	D	A	C	D	C	E	C	D
51	52	53	54	55	56	57	58	59	60
D	E	E	E	E	A	B	B	A	E
61	62	63	64	65	66	67	68	69	70
E	C	C	E	E	A	B	B	E	C
71	72	73	74	75	76	77	78	79	80
C	C	C	C	D	B	E	D	B	E
81	82	83	84	85	86	87	88	89	90
B	C	D	A	D	E	A	A	C	C
91	92	93	94	95	96	97	98	99	100
B	C	C	E	D	A	A	C	D	C
101	102	103	104	105	106	107	108	109	110
D	D	B	C	C	B	A	D	C	C
111	112	113	114	115	116	117	118	119	120
C	D	D	D	B	E	D	D	D	E
121	122	123	124	125	126	127	128	129	130
B	E	A	D	E	E	C	A	E	E
131	132	133	134	135	136	137	138	139	140
D	C	B	B	A	E	A	D	B	E
141	142	143	144	145	146	147	148	149	150
A	D	E	C	B	D	C	D	E	A

第二单元

1	2	3	4	5	6	7	8	9	10
B	D	A	D	B	E	D	A	D	C
11	12	13	14	15	16	17	18	19	20
E	D	D	B	B	A	C	E	E	E
21	22	23	24	25	26	27	28	29	30
E	C	E	A	D	A	D	B	A	A
31	32	33	34	35	36	37	38	39	40
C	E	C	A	A	C	C	C	C	C
41	42	43	44	45	46	47	48	49	50
B	E	D	C	A	A	E	E	E	B
51	52	53	54	55	56	57	58	59	60
C	A	A	E	E	C	D	D	C	C
61	62	63	64	65	66	67	68	69	70
E	B	E	C	E	E	B	A	D	C
71	72	73	74	75	76	77	78	79	80
D	A	B	C	B	B	E	B	A	D
81	82	83	84	85	86	87	88	89	90
E	A	C	B	E	B	D	B	D	A
91	92	93	94	95	96	97	98	99	100
C	D	B	D	A	E	E	E	B	C
101	102	103	104	105	106	107	108	109	110
C	E	C	D	B	D	B	B	C	C
111	112	113	114	115	116	117	118	119	120
A	E	D	D	A	E	E	D	D	D
121	122	123	124	125	126	127	128	129	130
C	C	C	A	D	E	D	C	E	A
131	132	133	134	135	136	137	138	139	140
A	C	A	D	D	C	A	B	A	D
141	142	143	144	145	146	147	148	149	150
C	B	B	A	B	D	C	B	C	A

国家临床执业助理医师资格考试
最后冲刺 5 套卷及精析（卷五）

第一单元

1	2	3	4	5	6	7	8	9	10
B	C	E	E	C	A	E	E	B	A
11	12	13	14	15	16	17	18	19	20
E	B	B	A	C	B	C	B	D	B
21	22	23	24	25	26	27	28	29	30
E	D	A	D	C	E	E	B	B	D
31	32	33	34	35	36	37	38	39	40
A	B	B	B	C	D	A	D	A	B
41	42	43	44	45	46	47	48	49	50
E	A	B	C	B	E	D	A	E	D
51	52	53	54	55	56	57	58	59	60
C	B	B	A	B	B	B	C	C	E
61	62	63	64	65	66	67	68	69	70
D	A	E	B	A	D	B	B	C	C
71	72	73	74	75	76	77	78	79	80
C	B	B	D	C	E	B	D	A	D
81	82	83	84	85	86	87	88	89	90
E	B	B	A	A	D	E	C	C	C
91	92	93	94	95	96	97	98	99	100
E	C	E	D	D	E	D	E	E	D
101	102	103	104	105	106	107	108	109	110
C	C	A	A	B	C	C	C	C	B
111	112	113	114	115	116	117	118	119	120
C	E	E	D	E	E	A	B	C	B
121	122	123	124	125	126	127	128	129	130
E	C	D	C	C	C	C	B	E	A
131	132	133	134	135	136	137	138	139	140
D	C	D	D	A	C	C	B	D	E
141	142	143	144	145	146	147	148	149	150
D	A	C	B	E	C	D	A	C	B

第二单元

1	2	3	4	5	6	7	8	9	10
C	D	A	A	E	E	B	B	E	C
11	12	13	14	15	16	17	18	19	20
E	D	C	D	D	C	E	A	C	A
21	22	23	24	25	26	27	28	29	30
A	C	B	B	B	E	B	D	B	C
31	32	33	34	35	36	37	38	39	40
B	D	D	B	E	B	C	C	A	E
41	42	43	44	45	46	47	48	49	50
D	C	B	B	A	B	E	E	A	B
51	52	53	54	55	56	57	58	59	60
C	C	D	D	A	B	B	E	C	C
61	62	63	64	65	66	67	68	69	70
D	D	C	C	B	D	A	C	D	D
71	72	73	74	75	76	77	78	79	80
C	D	A	E	D	D	E	E	A	E
81	82	83	84	85	86	87	88	89	90
B	E	C	E	B	B	C	D	A	B
91	92	93	94	95	96	97	98	99	100
B	C	A	C	C	D	B	C	C	D
101	102	103	104	105	106	107	108	109	110
C	C	B	C	A	D	C	E	C	E
111	112	113	114	115	116	117	118	119	120
C	C	D	D	D	C	E	B	E	D
121	122	123	124	125	126	127	128	129	130
E	B	C	A	E	A	B	C	E	B
131	132	133	134	135	136	137	138	139	140
C	E	D	A	D	C	E	A	B	A
141	142	143	144	145	146	147	148	149	150
D	E	B	C	E	A	D	C	C	E

征稿说明

　　对于从医人员来说,执业及助理医师资格考试是学习及从业生涯中一段十分重要的旅程。亲爱的考生朋友,在执业及助理医师资格考试的路上,你或许有一些难忘的经历,或许有一些重要的经验、实用的备考方法希望与其他考生分享,你或许还希望将这段奋斗历程铭刻下来。如果你有这样的想法,那么,机会来了:北航出版社特此向各位"过来人"征集稿件,与考生朋友们分享你的"备考故事",我们将选用优秀文章集结成书予以出版。感兴趣的考生朋友可将文章发送至邮箱:bhjiaopei@163.com。别忘记留下你的姓名和联系方式哦! 我们在此期待考生朋友们的精彩故事!

　　特别提示:各位考生在读书学习过程中有任何与考试及图书售后相关的问题,可加下列相应 QQ 号获取解答:

　　执业医师,请加 QQ1123688861 或 2736802701;

　　助理医师,请加 QQ2926263942 或 3223172419。